Marko Sisko

Heilung durch Yoga

Ein ganzheitlicher und ayurvedischer Ratgeber

Marko Sisko

Heilung durch Yoga

Ein ganzheitlicher und ayurvedischer Ratgeber

WiSa

Bibliografische Information der Deutschen Nationalbibliothek
Die Deutsche Nationalbibliothek verzeichnet diese Publikation in der Deutschen Nationalbibliografie; detaillierte bibliografische Daten sind im Internet über http://dnb.d-nb.de abrufbar.

Bibliographic information published by the Deutsche Nationalbibliothek
Die Deutsche Nationalbibliothek lists this publication in the Deutsche Nationalbibliografie; detailed bibliographic data are available in the Internet at http://dnb.d-nb.de.

Abbildungen: © leafart - Fotolia.com; © styleuneed - Fotolia.com

Covergestaltung: I. Puhl

ISBN: 978-3-95538-020-5

© WiSa

Stuttgart 2015

Für Lissi

... ohne die ich nicht den Weg beschritten hätte, den ich gegangen bin, und ohne die ich nicht dort wäre, wo ich jetzt bin ...

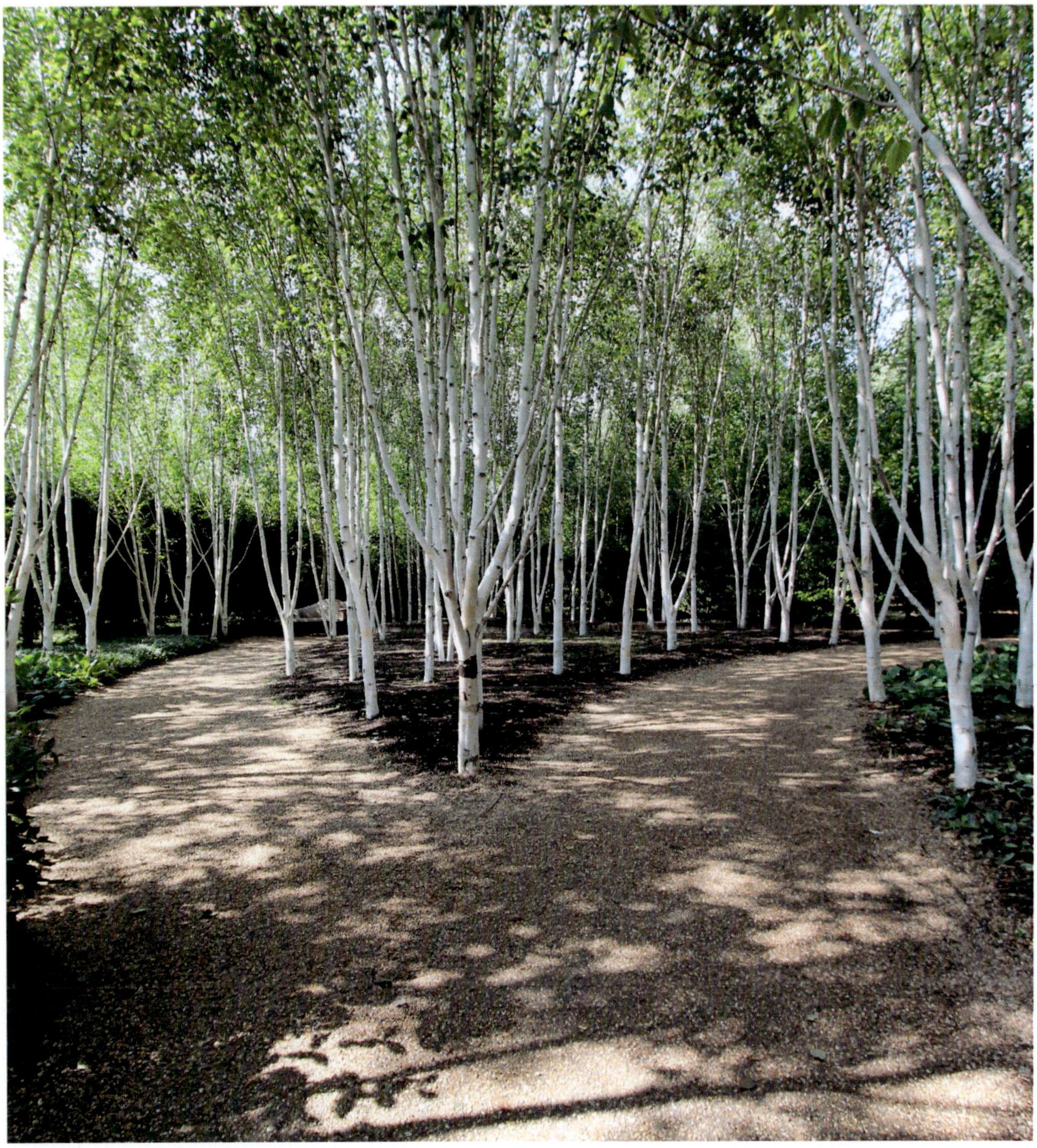

Two roads diverged in a wood and I –
I took the one less traveled by, and that has made all the difference.

(Robert Frost, amerikanischer Poet, 1874 –1963)

Inhaltsverzeichnis

I. Vorwort

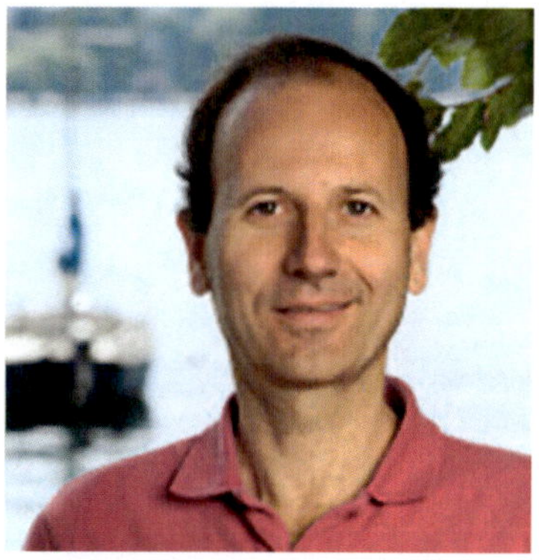

Als ich von Marko Sisko erfuhr, dass er ein Yoga-Buch geschrieben habe, war ich keineswegs erstaunt. Seine Bitte, für sein Buch das Vorwort zu schreiben, erfüllt mich mit großer Freude.
Marko Sisko bin ich vor einigen Jahren das erste Mal in Spanien in dem Yoga-Zentrum Casa Morisco begegnet und war sofort fasziniert von seiner Lebensgeschichte und seinem tiefen Verständnis für Heilung und Yoga. In meiner Yoga-Lehrerausbildung in Thailand lernte ich ihn wenig später als einen achtsamen Yoga-Schüler mit außerordentlichen, feinfühligen Qualitäten schätzen. Durch seine Erfahrung einer schweren Krankheit weiß er, dass Heilung durch Yoga möglich ist und hat diese Aussage sicherlich bewusst als Titel seines eigenen Buches gewählt. Im spannenden Vorwort beschreibt er eindrücklich seine Lebensgeschichte, die ihn auf den Yoga-Weg geführt hat.
»Heilung durch Yoga« ist wohl eines der umfassendsten und ausführlichsten Yoga-Bücher, die ich je gelesen habe. Schon in der Einführung wird dies deutlich, wo der Autor 21 verschiedene Yoga-Stile vorstellt, darunter Asthanga-Yoga, Iyengar-Yoga usw. Es hat mich besonders gefreut, dass er auch Ayur-Yoga vorstellt, in dem er sich als Yoga-Lehrer ausgebildet und das ihm auf seinem Weg zur Heilung und Erhaltung seiner Gesundheit wesentlich geholfen hat. Mit diesem informativen Einstieg in sein Buch zeigt Marko Sisko, dass ihm eine offene Vermittlung des Yoga am Herzen liegt. In yogischer Art verbindet er verschiedene Yoga-Stile miteinander, öffnet damit Türen und baut Brücken.
Im zweiten Kapitel erläutert der Autor, was im Yoga zu beachten ist und für wen es sich eignet. »Jeder, der atmen kann, kann auch Yoga ausüben«, lautet hier eine klare Aussage, der ich nur zustimmen kann. Die fünf Hauptwege des historischen Yoga sowie der achtgliedrige Pfad des Patanjali werden dem Leser in verständlicher und offener Art vermittelt. Die vielfältigen positiven Wirkungen des Yoga werden detailliert beschrieben, und ich konnte manch Neues und Interessantes den verschiedenen wissenschaftlichen Quellen entnehmen, die über die Wirkung der Yoga-Praxis Auskunft geben. So beschreibt Sisko eine Studie der Harvard Medical School in Boston, wonach Meditationsübungen das Gehirn positiv verändern können. Auch erwähnt er eine wissenschaftliche Studie aus dem Jahre 2013 der Universität Oslo, die belegt, dass Yoga auf der molekularen Ebene das Immunsystem positiv stimulieren kann. Durch meine langjährige Erfahrung als Yoga-Therapeut kann ich diese Wirkung des Yoga bestätigen und habe, darauf basierend, kürzlich ein Yoga-Therapiebuch geschrieben, das sich mit der Heilung chronischer Krankheiten befasst. Die Universität Witten/Herdecke hat bei einer Stichprobenerfassung bei 1700 Probanden der Yoga-Vidya-Lehrerausbildung zahlreiche positive Wirkungen festgestellt. So werde ein gesunder Lebensstil gefördert, die psychische Stabilität gestärkt und eigene Ressourcen würden bewusster wahrgenommen. Diese Resultate erlebe ich in meinen intensiven Yoga-Ausbildungskursen, während derer sich die Menschen ganzheitlich und nachhaltig auf den verschiedenen

Ebenen der Gesundheit und geistigen Entwicklung positiv durch Yoga verändern. Und auch Marko Siskos Buch weist in genau diese Richtung.
In den folgenden Kapiteln geht er ausführlich auf die Verbindung von Yoga und Ayurveda ein. Die vier Vitalitätsparameter Ernährung, Schlaf, Verdauung und Ausscheidung werden in einer differenzierten Art beschrieben. Anschließend erläutert Sisko die Krankheitsursachen aus ayurvedischer und yogischer Sicht. Der unausgeglichene Geist, die blockierte Energie und Unreinheiten werden als drei wichtige Hauptursachen für Krankheiten aufgeführt. In diesem Teil bringt er die Yoga-Weisheiten von Vasistha ein, der erklärt, dass das Leid, welches den Körper befällt, nur als sekundäre Krankheit anzusehen sei, und die negativen Beeinträchtigungen des Geistes (Sanskrit: Vasanas) hingegen als primäre Krankheit zu betrachten seien. Dazu zieht der Autor die Weisheiten der Yoga-Sutras heran und geht auf die verschiedenen Zustände des Geistes ein, vom aufgewühlten bis zum Zustand der Versenkung. Zu meiner Freude behandelt er in seinem Buch auch die fünf Kleshas (die Unreinheiten des Geistes), die eine so wesentliche Rolle spielen sowohl für Krankheit als auch für Transformation und ganzheitliche Gesundheit.
Das Herz des Buches sind die dann folgenden magischen Fünf: der umfangreiche und praktische Übungsteil, in dem der Verfasser zwölf intensive und ganzheitliche Yoga-Programme ausführlich erklärt und mit anschaulichen Fotos illustriert. In der ersten Übungssequenz beginnt er mit Pranayama (Atemregulierung) und zeigt wirksame Übungen wie die Wechsel- und Vollatmung, wobei er immer wieder wichtige Informationen zu den Übungen und Wirkungen gibt. Im Rahmen dieser Sequenzen stellt er die wirksame Praxis der 21 gelenkbefreienden Übungen vor, die ich allen Übenden empfehle zu praktizieren. In der Yoga-Praxis der Sonnengrüße führt Sisko die Leser/innen in die spezifischen Mantras zu den einzelnen Übungsteilen ein, was die Wirkung der Sonnengrüße nach seiner Aussage verstärken kann. In den ausführlichen Programmen mit haltungsverbessernden Körperübungen wird ergänzend eine Atem-Meditationstechnik vorgestellt.
Im Schlussteil des Buches vermittelt der Autor wertvolle Informationen dazu, wie der passende Yoga-Lehrer oder die Yoga-Lehrerin gefunden werden kann. Insgesamt hat er einen sehr persönlichen und ausführlichen Yoga- und Ayurveda-Ratgeber verfasst mit vielen wertvollen Informationen und Anregungen, Yoga zu praktizieren. Marko Sisko gelingt es mit diesem Buch, einen informativen Überblick über Yoga zu vermitteln, der inspirierend und einladend wirkt. In einer sorgfältigen und achtsamen Sprache führt er die Leser/innen durch die verschiedenen Themen und dabei immer wieder in die Praxis, das Herz des Yoga. Seine intensiven eigenen Erfahrungen mit Yoga fließen in das Buch ein und seine spürbare Begeisterung macht das umfassende Werk zu einem ganz besonderen Yoga-Buch.
Lieber Marko, von Herzen gratuliere ich Dir zu Deinem hervorragenden Buch. Möge es viele Menschen inspirieren und ihnen Gesundheit und Transformation schenken.

Remo Rittiner
Leiter Ayur-Yoga-Ausbildungen und Buchautor, www.ayuryoga.ch

II. Meine Geschichte – warum ich mit Yoga begonnen habe

Hätte mir vor 15 Jahren jemand prophezeit, dass ich in absehbarer Zeit mit Yoga beginnen und diesen ernsthaft praktizieren würde, ich hätte ihn wahrscheinlich ausgelacht. Warum sollte ich, männlich, kraftvoll und gesund, mit Yoga anfangen? Ich hätte ihm geantwortet, dass richtige Männer auch richtigen Sport treiben, wie z. B. Triathlon, sich also angemessen körperlich betätigen. Doch warum sah ich das damals so? Und warum sind sowohl von männlicher als auch von weiblicher Seite noch immer so viele Berührungsängste hinsichtlich Yoga vorhanden? Weshalb existiert Unklarheit darüber, was Yoga eigentlich ist?

In den letzten Jahren hat Yoga in Europa und auch weltweit eine Renaissance erfahren und erfreut sich stetig wachsender Beliebtheit. Gleichzeitig halten sich hartnäckig die Vorurteile, die im Yoga nur eine moderate Entspannungs- und Dehngymnastik für Zartbesaitete sehen. Dabei gehört Yoga zu den effektivsten körperlichen Betätigungen auf diesem Planeten.

Es liegt mir fern, mit dem Finger auf etwas zu zeigen; denn bis ich mit Yoga begonnen und seine positiven Wirkungen am eigenen Leib habe erfahren können, war ich ebenso behaftet mit Vorurteilen, mit denen ich mich von meiner Umwelt habe konditionieren lassen: Angefangen damit, dass Yoga nur etwas für Frauen und Vegetarier sei, und zwar irgendein esoterischer Kram zum Entspannen, dass ferner bei den Yoga-Leuten zu jeder Tages- und Nachtzeit Räucherstäbchen brennen und Yogis komische Klamotten (Batik-Shirts, weite Hosen etc.,) trügen, galt Yoga in meinen Augen als total langweilig, weil man dabei herumsitze und OM singe und sich beim Atmen komisch an die Nase fassen (→ Übungsteil Kapitel 14.1.4, Nadi shodana), bis dahin, dass Yogis immer diskutieren und sich für das Gute einsetzen wollten, sowie uneingeschränkt und unerträglich freundlich seien.

Dann wiederum sah ich Prominente, die Yoga praktizieren, wie Madonna, Ursula Karven oder Ralf Bauer, und mir fiel auf, dass sie entweder total durchtrainiert waren mit Unterarmen, um die sich Adern wie Drahtseile zu schlingen schienen, oder dass sie nicht wie üblich alterten. Sogar die deutsche Fußballnationalmannschaft wird seit 2006 von Jivamukti-Yoga-Lehrer Patrick Broome mit Yoga-Einheiten fit gehalten. Etwas stimmte da nicht! »Was für eine Spezies sind diese Yogis?«, fragte ich mich, »die entweder auf dem Kopf oder auf einem Bein stehen, sich verdrehen und verknoten, dass es mit der gesunden Körperertüchtigung, wie ich sie in der Schule gelernt habe, nichts mehr zu tun hat.«

Wahrscheinlich haben Sie noch jede Menge weiterer Vorurteile gegen Yoga und die Yoga-Praktizierenden parat und könnten meine Liste endlos weiter führen, aber wir wollen uns nicht mit den Vorurteilen über, sondern mit Yoga selbst beschäftigen und unvoreingenommen an das Thema herangehen. Fast alle Menschen verhalten sich gleich und leben ihr Leben unverändert und in oft schädlichen Routinen, bis etwas passiert, das sie zwingt, alles Bisherige von Grund auf in Frage zu stellen. Die Beispiele für solche Einschnitte sind vielfältig und reichen von Verlust, Versagen, Misserfolg, Unfall, Verletzung bis hin zu Krankheit und Behinderung, wie in meinem Fall. Erst, wenn man wirklich nicht mehr weitermachen kann wie bisher, auch wenn man es viel-

leicht will, und der Körper einem die rote Karte gezeigt hat, ist man gezwungen, etwas zu verändern, ob man es nun möchte oder nicht.
Krankheit und die damit verbundenen Einschränkungen und Probleme haben mich motiviert, mit Yoga zu beginnen – ich hätte freiwillig, wäre ich gesund geblieben und hätte ich meine bisherigen Abläufe aufrechterhalten können, wahrscheinlich niemals damit angefangen. Warum konnte ich und kann der Menschen im Allgemeinen nicht uneingeschränkt zu seinem eigenen Vorteil agieren und warum bedarf es so oft unerwünschter externer Anreize, die jenes schädigende Verhalten im Nachhinein korrigieren? Auch hier kann Yoga weiterhelfen und bietet zahlreiche Lösungsansätze, um solch ein Verhalten in der Zukunft zu vermeiden und aus den bereits gemachten negativen Erfahrungen etwas Positives für seinen weiteren Weg mitzunehmen – doch dafür muss man erst einmal mit Yoga begonnen haben oder mit dessen Grundsätzen vertraut sein. Heute denke ich oft: »Hätte ich das doch schon früher gewusst ...«
Bis zum Zeitpunkt vor meiner Erkrankung habe ich sehr viel und regelmäßig Sport getrieben, in Spitzenzeiten vier Stunden am Tag und sechs Mal in der Woche. Mein Leitspruch lautete: »No pain, no gain«, doch heute weiß ich, dass dieser ein großer Irrtum war. Abgesehen davon, dass ich sehr leistungsfähig war, schienen mein Tatendrang und meine Lebenskraft nahezu unerschöpflich zu sein, was mich dazu verleitete, mich so zu verhalten, wie es nachhaltig und nachweislich nicht gut für mich war, ohne dass ich dies aber damals bemerkte. Von einer Sekunde zur anderen kann sich ein Leben schlagartig ändern – so auch bei mir. Eine Infektionskrankheit verursachte eine Autoimmunerkrankung, die u. a. zu irreversiblem Muskel-, Nerven-, und Knochenschwund führte, was bedeutet, dass sich mein eigener Körper allmählich auflöste. Er würde mir nicht mehr so dienlich sein, wie er es einmal war. Ich konnte noch wollen, was ich wünschte, jedoch nicht mehr entsprechend handeln und mein Leben führen wie bisher. Inzwischen habe ich 25 Kilogramm an gesunder und lebensnotwendiger Substanz abgenommen und meine Kleidergröße hat sich von XXL oder XL auf M und L reduziert, so dass mir die Kleidung meiner Jugendzeit wieder passt. Was sich wie ein Vorzug anhören mag, ist es in der Realität nicht. Zahlreiche Krankenhausaufenthalte, Kuren, Rehas etc. folgten und eine Berufsunfähigkeit und Schwerbehinderung waren das Ergebnis. In diesem Stadium der Hilflosigkeit und dem Wunsch nach Genesung griff ich nach jedem Strohhalm. Die gesamte Palette der westlichen medizinischen sowie der alternativen Gesundheitsangebote habe ich in Anspruch genommen und viel Geld dafür bezahlt; denn Gesundheit ist ein Geschäft, ob man es nun wahrhaben möchte oder nicht.
Ich bin dankbar, dass ich diese Möglichkeit hatte. Meine Erfahrung heute aber ist, dass man nicht erwarten kann und es auch nicht darf, dass irgendjemand einen wieder gesund macht oder dass man womöglich ein Anrecht darauf hat. Man ist für sich selbst verantwortlich und das gilt auch für die eigene Gesundheit. Nichts geschieht ohne Grund nach dem Resonanzprinzip, und mit wenigen Ausnahmen (→ Kapitel 11, Entstehung von Krankheit) ist jeder für seine Gesundheit und für seine Krankheit verantwortlich, was bedeutet, dass man auch für die Genesung und Heilung verantwortlich ist. Dies schließt allerdings nicht aus, dass man sich helfen lassen darf – lediglich die Einstellung dabei ist entscheidend. Wer die Verantwortung für seine Gesundheit an den behandelnden Arzt abgibt, sich keine Gedanken über seine Gesundheit bzw. die Ursache der Krankheit macht und selbst nicht aktiv wird, um eine Verbesserung herbeizuführen, darf nicht erwar-

ten, dass er nachhaltig und ganzheitlich gesund wird oder es bleibt. Er / sie erfährt im besten Falle eine Behandlung bzw. temporäre Unterdrückung der Symptome.
Ich habe Ihnen meine Krankheitsgeschichte geschildert, weil ich Ihnen vermitteln möchte, dass man immer eine Wahl hat, dass die Mittel der Wahl aber gut abzuwägen sind, was wiederum geistige Klarheit, Ruhe und das Vertrauen erforderlich macht, damit die eigene Wahl wirksam ist.
Ich höre immer wieder: »Ich kann kein Yoga machen aufgrund meiner Rückenbeschwerden, meiner Kniebeschwerden, meiner X/Y/Z-Krankheit«. Aber das ist Unsinn. Yoga ist gemäß meiner Auffassung, die ich durch Erfahrung gebildet habe, keine Gymnastik, keine Akrobatik und nicht nur für ausgewählte Zielgruppen da, sondern für alle, für die Alten und die Jungen, für die Kleinen und die Gehandicapten. Ein Handicap hat mehr oder weniger jeder, auch die vermeintlich Gesunden – entscheidend ist, mit welcher Einstellung man damit umgeht.
Die Verbesserung meiner gesundheitlichen Situation trat zu dem Zeitpunkt ein, als ich mit Yoga begonnen habe. Eine gute Freundin riet mir, dass ich es doch einmal mit Yoga probieren solle. Erst dachte ich, es könne nicht ihr Ernst sein; denn ich konnte mir kaum die Schuhe alleine zubinden und verfügte darüber hinaus über zahlreiche sogenannte Kontraindikationen: vier Bandscheibenvorfälle, eine Skoliose, eine degenerative Wirbelsäulenerkrankungen, Meniskus-Schäden, eine Herzmuskelschwäche, eine Lungenfunktionsstörung, von den Problemen meiner Grunderkrankung ganz abgesehen, welche ein Yoga-Praktizieren nicht gerade erleichtert. Die Empfehlung von jedem anderen, mit Yoga zu beginnen, hätte ich ignoriert, doch diese Freundin praktizierte seit Jahren Iyengar-Yoga und weil ich auf ihren Rat sehr viel Wert lege, habe ich darüber nachgedacht und drei Monate später meine erste Yoga-Stunde absolviert. Im Nachhinein kann ich sagen, dass diese Yoga-Stunde suboptimal war, doch trotzdem habe ich sogleich die positiven, insbesondere körperlich positiven Auswirkungen am eigenen Körper spüren können und erahnt, welche enormen Möglichkeiten mir Yoga bieten kann. Damit begann meine regelmäßige Yoga-Praxis – zunächst allein zu Hause im Iyengar-Yoga-Stil. Ich habe anfangs so viele Hilfsmittel (sog. Props, wie z. B. Klötze, Kissen, Gurte, Stühle, Bänke etc.) verwendet, dass meine Übungen dem Beinamen »Möbel-Yoga« alle Ehre machten. Um ein Beispiel zu nennen, habe ich die stehende Vorbeuge (→ Übungsteil Kapitel 14.4.3, Position 3, Uttanasana) nur mit der Unterstützung zahlreicher, übereinander gestellter Klötze ausführen können und es konnte anfangs aufgrund meiner nahezu aufrechten Haltung wirklich nicht von einer Vorbeuge gesprochen werden. Aber nicht die äußere Form und Perfektion zählen, sondern die innere Haltung, Einstellung und Absicht. Nach und nach gelang es mir aufgrund meines stetigen und regelmäßigen Übens, einen Klotz nach dem anderen zu entfernen, und aus dem zu Beginn meterhohen Turm ist heute ein bescheidener Stapel geworden.
Meiner eigenen Yoga-Praxis zu Hause folgte eine mit professioneller Unterstützung durch Yoga-Lehrer der verschiedenen Yoga-Stile und Richtungen sowie zahlreiche Reisen zu Yoga-Therapie- und Ayurveda-Zentren im In- und Ausland. Ich habe mich im Eigeninteresse u. a. weitergebildet zum Ayurveda-Yoga-Lehrer, Yoga-Therapeuten, Ayurveda-Therapeuten und werde in Kürze mein Studium in Ayurveda-Medizin aufnehmen. Mit Yoga begonnen zu haben, gehört zu den besten Dingen, die ich in meinem Leben getan habe. »Warum habe ich nicht schon früher damit angefangen, zu einer Zeit, als ich noch völlig gesund war? Hat Krankheit womöglich einen Sinn und ich wollte diesen zunächst nicht wahrhaben?«, frage ich mich.

Dank Yoga bin ich in der Lage, ein ganz anderes Gesundheitsmanagement an den Tag zu legen, und meine gesamtgesundheitliche Situation hat sich spürbar gebessert. Es ist natürlich richtig, dass man z. B. einen Bandscheibenvorfall oder degenerative Wirbelsäulenschäden mit Yoga nicht ungeschehen machen kann, doch man kann sehr wohl deren negative Auswirkungen mildern und dies gilt für nahezu alle Beschwerden. Trotz meiner zahlreichen Beeinträchtigungen kann ich zweifelsfrei sagen, dass ich nie so beweglich, unverspannt und locker war wie jetzt. Natürlich können Sie jetzt erwidern, dass ich kaum noch Muskeln habe, die sich verspannen könnten. Das stimmt, doch der Körper, den ich heute habe, ist trotz seiner Beeinträchtigungen und dank Yoga einer, der mir wieder viele Sachen ermöglicht, und ich sehe mit Zuversicht in die Zukunft. Was ich geschafft habe, das können Sie auch ... Gehen Sie es an!

III. Einführung

Es gibt viele Yoga-Bücher, aber die Auswahl an Veröffentlichungen, die einen leicht verständlichen Zusammenhang zwischen Yoga und Gesundheit bzw. Heilung herstellen, ist übersichtlich bis nicht existent. Mein Anliegen ist es daher, Ihnen eine plausible, klar strukturierte und aussagekräftige Arbeitsgrundlage an die Hand zu geben, mit der Sie sich einen Überblick verschaffen über Yoga im Allgemeinen, über Yoga und seine Auswirkungen auf die Gesundheit sowie über die Auswirkungen des Yoga auf Heilungsprozesse und mittels derer Sie sich fundiert und körperschonend Ihre praktische Yoga-Erfahrung aneignen können.

Ich gehe davon aus, dass Sie ein zentrales Interesse an Alternativen haben, was die Therapierung von Beschwerden und eine Gesundheitsvorsorge für die Zukunft betrifft. Genau das war meine Motivation, mit Yoga zu beginnen, und ich kann mich noch genau an die Anfangszeit erinnern, als ich wissbegierig und erwartungsvoll meine erste Yoga-Stunde absolvierte und anschließend mehr Fragen hatte als zuvor. Doch wer sollte mir diese beantworten? Die Yoga-Lehrerin? Dies mag eine berechtigte Erwartungshaltung sein, aber in meinem Fall wurde sie nicht erfüllt. Allein auf die Frage, was für ein Yoga wir denn praktizierten, bekam ich nur ein kurze und knappe Antwort: »Hatha!« Auch gezieltes Nachfragen und Ansprechen von gesundheitlichen Problemen oder Auswirkungen des Yoga, brachten mich nicht weiter. Und Ihnen geht es vielleicht ähnlich.

Also habe ich mich selbst um Antworten auf meine Fragen bemüht und u. a. viele Reisen unternommen, um einer Erklärung und einer persönlichen Erfahrung des Wirkungszusammenhangs zwischen Yoga und Gesundheit bzw. Heilung näherzukommen. Auf diesem Weg begegneten mir viele Gleichgesinnte, denen es ähnlich ergangen ist und welche die gleichen Fragen hatten. Von meinen eigenen Fragen sowie von Menschen, mit denen ich mich intensiv über dieses Thema ausgetauscht habe und es auch heute noch tue, habe ich mich bei der didaktischen und methodischen Gestaltung des vorliegenden Buches leiten lassen. Es ist als kompetenter Ratgeber konzipiert, der Ihnen auf dem Weg zu Ihrer gesundheitlichen Harmonisierung und Stabilisierung behilflich sein soll. Mein Anliegen ist es, Ihnen ein in sich geschlossenes System von Informationen zu diesem Thema zur Verfügung zu stellen, mit dem Sie, sobald Sie die theoretischen Abhandlungen studiert und den anschließendem Übungsteil praktiziert haben, sowohl das Wissen als auch die eigene Erfahrung hinsichtlich der Auswirkungen von Yoga auf die Gesundheit und der damit verbundenen Heilungsmöglichkeiten erworben haben – nicht mehr und nicht weniger.

In diesem Buch ist der Übungsteil ans Ende gestellt; denn es macht aus meiner Erfahrung Sinn, vor dem Üben etwas über Yoga im Allgemeinen und über die gesundheitlichen Aspekte zu erfahren. Abgesehen davon, sollten Sie den Übungsteil erst vollständig durchgelesen und verinnerlicht haben, bevor Sie mit dem Üben beginnen.

Yoga ist Achtsamkeit, Konzentration und Innenschau zum eigenen Selbst und hat im eigentlichen Sinn nichts mit jenen Gruppenevents zu tun, wie sie heute zumeist praktiziert werden. Diese sind eine »Errungenschaft« der westlichen, modernen Welt, genau wie die Herausbildung der vielen Yoga-Stile, mit denen ich mein Buch beginne. Diese Auswahl von 21 der aktuellen Yoga-Stile ist zum einen wichtig, damit Sie sich angemessen im Yoga-Umfeld orientieren können, und zum anderen sollten Sie auch beurteilen können, ob ein Stil Sinn für Sie oder überhaupt Sinn gemäß der ursprünglichen Intention des Yoga ergibt. Besonders im Hinblick auf den therapeutischen Nutzen und auf die Fragestellung: »Heilung durch Yoga?« sollte nach dem Lesen des 1. Kapitels deutlich geworden sein, dass eine Vielzahl der modernen Ausprägungen des Yoga sowie die damit verbundenen Praktiken weder für Ihre noch für meine Zwecke uneingeschränkt geeignet oder zu empfehlen sind.

Im 2. Kapitel spreche ich die ersten Schritte an, um mit Yoga beginnen zu können, bzw. was dafür notwendig und zu beachten ist, außerdem die Fragen, wer überhaupt Yoga machen kann und welche Einschränkungen es ggf. gibt. Um darzulegen, was Yoga im eigentlichen Sinne ist, führe ich in Kapitel 3 die fünf historischen Hauptwege des Yoga auf, erkläre sie und beantworte in Kapitel 4 die Frage nach dem Wesen des Yoga umfassend. Nachdem Ihnen an diesem Punkt wahrscheinlich klar sein wird, was Yoga ist, akzentuiere und verdichte ich im 5. Kapitel die Essenz des Yoga, und zwar mittels der alten Yoga-Schrift des Patanjali, welche Yoga und seine Anwendung seit mehr als tausend Jahren definiert. Wenn man diesen dort beschriebenen achtgliedrigen Weg des Patanjali verstanden hat und auch in der Lage ist, ihn in seinem täglichen Leben anzuwenden und umzusetzen, hat man sich bereits auf den Weg zu einer Verbesserung seiner ganzheitlichen Konstitution gemacht und viele Fragen beantworten sich nun (fast) von selbst. Mit diesen Erkenntnissen sind Sie gut ausgestattet, um mit Ihrer täglichen Yoga-Praxis zu beginnen.

Es geht also zu den praktischen, am eigenen Leib spür- und nachweisbaren Auswirkungen. In Kapitel 6 lege ich dar, was Yoga kann bzw. was seine gesundheitlichen Auswirkungen sind, und gehe auf Beschwerden und Krankheiten ein, sofern diese mit wissenschaftlichen Studien untermauert sind. Die Wissenschaft interessiert sich immer mehr für Yoga, da die positiven gesundheitlichen Auswirkungen nicht mehr zu ignorieren sind. Besonders in den USA wird diesbezüglich viel unternommen und Deutschland und ganz Europa folgen diesem Trend. Wir werden in Zukunft sicherlich noch viel Neues über Yoga und Gesundheit zu hören und zu lesen bekommen.

Wenn man über Yoga und Gesundheit spricht, darf man nicht versäumen, die verwandte Wissenschaft des Ayurveda zu berücksichtigen. Die Wissenschaften des Ayurveda und Yoga gehen beide aus den altindischen Weisheitsschriften, den Veden, hervor, und schon vor 5000 Jahren wurden beide Disziplinen als verwandte Wissenschaften betrachtet. Im 7. Kapitel lege ich dar, dass Yoga und Ayurveda nicht nur historisch eng miteinander verbunden sind und sich seit ihrem Ursprung parallel entwickelt haben, sondern dass beide Disziplinen zusammen auch in der heutigen Zeit ein strukturiertes, anpassungsfähiges System zur Erzielung einer optimalen gesundheitlichen Verfassung bilden und somit ein zweckmäßiges und praktisches Werkzeug zur Diagnose, Heilung und Aufrechterhaltung eines gesunden Zustandes zur Verfügung darstellen. Yoga und Ayurveda sind wie zwei Seiten derselben Medaille und ihre Verbindung ist ein wirksames Mittel, um sowohl Heilung als auch innere Transformation und spirituelle Verwirklichung zu ermöglichen und das ganzheitliche Wohlbefinden nachhaltig zu steigern. Sowohl im Yoga als auch im Ayurveda wird auf die Umsetzung einer gesunden Routine und einer gesunden Ausrichtung des Lebens Wert gelegt und diesbezüglich werden viele Ratschläge gegeben. Diese in Kapitel 8 erläuterten Prinzipien sind alltagsorientiert und haben das Ziel, den Menschen dazu zu befähigen, dass er sein Leben in vollen Zügen genießen kann, und zwar über einen langen Zeitraum. Diese Empfehlungen werden »Svasthavrittam« genannt und umfassen diejenigen Methoden, welche in der La-

ge sind, über die gesamte Lebensspanne des menschlichen Körpers seine Funktionen in einem normalen Zustand sowie in Harmonie zu erhalten.
Gesunde Routinen im Leben zu haben, ist die Voraussetzung dafür, dass die eigene körperliche und geistige Konstitution im Gleichgewicht bleibt und somit nachhaltiges Wohlbefinden überhaupt erst möglich wird. Doch darüber hinaus gibt es sog. Vitalitätsparameter, denen man besondere Beachtung schenken sollte. Diese werden im 9. Kapitel ausführlich behandelt. Wenn sich alle Aspekte des eigenen Lebens harmonisch zusammenfügen, ist der Mensch im Gleichgewicht und gesund. Zu diesen Elementen gehören neben dem Körper und dem Atem auch die Hygiene, der soziale Austausch, die Sinneswahrnehmung, die innere Einstellung, die Geistesverfassung und die Ernährung als erster Vitalitätsparameter. Ich erläutere die Grundzüge einer gesunden Ernährung sowohl aus yogischer als auch aus ayurvedischer Sicht, lege die Wirkung von Nahrungsmitteln auf den menschlichen Körper und den Geist dar und gebe konkrete Ernährungsvorschläge und Tipps.
Der zweite Vitalitätsparameter ist der Schlaf; denn guter Schlaf hängt nicht vom Zufall ab und ist auch nichts Selbstverständliches – das ist sowohl im Ayurveda als auch in der modernen Wissenschaft bekannt. Wir werden uns mit den Auswirkungen des Schlafs auf die Gesundheit befassen und darüber hinaus gebe ich Empfehlungen aus ayurvedischer und yogischer Sicht für einen erholsamen Schlaf. Als dritter Vitalitätsparameter gilt die Verdauung, welche im Ayurveda immer am Anfang der Betrachtung einer gesundheitlichen Problematik steht. Der Zustand der Verdauung wird folglich zuerst untersucht und versucht zu regulieren, mit dem Ziel, bei einer Erkrankung oder bei Beschwerden die Ursache zu eliminieren und nicht nur die Symptome zu mildern, zu beseitigen, oder zu unterdrücken. Verdauungsprobleme stellen die Ursache für diverse Erkrankungen dar. Nach einer gesunden Verdauung folgt die adäquate Ausscheidung der Stoffwechselendprodukte, welche der vierte Vitalitätsparameter ist, auf den in der westlichen Welt leider wenig bzw. gar kein Wert gelegt wird. Jegliche Art von Verdauungs- oder Ausscheidungsproblemen wird oft billigend in Kauf genommen, ohne dass man sich der weitreichenden Auswirkung auf die Gesundheit bewusst würde. Bei der Besprechung der vier Vitalitätsparameter sehen wir, wie diese zusammenhängen und sich auch gegenseitig begünstigen.
Wie der Begriff Vitalitätsparameter besagt, geht es um Leben und vor allem um die Bedingungen, welche ein gesundes Leben gewährleisten, doch was sind Gesundheit oder Krankheit eigentlich und welches sind ihre Merkmale? Mit dieser interessanten Fragestellung befassen wir uns im 10. Kapitel eingehend, und in Kapitel 11 gehe ich näher darauf ein, wie Krankheit im Allgemeinen entsteht. Nachdem wir erfahren haben, was Krankheit ist und wie und warum sie entsteht, ist es wichtig zu verstehen, wie man diese vermeiden kann und was man dafür konkret tun muss. Dies erfordert unser aktives und richtiges Handeln – doch was hält uns davon ab, immer in unserem eigenen Interesse zu handeln, und warum schädigen wir uns stattdessen und legen krankmachende Verhaltensweisen an den Tag?
Heilung und Transformation lautet daher das Thema des 12. Kapitels. Heilung und Transformation werden aber nicht und vor allem nicht nachhaltig erfolgen können, wenn man nur den physischen Körper einbezieht. Daher findet der energetische Körper in Kapitel 13 Berücksichtigung, wo Sie ausführlich dargelegt finden, was der energetische Körper ist und wie er sich auf den Zustand von Gesundheit bzw. Krankheit auswirkt. Bevor wir im nächsten Kapitel mit unserer Yoga-

Praxis beginnen, wird hier nochmals verdeutlicht, dass eine Heilung auf allen Ebenen des Menschseins zu erfolgen hat, also nicht nur auf der körperlichen, um wirklich und vor allem nachhaltig erfolgreich sein zu können.
Der Übungsteil in Kapitel 14 bildet den Schlussteil des vorliegenden Buches. Sie haben nun eine Menge über Yoga, über Gesundheit, Krankheit, Heilung und gesunde Routinen sowie gesunde Handlungs- und Verhaltensweisen gelernt. All dieses Wissen können Sie in den Yoga-Praxisteil »Die magischen Fünf« einfließen lassen und nun Ihre eigenen Erfahrungen machen sowie den Weg der Heilung und Transformation beschreiten. Dieser Übungsteil besteht aus drei Atemübungen, einer Meditation, 22 gelenkbefreienden Übungen, dem Sonnengebet mit zwölf Haltungen und 25 haltungsverbessernden Übungen. Diesen Übungsteil dürfen Sie allmählich und mit langsamer, aber stetiger Progression zu Ihrer täglichen Yoga-Übungspraxis werden lassen. Um Ihnen das zu erleichtern, habe ich im Kapitel 15 einen Übungsplan für drei Monate ausgearbeitet, der Ihnen als Orientierung dienen kann, aber nicht muss. Sie entscheiden allein über Ihr Tempo und Ihren Fortschritt, sollten sich aber stets von Achtsamkeit leiten lassen und Übertreibungen vermeiden; denn auch hier gilt der Grundsatz:

Dosis facit venenum / Die Dosis macht das Gift.
(Zitat: Paracelsus, deutscher Arzt, 1493–1541)

Ich hoffe, Ihnen mit diesem Buch nicht nur genügend Informationen zu Yoga zu geben und Fragen über Yoga zu beantworten, sondern Ihnen darüber hinaus einen nutzbringenden Übungsteil an die Hand zu geben, der Ihnen bei der Harmonisierung und Stabilisierung Ihrer gesundheitlichen Konstitution behilflich ist. Ich hoffe ferner, dass dieser Übungsteil den Wunsch in Ihnen entfacht, Yoga nicht nur zu Ihrer täglichen Übungs-Praxis werden zu lassen, sondern Ihren zukünftigen Yoga-Weg in Begleitung eines kompetenten Yoga-Lehrers gehen zu wollen, um Ihre möglichen Erfolge zu maximieren. Aus diesem Grund folgen ein umfangreicher Anhang, mit u. a. einer Empfehlung, wie Sie Ihren Yoga-Lehrer finden können, sowie eine kurze Auflistung entsprechender Adressen dazu.
Es würde mich glücklich machen, wenn ich mit diesem Übungsteil und den in diesem Buch bereitgestellten Informationen zu Ihrem ganzheitlichen und nachhaltigen Wohlbefinden beigetragen konnte.

Lokah samasta
sukhino bhavantu[1]

Marko Sisko

---

1 Sanskrit: Mögen alle Lebewesen überall glücklich, gesund und frei sein. Mögen meine Taten, Gedanken und Worte in einer Form zum Glück und Freiheit aller beitragen.

1. Die verschiedenen Yoga-Stile

Im ausgehenden 20. Jahrhundert hatte sich Yoga bereits in unterschiedliche Stilrichtungen aufgesplittert, die einzigartige und zum Teil auch widersprüchliche Tugenden für sich in Anspruch nahmen. Diese Entwicklung hat seitdem zugenommen, so dass es zu Beginn des 21. Jahrhunderts bereits um die hundert Yoga-Stile gab. Es werden weiterhin mehr und mit immer aktuelleren Bezugsthemen, wie z. B. Business-Yoga, Hormon-Yoga und sogar Nackt-Yoga. Dies ist für Yoga-Anfänger wie für Yoga-Erfahrene verwirrend, und niemand weiß, ob und wann diese Entwicklung enden wird. Darwin lehrte zwar, dass in der Vielfalt und deren Entwicklung die Zukunft und das Überleben liegen, aber meiner Meinung nach ist die Wahrscheinlichkeit hoch, dass die Masse die Essenz verwässert, so dass der ursprüngliche Yoga irgendwann kaum noch zu erkennen und zu finden sein wird. Stattdessen ist Yoga zu einem Wirtschaftsfaktor geworden; denn immer mehr Menschen lernen den Yoga kennen, schätzen und lieben, nicht zuletzt, weil heute jeder seinen individuellen Stil finden kann. Doch ist das Neue zwangsläufig gut und kann man das wirklich Gute überhaupt verbessern?

Alle in den letzten 30 Jahren entstandenen neuen Yoga-Stile lassen sich auf drei historische Grundlagen zurückführen: den religiösen Yoga, den Yoga gemäß den Sutras des Patanjali und den Hatha-Yoga. Alle neuen Schöpfungen des Yoga schöpfen letztendlich aus denselben Quellen, setzen aber zum Teil sehr unterschiedliche Schwerpunkte. Ich stelle Ihnen hier die bekanntesten Ausprägungen des Yoga vor, damit Sie zum einen sehen, dass es überhaupt Unterschiede beim Yoga gibt, und zum anderen verstehen, um welche Varianten von Yoga es sich dabei handelt, und somit erkennen lernen, wie sich diese von dem klassischen Yoga unterscheiden, den ich Ihnen in den folgenden Kapiteln, nicht nur aus therapeutischer Sicht, näherbringen werde.

1.1 Acro-Yoga

Acro-Yoga wurde 2004 von Jenny Saur-Klein und Jason Nehmer in San Francisco gegründet und findet seitdem weltweit großen Zuspruch. Diese Bewegungskunst setzt sich zusammen aus der Weisheit und Tradition des Hatha-Yoga, der spielerischen Leichtigkeit der Akrobatik und der heilenden Kraft der Thai-Massage. 2006 erstellten die beiden Gründer ein Übungshandbuch, das »Acro Yoga Flight Manual«, und begannen im selben Jahr damit, die ersten Yoga-Lehrer dieser Disziplin auszubilden.

Acro-Yoga ist sehr vielschichtig gestaltbar – genauso wie beim herkömmlichen Yoga entsprechend den Ansprüchen und Fähigkeiten des Einzelnen. Manche legen Wert auf einen körperlich herausfordernden Workout und andere hingegen fühlen sich mehr vom darstellenden, ästhetischen Charakter angesprochen. Wiederum andere übernehmen lieber die passive Rolle und lassen sich einfach vertrauensvoll von den Füßen des Partners tragen, um nahezu schwerelos die Herausforderungen des Alltags für ein paar Momente zu vergessen und in dieser Symbiose zu schwelgen. Es gibt natürlich auch diejenigen, für die Acro-Yoga den Lebensstil ausmacht – ihren spirituellen Weg.

Man unterscheidet im Acro-Yoga zweierlei Varianten: a) die eher ruhige Variante des »Fliegens«, das therapeutische Fliegen, und b) die eher dynamisch-kraftvolle Variante, das akrobatische Fliegen.

Beim therapeutischen Fliegen ist der Einfluss der Thai-Massage besonders deutlich. Hier wird die obere Person, der sogenannte Flieger (Flyer), von den Füßen der Base getragen und darf sich ganz der Schwerkraft überlassen. In Positionen, die den Yoga-Asanas ähneln, wird der Körper des Fliegers gedehnt, gestreckt und massiert. Je mehr es eine Base versteht, sich in den Körper des Fliegers hineinzuspüren, desto mehr werden die Qualitäten des Loslassens, des Vertrauens und der Entspannung transportiert.

Beim Akrobatischen Fliegen gibt es auch einen Flyer und eine Base, doch diese Variante ist eindeutig geprägt von Spielfreude und einer enormen Menge an Konzentration. Zusätzlich gibt es hier den Spotter, der die Positionen sichert und die Ausrichtung korrigiert. Interessanterweise geschehen die Verletzungen eines Akrobaten eher selten beim tatsächlichen Training, was dem Grad der Aufmerksamkeit zuzuschreiben ist, sondern er / sie zieht sich selbige im scheinbar ungefährlichen Alltagsleben zu. Die Qualität und das Ausmaß der Akrobatik beim akrobatischen Fliegen richten sich nach den Fähigkeiten bzw. dem Erfahrungsgrad und der Team-Harmonie der drei Beteiligten (Flieger, Base, Spotter).

Der Unterschied zu den drei Einzeldisziplinen Yoga, Akrobatik und Thai-Massage, die bereits seit Jahrtausenden existieren, ist, dass der Acro-Yoga diese Praktiken vereint und so einen Raum für nahezu unbegrenzte Möglichkeiten eröffnet. Nicht allein auf den physischen Effekt zielt der Acro-Yoga ab, denn genau wie beim herkömmlichen Yoga, gibt es auch hier einen ganzheitlichen Ansatz, der das Wohlbefinden von Körper, Geist und Seele anstrebt.

1.2 Ananda-Yoga

Bei Ananda Yoga handelt es sich um einen Stil, der von dem in Rumänien geborenen Swami (Sanskrit = Mönch / Meister) Kriyananda in den 1970er Jahren geschaffen worden ist. Es wird daher auch Kriya-Yoga genannt und basiert auf Körper- und Atemübungen, die von Kriyanandas Lehrer, dem bekannten Swami Yogananda, bereits 1917 entwickelt worden sind. Zentraler Gesichtspunkt dieser Körper- und Atemübungen ist die Lenkung des Energieflusses in bestimmte Körperteile und Organe. Auf diese Weise soll auf die Meditation vorbereitet werden.

1.3 Anusara-Yoga

Anusara Yoga ist eine Stilrichtung des Yoga, die von John Friend 1997 gegründet wurde. Es handelt sich dabei um einen innovativen Stil des Hatha-Yoga, der heute bereits einer der beliebtesten und am schnellsten wachsenden in der Yoga-Branche ist. Der große Erfolg und die Akzeptanz liegen in der lebensbejahenden Philosophie, kombiniert mit einer präzisen Ausrichtung in den Haltungen, die auf biomechanischen Prinzipien basiert und auf diese Weise Yoga-Praktizierende auf der ganzen Welt zur täglichen Yoga-Praxis inspiriert.

Anusara (Sanskrit) hat die Bedeutung »mit dem Göttlichen im Fluss sein bzw. sich einer höheren Energie anschließen und sich mit dieser verbinden«. Es ist ein sowohl spirituell inspirierender als auch therapeutisch wirksamer und auf physischer Ebene hervorragende Veränderungen bewirkender Stil des Hatha-Yoga. Kernaspekte sind die lebensbejahende tantrische Philosophie, die universellen Prinzipien der Ausrichtung in den Asanas und das »Kula«, ein tiefes Gemeinschaftsgefühl, auf welches ein großer Wert gelegt wird.
Gemäß der tantrischen Philosophie werden in diesem Yoga das Leben sowie Geist und Seele des Menschen in jeder Phase des Daseins intensiv und bewusst gelebt. Dabei liegt die Betonung auf kreativer Freiheit, Individualität und dem Streben danach, das Gute im Menschen und in allen Dingen zu sehen. Die universellen Ausrichtungsprinzipien sind klare und präzise Ausführungsanweisungen, welche es dem Körper, Atem und Geist ermöglichen (sollen), sich zu verbinden, um maximale Stärke, Freiheit und Freude zu erlangen, damit diese Qualitäten in alle Aspekte des Lebens fließen können. Kula, das bereits erwähnte tiefe Gemeinschaftsgefühl, wird als Herzensgemeinschaft aufgefasst und manifestiert sich durch die gemeinsame Umsetzung jener inhärenten Vision und Lebenseinstellung aller Beteiligten in der Gruppe. Entscheidend ist nicht nur, was man im Yoga macht, sondern die Art und Weise, wie das auf der Yoga-Matte Praktizierte ins tägliche Leben integriert wird. Die Kernthese lautet, dass man die eigene Individualität erst in der Gemeinschaft mit anderen erkennt, aber sich selbst auch erst dort als einen Teil des großen Ganzen sieht. Dadurch wird erkannt und verstanden, dass der eigene Beitrag von Bedeutung ist und dass das eigene Wohlergehen verbunden ist mit dem Wohlergehen aller Menschen und der Welt, die einen umgibt.
Um Yoga-Lehrer in dieser Disziplin zu werden, muss man eine der aktuell professionellsten, intensivsten und gefragtesten Ausbildungen weltweit durchlaufen und sich einer mehrjährigen Ausbildung unterziehen. Anusara-Yoga-Lehrer zeichnet aus, dass diese jedem Schüler dienen und helfen, seine innere Güte, seinen einzigartigen Wert und seine göttliche Natur aufzudecken. Das höchste Ziel des Praktizierens von Anusara-Yoga ist es, sich der göttlichen Energie anzuschließen und sich mit ihr zu verbinden.

1.4 Ashtanga-Yoga (nach Pattabhi Jois)

Ashtanga-Yoga wurde in den 1990er Jahren durch Popstars wie Madonna und Sting populär und ist ein sehr dynamischer und fließender Yoga-Stil, bei dem die Übungsabfolge festgelegt ist. In der Regel beginnt man mit einem Mantra und erst danach mit der Asana-Praxis, die im Ashtanga-Yoga in einen Rahmen eingebettet ist. Die gesamte Übungspraxis besteht aus Sonnengrüßen zu Beginn, denen die Anfangssequenz (eine Serie von stehenden Asanas) folgt, nach welcher die jeweilige spezielle Übungsserie ausgeführt wird, bis zum Abschluss die Endsequenz folgt.
In einer Zeit, als der bekannteste Yoga-Lehrer und Meister des letzten Jahrhunderts, Krishnamacharya, sehr streng und unnachgiebig unterrichtete und seinen Schülern sehr viel abverlangte, war Pattabi Jois einer seiner ersten Schüler. Es steht außer Frage, dass Pattabi Jois von dieser Haltung seines Lehrers entscheidend geprägt wurde. Zu Beginn seiner Lehrzeit unterrichtete er selbst meist nur junge Männer; denn Frauen praktizierten damals noch kein Yoga – eine Aufgabe, die der legendäre Iyengar, ebenfalls ein späterer Schüler Krishnamacharyas, übernahm.

Es gibt insgesamt sechs Übungsserien, die sich erheblich im Schwierigkeitsgrad unterscheiden und an Anspruch zunehmen. Der normal Übende kommt über die ersten beiden Serien selten hinaus. Die ursprüngliche Idee von Ashtanga Yoga war, dass man als Praktizierender strikt der Reihenfolge der Übungssequenzen zu folgen habe. Wenn man eine bestimmte Asana nicht konnte, war die Praxis an dieser Stelle beendet. Erst wenn man diese Asana meisterte, durfte man zu der darauf folgenden Übung weitergehen. Verständlicherweise wurde diese Regel im Laufe der Zeit gelockert, und auch Modifikationen der einzelnen Übungen wurden zugelassen. Wenn man in Deutschland zu einer Ashtanga-Yoga-Klasse geht, wird dort meist die erste Serie unterrichtet, welche für die meisten jedoch immer noch schwierig genug ist.
Eine weitere Möglichkeit, Ashtanga-Yoga zu üben, ist, dass man von Angeboten des sog. *Mysore-Styles* Gebrauch macht. Dieser Stil ist benannt nach einer Stadt in Indien, in der sich die Ashtanga-Yoga-Schule befindet. Wenn man diesen *Mysore-Style* praktiziert, geht man zu einem Übungsraum, beginnt dort seine Praxis und übt selbständig die Serie, an der man gerade – mehr oder weniger erfolgreich – übt. Die dort anwesenden Lehrer unterstützen und korrigieren die Schüler bei Bedarf. Es findet jedoch kein Ashtanga-Yoga-Unterricht im herkömmlichen Stil statt, bei dem die Asanas angesagt werden, sondern man folgt selbständig der bekannten und festgelegten Abfolge.
Schwerpunkte der Ashtanga-Praxis sind die Asanas, der Atem (Ujjayi pranayama = siegreicher Atem mit Kehlverschluss), Drishti (ein festgelegter Blickpunkt in jedem Asana) und die Bandhas (Verschlüsse). Beim Ashtanga-Yoga ist das Tempo festgelegt, von schnell bis sehr schnell, und die Praxis ist teilweise extrem fordernd. Die einzelnen Asanas in der Übungsabfolge werden zu Vinyasas verbunden, z. B. durch die Brettposition oder den hinaufschauenden und hinabschauenden Hund.
Aus dem Ashtanga-Yoga entwickelte sich eine Vielzahl weiterer Yoga-Stile. Dieser Stil des Hatha-Yoga ist nicht zu verwechseln mit dem eher philosophischen System des Raja-Yoga (→ Kapitel 3, Die fünf Hauptwege des historischen Yoga), das hauptsächlich auf den Yoga-Sutras des Patanjali aufbaut und für das ebenfalls der Ausdruck Ashtanga-Yoga (Sanskrit = achtgliedriger Pfad) verwendet wird, allerdings seit wesentlich längerer Zeit. Genaugenommen, versteht sich das Hatha-Yoga-System mit seinen zwei Gliedern Asana und Pranayama als ein Teil des philosophischen Systems des Raja-Yoga mit seinen acht Gliedern (→ Yoga des Patanjali: Yama, Niyama, Asana, Pranayama, Pratyahara, Dharana, Dhyana, Samadhi).

1.5 Ayur-Yoga

Yoga ist eine uralte Wissenschaft aus Indien über die Verbindung von Körper, Atem und Geist. Ayur-Yoga verbindet diese Yoga-Praxis mit dem Ayurveda, welcher die Wissenschaft vom langen und gesunden Leben ist. Aus Ayurveda und Yoga ist die Wortschöpfung Ayur- Yoga gebildet worden. In Indien ist die Synthese zwischen Yoga und Ayurveda immer noch selbstverständlich; denn Ayurveda schenkt einem die Gesundheit und bildet damit die Basis für Yoga. Durch Ayur-Yoga kann man sein Potential voll auszuschöpfen und ganz man selbst sein.

Ich bin selbst ein in dieser Tradition ausgebildeter Yoga-Lehrer und habe mit Ayur-Yoga meine Gesundheit sowohl wiederherstellen als auch erhalten können. Diesen ursprünglichen Stil kann ich jedem Interessierten aus eigener Erfahrung empfehlen.

Ayurveda gilt als das älteste überlieferte Gesundheitssystem der Welt und man geht davon aus, dass der Ursprung des Ayurveda in der vedischen Vergangenheit Indiens liegt und damit mindestens 5000 Jahre alt ist. Die Basis dieses Gesundheitssystems ist der individuelle, ganzheitliche Blick auf den Menschen. Der Ansatz ist bei jeder Person verschieden; denn was dem einen guttut, kann dem anderen gemäß dieser Philosophie schaden. Im Gegensatz zu den vor allem allopathischen Gesundheitssystemen der westlichen Gesellschaft, liegt im Ayurveda der Fokus auf einem ganzheitlichen Lebenskonzept, also einem gesunden Lebensstil, welcher die Gesundheit erhält und wiederherstellt.

Gemäß der ayurvedischen Typologie spricht man von unterschiedlichen Temperamenten, Lebensenergien oder Grundkonstitutionen, den sogenannten Doshas. Diese heißen Vata, das Bewegungsprinzip, das die Elemente Wind, Luft und Äther umfasst, Pitta, das Feuer- bzw. Stoffwechselprinzip mit den Elementen Feuer und Wasser, sowie Kapha, das Strukturprinzip, das die Elemente Erde und Wasser beheimatet. Dosha bedeutet übersetzt aus dem Sanskrit »(den Körper) beeinflussende Faktoren« und diese drei Energien kommen nach ayurvedischer Vorstellung in jedem Organismus vor. In den seltensten Fällen sind alle drei gleich stark, sondern es dominieren meist ein oder zwei Doshas, so dass die meisten Menschen Mischtypen sind. Um den Zustand von »Swastha« zu erreichen, der nachhaltigen und umfassenden Gesundheit, sollten sich diese Energien oder Temperamente in einem harmonischen Gleichgewicht befinden. Es ist nicht erstrebenswert, von allen drei Doshas gleiche Anteile zu haben, und keiner der möglichen Konstitutionstypen ist besser oder schlechter als der andere, denn alle Ausprägungen haben Vorzüge und Schwächen. Die meisten Menschen brauchen jedoch Anpassungen ihrer Elemente, um im Gleichgewicht zu leben.

Die drei Doshas können durch Asanas (Körperstellungen) und Pranayama (Atemübungen) gestärkt, gedämpft und harmonisiert werden. Im Fall eines Pitta-Überschusses, können beispielsweise kühlende und beruhigende Stellungen und Atemübungen wohltuend sein und eine Harmonisierung der Doshas bewirken. Dadurch wird das innere Gleichgewicht wieder hergestellt. Deshalb steht im Ayur-Yoga die Anpassung des Yoga und Ayurveda an das Individuum im Vordergrund. Ayur-Yoga wird oft in Einzelsitzungen mit einem Yoga-Lehrer oder Therapeuten durchgeführt, in denen der Schüler oder Patient je nach Konstitutionstyp sowohl Asanas als auch Pranayama, Entspannungstechniken und Meditationen erlernt und ausführt. Dies gilt insbesondere bei ernsthaften und chronischen Beschwerden. Es wird dabei ein Zustand von ganzheitlicher Harmonie und Gleichgewicht angestrebt. Gruppenkurse sind für Menschen geeignet, die lediglich leichte gesundheitliche Probleme haben.

Einer der Hauptvertreter dieses Stils ist Remo Rittiner aus der Schweiz, der seit 20 Jahren in Europa und weltweit Ausbildungen für Yoga-Lehrer und -Therapeuten sowie Yoga-Therapie für Patienten in dieser Tradition anbietet. Er gilt als der führende Yoga-Therapeut Europas. Rittiners Ayur-Yoga ist ein ganzheitlicher Weg zur Gesundheit und Harmonie, bei dem Yoga und Ayurveda individuell auf den Menschen abgestimmt werden. Er legt Wert darauf, die physischen, emotionalen und mentalen Voraussetzungen jedes Menschen zu respektieren und die Yoga-Praxis abge-

stimmt darauf aufzubauen, so wie es auch die Yoga-Tradition von T. Krishnamacharya (Indien) betont. Schwerpunkte in seinen Gruppenkurse sind, Stärke und Flexibilität, besonders in der Wirbelsäule, aufzubauen, die Körperhaltung zu verbessern, das Atemmuster zu verändern, um tief und gleichmäßig atmen zu können, körperliche, emotionale und mentale Blockaden zu lösen, die Konzentration und Aufnahmefähigkeit zu verbessern, sich zu entspannen und loszulassen sowie eine umfassende Selbstbeobachtung und Reflexion.
Erst durch die Verbindung von Körper, Atem und Geist wird es dem Menschen möglich, zu sich und seinem Inneren zu gelangen, wo Ruhe und Klarheit sind. Das Ziel von Ayur-Yoga ist also, frei zu werden von den eigenen Verstrickungen mit dem Verstand und das göttliche Selbst in sich zu erfahren.

1.6 Bikram-Yoga

Bikram-Yoga ist eine Hatha-Yoga-Methode und wurde von dem indischen Yoga-Meister Bikram Choudhury, Schüler von Bishnu Charan Ghosh (ein Bruder des bekannten Paramahansa Yogananda) entwickelt. Bikram Choudhury wurde 1946 in Kalkutta geboren und bezeichnet sich selbst gerne als Yogi der Stars, weil er als Lehrer einiger Hollywood-Schauspieler bekannt wurde.
Bikram-Yoga ist eine markengeschützte Serie von 26 Yoga-Übungen, die in einem heißen Raum praktiziert werden (bei ca. 30 bis 35 Grad Celsius). Allgemein ist Bikram-Yoga auch als »Hot Yoga« bekannt und ist mit mittlerweile über 600 Schulen in einem Franchise-System weltweit eine recht populäre und gewinnbringende Yoga-Art, besonders für Bikram Choudhury. In diesem kuscheligen Ambiente werden die 26 Körperübungen (Asanas) und zwei Atemübungen (Pranayama) praktiziert. Der heiße Raum soll eine sichere Muskel- und Sehnenarbeit ermöglichen und über das Schwitzen soll ferner der Körper entgiftet werden. Allerdings ist diese Entgiftung wissenschaftlich nicht belegt. Vielmehr kann der durch die Hitze ausgelöste Wasser- und Elektrolytverlust zu Muskelkrämpfen und Kreislaufproblemen bis hin zum Kollaps führen. Es empfiehlt sich daher, vor und während des Trainings auf eine ausreichende Aufnahme von Wasser, Elektrolyten und ggf. Traubenzucker zu achten bzw. bei Herz- oder Kreislauf-Problemen auf diesen Yoga-Stil zu verzichten. Aus medizinischer Sicht ist das Aufwärmen allein durch die Raumtemperatur nicht gewährleistet, sondern erfolgt nur durch eine aktive Anspannung der Muskeln.

1.7 Flow Yoga

Unter Flow Yoga versteht man einen auf Vinyasa basierenden Yoga-Stil. Vinyasa bedeutet: »etwas, das in einer besonderen Weise angeordnet ist« oder »was man auch anders machen kann«. Beim Flow Yoga werden Yoga-Asanas in sinnvoller Weise miteinander kombiniert, d. h., man übt nicht eine einzelne Form oder Haltung, sondern »fließt« von einer Asana zur nächsten. Ein wichtiger Aspekt dabei ist die Atmung, welche synchron mit der Bewegung sein soll, so dass beide eine Einheit bilden und miteinander verbunden sind. Das erklärte Ziel der Praxis ist, dass während des Übens Körper, Atem und Form verschmelzen und zu einer Meditation in Bewegung werden.

Anders als bei anderen Vinyasa-Yoga-Stilen, wie zum Beispiel Ashtanga-Yoga, sind die Sequenzen, die man übt, nicht festgelegt. Man kann verschiedene Asanas miteinander kombinieren und so eine sehr individuelle, erfrischende oder beruhigende Praxis gestalten. Solange man sorgfältig darauf achtet, dass die Reihenfolge der Asanas in einer Sequenz sinnvoll ist und der Körper behutsam auf schwierigere Asanas vorbereitet wird, kann sich jedes Experiment als spannende Reise in einen bisher unbekannten Raum verwandeln.

Die Geschichte des Yoga Flow ist älter, als man vermutet; denn im Grunde genommen repräsentieren die Sonnengrüße genau diese fließende Yoga-Praxis. Aus philosophischer Perspektive, kann man noch weiter zurückgehen, weil schon Patanjali in seinen Yoga-Sutras konstatiert, dass alle Erscheinungsformen der materiellen Welt sich in einem immerwährenden Fluss befinden und der ständigen Veränderung unterliegen. Das Wort »Flow« ist zwar neueren Ursprungs, aber eine genaue Zeitdatierung ist nicht möglich und Yoga Flow lässt sich auch keinem Erfinder oder Lehrer zuordnen. Interessanter ist ohnehin die Zukunft, weil Flow Yoga ein Stil ist, der sich seinem Namen entsprechend in einem permanenten Entwicklungsprozess befindet. Er passt sich den Menschen und ihren Bedürfnissen an und ist somit ein äußerst individueller Yoga.

Zwar existiert keine typische Flow-Yoga-Praxis, aber es gibt einige Elemente, die besonders charakteristisch sind. Viele Flow-Yoga-Lehrer beginnen nach einer kurzen Einstimmung, z. B. in Form einer Meditation, eines gesungenen Mantras oder des Ankommens im Raum und im Körper in der Rückenentspannungslage (Savasana), mit einigen einfachen Übungen zur Mobilisierung der Wirbelsäule. Auf diese Einführung kann eine ebenfalls dynamisch-fließende Sequenz zur Kräftigung der Körpermitte, also der tiefen Bauchmuskulatur, folgen. Ein stabiles Zentrum (im Pilates nennt man es auch Powerhouse) ist äußerst wichtig für diesen Stil, da es die Gelenke zu schützen gilt. Wie in den Yoga-Sutras des Patanjali erwähnt, sollen die Asanas auch im Flow-Yoga nicht nur Leichtigkeit, sondern auch Stabilität haben (→ Kapitel 4.2, Stihram Sukham Asanam). Das wesentliche Merkmal von Flow Yoga bleibt aber, dass man selten in einem Asana länger verweilt, sondern ähnlich wie beim Sonnengruß im Rhythmus der eigenen Atmung von Form zu Form fließt. Musik kann dabei unterstützen und den Flow mittragen.

Es ist kein Geheimnis, dass die meisten Menschen heutzutage zu wenig Bewegung haben, da sie stundenlang am Schreibtisch sitzen oder in berufsbedingten Haltungen statisch verweilen, was sich negativ auf den gesamten Bewegungsapparat auswirkt. So verengt häufiges Sitzen die Hüften oder eine Bildschirmhaltung lässt den oberen Rücken rund und die Schultern eng werden. Da Flow Yoga bei dieser Bewegungsarmut ansetzt, ist er zeitgemäß und lässt die Gelenke wieder frei werden, mobilisiert die Wirbelsäule, ernährt die Bandscheiben durch den steten Wechsel zwischen Druck und nachlassendem Druck optimal und lässt die Lebensenergie (Prana) durch den Körper fließen, so dass dieser sich kraftvoll und geschmeidig anfühlt.

Flow Yoga eignet sich für alle, die sich mehr körperliche, geistige und seelische Flexibilität und Leichtigkeit in ihrem Leben wünschen und sich dem Fluss des Lebens voller Neugier, Vertrauen und Freude hingeben oder dies erlernen möchten.

1.8 Integraler Yoga

Dieser Yoga-Stil wurde von Swami Satchidananda, der ein Schüler Swami Sivananda Saraswati war, in den 1980er Jahren geschaffen. Ende der 1960er-Jahre wurde Swami Satchidananda dadurch berühmt, dass er auf dem Rockfestival in Woodstock Tausende von auf Musik wartenden und darauf nicht vorbereiteten Zuhörern dazu animierte, die heilige Silbe OM zu chanten. In Virginia, USA, gründete er das »Integral Yoga Institute«, dem weltweit weitere Ableger folgten. Swami Satchidanandas Ashram erfuhr ein enormes Wachstum und bereits 1988 weihte er seinen Tempel für Menschen aller Glaubensrichtungen mit dem treffenden Namen LOTUS (Light of Truth Universal Shrine) ein, was »Heilige Stätte des Lichts der Wahrheit und der Universalität« bedeutet. Auch wenn er seinen eigenen Ashram gründete und eigene Schüler hatte, war Swami Satchidananda Zeit seines Lebens ein treuer Anhänger seines Lehrers und Meisters Swami Sivananda. Er sah seine Hauptaufgabe immer darin, dessen Lehren im Westen zu verbreiten und Schüler für den spirituellen Weg zu gewinnen.

Die Hauptmerkmalen des Integralen Yoga sind das Erbe seines Lehrers Swami Sivananda, nämlich die sanfte Asana-Praxis mit Atemübungen, Tiefenentspannung und Meditation. Integrales, fälschlicherweise auch Integratives Yoga genannt, ist eine flexible Kombination bestimmter Methoden, um jeden Aspekt des Individuums zu entwickeln, d. h. nicht nur körperlich, sondern auch intellektuell und spirituell. Integral bezeichnet im Unterschied zu integrativ die Eigenschaft, Bestandteil eines Ganzen zu sein. Diesem Begriff begegnet man nicht nur in Mathematik, Physik und Technik, sondern auch immer öfter in Yoga, Therapie und spiritueller Philosophie.

Der Yoga-Stil des Integralen Yoga ist ein wissenschaftliches System, welches die sechs verschiedenen Zweige des Yoga (→Kapitel 3, Die fünf Hauptwege des historischen Yoga) integriert, um eine vollkommene und harmonische Entwicklung des Einzelnen zu fördern. Diese zu integrierenden Zweige des Integralen Yoga sind:

1) Hatha-Yoga

Diese Yoga-Art befasst sich überwiegend mit der körperlichen Entwicklung durch Asanas (Körperhaltungen), Pranayama (Atemübungen), Mudras, Kriyas, Ernährung und Tiefenentspannung.

2) Raja-Yoga

Hier wird sich überwiegend mit der Kontrolle des Geistes durch ethische Perfektion und regelmäßige Konzentrations- und Meditationsübungen beschäftigt.

3) Bhakti-Yoga

Der Weg ist das Ziel und die Art und Weise, wie man diesen geht, ist entscheidend für Bhakti-Yoga, welches der Pfad der Hingabe ist. Die Intention ist, dass der Einzelne die begrenzte Persönlichkeit überschreitet, weil er im Denken und Dienen in immerwährender Liebe mit dem Göttlichen verbunden ist und dadurch kosmisches Bewusstsein erreicht. Der Pfad des Bhakti-Yoga kann von jedem beschritten werden und alles, was man dazu benötigt, sind ein offenes Herz, Glaube und ständiges Gottesgedenken.

4) Karma-Yoga

Wie der Name schon aussagt, ist Karma-Yoga der Weg der Tat und betont die Pflichterfüllung ohne Anhaftung an die Früchte der Handlung, d. h. Erfolg, Belohnung oder Ergebnisse.

5) Jnana-Yoga

Hier wird der Pfad der Weisheit beschritten und Wert auf die intellektuelle Annäherung gelegt; denn sowohl durch das notwendige Wissen dessen, was wirklich und real existiert bzw. was keiner Veränderung unterliegt, als auch durch den geschulten Unterscheidungsgeist, kann man die Einheit in der Vielfalt und das Einssein mit dem ganzen Universum erkennen.

6) Japa-Yoga

Nada Brahma – die Welt ist Klang, das wussten schon die alten Inder und diese Erkenntnis wurde auch von der modernen Quantenphysik belegt. Japa bedeutet auf Sanskrit die Wiederholung eines Mantras, welches die Klangstruktur einer oder mehrerer Silben ist, die einen besonderen Aspekt göttlicher Schwingung ausdrücken. Durch konzentriertes Wiederholen eines Mantras im Geist wird eine hohe Schwingungsqualität erzeugt, die den Übenden mit der göttlichen Schwingung in Einklang bringen soll.

Ziel des Integralen Yogas ist es, die geistige Einheit hinter der Vielfalt der gesamten Schöpfung zu erkennen und harmonisch als Mitglieder der einen universellen Familie zu leben. Ein hehres Ziel, welches erreicht werden soll durch die Erhaltung des ganzheitlichen, natürlichen Zustandes von:

a) einem **Körper** von optimaler Gesundheit und Kraft,
b) **Sinnen,** welche unter vollkommener Kontrolle sind,
c) einem **Geist**, der diszipliniert, klar, ruhig und ungetrübt ist ,
d) einem scharfen **Intellekt**,
e) einem starken, beständigen **Willen**,
f) einem mit bedingungsloser Liebe und Mitgefühl gefüllten **Herzen,**
g) einem reinen **Ego** und
h) einem **Leben** voller Hingabe und der Erkenntnis des wahren Selbst.

Das Ziel des Integralen Yoga ist somit ein von Leichtigkeit erfüllter Körper mit einem friedvollen Geist, damit ein nützliches Leben geführt werden kann. Der Integrale Yoga ist eine Lehre, die auf der Verbindung von indischem und westlichem Denken basiert. Der gemeinsame Bezugspunkt ist die Evolution, in der Bedeutung von Selbstfindung der göttlichen Kraft in der Welt, und diese Entwicklung soll über verschiedene Stadien bis zum nicht mehr Fassbaren, dem Supramentalen, führen.

1.9 Insight-Yoga

Sarah Powers ist die Erfinderin von Insight-Yoga, einem Stil, der mehrere Disziplinen in sich vereint und möglich wurde durch ihre eigenen Erfahrungen sowie umfangreiche Studien des Buddhismus, der TCM (Traditioneller Chinesischer Medizin) und Transpersonalen (überpersönlichen) Psychologie. Im Jahr 2010 hat Sarah Powers gemeinsam mit ihrem Ehemann das Insight

Yoga Institute gegründet und ist Autorin mehrerer Bücher sowie Herausgeberin von Übungs-DVDs. Ihre eigene Yoga-Praxis sowie ihr Unterrichtsstil sind u. a. von Ashtanga-, Iyengar- und Vini-Yoga geprägt. Insight-Yoga erschließt damit das Potential dreier mächtiger Heilsysteme sowie des transpersonalen psychologischen Ansatzes, und in eindrucksvoller Klarheit vereint Sarah Powers traditionellen Yoga mit den Meridianen der traditionellen chinesischen Medizin und der Praxis buddhistischer Meditation.

Sarah Powers ist bestrebt, die Essenz der drei Weisheitstraditionen so transparent zu machen, dass diese durch Yoga-Praxis für jeden erfahrbar wird. Das geschieht in Form von passiven wie dynamischen Yoga-Abfolgen, Atemübungen, Achtsamkeitsmeditation, Selbsterforschung und Stillephasen, welche mitnehmen auf eine inspirierende Reise – zu sich selbst. Diese Yoga-Praxis hat positiven Einfluss auf die Muskulatur, die Organtätigkeit sowie auf Sehnen und Gelenke und trägt zu geistiger und emotionaler Klarheit bei. Insight-Yoga ist leicht verständlich und anwendbar, und mit Hilfe eines reichhaltigen Übungsrepertoires und mit klaren Anleitungen kann der Schüler ihn rasch und erfolgreich umsetzen.

Gemäß einer eigenen gemachten Erfahrung berichtet Sarah Powers, dass sie in der Tiefenentspannungshaltung (Savasana) oft sehr intensive Empfindungen gehabt habe, nämlich dass sie eine ihr bis dahin unbekannte entspannte Wachheit, Offenheit und Integration wahrgenommen habe. Sie fragte sich, wie man dieses Gefühl als transformativen Prozess im Alltag dauerhaft erschließen und nutzen könne, und fand den Schlüssel dazu in der buddhistischen Meditation. Insight-Yoga ist folglich ein Yoga-Stil, der das Handwerkszeug zur Verfügung stellt, um Selbst-Transformation sowie tiefe Einsicht in das eigene Innere zu gewinnen. Er verbindet die vier Hauptaspekte der persönlichen Entwicklung, nämlich Körper, Geist, Herz und interpersonelle Beziehungen, und bindet diese in die tägliche Yoga-Praxis ein. Es soll ein Leben in vollem Bewusstsein und Aufmerksamkeit auf allen Ebenen der eigenen Existenz und Erfahrungen erfolgen und möglich sein.

In den meisten Yoga-Stilen sieht man vorrangig den Körper als das Mittel an, welches ein bewusstes Leben ermöglicht und durch welches man den Atem und den feinstofflichen Körper erfahren kann. Gemäß Insight-Yoga ist es darüber hinaus wichtig, die Übungspraxis über den Körper hinaus auszudehnen. Geist, Herz und interpersonelle Beziehungen sind wesentlich, um eine Verbindung zum eigenen Leben und dem eigenen Selbst aufrecht zu erhalten oder überhaupt erst zu erlangen. Durch die aus dem Buddhismus stammenden Methoden werden die Aspekte des Geistes in die Übungspraxis von Insight-Yoga integriert. Dazu gehören u. a. Kontemplation, Visualisierung, Konzentration, Achtsamkeit und Öffnung des Bewusstseins.

Um das Herz in der täglichen Yoga-Praxis zu beobachten, ist darauf zu achten, was während lang gehaltener Asnanas gefühlsmäßig empfunden wird. Wenn z. B. in einer Haltung die Hüfte beginnt zu schmerzen, kann dies ein Gefühl der Frustration auslösen. Diese Frustration ist laut Sarah Powers mehr als die Einstellung zur Hüfte, sondern kann generell die Einstellung zu aufkommenden Herausforderungen symbolisieren. So kann hinter der Frustration eine weitere Emotion, nämlich die der Hilflosigkeit verborgen liegen, auf die man sich nun konzentrieren kann, vor allem wenn man das Hüftproblem schon seit Jahren ohne Erfolg angeht. Indem man solche Gefühle achtsam wahrnimmt, kämpft man nicht mehr gegen sie an, sondern bekommt wahre Einsicht in sich selbst

und die eigene Natur sowie den Ursprung eigener Gefühle. Sie werden dadurch als weniger bedrückend empfunden, und es wird leichter, mit ihnen umzugehen.
Ein weiterer Schwerpunkt wird neben Körper, Geist und Herz auf die interpersonellen Beziehungen im Insight-Yoga gelegt. Meist wird in einem längeren Insight-Yoga-Workshop mit buddhistischen Meditationstechniken, wie z. B. Karuna oder Metta, gearbeitet, welche Liebe, Achtsamkeit und Mitgefühl als Kernmerkmal haben, aber auch mit westlichen psychologischen Praktiken. Dabei wird tief in sich selbst hineingehört und die gemachten Erfahrungen werden in der Gruppe geäußert. Aus diesem Gefühl der geteilten Menschlichkeit soll begriffen werden, dass das, was einen angeblich von anderen trennt, einen auch gleichzeitig mit den anderen verbindet. Diese Verbindung mit den anderen Gruppenmitgliedern soll im Einzelnen ein Gefühl von Demut schaffen, welche ihn dazu befähigen kann, seinen Weg, sich selbst und die anderen besser zu verstehen.
Die im Insight-Yoga praktizierten Asanas variieren von einer langsamen, auf genaue Ausrichtung fokussierten Flow-Praxis bis hin zu einer taoistischen Praxis, in der Wert auf das Halten von Standpositionen gelegt wird, um dadurch Stärke in den Beinen zu entwickeln und die Verbindung zum Erdzentrum oder Hara in der Bauchregion zu fördern. Aber auch das langsame, achtsame Yin-Yoga findet in Form von meditativen, körperlichen Übungen Anwendung, die am Boden ausgeführt werden, um Lockerheit und Geschmeidigkeit in der Hüftregion und im unteren Rücken zu bekommen. Diese Übungen sollen ferner den Energiefluss in den feinstofflichen Kanälen, den Meridianen, anregen. Diese Haltungen am Boden dienen auch dem Training des Geistes, indem sie eine ruhige und stille Atmosphäre schaffen.
In den Übungs-Sequenzen des Insight-Yogas ist der Fluss der aktiven Stellungen langsam und präzise, und die passiven Stellungen werden lange, bis zu fünf Minuten gehalten – im Gegensatz zum aktiven Yang-Yoga, bei dem die Muskeln des Körpers gestärkt und gedehnt und in einem pulsierenden Rhythmus bewegt werden. In dem von Sarah Powers bevorzugten Yin-Yoga richtet man den Fokus auf Knochen, Gelenke, Bindegewebe sowie Energiebahnen. Die Übungen sprechen die jeweiligen Meridiane an und nähren diese. In einer Yoga-Stunde kann z. B. der Schwerpunkt der Sequenz auf den Nieren-Blasen-Meridian gelegt werden, der oft Probleme bereitet, wenn im Alltag Furcht oder Angst auftauchen, und zu einer Nieren-Blasen-Meridian-Schwäche führen kann. Yin-Yoga kann als Akupunktur ohne Nadeln bezeichnet werden. Er löst Blockaden und Stress auf und ermöglicht den ungehinderten Fluss von der Lebensenergie.
Da man drei bis sechs Minuten in den Stellungen verweilt, dient Yin-Yoga als eine perfekte Trainingsart, um Achtsamkeit zu erlernen. Eine verbreitete Form der buddhistischen Achtsamkeitsmeditation ist das ruhige, friedvolle Verweilen, auch Shamatha genannt. Der Atem dient als Fokus- und Referenzpunkt, um im Moment zu verweilen. Es geht weder darum, eine bestimmte Stimmung zu erzeugen, noch etwas zu unterdrücken. Gedanken, Empfindungen, Emotionen sollten vom Schüler in den unterschiedlichen Stellungen nur zur Kenntnis genommen werden, ohne ihnen zu folgen oder sie zu intensiveren, was für viele Praktizierende aber keine leichte Aufgabe ist.
In einer Insight Yoga-Stunde können Buddhisten, Nicht-Buddhisten und Yogis jeglicher Gesinnung zusammen üben und erkennen, dass sie die gemeinsame Motivation des achtsamen Lebens ohne Leid teilen. Besonders die Yogis können von der Achtsamkeit des Buddhismus in ihrer Yo-

ga-Praxis profitieren. Die Buddhisten hingegen können erkennen, dass der vordergründig körperlastige Yoga-Unterricht als eine Erweiterung der sitzenden, achtsamkeitsorientierten Übungen anzusehen ist.

1.10 Iyengar-Yoga

B.K.S. Iyengar (1918 - 2014) war ein Schüler des großen Hatha-Yogi Krishnamacharya, der als einer der führenden Yoga-Lehrer weltweit gilt. Iyengar praktizierte und lehrte Yoga für mehr als 75 Jahre. Er ist Autor vieler Bücher; als sein Hauptwerk gilt »Licht auf Yoga«, welches 1966 erstmalig erschienen ist. Er war einer der ersten Yoga-Meister, die in den Westen kamen, und er hat viel für die Verbreitung des Hatha-Yoga in den USA und in Europa getan. In den 1930er und 1940er Jahren passte er die klassischen Yoga-Übungen an die körperlichen Anforderungen der Nicht-Inder und an die westlich geprägte Welt des 20. Jahrhunderts an. Das Institut des Begründers heißt heute Ramamani Iyengar Memorial Yoga Institute und hat seinen Sitz in Pune, Indien. Der Dirigent und Geiger Yehudi Menuhin praktizierte Yoga bei B.K.S. Iyengar ebenso wie Aldous Huxley und vorübergehend Jiddu Krishnamurti, aber auch bekannte Sportler und andere bekannte Persönlichkeiten praktizieren Yoga nach Iyengar.

Iyengar-Yoga ist die weltweit am häufigsten praktizierte Form des Hatha-Yoga und zeichnet sich durch hohe Präzision in Bezug auf die Körperphysiologie aus. Dieser Stil ist sowohl präzise in der Körperarbeit und Ausrichtung als auch diszipliniert in der Durchführung. Zudem ist die Übungsabfolge durchdacht und strukturiert und folgt dem Timing, welches eine Transformation bzw. Heilungsprozesse überhaupt erst möglich macht.

Die Verwendung diverser Hilfsmittel, genannt Props, wie Klötze, Decken, Gurte, Seile, Kissen oder Stühle, ermöglicht es, auf individuelle körperliche Gegebenheiten und Bedürfnisse eines jeden einzugehen. Durch ihre Verwendung wird die richtige Haltung unterstützt. Oft wird es Anfängern, kranken, alten und schwachen Schülern dadurch überhaupt erst ermöglicht, die volle Wirkung der Asanas zu erfahren. Ungünstige Bewegungs- und Haltungsmuster sollen sich durch das Üben der Asanas wie von selbst korrigieren, und der Körper wird kräftiger, ausdauernder und flexibler. Das Ziel ist eine innere Balance und Entspannung, die zu klaren Gedanken, einem ruhigen Geist und einem gesunden Körper führt. In jeder Stunde werden Standhaltungen, Vorbeugen, Rückbeugen, Drehungen und Umkehrhaltungen harmonisch aufeinander abgestimmt. Ferner ist der Fokus auf Standpositionen typisch, welche die Beine stärken, die Vitalität erhöhen und die Durchblutung, Koordination und das Gleichgewicht verbessern. Jene betrachtete Iyengar als Grundlage für die anzustrebenden Stellungen fortgeschrittener Art.

Iyengar-Yoga ist ein gut entwickeltes und strukturiertes System, welches seit vielen Jahrzehnten erfolgreich in den verschiedensten Bereichen angewandt wird und auf reiche Erfahrung zurückgreift. Auch die Lehrer-Ausbildung ist streng geregelt und Iyengar-Lehrer müssen mindestens eine zweijährige strenge Ausbildung absolvieren, welche aber bis zum Unterrichten von Fortgeschrittenen durchaus bis zu zehn Jahren dauern kann. Im Gegensatz zu manchen experimentellen Yoga-Ansätzen, in denen die Schüler ermutigt werden, ihren eigenen Weg in die Haltungen zu finden, ist eine Iyengar-Yoga-Stunde strukturiert, präzise und der Lehrer korrigiert Fehlstellungen aktiv.

Iyengar betonte die Anwendung seines Yoga-Stils bei verschiedenen Beschwerden. So gibt es spezielle Programme des Iyengar-Yoga für spezifische Störungen wie chronische Rückenschmerzen, Immunschwäche, Bluthochdruck, Schlaflosigkeit oder Depression. In Studien wurde die Wirksamkeit von Iyengar-Yoga bei den unterschiedlichsten Beschwerden und Symptomen wissenschaftlich belegt. Iyengar hat die therapeutischen Ansätze und Elemente seines Lehrers Krishnamacharya, übernommen, setzte jedoch weniger als dieser auf die individuelle Anpassung der Übungssequenzen, sondern betonte vielmehr die bedingungslose und absolute Präzision bei der Ausübung einer Asana. Gerade diese mangelnde Flexibilität wird an seinem Yoga-Stil oft als nachteilig angesehen. Auch lehnte es Iyengar strikt ab, Yoga-Schüler in Pranayama (Atemübungen) einzuführen, bevor diese die Asanas (perfekt) beherrschen, was manchmal sehr lange dauern kann oder gar nicht erreicht wird.

1.11 Jivamukti-Yoga

Jivamukti-Yoga wurde 1984 von dem amerikanischen Künstlerpaar Sharon Gannon und David Life, welcher der Lehrer der Sängerin Madonna ist, in New York entwickelt mit dem Ziel, die Weisheit der Veden den modernen Menschen im Westen, besonders in den Großstädten, näher zu bringen. Das Wort Jivamukti (Sanskrit: zu Lebzeiten Befreiter) setzt sich zusammen aus Jiva (die Seele) und Mukti (die Befreiung); folglich wird bei diesem Yoga-Stil nicht weniger als die Befreiung der Seele angestrebt.
Der Jivamukti-Stil ist eine Abwandlung von Hatha-Yoga in Kombination mit dynamischen Übungen, traditioneller indischer Musik und geistigen Elementen wie Chanting und Visualisierung, die vor allem in der amerikanischen Kultur großen Zulauf findet. Er basiert auf fünf Grundprinzipien:

1) **Schriften:** Das Studium traditioneller Sanskrit-Texte zur Yoga-Lehre
2) **Bhakti:** Hingabe, um im Leben einen tiefen Sinn zu erkennen
3) **Ahimsa:** Gewaltlosigkeit als wesentlicher Bestandteil der Yoga-Praxis
4) **Musik / Nada-Yoga:** Übungen des Nada-Yoga und Chanting (Kirtan / Bhajans)
5) **Meditation:** Das innere Verbinden mit dem wahren Selbst

Anders als beim traditionellen Hatha-Yoga, werden beim Jivamukti-Yoga die Asanas nicht einzeln hintereinander für einen längeren Zeitraum gehalten, sondern auf eine tänzerische Art und Weise in Bewegungsabläufe integriert, so dass die Bewegungen im Vinyasa-Stil mit großer Ruhe und in einem inneren Gleichgewicht ausgeführt werden. Die fließend-akrobatischen Choreographien sind typisch für einen fortgeschrittenen Jivamukti-Yoga, der mit verschiedensten klassischen Asanas spielerisch umgeht. Der Praktizierende soll auf diese Weise von sich aus zu einer verantwortungsbewussten, ausgeglichenen und glücklicheren Lebenseinstellung finden, weil durch die fließenden Übungsreihen die geistige Zentrierung, Meditation und Bewegung ebenfalls ineinander fließen.
Wie beim Hatha-Yoga gehören das gemeinsame Singen von Mantras, der Sonnengruß sowie die Abschlussmeditation zum festen Bestandteil jeder Jivamukti-Übungsreihe. Eine Yoga-Stunde besteht aus einem dynamischen, wechselnden Fluss von Asanas in der Absicht, den Übenden von

den physischen bis zu den feinstofflichen, mentalen Körperschichten (→ Kapitel 13, Die fünf Koshas) eine komplette und herausfordernde Yoga-Praxis zu bieten. Auf einem bestimmten Thema basierend, entwickelt sich jede Jivamukti-Stunde analog den traditionellen Schriften und betont das Üben aus einer tiefen Absicht und mit Achtsamkeit. Auch inspirierende Musik und Singen sind Bestandteil jeder Stunde.

Jivamukti ist ein physisch herausfordernder und intellektuell anregender Yoga. Die angestrebte Konzentration auf den Atem und die Integration des Atems in die Bewegung sollen vor Verletzungen schützen und Muskelkater vorbeugen. Beständiges, intensives Üben von Jivamukti-Yoga verspricht als Belohnung eine optimale Figur, auf die sehr viel Wert gelegt wird – hedonistische Neigungen lassen sich eindeutig erkennen. Durch die Koordination von Atem und Bewegung soll man gesünder, belastbarer und ausgeglichener werden.

Seit 2002 gibt es u. a. drei Jivamukti-Yoga-Schulen in München und eine in Berlin, aber auch in vielen anderen Yoga-Studios werden Jivamukti-Yoga-Stunden in verschiedenen Formaten angeboten. So gibt es Anfänger-, Medium- und Fortgeschrittenen-Levels. Anfänger werden Schritt für Schritt an ein fließendes Üben herangeführt und in den Medium-Stunden wird hauptsächlich Augenmerk auf Technik, Atem und Ausrichtung gelegt. In der größten Jivamukti-Schule außerhalb der USA, im Jivamukti-Yoga-Loft in München, werden zudem viele Sonderformate angeboten: Gentle – für alle, die es langsam und behutsam angehen wollen, Pränatal-Yoga, Mami- & Baby-Yoga, Kids-Yoga, Teens-Yoga, Krankenkassenkurse, Kirtan-Singen, Satsang & Meditationskurse.

1.12 Kripalu-Yoga

Kripalu-Yoga ist eine zeitgemäße spirituelle Praxis, die von dem Leben und den Lehren des Swami Kripalu (1913-1981) inspiriert wurde. Swami Kripalu war ein angesehener Kundalini-Yoga-Meister aus der Provinz Gujarat und in Indien bekannt für seine Liebe zu Gott sowie seine Dienste am Nächsten. Als großer Meister des Yoga hat dieser moderne Heilige, der auch ein Gelehrter und Musiker war, über einen Zeitraum von 30 Jahren ausnahmslos jeden Tag zehn Stunden in Stille meditiert, ohne seinen Meditationsraum zu verlassen. Durch das Üben von Yoga hat Swami Kripalu seine schlummernden Lebenskräfte (Prana) in seinem Körper erweckt, und seine Lehren entspringen der immensen Tiefe seiner eigenen spirituellen Erfahrung.

Heute gilt Kripalu-Yoga als praktische, zugängliche Annäherung an Yoga mit mehr als 5.000 ausgebildeten Lehrern weltweit und fast 40 angeschlossenen Studios. Der ehemalige Ashram ist heute ein gemeinnütziges Bildungszentrum, das in seiner idyllischen Lage im westlichen Massachusetts (USA) von mehr als 25.000 Besuchern pro Jahr für Workshops, Seminare und Retreats aufgesucht wird. 1977 besuchte Swami Kripalu den Kripalu-Ashram in Stockbridge und blieb dort fast vier Jahre. Während dieser Zeit brach er sein Schweigegelübde und hielt eine Reihe von seltenen und bedeutenden Vorträgen, die alle dokumentiert wurden.

Swami Kripalu erfuhr in einer tiefen Meditation spontane energetische Bewegungen. Später fand er heraus, dass diese klassische Hatha-Yoga-Stellungen waren. Durch seine Studien und persönlichen Erfahrungen gelangte Swami Kripalu zu der Ansicht, dass Asanas, Pranayama und Mudras im Rahmen des klassischen Raja-Yogas geübt werden müssten, um den Verstand zur Stille zu führen.

Ursprünglich wurde Kripalu-Yoga durch die Lehren von Amrit Desai entwickelt, einem Schüler von Swami Kripalu. Jener kam 1960 in die USA, um Kunst zu studieren und Yoga zu lehren. Bereits 1970 hatte Amrit Desai eine starke yogische Erfahrung, die ihn dazu veranlasste, den traditionellen Lehren von Swami Kripalu ein mehr oder weniger dogmatisches Format zu geben, welches aber auch den Anforderungen der aktiven westlichen Menschen gerecht wird. Er nannte es Kripalu-Yoga. Auf seine Weise ist Kripalu-Yoga einzigartig, weil es den Übenden lehrt, wie man die Lebensenergie aktiviert und sie zur Heilung und zum spirituellen Wachstum nutzt.
Kripalu-Yoga ist eine Form des Hatha-Yoga mit Betonung der Innenfokussierung, Meditation, Standard-Yoga-Stellungen, Atemübungen, Entwicklung eines ruhigen Geistes und ganzheitlichen Entspannung. Kripalu-Yoga wird auch als Yoga des Bewusstseins bezeichnet, da es sich auf die innere Weisheit konzentriert. Dieser Yoga-Stil arbeitet mit körperlichen Übungen, Atemtechniken und dem Respekt eines jeden Yogis vor seinen eigenen Grenzen. Es soll die Weisheit des Körpers geachtet werden, statt die Schüler aufzufordern, Haltungen bedingungslos richtig auszuführen, wie z. B. bei Iyengar. Vielmehr werden die Schüler darin bestärkt, sich mit ihrem Inneren zu verbinden, ihren Körper, Geist und ihre Emotionen zu spüren und sich selbst zu motivieren, ihre Yoga-Praxis zu verbessern. Durch diese Selbstbeobachtung kombiniert mit Pranayama während der Asanas können sich Blockaden, wie Stress, Schmerzen oder negative Gefühle, auflösen, was den Übenden zu einer besseren emotionalen Stabilität verhilft. Richtig ausgeführt, entwickelt sich Kripalu-Yoga zu einer Meditation in Bewegung und der Wechsel von einer Asana zur nächsten erfolgt ähnlich einem Vinyasa, allerdings spontan. Es braucht viel Übung, um dies zu erreichen.
Kripalu-Yoga verwendet klassische Asanas, Pranayama und Entspannung. Was Kripalu-Yoga aber von den anderen Yoga-Stilen unterscheidet, ist die Betonung auf den Fluss des Pranas, das Üben der mitfühlenden Selbst-Akzeptanz, die urteilslose Beobachtung der Tätigkeit des Geistes und die erfolgreiche Übernahme und Umsetzung des Geübten von der Yoga-Matte hinein in den Alltag. Kripalu-Yoga ist für alle Körper-Typen jeden Alters sowie unterschiedlichste Fitness-Levels und Interessen geeignet.

Es gibt drei Stufen des Kripalu-Yoga:

1) Achtsamkeit auf Körper und Atmung

In der ersten Stufe lernt der Schüler, die klassischen Haltungen des Hatha-Yoga korrekt auszuführen. Dabei wird besonderer Wert auf Entspanntheit, tiefe Atmung und angemessene Ausführung der Asanas gelegt. Die Praxis dieser Stufe stärkt nicht nur den Körper, sondern befreit auch von chronischen Anspannungen. Im Vordergrund steht, sich selbst mit Mitgefühl anzunehmen, und mit der Zeit führen die Konzentration auf den Atemfluss und die Achtsamkeit auf die Details der körperlichen Ausführung zu einer höheren Konzentrationsfähigkeit und bereiten die Schüler auf eine tiefere Übungspraxis vor.

2) Längeres Halten der körperlichen Asanas und Einstimmung auf Prana(-yama)

In der zweiten Stufe lehrt Kripalu-Yoga, dass es eine intelligente Lebenskraft gibt, die Prana genannt wird und die für das Funktionieren von Körper und Verstand verantwortlich ist. Das Ziel dieser Stufe ist es, für die Existenz und den Strom des Pranas empfänglich zu werden, es wahrzunehmen und sich auf es einzustimmen. Ab dieser Stufe werden die Asanas für eine längere Zeitspanne gehalten, weil der Geist sich auf die Empfindungen, Emotionen und Gedanken konzentriert, die währenddessen aufkommen. Der Körper, dem Impuls des Pranas folgend, wird dabei in Zeitlupe bewegt, und die Schüler der zweiten Stufe eignen sich die Fähigkeit an, das Zusammenspiel von Körper und Geist bewusst zu beobachten.

3) Meditation in Bewegung

In der letzten Stufe entwickeln die Schüler ihre eigene Praxis, die sich immer mehr vertieft. Die Lebensenergie wird stärker, und die Fähigkeit des Geistes, seine eigenen Aktivitäten zu beobachten, steigt. Als Folge eines erwachten Pranas fließt die Lebensenergie frei und der Körper bewegt sich spontan, indem er sich der Lebensenergie übergibt und sich vom Prana führen und leiten lässt. Der Yoga-Weg von Kripalu lehrt, dass die Essenz der Meditation ein Zustand des inneren Vertieftseins ist, der sowohl durch fließende Bewegungen als auch durch Momente des körperlichen Stillhaltens hervorgerufen werden kann. Beide Ansätze, sowohl die Meditation in Bewegung als auch die sitzende Meditation, werden als wertvolle Wege und Möglichkeiten betrachtet, die sich gegenseitig ergänzen und nicht ausschließen, wie es andere Yoga-Stile sehen.

Das Ziel des Kripalu Yoga ist, neben einem gesunden und kraftvollen Körper auch ein offenes und mitfühlendes Herz sowie einen friedvollen und klaren Geist zu entwickeln. Kripalu-Yoga erkennt an, dass jedes Individuum von Geburt an göttlich und deshalb fähig ist, eine Verbindung zu seiner spirituellen Natur herzustellen.Der Weg dorthin wird als ebenso wichtig angesehen wie das Ziel. Das Ziel des traditionellen Yoga hingegen ist es, den Übenden zu einem Zustand der Selbstverwirklichung zu führen.

1.13 Yoga in der Tradition von T. Krishnamacharya

Sri Tirumalai Krishnamacharya ist eine der beeindruckendsten Persönlichkeiten des Yoga unserer Zeit. Er hat dazu beigetragen, den Hatha-Yoga in den Westen zu bringen, bevor er 1989 im Alter von 101 Jahren verstorben ist. Sein Yoga, mit dem er unterschiedliche Lebensstile, -wege und -auffassungen vereinte, ist seine Hinterlassenschaft, die gemeinsam mit seinen Kommentaren zur Yoga-Philosophie die Basis für den Yoga von heute bildet. Krishnamacharya hatte alle sechs Grade des vedischen Darshans, einer indischen Philosophie, erreicht und gilt als der einflussreichste Yoga-Lehrer des 20. Jahrhunderts. Ihm wird die Wiederbelebung des Hatha-Yoga zugeschrieben.

Krishnamacharya wurde bereits von seinem Vater in Yoga und Sanskrit unterrichtet. Anschließend bekam er Unterweisungen von einem Hatha-Yoga-Lehrer in Tibet, wohin er sich für sieben Jahre nach seinem Studium zurückgezogen hatte. Als er 1924 wieder nach Südindien, seine Heimat, zurückkehrte, fungierte er als Yoga- und Sanskrit-Lehrer in Mysore, anschließend in Madras (heute Chennai). Sein Bekanntheitsgrad als Lehrer des Hatha-Yoga, Veda-Rezitationsmeister und Ayurveda-Heiler wuchs schnell. Als Referenz dienten ihm hauptsächlich die Bhagavadgita und das Yoga-Sutra und ein paar weniger bekannte Quellen. Sein Dasein als sechsfacher Familienvater sowie sein Unterrichten von einzelnen Frauen (zum Beispiel Indra Devi) machten ihn zu einem außergewöhnlichen Yogi seiner Zeit. Er wurde als südindischer Yoga-Lehrer in den 1960er Jahren besonders durch seine Weiterentwicklung der klassischen Yoga-Techniken bekannt. Sri T.

Krishnamacharya war der Lehrer vieler weltweit anerkannter Yoga-Meister, wie z. B. Sri B.K.S. Iyengar, Sri T.K.V. Desikachar, Sri Pattabhi Jois (Ashtanga-Yoga), Mohan und Srimati Indira Devi. Aber auch bekannte Persönlichkeiten, Maharadschas und Gelehrte gehörten zu seinem Schülerkreis. In Indien wird Krishnamacharya vor allem als Heiler verehrt, der Gesundheit und Wohlbefinden mit Mitteln der ayurvedischen und yogischen Traditionen wieder herstellte. Er lehnte es ab, als Guru oder Yogi bezeichnet zu werden

Eines seiner wichtigsten Anliegen war es, eine Kombination aus Yoga-Techniken, Entspannung und Ayurveda an die speziellen Bedürfnisse des Schülers anzupassen, so dass er den Unterricht je nach Person variierte. Sein Leitspruch lautet: »Lehre das, was in dir ist. Nicht, wie es dir selbst entspricht, sondern dem (Bedürfnis) der Anderen«. Er gilt als der Architekt des Vinyasa-Yoga, und zwar durch die Kombination von Atmung und Bewegung, und verband dabei traditionelles Wissen mit den veränderten Lebensbedingungen der neuen Zeit, indem er es an die Bedürfnisse des modernen Menschen anpasste. Dieser Ansatz wird von seinem Sohn T.K.V. Desikachar fortgeführt, welcher vor mehr als 25 Jahren das Yoga-Institut »Krishnamacharya Yoga Mandiram« gründete. Krishnamacharyas Lehren werden bis heute in dieser Einrichtung weitergegeben, die sich schwerpunktmäßig der praktischen Umsetzung und Vermittlung des traditionellen Yoga sowie der Anwendung des Yoga als Therapie widmet. R. Sriram im deutschsprachigen Raum gehört zu den wichtigsten Yoga-Lehrern dieser Tradition.

Schrittweises Vorgehen (→ Kapitel 14.5., Exkurs Vinyasa Krama) in der Yogapraxis bzw. schrittweise Weiterentwicklung der Übungsreihen sind ein weiteres Merkmal des Yoga i. S. v. Krishnamacharya. Ferner wird in jeder Übungsreihe das intelligente Prinzip der Vorbereitung und des Ausgleichs von Körperhaltungen berücksichtigt. Im Mittelpunkt der Yoga-Praxis steht natürlich der Atem und sowohl einfache als auch anspruchsvolle Körperhaltungen und Bewegungsabläufe bzw. Vinyasas werden immer mit einem langsamen und langen Atem kombiniert, da die Qualität des Atems als entscheidend gilt für das Befinden von Körper und Geist. Dem bewusst geführten Atem als Voraussetzung für eine ruhige geistige Ausrichtung kommt somit eine elementare Bedeutung zu. Dies gilt in besonderem Maße für die Anwendung der Yoga-Übungen bei gesundheitlichen Beschwerden.

Diese achtsame Vorgehensweise des Yoga in der Tradition von Sri T. Krishnamacharya gibt dem menschlichen System mehr Ausgeglichenheit und Widerstandsfähigkeit und führt das Bewusstsein des Menschen zu mehr Konzentration und Klarheit. Es ist ein traditioneller Yoga, der sich durch Achtsamkeit und Effektivität auszeichnet. Ziel ist es, den Yoga-Übenden nach und nach in alle Aspekte des Yoga einzuführen. Da die Asanas und Atemübungen entsprechend den individuellen Voraussetzungen und Bedingungen der jeweiligen Person ausgewählt werden, erfolgen die Yoga-Stunden fast immer im Einzelunterricht. Alles andere wäre, gemäß dem Meister, nur »Gruppenturnen«.

1.14 Kundalini-Yoga

Kundalini-Yoga ist der Yoga der Bewusstheit für Menschen, die mitten im Leben stehen. Er wurde 1968 von Yogi Bhajan aus Pakistan in den Westen gebracht. Dieser Yoga-Stil hilft, den täglichen Anforderungen tatkräftig, gelassen und besonnen zu begegnen, und das Ziel dieser umfassenden

Selbstschulung ist es, Körper, Geist und Seele zu harmonisieren durch Haltung und Bewegung, Konzentration und bewusste Atemführung. Kundalini-Yoga und Shakta-Tantra wurden zum ersten Mal 1919 in der westlichen Kultur von Sir John Woodroffe unter dem Pseudonym »Arthur Avalon« in dem Buch »The Serpent Power« beschrieben. In seinem Buch wurde einer der wichtigsten Texte des Kundalini-Yoga teilweise übersetzt, nämlich das sechste Kapitel aus dem Buch »Purnanandas Shritattvacintaman«, welches »Spiegel der sieben Chakren« (Satcakranirupana) heißt. Es stellt bis heute die detaillierteste und einflussreichste Betrachtung zum Kundalini-Yoga dar.

Kundalini-Yoga ist auch bekannt als der Yoga der Energie und sein Wissen wird in der Literatur leider nur kryptisch dargelegt. Der größte Teil der Aussagen und Techniken wird bis heute mündlich weitergegeben. Gemäß den Aussagen der Kundalini-Yoga-Meister, steckt in jedem Menschen ein enormes Potential an Fähigkeiten, Talenten und Möglichkeiten, welches oft nur latent vorhanden ist. Demnach ist der Mensch absolutes, reines Bewusstsein – Shiva oder Parama Shiva genannt – und verfügt über die gesamte kosmische Urenergie, die als Shakti bezeichnet wird. So wie in den alten Yoga-Schriften dargelegt, hat diese kosmische Urenergie das Leben zur Entfaltung gebracht und wirkt ständig weiter in der kontinuierlichen Evolution der gesamten Schöpfung. Es ist diese Urenergie, welche aus der Mineralwelt die Pflanzen hat entstehen lassen, aus den Pflanzen die Tiere, aus den Tieren die Menschen. Es ist diese Energie, die die Menschen ruhelos werden lässt, sie Menschen suchen lässt, nach etwas Höherem streben lässt. Es ist schließlich diese Energie, die die Menschen befähigt, das Höchste, nämlich die Einheit mit dem Absoluten, zu erreichen.

Das Ziel des Kundalini-Yoga ist die Erweckung der Kundalini-Energie und ihr Aufsteigen durch alle sieben Chakren, vom unteren Muldahara bis ins oberste Sahasrara, um Erleuchtung zu erfahren. Denn im Tantra wird dies als Erlangen von oder Vereinigung mit Atman angesehen, dem kosmischen Bewusstsein (Sanskrit: Shiva) mit der göttlichen Energie (Sanskrit: Shakti). Dieser Prozess der yogischen Praxis soll dazu dienen, die feinstofflichen Energiekanäle, die Nadis, und die Energiezentren, die Chakren, zu reinigen und letztere zu öffnen, damit die aufsteigende Kundalini nicht blockiert wird. Mit jedem Chakra werden nach der tantrischen Lehre ein bestimmter Bewusstseinszustand und bestimmte außergewöhnliche Fähigkeiten, die Siddhis, assoziiert. Das Aufsteigen der Kundalini soll schließlich zu Samadhi und Mukti (→ 1.11. Jivamukti-Yoga) führen, und es wird angenommen, dass beide nicht ohne die Erweckung der Kundalini möglich seien. Auch andere Yoga-Formen, wie Bhakti-Yoga (→ Kapitel 3, Die fünf Hauptwege des historischen Yoga) oder Raja-Yoga können nach den yogischen Lehren zum Aufstieg der Kundalini führen. Wichtig beim Erwecken der Kundalini ist nach diesen Lehren die Reinheit des Körpers, der Nadis, des Geistes und des Intellekts, so dass viele Methoden der vorbereitenden Reinigung dienen.

Kundalini bedeutet in Sanskrit »die Aufgerollte« und steht symbolisch für eine schlafende Schlange. Diese Kundalini-Energie gilt im Menschen als schlafend und kann in verschiedenen Stufen schrittweise zum Erwachen gebracht werden. Ein erstes Zeichen für dieses Erwachen soll es sein, wenn man sich den grundlegenden Fragen des Daseins widmet: Wer bin ich?, Woher komme ich?, Wohin gehe ich? oder Was ist der Zweck und Sinn des Lebens? Als Folge der immer stärker werdenden Erweckung der Kundalini wird der Aspirant dazu getrieben, nicht bei diesen Fragestellungen stehenzubleiben, sondern etwas zu tun und sowohl spirituell zu suchen, als auch zu praktizieren. Kundalini wird interpretiert als die Kraft, welche hinter Genies, großartigen Begabungen, wie z. B. von Leonardo da Vinci, Mozart, Goethe, Newton, Einstein und vielen anderen oder gar allen großen charismatischen Persönlichkeiten steht. Somit ist Kundalini die Energie hinter jeder spirituellen Erfahrung und die evolutionäre Energie hinter der ganzen Menschheit. Grundsätzlich kann man die Kundalini, welche die Gegensätzlichkeit von Körper und Geist überbrücken kann, durch jede Art von spiritueller Erfahrung und Praxis erwecken. Der spezielle Weg des Kundalini-Yogas bietet jedoch Techniken für eine systematische Vorbereitung, Reinigung und Stärkung des gesamten Körper-Geist-Systems sowie die Erweckung und Lenkung der Energien.

Typisch für Kundalini-Yoga sind dynamische oder fließende Übungsfolgen, neben ruhigen Halteübungen und vielseitigen Mantra-Meditationen, welche die Lebensenergie ins Fließen bringen sollen. Diese Praxis führt zu mehr Schwung und Wachheit im Alltag sowie einem bewussten Umgang mit sich selbst und anderen. Eine Übungsreihe wird als Kriya bezeichnet. Eine typische Kriya besteht aus 45 Minuten dauernden körperlichen Übungen und Haltungen, kombiniert mit Pranayama, Konzentration auf das sogenannte dritte Auge sowie dem Mantra Sat Nam (Sanskrit: Wahre Identität), auf das sich beim Einatmen und Ausatmen konzentriert wird. Dann folgen eine 15 Minuten dauernde Entspannung im Liegen und eine daran anschließende Meditation.

Im Gegensatz zu anderen Yoga-Stilen ist Kundalini-Yoga weder starr noch dogmatisch, sondern wirkungsorientiert mit einer Vielzahl meditativer Elemente und Techniken, die ins Leben direkt integrierbar sind. Im Vergleich zu anderen Yoga-Arten zeichnet sich Kundalini-Yoga durch einfachere Grundhaltungen aus und ist daher für Menschen jedes Alters und jeder körperlichen Verfassung geeignet. Seine wohltuende Wirkung ist schnell spürbar; denn Kundalini Yoga eröffnet einen individuellen Weg zu mehr Gesundheit und Ausgeglichenheit, weil er die Körperwahrnehmung und Achtsamkeit schult. Als ganzheitliches Yoga-System umfasst Kundalini-Yoga die Heiltechnik »Sat Nam Rasayan«, die Kampfkunst »Gatka«, eine yogische Ernährungs- und Lebensweise, die Großgruppenmeditation »Weißes Tantra« sowie speziellen Yoga für Schwangere und zur Geburtsvorbereitung.

Kundalini-Yoga beansprucht für sich, ein integratives System von Übungen, Atemführung und Meditation aus einer sehr alten Epoche zu sein. Es ist ein dynamisches und kraftvolles Werkzeug, um das Selbst zu erfahren sowie das Bewusstsein der eigenen Umwelt gegenüber zu erweitern und zu stabilisieren. Kundalini-Yoga integriert Aspekte von Hatha-, Raja-, Bhakti- und Naad-Yoga und beinhaltet Asanas, Pranayama, Tiefenentspannungstechniken, verschiedene Meditationsformen sowie eine überraschend präzise und inspirierende Humanologie. Die Wissenschaft beginnt sich mit der Wirksamkeit von Kundalini-Yoga als Methode zur Gesunderhaltung und Heilung zu befassen und kann mit ihren durchgeführten Studien zunehmend Erfolge wissenschaftlich nachweisen. Bei z. B. mentalem Stress, seelischer Anspannung und körperlichen Beschwerden stellt Kundalini-Yoga eine effektive Entspannungs- und Harmonisierungstechnik dar, deren primärpräventive Wirksamkeit von immer mehr Krankenkassen als gesundheitsfördernde Maßnahme anerkannt wird. Kundalini-Yoga spricht die Potenziale der rechten Gehirnhälfte an, welche u. a. für Entspannung, Vernetzung und Intuition verantwortlich ist, und schafft darüber hinaus Verbindungen zu anderen Menschen. Neben körperlichen Wirkungen verbessert Kundalini-

Yoga nicht nur die Urteilsfähigkeit, sondern erweitert auch die Selbsterkenntnis und führt zur Erfahrung eines höheren Bewusstseins.
Fernab esoterischer Beschwörungsformeln ebnet Kundalini-Yoga durch in die Übungen und Meditationen integrierte Mantras den Zugang zur Spiritualität als eine am eigenen Körper erfahrene und erlebte Sinnfindung. Diese Mantras stammen aus dem Gurmukhi, der Sprache des Sikh-Dharmas, während die Mantras im Hatha-Yoga im Hinduismus wurzeln. Da Kundalini-Yoga, wie Yoga generell, keine Religion ist, kann das komplette Übungssystem auf jeder oder auch ohne eine spezielle Glaubensgrundlage praktiziert werden. Eine Hinwendung zum Sikh-Dharma ist natürlich nicht erforderlich. In Deutschland gibt es derzeit rund zehn Kundalini-Yoga-Zentren und 1.000 vom Fachverband IKYTA zertifizierte Lehrer/innen. Weltweit praktizieren rund eine Million Menschen Kundalini Yoga, mit steigender Tendenz. Viele Kundalini-Yoga-Lehrer fühlen sich klarer und ausgeglichener, wenn sie einen Turban tragen, der energetisch die Nerven vor Überforderung schützen soll, ebenso wie die weiße Kleidung, die die eigene Neutralität fördert. Der Turban wird von einigen Sikhs als Teil ihrer Lebensführung im Sikh-Dharma getragen, und manche Kundalini-Yoga-Lehrer sind Sikhs. Dies liegt in der Geschichte des Kundalini-Yoga begründet, das von dem bekannten Sikh Yogi Bhajan in den Westen gebracht wurde.

1.15 Marma Yoga

Die Yoga-Asanas, die man heute im Westen kennt, sind aus ayurvedischer Sicht ursprünglich entstanden, um die sog. Marma-Punkte, welche schon in den Vorläufertexten der Yoga-Sutras des Patanjali erwähnt wurden, zu verstehen sowie diese zu erspüren und zu erleben. Die uns heute bekannten Yoga-Übungen sind in wahren Wortsinn als Beobachtungspositionen zu verstehen, um mit den eigenen Marma-Punkten in Kontakt zu treten, was das nachfolgende Beispiel veranschaulichen soll.
Bei der Yoga-Asana des gestreckten Dreiecks (→ Kapitel 14.5.6, Übungsteil, Übung Nr. 6 Utthita Trikonasana) wird gemäß der Auffassung des Marma-Yogas eine zum Stillstand gekommene Fluchtbewegung simuliert, welches durch die Stellung des Standbeins, des Gehbeins und des Rumpfes repräsentiert wird. Die entscheidende Fragestellung ist, ob der Praktizierende seine Flucht bereits beendet habe und sich somit wirklich öffnen könne (hier: Stellung der Arme). Diese Antwort gibt bereitwillig der eigene Körper und es ist u. a. darauf zu achten, ob man:

- selbst völlig fest und ruhig (Weglauf-Reflex) in der Asana stehen kann,
- eine freie, weiche und ungehinderte Atmung bei gehobenem Brustbein verspürt,
- die Schultern entspannt (Schutz-Reflex),
- die Zehen, Hände und Arme entspannt (Greif-Reflex),
- das Gesicht und den Unterkiefer entspannt (Beißreflex, Kampfreflex) und
- ob sowohl der Kopf als auch der Hals ohne Druckgefühl (Kreislaufreflexe) sind.

Nur wenn alle Punkte dieser kurzen Check-Liste frei von Beeinträchtigungen sind, ist der Praktizierende wirklich entspannt und der sog. Kampf- und Fluchtmechanismus deaktiviert, was in der

Folge die Abwesenheit von negativem, krankheitsverursachendem Stress und unblockierten Marma-Punkten bedeutet.

Marma-Punkte sind äußerst sensible Stellen im Körper, welche sich im Fall einer Überforderung des Körpers oder einer Bedrohung als ein Schmerz oder eine Funktionsbehinderung äußern. Der menschliche Körper ist mit einem Wach- und Warnsystem ausgestattet, das ihn vor dem Verlust seiner Lebenskraft rechtzeitig warnt – er muss nur darauf hören und angemessen reagieren. Wenn man »Marma« wörtlich aus dem Sanskrit übersetzt, könnte man die Stellen als Todespunkte bezeichnen. Traditionell gibt es im gesamten asiatischen Raum eine Verbindung von Medizin und Kampfkünsten in Form von überliefertem Wissen, das sich mit besonders empfindlichen und verletzlichen Stellen bei Menschen und Tieren befasste. In Südindien im Bundesstaat Kerala entstand bereits vor 5.000 Jahren die Kampfkunst »Kalarippayat«, die sich mit diesen Marma-Punkten bedingt durch Erfahrung mit Verletzungen in bewaffneten Auseinandersetzungen befasste. Krieger erkannten, dass Verwundungen an diesen Stellen folgenreicher und teilweise tödlich waren als Schädigungen an anderen Körperstellen.

Diese aus dem Kriegsgeschehen entwickelte Marma-Lehre hat der indische Militärarzt Susruta (* ca. 600 v. Chr.) in der Abhandlung »Shailya Tantra« (Sanskrit: Die Lehre vom Pfeil) niedergeschrieben und darin die Ausfallerscheinungen und Beeinträchtigungen im menschlichen Körper bei Verletzungen der Marma-Punkte erklärt. Diese 107 vitalen Stellen im Körper waren der Kern seiner Diagnose von Verletzungen; durch die Übertragung seiner Erkenntnisse auf den gesunden Körper schuf er ein wirksames Instrumentarium zur Gesundheitsprävention in der ayurvedischen Medizin. In diesen angesprochenen Marma-Punkten treffen lebenswichtige körperliche, mentale und emotionale Strukturen und Faktoren zusammen, weshalb diese Punkte auch als Schlüsselstellen für die Regulation biologischer Funktionen, wie z. B. Bewegung, Atmung sowie sozialer und psychischer Funktionen, anzusehen sind und ferner eine entscheidende Bedeutung für das harmonische Zusammenspiel von Körper, Geist, Atem und Seele haben.

Im Ayurveda werden diese 107 Marma-Punkte auch als Energiezentren aufgefasst, welche über den gesamten menschlichen Körper verteilt sind und an denen sich Muskeln, Bindegewebsstrukturen, Arterien, Venen, Blutgefäße, Sehnen, Knochen und Gelenke treffen. Diese Marma-Punkte werden nach dem Bereich benannt, der jeweils dafür von wesentlicher Bedeutung ist. Es gibt daher also Sehnen-, Gelenk-, Muskel-, Knochen- und Blutgefäß-Marmas. Diese Punkte reagieren auf kleinste äußere, aber auch innere Reize. Sie ähneln den Analysepunkten der modernen Sportmedizin, nur dass die Lehre von den Marmas wesentlich differenzierter ist, was als Beweis für die immer noch bestehende Aktualität dieses Jahrtausende alten Wissens anzusehen ist.

Marma-Yoga hat seit jeher dazu gedient, die 107 Energie-Punkte zu aktivieren, zu harmonisieren und dortige Blockaden zu lösen, um die Lebensenergie (Prana) im lebensnotwendigen Fluss zu halten. Kommt es z. B. durch eine Verletzung zu einer Beeinträchtigung von Marma-Punkten, so wirkt sich diese auch auf andere Bereiche des Körpers und seine Funktionen aus. Da bis zu einem gewissen Grad dieser Wirkungszusammenhang auch in umgekehrter Richtung funktioniert, lassen sowohl blockierte als auch schmerzhaftete Marma-Punkte Rückschlüsse auf einen beeinträchtigten Zustand der korrespondierenden Körper- und Funktionsbereiche zu.

Marma-Yoga ermöglicht den erfolgreich Praktizierenden durch achtsames Spüren und Erfühlen der Punkte innerhalb der einzelnen Yoga-Haltungen, Störungen zu erkennen und Verbesserungs-

potentiale oder Problemfelder durch zielgerichtete Marma-Yoga-Übungen harmonisieren und vitalisieren zu können, mit dem Ziel der Beschwerdefreiheit und einer Steigerung des Wohlbefindens. Ferner können auf diese Weise auch die Wirkungen der einzelnen Yoga-Übungen reflektiert und die einzelnen Übungen den individuellen und bedarfsgerechten Bedürfnissen angepasst werden.
Ein herausragender Vertreter dieses Yoga-Stil ist der indische Professor für Sozialarbeit und Sozialpädagogik Rocque Lobo (*1941 in Pune, Indien), der als Gesundheitspädagoge Yoga und Ayurveda aus natur- und sozialwissenschaftlicher sowie philosophischer Sicht erforschte, um die traditionellen indischen Lehren und Techniken für die Gesundheitsvorsorge in der modernen westlichen Gesellschaft nutzbar zu machen. Bereits in den 1970er Jahren wurde das Marma-Yoga von Rocque Lobo im Rahmen dieser Forschungsprojekte weiterentwickelt und Prof. Lobo ist heute der Direktor des Instituts für Gesundheitspädagogik in München.
Eine wichtige Erkenntnis seiner 30-jährigen Forschungsarbeit ist, dass sowohl die Bewegung als auch die Atmung bei den Yoga-Praktizierenden je nach Alltagssituation und persönlicher Konstitution individuell angepasst eingesetzt werden müssen, damit dem krankheits-verursachenden Alltagsstress erfolgreich begegnet werden kann. Damit wird sein Marma-Yoga zu einem Präventionsmittel in der Gesundheitsförderung und hebt sich deutlich von anderen Yoga-Systemen ab.

1.16 Power-Yoga

Power-Yoga wurde ursprünglich von Bryan Kest (*1966) in Santa Monica, Kalifornien, entwickelt und ist eine zeitgemäße, dynamische Yoga-Form, abgestimmt auf den modernen, leistungsfähigen Menschen. Über die Jahre hat ihn dieser Stil, welcher einem ansprechenden Workout für Körper, Geist und Seele darstellt, weltweit bekannt gemacht. Bryan Kest praktiziert bereits seit über 30 Jahren Yoga. In Hawaii lernte er 1979 Ashtanga-Yoga von David Williams, der diese Yoga-Form nach Amerika gebracht hatte. Es folgte ein einjähriger Yoga-Studienaufenthalt in Indien bei K. Pattabhi Jois, dem Meister des Ashtanga-Yoga. Kest unterrichtet seit fast 30 Jahren und entwickelte mit Power-Yoga seinen unverwechselbaren, einzigartigen Stil.
Es soll keine Rolle spielen, wie fit man ist, denn das Training wird als eine persönliche Herausforderung betrachtet. Mit viel Engagement, Geduld und Beharrlichkeit soll man nicht nur Gewicht verlieren und die Muskeln formen, sondern auch Stärke und eigene Energie entwickeln. Weil Power-Yoga mit Meditation verbunden wird, ist es mehr als nur eine dynamische Yoga-Form, sondern betont ferner die individuelle Entfaltung und die Freiheit, so zu sein, wie man ist. Um dies zu bekräftigen, ist Voraussetzung für die Yoga-Lehrerausbildung bei Bryan Kest und auch bei Power-Yoga Germany ein zehntägiger Vipassana-Mediationskurs.
Jeder findet im Power-Yoga das, was er für sich persönlich erstrebt, z. B. mehr Leistungsfähigkeit, Fitness, Ausdauer und Gelassenheit, und egal, wie flexibel oder ungelenkig man ist, soll man von diesem fordernden, intensiven, körperbetonten Training profitieren und sei es nur aus Spaß an der Bewegung in der Gruppe. Dass dieser Yoga-Stil gerade im den Körper- und Schönheitskult betonenden Kalifornien entwickelt wurde, hat sicherlich seine Berechtigung.
Im Power-Yoga werden die Asanas zu einem fließenden, dynamischen Bewegungsablauf verbunden und die Abläufe sind so modifiziert, dass jeder Gesunde diese erlernen und ausführen kann.

Von einfachen bis komplexen und sehr kraftvollen Bewegungsmustern bietet Power-Yoga eine neue und intensive Körperwahrnehmung. Die Asanas geben Kraft und lösen darüber hinaus körperliche wie emotionale Blockaden. Beim Ausführen steht der gleichmäßige und tiefe Atemfluss im Vordergrund. Die verschiedenen Positionen werden in einem anmutigen Fluss zusammen mit dem Ein- und Ausatmen praktiziert. Im Vergleich zu anderen Yoga-Richtungen ist Power-Yoga kraftvoll und schweißtreibend und zielt im Vinyasa-Stil darauf ab, sich selbst und seinen Körper zu akzeptieren. Zwar sollen die Schüler während der Yoga-Praxis an ihre Grenzen gebracht werden, aber auch lernen, diese nicht zu überschreiten und auf den eigenen inneren Lehrer zu hören, um auf diese Weise zum größten gesundheitlichen Nutzen für Körper, Geist und Seele zu gelangen.
Um ihn für viele Menschen zugänglich zu machen, verzichtet man im Power-Yoga bewusst auf klassische Yoga-Rituale wie intensives Pranayama, ethische Dogmen und Vorgaben, Guru-Verehrung und Mantra-Gesänge. Gerade weil Power-Yoga einfach, unkompliziert, undogmatisch und frei gestaltbar ist, findet es große Akzeptanz und Beliebtheit in der Yoga-Szene.

1.17 Sivananda-Yoga

Sivananda-Yoga gehört zu den am weitesten verbreiteten Yoga-Richtungen weltweit und wurde 1957 von Swami Vishnu-Devananda (1927 - 1993) gegründet. Er benannte den auf dem Hatha-Yoga basierten Yoga-Stil nach seinem Lehrer Swami Sivananda. Swami Sivananda (1887 - 1963) war einer der großen Yoga-Meister Indiens, der sich nach einer erfolgreichen Karriere als Arzt ganz dem Yoga widmete und über 200 Bücher zu sämtlichen Aspekten des Yoga schrieb. In seinem Ashram in Rishikesh im Himalaya bildete er viele herausragende Yoga-Meister aus. Sein Lebensmotto lautet: »Diene, liebe, gib, reinige Dich, meditiere und verwirkliche«.
Swami Vishnu-Devananda kam 1957 im Auftrag seines Meisters in den Westen, wo er 35 Jahre Pionierarbeit leistete, um die weltweite Verbreitung des Yogas durch die Gründung der Sivananda-Yoga-Vedanta-Zentren und -Ashrams voranzutreiben. Er veröffentlichte die beiden Standardwerke »Das Große Illustrierte Yoga-Buch« und »Meditation und Mantras«.
Die internationale Sivananda-Yoga-Vedanta-Organisation ist gemeinnützig, geht auf die beiden erwähnten Yoga-Meister Sivananda und Vishnu-Devananda zurück und besteht aus einem weltweiten Netzwerk von Ashrams und Zentren, in denen die klassischen Yoga-Techniken unterrichtet werden. Bereits 1957 wurde die Organisation von Vishnu-Devananda in Val-Morin (Quebec) in Kanada gegründet. Das Hauptanliegen der Organisation ist die Verbreitung der Yoga-Lehre sowie der internationalen Yoga-Lehrer-Ausbildungen. Gemäß Swami Vishnu-Devananda ist es das Ziel, den Menschen Yoga als einen Weg zu Gesundheit und innerem Frieden näherzubringen und damit die Voraussetzungen für äußeren Frieden in der Welt zu schaffen sowie Körper, Geist und Seele ins Gleichgewicht zu bringen und zu stärken. Das bekannteste Zentrum in Europa, wo zahlreiche Workshops, Retreats und Yoga-Lehrer-Ausbildungen stattfinden, befindet sich in Reith bei Kitzbühel, Österreich. Eine nah verwandte Art des Sivananda-Yoga wird in Deutschland bei dem aufstrebenden Yoga-Vidya praktiziert. Derzeit gibt es vier Ashrams bzw. Ausbildungszentren dieser Richtung in Bad Meinberg, an der Ostsee, im Westerwald und im Allgäu sowie eine wachsende Anzahl sogenannter Stadtzentren. Ich bin selbst ausgebildeter Sivananda-Kinder-

Yoga-Lehrer von Yoga-Vidya und habe die strukturierte und fundierte Ausbildung dort sehr schätzen gelernt.
Sivananda-Yoga wird als eine sanfte und anfängerfreundliche Yoga-Praxis beschrieben, die auf Selbstbeobachtung Wert legt und nur zwölf Schlüssel-Asanas als Kernbestandteil hat, die als Rishikesh-Reihe bekannt sind. Diese ist körperlich fordernd und beginnt mit dem Kopfstand, welchem ein Schulterstand folgt, was zum einen aus therapeutischer Sicht kritisch zu betrachten ist und zum anderen aufgrund möglicher Kontraindikationen einer uneingeschränkten Ausführung widerspricht. Sivananda-Yoga wird ferner gerne als sanft und anfängerfreundlich beschrieben, weil durch die gleichbleibende Sequenz von nur zwölf Asanas der Yoga-Anfänger sich relativ schnell an die Haltungen gewöhnen und somit ein tieferes Verständnis für diese Haltungen entwickeln kann. Der tiefere Sinn der Rishikesh-Reihe ist, dass diese zwölf Übungen der Stimulation der Chakren dienen sollen und alle sieben Chakras angeregt werden sollen.

Die sogenannten fünf Säulen des Sivananda-Yoga sind:

1) die Yoga-Übungen (Asanas),
2) die Atemübungen (Pranayama),
3) die Tiefen-Entspannung (Savasana und Yoga-Nidra),
4) eine vegetarische oder gar vegane Ernährung und
5) das uneingeschränkt positiven Denken, welches durch Meditation verstärkt werden soll.

Swami Vishnu-Devananda nutzte gern die folgende bildhafte Gleichsetzung zwischen dem menschlichen Körper und dem Auto, um diese fünf Punkte anschaulicher zu erklären. Sowohl der menschliche Körper als auch das Auto benötigen fünf Dinge, um reibungslos zu laufen:
Auto wie Körper müssen regelmäßig geschmiert bzw. geölt werden (Asanas), beide brauchen eine Batterie (Yoga-Atemübungen bzw. Pranayama, um den Körper mit Energie aufzuladen). Unverzichtbar sind auch der adäquate, reine Treibstoff (richtige Ernährung) und die Kühlung (Entspannung). Damit sind zwar beide fahr- oder funktionstüchtig, doch es fehlt noch der intelligente und umsichtige Fahrer (der Geist, der über Meditation und positives Denken gelenkt wird).
Sivananda-Yoga ist ein klassischer, ganzheitlicher Yoga-Stil, bei dem nicht nur Wert auf die körperliche, sondern auch auf die geistige und seelische Entwicklung und Gesundheit des Schülers gelegt wird. In dieser Yoga-Tradition wird aufgezeigt, wie Körper, Geist und Seele ins Gleichgewicht zu bringen und zu kräftigen sind. Durch das neu entstandene bzw. wiedererlangte Gleichgewicht können Blockaden gelöst und Gelassenheit sowie innere Kraft entwickelt werden, um die Herausforderungen des Alltags zu meistern. Das Ziel ist ein gesunder Körper mit einem ausgeglichenen Geist und umfassendem Seelenfrieden.

Eine typische Sivananda Yoga-Stunde besteht aus:

1) verschiedenen Aufwärmübungen, z. B. den zwölf Haltungen des Sonnengebets,
2) den zwölf Grundstellungen oder Asanas der Rishikesh-Reihe inkl. den verschiedenen Variationen davon,
3) Atemübungen und
4) Entspannungsübungen.

Es geht im Wesentlichen um das Dehnen, Atmen und Entspannen. Die Stunden können unterschiedliche Schwerpunkte haben, wie z. B. Hüftdehnung, Kräftigung des Schultergürtels oder die Mobilisation der Wirbelsäule, aber generell sollen die Asanas und das Sonnengebet körperliche Verspannungen auflösen und darüber hinaus die Kraft, Ausdauer und Beweglichkeit trainieren, was sich in der Wiedererlangung von Flexibilität der gesamten Wirbelsäule sowie aller Sehnen, Bänder und Gelenke bemerkbar macht. Sivananda-Yoga beansprucht für sich, den Kreislauf durch die Asanas und das Sonnengebet erfolgreich zu stimulieren sowie die inneren Organe zu massieren, welche dadurch besser mit Nährstoffen versorgt werden und somit effektiver arbeiten können.

Durch die Atemtechniken des Pranayama soll der Energiespeicher gefüllt werden und in der abschließenden, viertelstündigen Tiefenentspannung werden Körper und Geist wirksam entspannt. Weil jegliche Tätigkeit, egal ob diese bewusst oder unbewusst erfolgt, die vorhandenen Energiereserven verbraucht, ist eine richtige Entspannungstechnik von zentraler Bedeutung für einen gesunden und leistungsfähigen Organismus. Die regelmäßige Praxis von Asanas, Pranayama und Entspannung weckt bisher ungeahnte Energiereserven, was sich in einem neuen Körperwohlgefühl bemerkbar macht, und hat zudem eine tiefe spirituelle Wirkung; denn sie befreit von Ängsten und baut Vertrauen und positive Gelassenheit auf.

Sivananda-Yoga ist geeignet für alle Aspiranten, die an den zwölf Yoga-Asanas der Rishikesh-Reihe interessiert sind und darüber hinaus offen für Spiritualität und Karma-Yoga sind (→ Kapitel 3, Die fünf Hauptwege des historischen Yoga) sowie gerne in der Gruppe chanten. Yoga-Interessierte, die mehr Wert auf Individualität und Abwechslung legen und die den Schwerpunkt auf eine sehr korrekte Ausrichtung der Yoga-Übungen und evtl. sogar einen therapeutischen Ansatz legen, sind hier kaum an der richtigen Adresse.

1.18 Tri-Yoga

Die Begründerin von Tri-Yoga ist Kali Ray, die in den 1980er Jahren diesen Yoga-Stil als vollständige Hatha-Yoga-Methode entwickelt hat und ihn seit mehr als 30 Jahren auf der ganzen Welt unterrichtet. Die große Präsenz, die Kali Ray nachgesagt wird, sowie ihre Kunst des anmutigen Flows, eines fließenden Yoga-Stils, kombiniert mit ihrer zeitlosen Weisheit offenbart sie in Tri-Yoga und hat seitdem viele Menschen inspiriert und deren Leben verändert. Der Ursprung des Tri-Yoga liegt in einer sog. Kriyavati-Erfahrung von Kali Ray. Diese spontane Hatha-Yoga-Bewegung (ähnlich denen von Swami Kripalu, → 1.12 Kripalu-Yoga), die aus einer Kundalini-Energie heraus entstanden ist, hat sie als Grundlage für ihren systematischen und präzisen Yoga-Stil entwickelt. Die Silbe Tri steht für die Trinität (Dreieinheit) von Haltung, Atmung und Fokus sowie von Asana, Pranayama und Mudra.

Tri-Yoga beinhaltet das gesamte Spektrum traditioneller Yoga-Übungen und das Besondere an diesem Stil sind die fließenden, oft wellenartigen Übergänge einer Yoga-Stellung in die nächste. Diese Kriyas sind ideal, um den Körper auf die richtige Ausrichtung im späteren Halten der Asana vorzubereiten. Durch die geschmeidige Verbindung von Bewegung, Atmung und Handgesten (Mudras) ist es möglich, immer intensiver in die Flows einzutauchen und sich mit der eigenen

Essenz zu verbinden. Die harmonische Choreographie der Flows und die damit verbundenen Mudras sind Ausdruck der Einzigartigkeit dieses Yoga-Stils.
Das Flow-Gefühl wird erreicht, indem nur die Muskeln und Körperteile angespannt werden, die für die auszuführende Bewegung gebraucht werden. Die nicht involvierten Körperstrukturen bleiben locker und entspannt. Dies nennt man im Tri-Yoga auch Entspannung in Bewegung. Jede überflüssige Bewegung wird vermieden, um die maximale Wirkung mit minimalem Energieaufwand zu erzielen. Die Flows werden mit der gleichen Achtsamkeit und Konzentration ausgeführt wie die Asanas selbst, um Stärke und Flexibilität gleichermaßen zu fördern. Ein Loslassen in Kraft und Kontrolle kombiniert mit Achtsamkeit in der Bewegung führt allmählich zu entspannter Bewegung, hebt das Energieniveau und fördert die innere und äußere Aufrichtung. Die rhythmischen, ruhigen Bewegungen beruhigen den Geist und ermöglichen das Flow-Gefühl, indem man sich vollständig auf das Tun im Hier und Jetzt konzentriert und im Fluss der Bewegungen aufgeht. Tri-Yoga verknüpft damit die alten, bewährten Yoga-Traditionen mit dem modernen Lebensstil.
Kali Ray hat ihren Yoga-Stil in sieben Stufen unterteilt, die sogenannten Levels, welche systematisch und strukturiert aufeinander aufbauen. Die Grundlagen genannten Basics vermitteln die erforderliche Basis für weitere Levels und stellen gleichzeitig eine in sich geschlossene Einheit dar, die alle notwendigen Grundpositionen und Bewegungsfamilien beinhaltet. Bei Bedarf kann durch das richtige Einsetzen von unterstützenden Hilfsmitteln, Props genannt (ähnlich dem Iyengar-Yoga), auf individuelle Erfordernisse eingegangen werden. Diese Hilfsmittel unterstützen eine maximale Öffnung, Dehnung und Ausrichtung in den Asanas. Nicht nur, um im Flow zu bleiben, legt das Konzept des Tri-Yogas Wert auf eine exakte Ausrichtung, sondern auch, um die Muskeln und Gelenke optimal anzuordnen. Allein nach dem Erlernen der Basics kann man daher schon den gesamten Nutzen der Flows und Asanas genießen. Durch seine verschiedenen Schwierigkeitsstufen ist dieser Yoga-Stil für nahezu alle Menschen geeignet.
Die Flows der Asanas im Tri-Yoga stehen in Verbindung mit den fünf Elementen, aus denen alles, also auch die Materie zusammengesetzt ist. Diese Elemente wiederum korrespondieren mit den ersten fünf der sieben Chakras.

Level 1: (Element Erde)
Die Erdserie besteht aus erdenden Flows zur Hüftöffnung, die das Muladhara-Chakra ansprechen. Hier lernt man, sich zu verwurzeln und im Körper anzukommen sowie Sicherheit und Vertrauen zu entwickeln. Der erste Level ist für alle geeignet, die bereits mit den Basics vertraut sind und neue Übungssequenzen kennenlernen sowie die bekannten Flows verfeinern möchten. Während des Unterrichts entsteht oft eine besondere Stille und meditative Atmosphäre, da viele Inhalte aus den Basics bereits bekannt sind.

Level 2: (Element Wasser)
Das Svadhishana-Chakra steht in Verbindung mit dem Wasserelement. Zur Wasser-Serie gehören viele bewegende Flows für die Wirbelsäule in Form von dynamischen, einfachen Flow-Bewegungen, die vom Atem unterstützt und getragen werden, um auf diese Weise Leichtigkeit und Lebendigkeit in die Asana-Praxis zu bringen. Gute Kenntnisse der Basics oder eine intensive Erfahrung in einer anderen Yoga- oder körperorientieren Praxis sind für den Einstieg in Level 1

erforderlich. Nach einer gewissen Zeit regelmäßigen Übens von Level 1 ist der Körper meist ausreichend stark und beweglich, um mit Level 2 zu beginnen.

Level 3: (Element Feuer)
Der dritte Level erweitert das Spektrum der früheren Abfolgen, die ab dieser Stufe noch dynamischer ausgeführt werden und fordernder sind in Bezug auf Kraft und Beweglichkeit. In der Feuerserie soll man durch energetisierende Standhaltungen ein Gefühl von Aktivität, Hitze und Transformation bekommen sowie ein Gespür für die Kraft des Manipura-Chakras in der Körpermitte.

Level 4: (Element Luft)
Die Luftserie hat zum Ziel, dem Übenden Anmut und Leichtigkeit zu verleihen und hier wird u. a. durch Rückbeugen der Herzraum für Licht und Liebe geöffnet, also der Bereich des Anahata-Chakras. Diese vierte Stufe ist zurzeit die höchste und wird ausschließlich durch Kali Ray selbst oder sehr erfahrene Yoga-Lehrer (Senior teacher) weitergegeben.

Level 5: (Element Äther oder Raum)
Das Element Raum hat seinen Sitz im Vishuddha-Chakra. In der bislang noch nicht gelehrten Raum-Serie soll man in Umkehrstellungen und länger gehaltenen Dehnhaltungen die Qualitäten von Stille, Freiheit und Sein erfahren, wodurch eine tiefe Harmonie und geistige Ruhe entstehen kann.

Die fünf Flow-Sequenzen werden zusätzlich gemäß den Jahreszeiten unterteilt. Die Frühjahrs-Sequenz soll die Frühjahrsenergie harmonisieren und ausgleichen. Im Sommer steht eine kräftige und erhitzende Abfolge, mit vielen Stehhaltungen im Vordergrund der Übungspraxis und gilt als Ausdruck von Lebensfreude und Wachstum. Der Herbst zeichnet sich durch Flows mit vielen Rückbeugen und tiefen Dehnungen aus und soll an das Einbringen der Früchte, die im Sommer gereift sind, erinnern. Der Winter enthält Abfolgen von Bewegungen, die dabei helfen sollen, die Aufmerksamkeit nach innen zu lenken. Diese sind z. B. Umkehrstellungen und lange, tiefe Dehnungen, was mit dem Zurückziehen der Natur zu dieser Jahreszeit vergleichbar ist. Am Ende des Winters erfolgt eine Tiefenentspannung. Die Berücksichtigung der Jahreszeiten ist ähnlich der jahreszeitlichen Betrachtung (Sanskrit: Ritucharya) des Ayurveda über die Lebenszyklen bzw. die jahreszeitliche Routine (→ Kapitel 8, Gesunde Routine und Ausrichtung des Lebens). Die Verbindung der Körperhaltungen mit den fünf Elementen und den vier Jahreszeiten sowie das System der Flow-Serien veranschaulichen, dass Tri-Yoga ein ganzheitliches und komplettes Yoga-System darstellt.

1.19 Vini-Yoga

Die Tradition des Vini-Yoga, so wie wir sie heute erfahren, geht zurück auf T. Krishnamacharya. Der von seinem Sohn T.K.V. Desikachar geleitete Mandiram bildet u. a. einheimische und westliche Schüler/innen in der Tradition des Vini-Yoga aus. T.K.V.Desikachar gilt heute weltweit als eine der bekanntesten Autoritäten für die therapeutische Anwendung von Yoga. Dieser Yoga-

Ansatz hat sich in den vergangenen Jahren im Westen den Namen damit gemacht, dass er kranken Menschen eine Hilfe sein kann. Vini-Yoga gehört zu den Yoga-Stilen, die aus der Lehre des indischen Yoga-Meisters Sri T. Krishnamacharyas entstanden sind. Er begann die Art von Yoga, die er bisher unterrichtete, zu überdenken, als er feststellte, dass es vielen seiner Schüler schwer fiel, sich auf die konzentrierte Haltung ohne Bewegung einzulassen; denn viele von ihnen litten ohnehin schon an mangelnder Bewegung im Alltag. Aus diesem Grund integrierte er die dynamischen Elemente, Vinyasas genannt, in seine Übungsabläufe.

Vini-Yoga ist eine besondere und wirksame Anwendung von Yoga. Der Begriff Vini-Yoga bezeichnet also nicht eine besondere Yoga-Art. Krishnamacharya hat keine neue Yoga-Tradition erfunden, sondern dem Aspekt der besonderen Anwendung von Yoga in den alten Texten Beachtung geschenkt und sie in die Praxis umgesetzt. So sind nicht alle Übungen aus dem Yoga für alle Menschen auf gleiche Weise anwendbar und müssen entsprechend der Zielsetzung, den Wünschen und Möglichkeiten der jeweiligen Person immer wieder neu angepasst werden. Deren Ausgangspunkt, Lebenskontext, Alter und Gesundheitszustand sowie deren Lebenseinstellung müssen Beachtung finden. Yoga will Leid reduzieren und positive Veränderungen schaffen. Die richtigen und wirksamen Mittel für eine Person oder eine Gruppe zu finden, ist die Aufgabe von Yoga-Lehrern, die in dieser Tradition unterrichten. Je individueller Yoga angewandt werden kann, desto besser kann er seine Wirkung entfalten.

Besonders an Vini-Yoga ist die Anpassung der Übungen an den Praktizierenden, der sich damit auf seine Person zugeschnittene Teilziele erarbeiten kann. Diese Yoga-Form wird im Einzelunterricht oft therapeutisch eingesetzt und gerade weil die Yoga-Übungen an die individuellen Bedürfnisse und Fähigkeiten des jeweiligen Menschen angepasst werden und nicht umgekehrt, sind erstaunliche Erfolge damit zu verzeichnen.

Der Ansatz des Vini-Yoga hat in den letzten Jahren in Deutschland und ganz Europa zunehmend an Bedeutung gewonnen und ist ein Bestandteil vieler Yoga-Schulen geworden. Vini-Yoga zeichnet sich durch ein klares und konzeptionelles Verständnis der Übungen aus. Gemäß der Philosophie des Vini-Yoga sind akrobatische Asanas wie der Kopfstand (Shirshasana) in der Regel Kindern und Jugendlichen vorbehalten; denn selbst wenn man im Erwachsenenalter in der erfreulichen Lage sein sollte, diese Haltungen ohne gesundheitlichen Schaden zu üben, stellt sich die berechtigte Frage nach dem Wozu. Vini-Yoga folgt der Überzeugung, dass Yoga nicht Selbstzweck, sondern Mittel zum Zweck ist. Eine solche Art der Anwendung setzt ein besonderes, konzeptionelles Verständnis von Yoga voraus, in welchem der Atem eine große Rolle spielt. Keine Asana war dem Meister Sri Krishnamacharya zu heilig, um sie abzuwandeln bzw. an den Menschen anzupassen; denn er sagte, dass es so viele Asanas wie Menschen gebe.

Vini-Yoga zeichnet sich durch ein klares und konzeptionelles Verständnis der Übungen aus. Er basiert auf profunden Kenntnissen über die Funktionsweisen von Körper, Atem und Geist und einer großen Nähe zu dem klassischen Yoga-Text von Patanjali. Dieser 2.000 Jahre alte Text ist auch heute noch sehr hilfreich, wenn es um das tiefe Verstehen menschlicher Probleme geht. Ein besonderes Verständnis von Yoga liegt der Idee von Vini-Yoga zugrunde, nämlich dass sich eine Körperübung, eine Atemübung und eine Meditation nicht aus ihrer offensichtlichen Form erschließen, sondern aus ihrem Konzept und ihrer Funktion in einem gegebenen Kontext. Das bedeutet auf die Körperhaltungen, die Asanas, bezogen, dass das, was man auf einem Foto sieht o-

der was man bei der Übungsausführung betrachtet, nur ein Bruchteil dessen ist, was das Wesen der Asana ausmacht, so dass man das Wesentliche bildlich nicht erkennen kann. Dies ist es, was Patanjali mit »Sthiram sukham asanam« (→ Kapitel 4.2, Sthira Sukham Asanam) beschreibt, nämlich stabil und zugleich leicht in einem Asana zu verweilen. Patanjali legt in seinem Yoga-Sutra II, 46 dar, dass, wenn man eine Asana richtig übt, die Wachheit nicht fehlen und zur Verspannung führen darf oder die Entspannung nicht zu Trägheit oder Schwere. Darauf sollte man beim Üben aller Asanas achten, ob im Sitzen, im Liegen, auf den Knien oder im Stand geübt wird.
In seinen Yoga-Sutras II, 47 legt Patanjali dar, dass man sich diesen Qualitäten durch eine passende Anstrengung und die Reduzierung der dabei auftretenden Spannungen einerseits und die Ausrichtung auf »Ananta« (Sanskrit: Das Objekt der eigenen Konzentration, das Endlose) andererseits annähern kann. In diesem einen Satz ist das gesamte Unterrichtskonzept des Vini-Yoga enthalten. Denn das Wort »passend« lässt sich zum einen darauf beziehen, mit welchem Anliegen jemand zum Yoga kommt, und zum andern muss die Praxis für den einzelnen passend und bezogen auf seine individuellen Möglichkeiten sein.
Auch der schrittweise Aufbau einer Yoga-Stunde erschließt sich aus dem, was T. Krishnamacharya »vinyasa krama« (→ Kapitel 14.5., Exkurs Vinyasa krama) genannt hat. Basierend auf selbigem Sutra, sollen auch die Vorbereitung und der Ausgleich für ein Asana sowie die Bewegungsabläufe, die eingeflochten werden, angemessen sein. So wird geprüft, ob der Schüler für eine sehr fordernde Übung zu diesem Zeitpunkt fit genug und bereit ist. Dennoch ist zu betonen, dass Vini-Yoga sich für Menschen mit jeglichen Einschränkungen ebenso eignet wie für Gesunde, die sich wünschen, dass auf ihre Bedürfnisse eingegangen wird.

1.20 Vinyasa-Yoga

Vinyasa-Yoga ist eine auf Hatha-Yoga basierende dynamische Yoga-Form, bei der in einer kreativen und fließenden Abfolge von Haltungen die Bewegungen mit der Atmung synchronisiert werden. Der Begriff Vinyasa bezeichnet sowohl die Angleichung von Bewegung und Atem als auch eine Methode, die statische Asanas in einen dynamischen Fluss verwandelt, und außerdem eine bestimmte Reihe von Bewegungen. Der Sonnengruß z. B. ist eine Variante dieses Vinyasa-»Flow«. Er wird neben dem Ashtanga-Vinyasa-Yoga ebenso in anderen Yoga-Arten angewendet. Vinyasa-Yoga hat die Technik des Vinyasa-Kramas (→ Kapitel 14.5, Exkurs Vinyasa Krama) als Grundlage, was das bewusste Platzieren vor einem Schritt bedeutet. Das Ziel besteht darin, die unbewussten Räume zwischen bewusst erlebten Ereignissen mit der fehlenden Aufmerksamkeit zu füllen.
Der bekannte Yoga-Meister Krishnamacharya hat dieses Konzept als erster in seine Asana-Praxis übernommen; denn er wusste aus eigener Erfahrung, dass zwischen bewussten Ereignissen die Gedanken und Aufmerksamkeit abschweifen können, und dies wollte er unterbinden. Die fehlende Aufmerksamkeit bei der Übungs-Praxis zeigt sich z. B., wenn während der Ausführung einer Asana oder zwischen zwei Haltungen schon die nächste geistig vorweggenommen und im Geist durchgespielt wird. Dadurch kann der Weg dorthin nicht mehr wahrgenommen werden, was zur Konsequenz hat, dass die Ausführung mechanisch oder gar automatisch, aber auf jeden Fall ohne die erforderliche Aufmerksamkeit erfolgt. Um dies zu verhindern und um zu gewährleisten, dass während den Übungen stets Bewusstsein, Präsenz und Fokussierung auf die jeweilige Asana un-

eingeschränkt vorhanden sind, hat Krishnamacharya die Bewegungen mit Atemzügen und einem fließenden Übergang von einer Asana zur nächsten koordiniert, damit eine Meditation in Bewegung entstehen kann.
Poetisch formuliert, »verbindet die Vinyasa die einzelnen Haltungen wie Perlen auf einer Girlande, und der Atem verläuft dabei gleichmäßig wie die Schnur im Zentrum der Girlande durch Vinyasas und Asanas. Eine Vinyasa ist wie das Beten eines Rosenkranzes mit dem Körper, wobei sich die Gedanken im Bewegungsfluss auflösen wie Regentropfen, die auf den heiligen Fluss des Ganges fallen und von ihr zum Ozean getragen werden und auf diese Weise eine Meditation in Bewegung entsteht«. So werden die Gedanken im Geist zur Ruhe gebracht, was Patanjali in seinen Yoga-Sutras (→ Sutra 1.2.) als »yoga citta vṛtti nirodhaḥ« bezeichnet hat.
Durch eine sinnvolle Abfolge der Haltungen werden die gewünschten Wirkungen auf Körper, Geist und Seele erzielt. In der Regel wird in jeder Yoga-Stunde der Schwerpunkt neu gelegt und abgeändert. Durchschnittlich dauert eine Yoga-Stunde 60 Minuten, in denen die Körperhitze sowie das Körper-Seelen-Bewusstsein aufgebaut werden sollen, um dann in die entspannenden Dehnübungen, Vor- und Rückbeugen zu wechseln. Ferner werden Meditation und Atemübungen in vielen Yoga-Stunden dieser Stilart inzwischen ebenfalls angeboten. Eine gute bis sehr gute Grundfitness sowie ein ausgeprägtes Körpergefühl sind von Vorteil beim Vinyasa-Yoga, das körperlich fordernd sein kann.

1.21 Yoga Fit

Yoga Fit ist ein athletischer Yoga-Stil, der auf Sport- und Fitness-Studios abzielt. In diesem Yoga-Stil werden klassische Yoga-Positionen mit modernen Haltungs- und Kräftigungsübungen aus dem Fitness- und Gesundheitssport, wie z. B. Sit-ups und Push-ups, kombiniert.
Nach einer anfänglichen Mobilisierung der Gelenke und Muskeln folgen eine Variation des klassischen Sonnengrußes sowie Stärkungsübungen für die Beine und das Gesäß. Abgerundet wird die Stunde meist durch dynamische Bewegungssequenzen, die, je nach Fokus, die Wirbelsäule, die Hüften, Schultern und Brust oder den Rücken bearbeiten. Yoga Fit behauptet, geeignet für all diejenigen zu sein, die die Yoga-Basisübungen beherrschen und beim Üben eine gewisse sportliche Intensität spüren möchten. Yoga Fit ist ein wahrer Yoga-Workout und rein körperlich orientiert und sehr fordernd. Es werden weder Meditation noch Atemübungen praktiziert. Damit ist Yoga Fit der Yoga-Stil, der mit dem klassischen Yoga am wenigsten oder vielleicht sogar nichts gemeinsam hat. Yoga-Fit-Instructors werden in den USA teilweise innerhalb von vier Unterrichtsstunden an einem Wochenende ausgebildet. Ich möchte an dieser Stelle darauf hinweisen, dass seriöse Yoga-Lehrer in mindestens 500 Unterrichtsstunden ausgebildet werden oder über einen Zeitraum von circa drei Jahren.

2. Die ersten Schritte zum Yoga

2.1 Was ist für Yoga notwendig?

Jeder kann Yoga praktizieren, weil es dabei nicht um Leistung geht, sondern um die Verbesserung des Zusammenspiels von Körper, Geist und Seele. Nicht Höchstleistungen werden angestrebt, sondern eine gesteigerte Vitalität bei gleichzeitig innerer Gelassenheit.
Yoga ist, ohne ihn degradieren zu wollen, eine recht simple Angelegenheit, und das Wichtigste beim Yoga ist man selbst. Man benötigt keine Spezialausrüstung, keine Requisiten und nicht einmal eine teure Mitgliedschaft in einem Verein. Mit Ausnahme der zwei Quadratmeter, welche Ihre Yoga-Matte ausgerollt einnimmt, braucht man nicht einmal viel Patz, um mit der täglichen Yoga-Praxis beginnen zu können. Es ist keine spezielle Yoga-Kleidung notwendig, obwohl der Markt dafür ebenso expandiert wie die Nachfrage danach. Einen Yoga-Praktizierenden macht die angemessene innere Einstellung aus und nicht das Outfit, auch wenn manche Yoga-Stile und deren Anhänger sehr viel Wert auf jenes legen. Bei Yoga ist für Konkurrenzdenken und Eitelkeiten, die der Yoga-Philosophie zuwider laufen, kein Platz. Die Kleidung sollte bequem sein und bei den Körperübungen nicht verrutschen oder diese behindern. Sie können in Ihrer geliebten Jogging-Hose und Ihrem Wohlfühl-T-Shirt mit der Yoga-Praxis beginnen. Eine leichte Wolldecke ist für diejenigen unter Ihnen empfehlenswert, die in der liegenden Entspannungsübung schnell zu frieren beginnen.
Es genügt, wenn Sie sich eine einfache, rutschfeste Yoga-Matte zulegen. Darüber hinaus können Sie sich ein Sitzkissen für die sitzenden Positionen und Meditationen zulegen, einen Yoga-Block, um ggf. Anpassungen bei einigen Körperhaltungen vornehmen zu können (→ z. B. Kapitel 14.5.6, Gestrecktes Dreieck, Bild Nr. 97.1 und 97.2), sowie einen Yoga-Gurt, mit dem einige Übungen am Anfang leichter fallen (→ z. B. Kapitel 14.5.23, Gomukhasana, Bild 130.1 und 130.2). Eine Yoga-Matte ist leicht, handlich und gut zu transportieren; so haben Sie Ihr Trainings-Studio immer dabei. Es empfiehlt sich, Yoga in einer ruhigen und angenehmen Umgebung zu üben und dafür zu sorgen, dass man während der Übungszeit nicht gestört wird.

2.2 Was ist beim Yoga zu beachten?

Es empfiehlt sich, ein bis zwei Stunden vor der Yoga-Praxis nichts mehr zu essen. Yoga wird, um sich frei bewegen zu können und einen festen Stand zu haben, barfuß ausgeführt. Es werden inzwischen sogar spezielle Yoga-Socken angeboten, die rutschfest sind und die Beweglichkeit der einzelnen Zehen ermöglichen. Vor allem Yoga-Neulinge sollten darauf achten, nicht mit zu viel Enthusiasmus an die Yoga-Übungen heranzugehen und sich dadurch zu überfordern. Geben Sie Ihrem Körper Zeit, bis er sich an die neue Belastung gewöhnt hat; denn gemäß sportmedizinischen Studien reagieren die Muskeln erst nach vier Wochen auf eine neue Beanspruchung, und die Bänder und Sehnen bedürfen sogar dreier Monate.
Das Wichtigste beim Yoga ist jedoch, auf seinen Körper zu achten und in sich selbst hineinzuhorchen sowie seine eigenen Grenzen und körperlichen Schwachstellen zu kennen, denn jeder, egal

ob Anfänger oder Profi, sollte seine individuelle, sich permanent verändernde Belastungsgrenze spüren und darauf stets angemessen reagieren. Gleichwohl sollte eine gewisse Reizgrenze erreicht werden, um eine Steigerung und Weiterentwicklung überhaupt zu ermöglichen. Wenn Sie jedoch Schmerzen beim Üben verspüren, ist dies ein Warnsignal und nicht als ein zusätzlicher Anreiz zu verstehen. Bedenken Sie: Das Ziel vom Yoga sind u. a. körperliches Wohlbefinden und geistige Ruhe.
Direkt nach dem Yoga ist es nicht empfehlenswert, ein heißes Bad zu nehmen oder Sport zu treiben; denn Yoga ist keine Aufwärmgymnastik, sondern hat u. a. die Schaffung des inneren Gleichgewichtes sowie die Sammlung und Harmonisierung von Lebensenergie zum Ziel. Ein Zuviel an Wärme, aber auch anschließende körperliche Anstrengung würden die positiven Effekte der vorangegangen Yoga-Praxis abschwächen, und deren Nachwirkung hielte nicht so lange vor wie üblich (durchaus ein bis zwei Tage).

2.3 Wer kann Yoga oder sollte Yoga machen – gibt es Einschränkungen?

Jeder, der atmen kann, kann auch Yoga ausüben!

(Marko Sisko)

Dieser Satz ist völliger Ernst; denn im Extremfall, also bei starken Einschränkungen, setzt Yoga bzw. Yoga-Therapie sogar bei Patienten in liegender Position an.
Um mit Yoga zu beginnen, benötigen Sie keine besonderen Erfahrungen oder Kenntnisse. Es ist keine Voraussetzung und kein Ziel, dass Sie den Kopfstand oder Lotussitz beherrschen oder den Atem für längere Zeit anhalten können. Jeder kann mit Yoga beginnen, ungeachtet des Alters, der Fähigkeiten, des Erfahrungshintergrundes oder seiner individuellen Einschränkungen oder Beeinträchtigungen. Es ist nur Ihre Achtsamkeit gefordert und ggf. eine angemessene Anpassung des Yoga an Ihre individuelle Situation und Ihre Bedürfnisse. Bei akuten körperlichen Problemen oder ernsthaften Erkrankungen oder Behinderungen ist es jedoch ratsam, mit dem behandelnden Arzt Rücksprache zu halten. Immer mehr Ärzte sind über die positiven Auswirkungen des Yogas informiert und ermuntern ihre Patienten, eine regelmäßige Yoga-Praxis aufzunehmen. Hinsichtlich der körperlichen Einschränkungen gilt die Faustregel, dass je größer die körperliche Limitation ist, desto höher der Anteil von Pranayama und Meditation in der persönlichen Yoga-Praxis sein sollte. Senioren und Menschen, die Probleme mit längerem Sitzen auf der Matte haben, können diese Übungen auf einem Stuhl ausführen.
Als Ayurveda-Yoga-Lehrer bin ich der Meinung, dass es zu Beginn nahezu unwichtig ist, ob Sie eine Asana zu 50 Prozent oder zu 99 Prozent korrekt ausführen; denn erst der Atem und die innere Einstellung machen diese zum Yoga, ansonsten ist es Gymnastik und hat nichts mit Yoga zu tun. Beim Yoga steht der Mensch als Individuum im Vordergrund. Jeder Mensch ist anders und benötigt einen anderen Yoga: Jüngere benötigen einen anderen Yoga als Ältere, Männer einen anderen als Frauen, Jugendliche einen anderen als Kinder, jedes Dosha (Körperkonstitution) benötigt einen eigenen Yoga, und auch die Herangehensweise in Bezug auf Wetter und Jahreszeit

etc. ist unterschiedlich. Ein Yoga-Programm, welches das ganze Jahr über unverändert bleibt, ist kein Yoga, sondern Gymnastik. Besonders im Hinblick auf den therapeutischen Nutzen und auf die Fragestellung »Heilung durch Yoga?« sollte deutlich geworden sein, dass die meisten modernen Stile oder Ausprägungen des Yoga für therapeutische Zwecke ungeeignet sind.

3. Die fünf Hauptwege des historischen Yoga

Nachdem wir uns bisher mit 21 der zahlreichen Yoga-Stile eingehend befasst haben, möchte ich nun, gemeinsam mit Ihnen, zum Kern des Yoga vordringen und die fünf Hauptwege des Yoga ansprechen, welche sich in der Geschichte herauskristallisiert haben. Diese ergänzen sich bzw. bauen teilweise aufeinander auf, weshalb sie in der heutigen Übungspraxis häufig miteinander kombiniert werden.
Jeder dieser fünf Hauptwege spricht einen Teil der menschlichen Existenz an. Im nachstehend besonders ausführlich erklärten Hatha-Yoga liegt der Schwerpunkt auf dem Körper und durch die Körperübungen soll u. a. eine Harmonie von Körper, Atem und Geist erlangt werden. Die anderen vier Yoga-Wege führen über die Arbeit mit dem Geist, den Emotionen, der Energie und durch bewusstes Handeln und Denken zu Einheit und Harmonie.
Je nach persönlicher Neigung und Veranlagung fühlen sich Yoga-Praktizierende zu der Art des Yoga hingezogen, die am meisten ihrer Persönlichkeitsstruktur entspricht. Einem eher emotionalen Menschen wird die Entwicklung von Liebe und Hingabe vermutlich leicht fallen und aus diesem Grund wird er wahrscheinlich Bhakti-Yoga als passenden Weg für sich wählen. Es ist aber gut und wichtig, die anderen Aspekte ebenfalls zu stärken und in das tägliche Leben zu integrieren; denn die Kombination aller fünf Yoga-Wege kann zu einer ganzheitlichen und umfassenden Entwicklung verhelfen.
In der alten Yoga-Schrift Bhagavadgita werden die drei Yoga-Wege Karma-, Bhakti- und Jnana-Yoga aufgeführt und erklärt.

1) Karma-Yoga: Der Weg des bewussten Handelns
Grundlage des Karma-Yoga ist es, unabhängig von Vorlieben und Zuneigung, bewusst und vor allem selbstlos, ohne Fixierung auf das Ergebnis oder eine Belohnung, zu handeln. Das erklärte Ziel bei diesem Yoga-Weg ist es, Leid bei sich selbst und anderen zu vermeiden oder zumindest so weit wie möglich zu lindern. Gemäß der Philosophie des Karma-Yogas ist jedes Individuum sowohl für seine Handlungen in Form von Worten, Taten oder Gedanken sowie für die sich daraus ergebenden Folgen und Konsequenzen verantwortlich. Es gilt, die für sich bestimmte Aufgabe im Leben, das Dharma, zu erfüllen. Karma-Yoga wird auch mit selbstlosem Dienen gleichgesetzt.

2) Bhakti-Yoga: Der Weg der Hingabe und des Herzens
Bhakti-Yoga führt über die Hingabe zum Höheren in die ersehnte Freiheit. Grundvoraussetzung für diesen Yoga-Weg sind die bedingungslose Akzeptanz des eigenen Schicksals sowie die Vorstellung, dass alle Erfahrungen ausnahmslos von einer höheren Instanz geleitet werden und immer dem eigenen Wohl dienen. Mitgefühl, Hingabe und Liebe stehen im Mittelpunkt dieses Yoga-Weges und ein gern praktiziertes, unterstützendes Mittel, den Bhakti-Yoga-Weg erfolgreich zu gehen, ist das Singen von hingebungsvollen Lob- und Gottesgesängen, um der eigenen Ergebenheit an etwas Höheres Ausdruck zu verleihen.

3) Jnana-Yoga: Der Weg der Weisheit und des Wissens

Die Herangehensweise an diesen Yoga-Weg erfolgt mit Hilfe von Wissen, Verstand, Intellekt und Unterscheidungsvermögen. Der Aspirant des Jnana-Yogas gelangt zu der erstrebten Selbsterkenntnis durch die geistige Suche nach Wahrheit, indem er die alten Yoga-Schriften studiert und durch Selbstreflexion die Struktur seines Geistes erkennt. Ferner gelangt er zur Selbsterkenntnis über die Meditation, in welcher er in Bereiche jenseits seines Intellekts vordringt und zu aufschlussreichen, intuitiven Erkenntnissen gelangt. Die Geisteshaltung eines Übenden geht davon aus, permanent zu lernen und alles als Medium der Lehre zu betrachten – nicht nur die Lehrer (Sanskrit: Gurus), die alten Schriften oder die Gemeinschaft Wahrheitssuchender (Sanskrit: Satsang), sondern auch den gewöhnlichen Alltag.

4) Raja-Yoga: Der Weg der Vernunft sowie der Psyche und Meditation

Der vierte Yoga-Weg, der Raja-Yoga, liegt in den Yoga-Sutras des Patanjali begründet, welche die Grundlage für diesen Königsweg des Yoga (Sanskrit: Raja = König, Herrscher) bilden. Der Raja-Yoga folgt dem achtgliedrigen Yoga-Pfad des Patanjali, der auch Ashtanga-Yoga genannt wird, und widmet den letzten Dreien der acht Glieder, nämlich Dharana, Dhyana und Samadhi, seine besondere Aufmerksamkeit. Durch die angestrebte Einheit von Körper, Geist und Atem wird es dem Übenden dieses Yoga-Weges möglich, die angestrebte Selbsterkenntnis zu erlangen.

5) Hatha-Yoga: Der Weg der Bewegung

Der Hatha-Yoga wird im Westen fälschlicherweise als Synonym für Yoga im Allgemeinen verwendet wird. Hatha-Yoga ist jedoch kein Synonym für Yoga, es handelt sich dabei lediglich um einen der fünf Yoga-Wege.

Der Begriff Hatha-Yoga wurde erstmalig in der Hatha-Yoga-Pradipika (Sanskrit: Die kleine Leuchte des Yoga) verwendet, einer alten Yoga-Schrift aus dem 14. Jahrhundert, die von Svatmarama geschrieben wurde. Dort grenzt dieser den spirituellen Yoga, wie etwa Raja-Yoga, vom körperlichen Yoga (Hatha-Yoga) ab. Hatha-Yoga bezeichnet hier nur eine Stufe auf dem Weg zum Raja-Yoga. Die Hatha-Yoga-Pradipika stellt gewissermaßen ein Praxishandbuch zu den Yoga-Sutras des Patanjali dar. In dieser Schrift werden Körperpraktiken beschrieben, mit denen der Körper als Werkzeug auf dem Weg zur Erkenntnis eingesetzt werden kann. Neben der Hatha-Yoga-Pradipika gibt es zwei weitere wichtige Grundlagenwerke des Hatha-Yoga: die Gherandasamhita sowie die Shivasamhita, in denen klar erörtert wird, dass auch innerhalb des Hatha-Yogas Meinungsverschiedenheiten über sowohl theoretische als auch praktische Belange existieren.

Unter dem Einfluss einer religiösen Strömung aus dem 5. Jahrhundert, dem Tantrismus, entstand der körperliche Weg des Hatha-Yoga und führte erstmals nicht nur über Meditation und Selbsterkenntnis zur Begegnung mit dem Höchsten, sondern verstärkt über Körperhaltungen (Asanas). Diese überlieferten Asanas werden auch noch heute von Yoga-Übenden ausgeführt, wenn auch in mehr oder weniger abgewandelter Form. Beim Yoga-Weg des Hathas liegt der Schwerpunkt auf der Energiearbeit, das heißt der erfolgreichen Lenkung des Flusses der Lebensenergie.

Anfänglich war der Hatha-Yoga nur zur Unterstützung anderer Yoga-Formen konzipiert, da er sich jedoch rasch großer Beliebtheit erfreute, wurde er schon bald als eigenständige Yoga-Form betrachtet.

Es gibt zwei Wortbedeutungen des Hatha-Yoga, die beide zutreffend sind und einander nicht ausschließen:

- Hatha-Yoga [Sanskrit: ha heißt Sonne, tha heißt Mond] ist der körperorientierte Teil des Yoga. Yoga heißt Einheit / Harmonie. Hatha-Yoga ist also die Harmonisierung der beiden Grundenergien in unserem System, der aktivierenden, wärmenden und der aufbauenden, kühlenden Energie. In diesem Kontext wird der Begriff als Ausdruck der Einheit einander entgegengesetzter Energien (heiß und kalt, männlich und weiblich, positiv und negativ, Sonne und Mond etc.) gedeutet. Aufgrund dieser Wortbedeutung wird Hatha-Yoga als die Kontrolle über den Atem verstanden zwischen dem Sonnen-Nasenloch (Sanskrit: Pingala, rechtes Nasenloch) und Mond-Nasenloch (Sanskrit: Ida, linkes Nasenloch). Diese Energien von Sonne und Mond werden vereinigt, um die wirklichen Potentiale an Energie freizusetzen, die in den Menschen schlummern.
- Hatha-Yoga [Sanskrit: hatha gleich Kraft, Hartnäckigkeit, Unterdrückung] ist eine Form des Yogas, bei der das Gleichgewicht zwischen Körper und Geist vor allem durch zwei Elemente, die körperlichen Übungen und die Atemübungen, sowie durch Meditation angestrebt wird. Da Hatha Gewalt oder Kraft bedeutet, soll damit die Anstrengung unterstrichen werden, die notwendig ist, um das eigentliche Ziel zu erreichen. Der Hatha-Yoga konzentriert sich auf die Verbesserung des menschlichen Körpers, um über diesen auf den Geist und das Bewusstsein zu wirken, und lehrt vor allem Flexibilität und Geduld.

Hatha-Yoga besagt, dass der Körper der Tempel der Seele ist und als solcher gepflegt werden sollte, ohne ihn allerdings für das Wichtigste zu halten. Hatha-Yoga sieht den Menschen also als Ganzes und richtet sich nicht nur an den physischen Körper, sondern auch an die Energiehülle (Pranamaya Kosha) und die geistig-emotionale Hülle (Manomaya Kosha) [→ Kapitel 13, Die fünf Pancha Koshas]. Die Befähigung zum Raja-Yoga und damit die Herrschaft über den Geist ist der Hauptzweck des Hatha-Yogas, und die Hatha-Yoga-Pradipika macht deutlich, dass Hatha-Yoga die Grundlage aller anderen Yoga-Pfade ist. Eigentlich ist Hatha-Yoga ein Teil von Kundalini- Yoga, der wiederum ein Teil vom Raja-Yoga ist. Regelmäßiges Üben der Hatha-Yoga-Praktiken führt in vielen Fällen zu einer inneren Öffnung, welche zu tiefen Erfahrungen und einem Interesse für spirituelle Gesichtspunkte führen kann. Möglichst präzise und achtsam, unter Berücksichtigung der Tagesform sowie der persönlichen Grenzen ausgeübt, wird Hatha-Yoga zur »Zuflucht für die von Schmerzen Geplagten«, wie die Hatha-Yoga-Pradipika es formuliert. Das sollte einen Versuch wert sein, meinen Sie nicht?

Hatha-Yoga besteht aus fünf Praktiken:

1) **Asanas:** (Yoga-Stellungen)
Asanas sind Haltungen oder Körperübungen, bei denen eine bestimmte Stellung eine Zeitlang ruhig gehalten wird. Dadurch werden die inneren Selbstheilungskräfte aktiviert, der Körper wird gestärkt und der Geist wird ruhig und zentriert. Jede bequeme und sichere Stellung (→ Kapitel 4.2, sthiram sukham asanam) ist eine Asana und es gibt 84 klassische Asanas mit einer Vielzahl von Variationen.

2) **Pranayama:** (Atem-Übungen)
Die Atmung ist ein Spiegel unserer körperlichen und geistigen Verfassung. Durch bewusste Atemtechniken, Training sowie Steuerung des Atems kann man die eigene Gemütsverfassung und den eigenen Geisteszustand wirkungsvoll in positive Schwingung bringen. Atemtechniken und spezielle yogische Reinigungstechniken (Sanskrit: Kryas) beugen Krankheiten vor und wirken heilsam auf Körper, Geist und Seele.

3) **Shavasana:** (Tiefenentspannung)
Während der Tiefenentspannung werden alle Teile des Körpers und des Geistes systematisch entspannt sowie Stresshormone abgebaut und Glückshormone ausgeschüttet. Ferner kommt der Kreislauf zur Ruhe, und es wird bei regelmäßiger Praxis Bluthochdruck, Kopfschmerzen, Magenproblemen, Verdauungs- und anderen Krankheiten vorgebeugt. Das Hauptziel jedoch bleibt es, in einen Zustand von geistiger Klarheit und innerer Ausgeglichenheit zu gelangen.

4) **Richtige Ernährung:**
Eine gesunde und leicht verdauliche Ernährung gehört zum Hatha-Yoga, wobei es hauptsächlich um eine Nahrungsaufnahme mit möglichst viel positiver Energie und Kraft geht. Aus diesem Grund sollte die yogische Ernährung auch in hohem Maß sattvisch (→ Kapitel 9.1, Ernährung) sein, d. h. rein vegetarisch und aus frischen, unbehandelten Lebensmitteln bestehend.

5) **Positives Denken und Meditation:**
Da unsere Gedanken die Quelle aller manifesten Erscheinungen und Erfahrungen sind, gehört zum Hatha-Yoga auch die bewusste Steuerung des Denkens. Durch Entspannung, Konzentration und positive Affirmationen lernt man, seinen Geist positiv zu stimulieren; denn positive Gedanken erzeugen positive Schwingungen und schließlich glückliche, gesunde und freudige Lebenserfahrungen (Resonanzprinzip).
Die Meditation hilft dabei, den Geist zur Ruhe zu bringen und zu lernen, ihn gezielt in eine bestimmte Richtung zu lenken, um damit die Ereignisse im Leben positiv zu nutzen. Swami Sivananda schreibt über Hatha-Yoga in seinem Buch »Yoga im täglichen Leben«, dass Hatha-Yoga ein göttlicher Segen sei, damit man auf allen Gebieten Erfolg habe. Körper und Geist seien nur Werkzeuge, welche durch Hatha-Yoga-Übungen gesund, kräftig und voller Energie erhalten würden. Hatha-Yoga ist somit ein wunderbares und einzigartiges Verteidigungsmittel, um den widerstrebenden Kräften im Bereich der Materie und des Geistes mit Erfolg zu begegnen. Durch Hatha-Yoga-Übungen kann man Krankheit (→ Kapitel 11.1, Adhija Vyadhi) bekämpfen und strahlende Gesundheit und jegliche Art von Befreiung und Gottesverwirklichung erlangen.
Erfahrungsberichte und Untersuchungen vieler Jahrhunderte belegen, dass die Körperhaltungen und Atemübungen des Hatha-Yogas u. a. die Nerven beruhigen und Verspannungen in unserem Körper und Geist lösen können. So wichtig diese Körperhaltungen und Atemübungen auch sind, sollte man nicht bei ihnen stehen bleiben, sondern tiefer gehen und nach dem kostbarsten Gut streben, welches jeder Mensch in sich trägt: sein wahres Selbst und dessen Verwirklichung. Die scheinbar einfachen Körperhaltungen des Hatha-Yogas und die Regulierung der Atmung wirken auf wunderbare Weise unterstützend in der Meditation und Konzentration. Um dies verstehen zu

können, sind regelmäßige Yoga-Asanas und Pranayama-Praxis sowie das Üben von Konzentration und Meditation erforderlich.

Die Gheranda Samhita nennt die folgenden sieben Ziele des Hatha-Yogas:

1) **Reinigung** durch die sechs Praktiken (Sanskrit: Kriyas / Shat Karmas),
2) Festigkeit durch die Praxis der Yoga-Stellungen (**Asanas**),
3) Beständigkeit durch die Praxis der **Mudras** (u. a. Fingerhaltung → Kapitel 14.1, Exkurs Mudras),
4) Mut und Geduld durch die Praxis der Introversion (nach innen gewandte Haltung) des Geistes und der Sinne (**Konzentration**),
5) Leichtigkeit durch die Regulierung der Lebenskraft (**Pranayama**),
6) Selbstverwirklichung durch **Meditation** und
7) Freiheit von Gebundenheit durch die direkte Erfahrung des kosmischen Bewusstseins oder **Samadhi**.

Gemäß den alten Schriften soll der Yoga-Praktizierende ein hohes Alter erreichen und den Tod besiegen, welches aber nicht mit physischer Unsterblichkeit zu verwechseln und auch kein Versprechen ewiger Jugend ist. Vielmehr ist es die Entdeckung dessen, was von Alter und Tod nicht berührt wird. Durch Hatha-Yoga soll man eine Gesundheit erhalten, welche von Ganzheit und Heiligkeit ist. Es ist ein Zustand inneren Seins, in dem es keine Trennung (Dualität) mehr gibt, sondern nur noch vollkommene Ausgeglichenheit und Harmonie. Diese Ganzheit und Harmonie betrifft nicht nur einen selbst, sondern die Beziehung mit der gesamten Existenz. Gesundheit ist, wie auch andere immaterielle Werte, schwer bis unmöglich zu beschreiben; denn sie muss von jedem individuell entdeckt und erlebt werden. Darüber hinaus müssen Frieden, Liebe, Glückseligkeit und Gott gefunden werden. Hatha-Yoga ist eine Erfolg versprechende sowie über mehrere tausend Jahre erprobte Methode für diese Entdeckungen.

Hatha-Yoga manifestiert sich auf der physischen Ebene und der energetischen Ebene gleichzeitig. Der physische Körper ist Materie und der feinstoffliche Körper ist die Kombination von Energie und Intelligenz, die dem physischen Körper innewohnt und ihn belebt. Die Entdeckung auf der Ebene des physischen Körpers vollzieht sich, wenn all die Giftstoffe, die die Zellen des Körpers überlagern, eliminiert wurden. Die »Ent«-Deckung auf der feinstofflichen Ebene offenbart die geheimnisvolle und machtvolle Intelligenz, welche die Lebenskraft benutzt, um den Körper neu zu beleben und die zahlreichen Funktionen auf der körperlichen Ebene wahrzunehmen.

Bei genauer Betrachtung sind selbst einfachste Körperbewegungen, wie z. B. das Heben eines Fußes im Stehen, nicht nur das Werk der beteiligten Muskeln. Wenn man diese einfache Bewegung mit nach innen gewandter Aufmerksamkeit achtsam ausführt, erkennt man die erstaunliche Funktion der jeder Zelle des Körpers innewohnenden Intelligenz, die sofort aktiv wird, um das Gleichgewicht wieder herzustellen. Die Entdeckung dieser Intelligenz und die direkte Umsetzung ihrer unglaublichen Kraft und Wirksamkeit ist der Sieg über Alter und Tod, Sorge und Angst. Diese Intelligenz weiß, was zu tun ist und wie es zu tun ist. Selbst der körperliche Aspekt des Hatha-Yoga ist so ausgelegt, dass er eher auf die inneren, lebenswichtigen Organe als auf die oberflächlichen Muskeln wirkt. Die Gesundheit des Körpers hängt in hohem Maß von der Gesundheit des

Nervensystems und des endokrinen Systems der Hormondrüsen ab. Dies geschieht, wenn die Lebenskraft ohne Blockade oder zu großen Druck durch diese Organe fließt. Wenn der pranische Druck gleichmäßig und harmonisch ist, dann funktionieren Körper und Geist gut.
Prana ist Leben und die Kraft im Lebensatem. Prana verhält sich zu den Nerven und dem Körper wie der elektrische Strom zur elektrischen Verdrahtung. Strom ist nicht sichtbar, so wie auch Prana nicht sichtbar ist – aber man sieht die Funktion der Elektrizität bei der Beleuchtung, bei Ventilatoren, Radio, Fernsehen, und man sieht die Funktion des Prana an den zahlreichen Fähigkeiten und Funktionen, an denen man sich im Leben erfreut. Prana fließt durch Nadis, die wie Lichtwellen oder Schallwellen sind. Wenn das Prana frei fließt, ist man voller Leben, fröhlich, glücklich, friedlich, optimistisch und eifrig. Man freut sich darauf, den Herausforderungen des Lebens mit Hoffnung und Begeisterung zu begegnen.
Das Yoga-System physischer Übungen bewässert die Wurzeln innerer Gesundheit, so dass ein Yogi sich weit größerer Widerstandskraft und Ausdauer erfreut als andere Menschen. Er befindet sich in einem inneren Gefühls von Wohlbefinden. Das Yoga-System befähigt den Praktizierenden, Krankheit vorzubeugen und sich über die Krankheit zu erheben. Neben der Konzentration auf die Drüsen stärkt Hatha-Yoga auch die Nerven durch seine Wirkung auf Gehirn und Wirbelsäule, von der die Nerven abzweigen. Den Drüsen, dem Gehirn und der Wirbelsäule gilt daher das Hauptinteresse im Hatha-Yoga, doch man widmet auch einigen wichtigen inneren Organen Aufmerksamkeit, vor allem denen, die mit der Verdauung zusammenhängen. Allerdings würde ein Yogi darauf bestehen, dass Hatha-Yoga überhaupt nichts mit Drüsen, Nerven und dem Verdauungssystem zu tun habe und dass er nicht an deren Stärkung interessiert sei, weil seine Aufmerksamkeit auf Nadis und Chakras (mit denen der Laie Nerven und Drüsen verbindet) und den Solar Plexus oder das Verdauungsfeuer gerichtet sei. Sein Ziel ist ausschließlich die Reinigung dieser Nadis, weil diese in ihrem reinen Zustand stark, kraftvoll, wirkungsvoll und strahlend sind.

Gelegentlich wird bei den historischen Yoga-Wegen ein sechster Weg angeführt, nämlich der Kundalini-Yoga, welchen Sie schon bei den 21 Yoga-Stilen kennengelernt haben.

6) Kundalini-Yoga: Der Weg der Energie
Der Yoga-Weg des Kundalini-Yoga wird auch als Yoga der Energie bezeichnet. Gemäß den Aussagen der Kundalini-Meister trägt jeder Mensch ein riesiges, latentes Potential an Fähigkeiten, Talenten und Möglichkeiten in sich. Diese durch eine Schlange symbolisierte Urkraft kann durch spezielle Yoga-Techniken, wie Asanas für Fortgeschrittene und Atemübungen, erweckt werden. Darauf wird der Körper systematisch durch yogische Reinigungs- und Stärkungstechniken vorbereitet, und aus diesem Grund sind für das erfolgreiche Praktizieren von Kundalini-Yoga auch Vorkenntnisse im Hatha-Yoga wichtig.

4. Was ist Yoga und was nicht?

Was ist Yoga und was ist Yoga nicht – diese zwei grundsätzlichen Fragen klären vier Zitate aus den indischen Schriften.

1) **Yoga citta vrtti nirodhah** (Yoga-Sutra des Patanjali)

= Yoga ist das Zur-Ruhe-Bringen der Gedanken im Geist.

Ein Yoga-Praktizierender erlernt Übungen, um den Geist zu beherrschen. Yoga ist der Zustand, bei dem die geistigen Aktivitäten zur Ruhe kommen. Durch Beherrschen des Geistes erreicht man den ursprünglichen Geisteszustand, das reine Bewusstsein.

2) **Manah prasamana upayah yoga** (Yoga Vasishsta)

= Yoga ist ein kunstvoller Trick, durch den der Geist beruhigt werden kann.

Bei Yoga handelt es sich um einen kunstvollen, geschickten Prozess und nicht um eine brutale oder gar mechanische Anstrengung. Dieser Prozess dient dazu, die Gedanken anzuhalten.

3) **Sidha sidhyo samobutva, samatvam yoga uchhayate** (Bhagavad Gita)

= Yoga ist die Geistesverfassung der Ausgeglichenheit bei Erfolg wie bei Misserfolg.

Jemand, dessen Geist ausgeglichen bleibt, der sich weder aufregt noch aufgebracht ist, egal, ob er einen Erfolg oder einen Misserfolg erlebt, der befindet sich in der Geistesverfassung des Yoga.

4) **Yoga karmasu kausalam** (Bhagavad Gita)

= Yoga ist Geschicklichkeit des Handelns.

Die Geschicklichkeit besteht darin, stets entspannt und bewusst zu handeln. Dies ist Yoga und ist die Folge von Yoga-Übung.

Yoga ist eine der ältesten Lehren und Methoden, die sich mit der Gesamtheit und Harmonie von Körper, Geist und Seele befassen. Dieser Übungsweg kann auf einen Erfahrungsschatz und auf Wissen über die Struktur des Körpers sowie die Funktionsweise des Geistes von über 3.500 Jahren zurückgreifen. Die auf diesem Übungsweg auftretenden möglichen Störungen und Hindernisse wurden sorgfältig untersucht und wirkungsvolle Übungen zur Behebung, Linderung und auch zur Vorbeugung dieser Probleme entwickelt, um den Menschen ihrenen Seelenfrieden zurückzugeben.

Es gibt einen Zustand der Einheit von Körper, Seele, Atem und Geist, in welchem die Geistesverfassung ruhig ist und wir die Dinge klar wahrnehmen und so wahrnehmen, wie sie wirklich sind. Dieser Zustand ist durch ein zugrunde liegendes Gefühl von Ordnung gekennzeichnet sowie durch ein Gefühl von Freiheit und den Wunsch, diesen Zustand als einen dauerhaften zu etablieren bzw. ihn zumindest wiederholt zu erfahren. Doch diesem Wunsch stehen Hindernisse in Form von Ärger, Wut, Verzweiflung, Sorgen, Furcht, Angst, Gier, Wünschen, Enttäuschungen, Abneigungen etc. gegenüber (→ Kapitel 12, Die fünf Kleshas). Die meisten Menschen befinden sich nicht in jenem Zustand der Einheit oder sind nicht dauerhaft in ihm verankert. Der Weg, auf dem ein umherschweifender, zerstreuter, bedürftiger Geist in einen fokussierten, zentrierten und zufriedenen Geist umgewandelt werden kann, wird Yoga genannt. Zurückkehren kann man aber nur dorthin, wo man schon einmal gewesen ist, daher sollte Ihnen dieser Weg keine Sorge bereiten, sondern Vorfreude auf ein Gefühl des Nach-Hause-Kommens entfachen.

Den Zustand der Einheit von Körper, Atem und Geist kann man auch als Integration bezeichnen. Alle Ansätze, diesen Zustand zu beschreiben, sprechen von einem klaren, ungetrübten, unbeeinträchtigten und unbehinderten Geist, der dazu befähigt, die Dinge, Ereignisse, Menschen und Zusammenhänge so zu sehen, wie diese wirklich sind, und nicht wie wir sie gerne hätten oder wie wir glauben, dass sie seien. Diese klare yogische Sichtweise hat zur Folge, dass Entscheidungen getroffen sowie Schritte zur Zielerreichung unternommen werden, die in eine positive Richtung führen und im Sinne des eigenen wie des Gesamtwohls gesetzt werden. Das Ziel der Yoga-Praxis ist also der positive Wandel, mit dem wir aus der Abhängigkeit von unseren negativen Konditionierungen zur Freiheit unserer eigenen Entscheidungen gelangen. Diese Fähigkeit, allen im Leben aufkommenden Veränderungen klar zu begegnen, nennt man Yoga.

Um diesen Prozess zu beschreiben, kann man auch die Beschreibungen Samadhi oder Erleuchtung verwenden, in welchen wir voll und ganz und untrennbar mit dem Objekt der Wahrnehmung vereint und tief in es versunken sind, so dass keine Trennung mehr zwischen dem Wahrnehmenden (uns selbst) und dem Objekt existiert. Auch das ist Yoga. »Alles ist eins«, stellt die Quantenphysik fest, und wir sind Teil des unsterblichen Seins, welches das ganze Universum miteinander verbindet. Jegliche Trennung ist nur eine Illusion des Verstandes. Unsere wahre Wesensnatur ist reines Bewusstsein, welches jenseits aller Polaritäten, jenseits von Geburt und Tod, jenseits aller Identifikationen mit unserem Körper ist. Dies zu erkennen und nicht nur zu wissen oder glauben, erfordert aber einen klaren Verstand und Geist, den wir uns (wieder) erarbeiten müssen. Nicht zu wissen, wer wir sind, führt zu Leid und den daraus resultierenden Folgen für uns und andere. Aber wenn wir in dieser erkennenden Verbindung sind, dann sind wir genau dieses reine Bewusstsein, und die Ursache für Leid ist dann nicht mehr existent.

Dieser Zustand ist in jedem von uns latent vorhanden und war einmal unser normaler Grundzustand, der durch unsere vorherrschende Geistesverfassung überlagert ist. Sie haben also die Wahl und jederzeit die Möglichkeit, die Richtung einzuschlagen, die Sie wieder auf Kurs zu Ihrem wahren Selbst und zum reinen Bewusstsein bringt. Lassen Sie sich davon motivieren, dass ein beschleunigter, umherschweifender, zerstreuter und bedürftiger Geist zu Krankheit, Leid und Abhängigkeit führt, ein ruhiger, zentrierter, zufriedener, klarer, ungetrübter, unbeeinträchtigter und unbehinderter Geist hingegen zu ganzheitlicher Gesundheit und Freiheit. Yoga ist die unveränderliche Verbindung zwischen Körper, Atem und Geist. Wenn einer dieser Bestandteile des

menschlichen Systems bewusst versucht wird zu verändern oder zu beeinflussen, kann dies einen umfassenden Wandel im gesamten System bewirken. Deshalb ist es wichtig und notwendig, dass man Körper, Atem und Geist als Einheit ausgeglichen und gesund erhält und die Praxis des Yogas nicht auf die Körperübungen (Asanas) reduziert.
Viele Yoga-Praktizierende nehmen an, dass Yoga nur eine Disziplin sei, um den Körper gesund zu erhalten, und sie praktizieren eine Folge von angeblich idealen Übungen. Es ist zutreffend, dass eine richtig geplante, auf das Individuum abgestimmte Asana-Praxis das Verhältnis von Kraft und Flexibilität zueinander ausgleichen, beide erhöhen sowie die allgemeine Kondition und gesundheitliche Verfassung steigern kann und wird. Dabei geht jedoch das Wesentliche, nämlich die Rückkehr zur Einheit von Körper, Atem und Geist verloren. In der klassischen Auffassung von Yoga liegt das Ziel der Asanas in der Vorbereitung auf die Meditation, und es steht damit der geistige bzw. ganzheitliche Aspekt im Vordergrund und nicht nur der körperliche. Der Grund dafür, dass die allgemeine Auffassung von Yoga davon im Westen abweicht, hat mehrere Wurzeln und nahm seinen Lauf in den 1970er Jahren, als u. a. der Fitness-Effekt des körperlichen Yogas entdeckt und propagiert wurde.

4.1 Gefahren und Hindernisse auf dem Yoga-Weg

Yoga ist ein langsamer Prozess, ein Prozess der Reflexion, dessen Nutzen sich allein aus dem Prozess ableitet, frei nach Erich Kästners moralischem Motto: »Es gibt nichts Gutes, außer man tut es«. Eine achtsame Übungspraxis wird erst dadurch erfolgreich, dass sie den Übenden zum Nachdenken über seine gemachten Erfahrungen bewegt. Dadurch lernt der Übende seinen Körper, Atem und Geist besser kennen, bis zu dem Grad, wo er diese lesen kann, was wiederum dazu führt, dass die Bewusstheit darüber erlangt wird, was zu tun, aufzugeben und zu verändern ist und zu welchem Zeitpunkt dies zu tun ist. Dies gilt unabhängig davon, ob die Übungspraxis aus Körper-, Atemübungen oder Meditation besteht. Ohne diese Reflexion fehlt die wahre Grundlage für eine Yoga-Praxis.
Ein häufiger Fehler im Yoga ist der »Missbrauch« von Haltungen, die beeindruckend und anmutig aussehen, wie z. B. der Kopf- oder der volle Schulterstand, die aber für den Übenden ungeeignet oder aufgrund von Beschwerden kontraindiziert sind. Wenn nicht diese Übungen ohne Notwendigkeit und angemessene Anleitung ausgeführt werden, wird der Übende nicht erkennen, wann, ob und in welchem Ausmaß sie ihm Schaden zufügen. Dies ist besonders beim Kopfstand, einem empfundenen Synonym für Yoga, der Fall, weil die negativen Spätfolgen verzögert und in kumulierter Weise auftreten. Ein weiterer typischer Fehler und Missbrauch ist das unangebrachte Üben einer Haltung zu einem angeblich besonders wünschenswerten Zweck. Das ist u. a. beim langen Üben des Kopfstandes der Fall, wenn der Übende sich davon eine Steigerung seiner geistigen Kapazitäten verspricht, aber diese Übung aufgrund seiner Beschwerden überhaupt nicht und schon gar nicht zu lange üben sollte. Eine gute Yoga-Praxis zeichnet sich dadurch aus, dass sich der Übende aufmerksam beobachtet und sich permanent neu entdeckt; denn wenn die Übungspraxis zur Gewohnheit, steril und mechanisch wird, kommt nicht nur die Weiterentwicklung zum Stillstand, sondern es kann auch zu unerwünschten Effekten, wie z. B. Verletzungen, kommen.

4.2 Sthiram sukham asanam (→ Yoga-Sutra Patanjali II.46)

Im Yoga steht das Zusammenspiel von Kraft und Beständigkeit sowie Flexibilität und Wohlbefinden in einer funktionalen Beziehung und wird von Patanjali in seinen Yoga-Sutras in Form von »sthira« (Kraft) und »sukha« (Flexibilität) bezeichnet. Von beidem muss ausreichend in einem gesunden Verhältnis vorhanden sein; denn es bringt nichts, sich nur auf Kraft oder auf Flexibilität zu konzentrieren und diese zu forcieren. Nur wenn das Gleichgewicht von sthira und sukha vorhanden ist, wird die Asana-Praxis Positives bewirken.

Eine Unausgeglichenheit zwischen diesen beiden Faktoren kann und wird langfristig zu Problemen führen. Die erhöhten Flexibilität (zu viel sukha) kann aufgrund der Ausdehnung der Bewegungsbandbreite zu einer Schädigung der Gelenke oder Überdehnung entsprechender Muskulatur führen oder wegen der als zu bequem empfundenen Haltung zu einer Abschweifung der Aufmerksamkeit, welche das Verletzungsrisiko steigern kann. Der Mangel an Flexibilität (zu wenig sukha) kann durch das Hineinzwingen in eine bzw. Ausharren in einer Position das Verletzungsrisiko steigern und / oder die Aufmerksamkeit auf die auszuführende Atemübungen oder Meditation behindern, z. B. wenn ein Yoga-Aspirant nicht aufrecht auf dem Boden mit überkreuzten Beinen sitzen kann und sich in den Lotus-Sitz zwingt.

Irrtümlicher Weise wird eine Asana-Praxis sehr oft nur als Methode angesehen, um flexibler und entspannter zu werden, also die Qualität des sukha zu erhöhen, und der Aspekt der Kraft / Stärke wird dabei übersehen. Die negativen Auswirken sind, dass wenn man flexibler wird, ohne die Kraft / Stärke erhöht zu haben (zu viel sukha / zu wenig sthira), dass viele Haltungen, die den Rücken betreffen, ihre positive Wirkung verlieren und im Extremfall sogar den Rücken schädigen können, weil man die Asana falsch ausführt bzw. hält.

Bei einer hohen Flexibilität sieht eine Asana für den Laien möglicherweise gut aus, belastet aber den Körper auf eine dysfunktionale Weise. Vielen Yoga-Praktizierenden ist es nur aufgrund von überhöhter Flexibilität möglich, eine Haltung einzunehmen oder zu halten, und nicht aus dem dafür erforderlichen Gleichgewicht von Kraft und Flexibilität. Deutlicher ausgedrückt, erreichen diese Personen die Endhaltung nur, weil der Körper an einem überflexiblen oder geschwächten Punkt nachgibt. An dem Punkt des geringsten Widerstandes gibt die jeweilige Körperstruktur nach; denn das Übermaß an Flexibilität führt zu einem Mangel an Widerstand in diesen Bereichen, welche dadurch überbeansprucht und durch Verletzung mehr oder weniger dauerhaft geschädigt werden.

Der andere Extremfall der erhöhten Stärke (zu viel sthira / zu wenig sukha) bei gleichzeitig nur begrenzter oder gar nicht vorhandener Flexibilität ist genauso kritisch zu betrachten und hat erhebliche negative Auswirkungen; denn wenn die Bewegungsmöglichkeit des Yoga-Praktizierenden eingeschränkt ist, kann bei ihm schon eine einfache, normale Bewegung einen Schmerz oder eine Verletzung hervorrufen. In diesem Fall hat z. B. eine einfache Vorbeuge des Oberkörpers oft Probleme in der unteren Wirbelsäule zur Folge.

Des Weiteren gilt das Prinzip des Gleichgewichts auch für den Grad der Anstrengung bei der Ausführung der Asana-Praxis, weil ohne ausreichende Bewegung der Körper steif wird und schmerzt und bei einem Übermaß an Bewegung und den damit verbundenen Anstrengungen ebenfalls

Schmerzen auftreten sowie Verletzungen hervorgerufen werden können. Auch hier gilt das Prinzip von sthira / sukha. Eine adäquate Asana-Praxis enthält das richtige Maß an Anstrengung und Intensität, und der Yoga-Praktizierende wird durch die Ausführung der Haltungen weder verletzt, noch erschöpft er sich unangemessen.
Dies wird durch ein Zitat von Paracelsus verdeutlicht: »Die Dosis macht das Gift«.

Nachdem ausführlich erörtert worden ist, was Yoga ist, möchte ich, weil die Fragestellung immer wieder auftaucht, ausdrücklich betonen, was Yoga NICHT ist – Yoga ist KEINE Religion.
Dieses kann man sehr anschaulich mit einem Zitat von *Depak Chopra* verdeutlichen, welches auf die Wurzeln des Yoga blickt und konstatiert, dass »traditionell Yoga die Wissenschaft des Selbst ist. Es strebt danach, uns unsere innere Welt durch verschiedene Techniken wie Meditation, Asanas, Atmung, Achtsamkeit und bestimmte Verhaltensregeln verständlich zu machen. Falls wir mit der Religion das religiöse Erleben von Transzendenz, den Verlust von der Angst vor dem Tod und das Entstehen solcher Qualitäten wie Wahrheit, Schönheit, Güte, Harmonie und Entwicklung meinen, dann kann uns Yoga in der Tat eine religiöse *Erfahrung* schenken. Es ist jedoch keine Religion im Sinne von Ideologie, Dogma, Glaubenssystemen oder Konformität. Es ist eine spirituelle Erfahrung, die uns den Zugang zu einer universellen Wirklichkeitsebene ermöglicht!«.

5. Die acht Glieder des Yoga

(Ashtanga Yoga / Yoga des Patanjali)

Die Yoga-Sutras bzw. die Yoga-Leitfäden des Patanjali sind ein zentraler Ursprungstext des Yogas und wurden vermutlich im zweiten Jahrhundert v. Chr. verfasst. Yoga ist eine der sechs indischen orthodoxen Philosophien, genannt Shad (Sanskrit: sechs) Darshana. Die Yoga-Sutras sind also gewissermaßen ein Handbuch des Yogas, das aber, anders als die Bhagavadgita, keine Rahmenhandlung besitzt und auch nicht gesungen wurde. Die Yoga-Sutras bestehen aus insgesamt 195 Sanskrit-Versen in vier Kapiteln, in denen in hochkonzentrierter Form die Essenz des Yoga-Weges gebündelt ist. Die Verse sind sehr knapp gehalten, so dass für die Interpretation ein großer Spielraum entsteht, was in den zahlreichen Kommentaren und Übersetzungen zum Ausdruck kommt.
Patanjali fasst in seinen Yoga-Sutras das Wissen des Raja-Yogas (→ Kapitel 3, Die fünf Hauptwege des Yoga) zusammen, wobei er sich eng an das System von Sankhya anlehnt, aber auch Gedankengut anderer Traditionen übernimmt. Patanjali gilt daher nicht als eigentlicher Begründer des Yogas, sehr wohl aber als erster, der den Yoga in einem Text als Ganzes systematisch zusammengefasst hat.

Die Yoga-Sutras sind in vier Kapitel untergliedert:

I) Samadhi
Im zweiten Vers des ersten Kapitels gibt Patanjali die Definition und damit das Ziel des Yoga an: »Yoga citta vṛtti nirodhaḥ«, was übersetzt bedeutet, dass Yoga jener innere Zustand ist, in dem die seelisch-geistigen Vorgänge zur Ruhe kommen. Darauf folgt eine Beschreibung des menschlichen Geistes, des citta, mit Methoden, diesen mittels Meditation und Konzentration zu beruhigen, sowie die Nennung der neun Hindernisse, der antaraya, wie z. B. Krankheit und Faulheit. Es folgt eine Beschreibung der verschiedenen Arten von Samadhi.

II) Sadhana
Im zweiten Kapitel werden die Ursachen des Leidens, die fünf Kleshas, genannt und deren Wirkungsweise beschrieben. Es folgt die Unterrichtung der fünf ersten Schritte des achtfachen Yoga-Weges, nämlich Yama, Niyama, Asana, Pranayama und Pratyahara, mit deren Hilfe die Ursachen des Leidens (→ Kapitel 12, Die fünf Kleshas – Heilung und Transformation) angegangen werden können.

III) Vibhuti
Hier werden die letzten drei Glieder des achtfachen Yogas behandelt: Dharana, Dhyana und Samadhi. Zudem wird sehr ausführlich die Erlangung verschiedenster übernatürlicher Fähigkeiten, der Siddhis, durch Konzentration beschrieben.

IV) Kaivalya
Das letzte Kapitel ist weniger strukturiert und beschäftigt sich zum Teil mit bereits behandelten Themen, aber schließlich auch mit der Befreiung des Selbst durch den Yoga.

Die Yoga-Sutras wurden im Verlauf der Jahrhunderte immer wieder neu kommentiert und übersetzt; der erste Kommentar stammt bereits aus dem fünften Jahrhundert n. Chr. von einem Autor namens Vyasa. Der Kommentar des Vyasa wurde von Shankara (788 - 820 n. Chr.), einem der größten indischen Philosophen, in einem umfangreichen Werk nochmals kommentiert. Andere wichtige Kommentare sind die Tattvavaisharadi von Vachaspati Mishra (9. / 10. Jhd. n. Chr.), die Rajamartanda von König Bhoja (um 1040 n. Chr.) und die Yogavarttika von Vijnanabhikshu (zweite Hälfte des 16. Jahrhunderts). Bis zum 18. Jahrhundert wurden mehr als 20 verschiedene Kommentare zu den Yoga-Sutras verfasst und diese Zahl erhöht sich seither fortlaufend.
Die Yoga-Sutras wurden um 1.000 n. Chr. von dem muslimischen Universalgelehrten al-Biruni ins Arabische übersetzt; der Kitab Batanjali entstand. Die Yoga-Sutras blieben ansonsten bis in die Neuzeit außerhalb Indiens unbeachtet und erst mit dem Aufkommen des Interesses an Yoga in Europa und Nordamerika wurden die Yoga-Sutras in westliche Sprachen übersetzt. Auf Deutsch gibt es mittlerweile mehrere Übersetzungen, die sich zum Teil stark voneinander unterscheiden. Auch die dazugehörigen Kommentare gehen je nach Ansicht der Autoren weit auseinander. Ich persönlich kann die Übersetzung mit Kommentaren »Die Yoga-Weisheiten des Patanjali für Menschen von heute«, die leicht verständlich und humorvoll geschrieben sind von Sukadev Bretz, dem spirituellen Oberhaupt von Yoga Vidya, empfehlen.
Gemäß den Sutras ist der Weg zum Yoga lang und verlangt unter anderem, Werte wie Wahrheit (Sanskrit: Satya) zu ehren und Enthaltsamkeit (Sanskrit: Brahmacharya) zu praktizieren. Viele der heutigen Yoga-Schulen, wie die Jivamukti-Mitbegründerin Sharon Gannon, übersetzten letzteres nur mit »guter Sex«, was immer das auch sein mag. Es gibt viele Gebote und Regeln in den Yoga-Sutras des Patanjali, und der achtgliedrige Pfad ist durchaus hart und holperig. Etliche Yoga-Stile berufen sich zwar auf Patanjali, aber oft nur eingeschränkt und wenn es opportun ist und praktizieren damit »Patanjali light«.
Alle acht Glieder des Yoga bilden eine untrennbare Einheit. Oft wurden sie fälschlicherweise als aufeinander aufbauende Stufen einer Entwicklung interpretiert. Eigentlich beziehen sie sich aber auf verschiedene Aspekte des menschlichen Lebens, so dass sie nicht nacheinander zu praktizieren sind, sondern vielmehr einen ganzheitlichen Übungsweg repräsentieren, bei dem die verschiedenen Disziplinen zusammen wirksam werden. Als letztendliches Ziel des Yoga-Weges wird Samadhi genannt, die völlige Ruhe des Geistes.
Eine wesentliche Eigenschaft des Geistes besteht gem. Patanjali darin, sich zu weigern, im Hier und Jetzt zu verweilen, und stattdessen lieber rastlos wie ein Affe von Baum zu Baum und von Gedankenast zu Gedankenast zu springen. Dieser sich ständig in Bewegung befindende Geist ist ruhelos, nicht auf den Augenblick konzentriert, sondern beschäftigt sich gleichzeitig mit den Geschehnissen der Vergangenheit und den Planungen für die Zukunft sowie mit allen Sinneseindrücken, die er währenddessen aufgenommen und verarbeitet hat. Es ist verständlich, dass aus diesem unruhigen Geist unkonzentrierte und unreflektierte Handlungen hervorgehen. Bewusstes

Handeln setzt Klarheit des Geistes voraus. Patanjali hat aus diesem Grund den achtgliedrigen Pfad mit dem Ziel entwickelt, den Geist zur Ruhe zu bringen.
Der menschliche Geist interpretiert in der Regel alles, was er wahrgenommen und erlebt hat, und lässt sich dabei von seinen Samskaras leiten, die er im Verlauf seines Lebens erlernt und sich durch Wiederholung angewöhnt hat, unabhängig davon, ob diese richtig oder falsch, gut oder schlecht sind. Samskaras sind tiefsitzende Gedankenmuster, Gewohnheiten und Konditionierungen, die sich wie eine Furche durch den Geist ziehen und aus denen es sich schwer ausbrechen lässt.
Der Pfad des Patanjali stellt ein Hilfsprogramm zur Überwindung dieser Hindernisse, der Samskaras und Kleshas (→ Kapitel 12, Die fünf Kleshas – Heilung und Transformation) dar. Jedes dieser acht Glieder besteht aus einer Reihe konkreter, praktischer und auch heute noch lebensnaher Vorgehens- und Verhaltensweisen. Sie bedingen einander, bauen aufeinander auf, ergänzen sich und bilden eine Einheit.
In den Yoga-Sutras wird Yoga als ein achtgliedriger Weg dargestellt, der deswegen auch Ashtanga-Yoga oder Ashtanga-Marga (Sanskrit: ashta anga = acht Glieder, marga = Pfad) genannt wird und nicht mit dem Yoga-Stil Ashtanga-Yoga von z. B. Bryan Kest (→ Kapitel 1.4, Die verschiedenen Yoga-Stile) zu verwechseln ist. Die Yoga-Sutras des Patanjali schlagen eine detaillierte, ganzheitliche Methode vor, um Unterscheidungsvermögen und Klarheit zu entwickeln. Die acht Aspekte sind:

5.1. Yama: Regeln der Abstinenz und des Umgangs mit der Umwelt

Yama ist die erste Stufe und umfasst Regeln über das rücksichtsvolle Verhalten anderen gegenüber, hat also gesellschaftliche Disziplinen wie Moral und Ethik als Grundlage.
»Niemand ist eine Insel«, hat schon der Autor und Priester John Donne um 1620 konstatiert. Keiner lebt allein auf dieser Welt und aus diesem Grund muss jeder den richtigen Umgang mit den anderen Wesen lernen und diesen auch pflegen. Wer sich selbst beherrscht, ist in der Lage, seinem Leben die richtige Richtung zu geben. Er / sie ist dann nicht mehr Spielball der äußeren Umstände, sondern nimmt sein Schicksal selbst in die Hand, verändert die Umstände und gestaltet sein Leben nach seinen Idealen. Dies erfordert tägliche Disziplin und klingt eventuell einfacher, als es in der Realität ist.
Es gibt fünf Yamas und deren Erarbeitung allein ist intensiv, doch sie bilden die notwendige Grundlage jeglichen Strebens auf diesem Yoga-Weg:

I) Ahimsa
Ahimsa bedeutet Abwesenheit von Gewalt, Ungerechtigkeit sowie Grausamkeit und man versteht darunter den wohlüberlegten Umgang mit allen Lebewesen, der sowohl in Gedanken, als auch Worten und Taten praktiziert wird. Aus diesem Grund fordern einige Yoga-Richtungen von ihren Schülern eine vegetarische Lebensweise. Bei Ahimsa geht es darum, destruktives Verhalten zu erkennen und aus dem eigenen Leben zu verbannen. Dies schließt einen bewussten und rücksichtsvollen Umgang mit der Umwelt, mit allen anderen Lebewesen sowie mit sich selbst ein. Es

soll eine tiefe Sensibilität dafür entwickelt werden, in jeder Situation abzuwägen, welche Verhaltensweise den geringsten Schaden anrichtet.

II) Satya
Satya befasst sich mit den Themen Wahrhaftigkeit, Ehrlichkeit, Aufrichtigkeit, Treue und Loyalität. Satya bedeutet übersetzt, wahrhaftig zu sein, die Wahrheit zu sprechen und authentisch zu sein. Auf Satya bezogen, sagte T.K.V. Desikachar, der Sohn und Schüler von T. Krishnamacharya,: »Je wahrhaftiger ein Mensch spricht, desto mächtiger sind seine Worte.«
Es geht bei Satya darum, nichts vorzugeben, was nicht wahr ist, auch nicht aus falscher Rücksichtnahme. Zum einen bedeutet Ehrlichkeit aber auch, dass man sich selbst nicht belügt und sich seine Fehler eingesteht. Eine Ausnahme davon darf gemacht werden, wenn z. B. die »harte« Wahrheit verletzend oder nachteilig für die jeweilige Person wäre. Satya zielt also auf die Sorgfalt ab, mit welcher man nicht nur bedenkt, was, sondern auch wie etwas gesagt wird und welche Konsequenzen die Wahrheit haben wird. Es gilt, die Wahrheit so angenehm wie möglich zu formulieren, ohne den anderen absichtlich oder unnötig damit zu schaden oder zu quälen. Daraus folgt, dass Satya auch den bewussten Umgang mit Worten zum Inhalt hat. Worte können wie ein Schwert sein oder wie eine Feder, und jeder entscheidet selbst darüber, wie die Wirkungsweise sein soll.

III) Asteya
Asteya bedeutet, nichts zu nehmen oder zu stehlen, das einem nicht gehört, und damit sind auch geistiges Eigentum (Urheberrecht) oder Dinge, die im Vertrauen ausgesprochen werden, gemeint. Gemäß Asteya ist es mehr als verwerflich, sich mit fremden Federn zu schmücken, Ideen oder Know-How zu stehlen und jemandes Vertrauen zu missbrauchen.

IV) Brahmacharya
Brahma bedeutet in diesem Kontext »Wahrheit oder Wesenskern« und Char »sich bewegen«, also bezieht sich diese vierte Regel auf die Bewegung zum Wesentlichen hin. Die eigenen Bestrebungen sollten dem Verständnis wie der Erkenntnis der höchsten Wahrheit förderlich sein. Traditionell wird es auch als Enthaltsamkeit interpretiert, z. B. von Suchtmitteln oder Sex, und es wird zu einem »reinen« Lebenswandel geraten, bei dem der Geist vor Dingen, die Unklarheit bringen, geschützt werden soll. Brahmacharya ist die Reinheit in Gedanken, im Wort und in der Tat.
Brahmacharya ist darüber hinaus als Maßhalten in allen Lebensbereichen und als die Konzentration auf das Wesentliche zu verstehen; denn jegliches Übermaß und Extrem kann dazu führen, dass das Denken und Handeln vollständig davon bestimmt werden. Genau dieses Übermaß soll zwar verhindert werden, aber es geht bei diesem Gebot nicht darum, auf etwas ganz zu verzichten, etwa in Form einer totalen Abstinenz von Genussmitteln oder Gewohnheiten, sondern das angemessene Maß zu finden, nicht in Leidenschaften zu schwelgen und im wahren Sinne des Wortes unabhängig zu bleiben.
Brahmacharya im ursprünglichen Sinn ist die Askese und sexuelle Enthaltsamkeit, weil man alles, was nicht auf das Wesentliche und die Suche nach Wahrheit ausgerichtet war, als eine Energieverschwendung betrachtet hat.

V) Aparigraha
Aparigraha hat in der praktischen Anwendung die Bedeutung von »Hände weg, ergreife nicht die Gelegenheit, mäßige Dich«. Bei diesem Gebot geht es also darum, die Menschen nicht auszunutzen, und nur anzunehmen, was angemessen ist, sowie nicht gierig zu sein oder gar besitzergreifend. Da Besitz auch eine (zu) große Last bedeuten kann, wird dieses Gebot häufig mit dem generellen Nichtannehmen von Geschenken interpretiert, aber zumindest sollte der sich auf diesem Yoga-Weg Befindende bei Belohnungen und Geschenken eher zurückhalten, da dadurch die Annahme derselben Verpflichtungen und Bestechlichkeit entstehen könnten.
Aparigraha ist die innere Haltung von Anspruchslosigkeit und beinhaltet die bewusste Reflexion darüber, was und wie viel man tatsächlich braucht. Es geht dabei nicht nur um materielle Dinge wie Investitionsgüter, Lebensmittel, Wohnraum, sondern auch um immaterielle Dinge wie Macht, Ruhm, Anerkennung. Das Ziel von Aparigraha ist es, sich von allen Erwartungshaltungen zu lösen und seinen eigenen Wert zu erkennen.

»Lebt ein Mensch in vollkommener Übereinstimmung mit den fünf Yamas, wird er niemals davon abweichen, egal welcher Berufung er auch folgt, an welchem Ort und zu welcher Zeit er lebt und welcher Art seine momentanen Umstände sind. So erfüllt er die höchste Stufe.«

(Patanjali, Yoga-Sutra II,31)

5.2. Niyama: Regeln der Observanz und des Umgangs mit sich selbst

Niyama ist die zweite Stufe und umfasst Regeln über das Verhalten sich selbst gegenüber. Niyama gehört wie Yama zu den geistigen Regeln und birgt interessante Herausforderungen, bei denen es z. B. um die Auseinandersetzung mit sich selbst geht, die Selbstreflexion, welche sozusagen ein Zwiegespräch mit dem eigenen Selbst ist.

Es gibt gem. Patanjali folgende fünf Unterpunkte der Niyama:

I) Shauca
Shauca wird übersetzt mit Sauberkeit, Reinheit. Demzufolge muss der Körper geschützt, rein gehalten und gepflegt werden, damit er gesund bleibt und seinem Hauptzweck dienen kann. Indem man dem Körper äußere Hygiene, die richtige Nahrung, gutes Wasser und die nötige Bewegung gibt, bleibt er elastisch, flexibel und jung.
Shauca gilt aber auch für den Geist, der immer in Form einer geistigen Hygiene rein gehalten und von Rücksichtnahme geleitet werden sollte.
Shauca betrifft darüber hinaus auch die direkte Umgebung des Yoga-Praktizierenden, wie z. B. Kleidung, Wohnraum etc., auf die dieser einen Einfluss hat.

II) Santosha
Santosha bedeutet Zufriedenheit, Genügsamkeit, Bescheidenheit mit dem, was man ist und hat, ohne nach mehr streben zu wollen, sei es auf materieller, körperlicher oder intellektueller Ebene. Dies setzt voraus, dass man sich selbst und seine persönliche Lebenssituation akzeptiert, bedeu-

tet hingegen aber nicht, dass man sich nicht weiterentwickeln, lernen, streben oder bemühen sollte.
Unter Zufriedenheit in diesem Sine ist nicht falsche Bescheidenheit, Entsagung oder gar totaler Verzicht zu verstehen; denn Zufriedenheit ist ein positiver Geisteszustand und Entsagung hingegen ein negativer. Es geht um eine objektive Betrachtungsweise des Lebens, in der man erkennt und anerkennt, was ist und welche Möglichkeiten existieren. Das Gegenteil davon ist Unzufriedenheit, die immer dadurch entsteht, dass man sich auf etwas konzentriert, das nicht real ist oder unmöglich zu erreichen.
Es ist die lebensbejahende Einstellung zu der eigenen Existenz und der gesamten Schöpfung in ihrer Pracht, Ausprägung, Einzigartigkeit und Einmaligkeit. Das Ziel ist eine innere Zufriedenheit, die unabhängig von äußeren Umständen ist.

III) Tapas
Mit Tapas sind hier nicht die kleinen spanischen Appetithäppchen gemeint, sondern das Gebot, die eigene, innere Glut zu schüren bzw. das Feuer zu entfachen; denn es bedeutet wörtlich »erhitzen« oder »kochen«.
Durch die Praxis von Asanas und Pranayama werden in besonderem Maße der Körper trainiert und erhitzt sowie die angesammelten Unreinheiten über Haut und Atmung ausgeschieden, wodurch sich der Körper von Schlacken, Giftstoffen und Rückständen befreien und reinigen, aber dadurch auch geistige Klarheit gewinnen kann.
Tapas ist die Selbstdisziplin, die aus einem brennenden Verlangen (Sanskrit: Tapah = Hitze) und einem starkem inneren Bedürfnis entsteht. Jene ermöglicht es einem, die erforderlichen Anstrengungen auf dem Weg der Selbsterkenntnis mit der dafür notwendigen Ausdauer und dem erforderlichen Durchhaltevermögen auf sich nehmen zu können.

IV) Svadhyaya
Svadhyaya bedeutet traditionell das Selbststudium, insbesondere das der alten heiligen Schriften, stellt aber auch das Gebot der Selbsterforschung dar und bedeutet wörtlich »an etwas nahe herangehen«; denn es geht hierbei um die Reflexion des eigenen Ichs, d. h. sich selbst erkennen und anerkennen, aber auch kritisieren zu können.
Das gilt u. a. für die eigene Asana-Praxis, in der man sich selbst genau und aufmerksam beobachtet, um etwas über sich zu erfahren, z. B. welche Übungen einem gefallen und welche nicht, wie man damit umgeht, ob eine negative Routine vorliegt und sich alles wiederholt, in welcher Art und Weise sich die eigenen Ansichten und Verhaltensweisen ändern, ob man Parallelen zu seinem Alltag erkennt etc.
Mit Svadhyaya, der angewandten Selbsterforschung, ist man gleichzeitig sein eigener Lehrer und Schüler.

V) Ishvara-Pranidhana
Ishvara-Pranidhana wird mit Hingabe übersetzt und in diesem Zusammenhang ist die Hingabe an Gott oder die Schöpfung gemeint, wobei es hier keine Rolle spielt, wie Gott definiert wird: monotheistisch oder nicht, das Höchste, ein universelles Prinzip, Grundvertrauen in das Leben etc.

Zentrales Anliegen ist es, sich mit ganzem Herzen einer Sache hinzugeben, um alle anderen Dinge und Geschehnisse loslassen zu können.
Bei der Praxis der Yoga-Übungen ist vor allem das Loslassen von Alltagsgedanken wichtig und erstrebenswert. Durch diese Hingabe ist es möglich, sich nur auf den gegenwärtigen Moment zu konzentrieren und sich ihm vollständig zu überlassen, was letztendlich zu mehr Konzentration auf Aufgaben und Pflichten führt, welche man zu erledigen hat.

Tiefe Zufriedenheit lässt einen das grenzenlose Glück erfahren.

(Patanjali, Yoga-Sutra II, 42)

5.3. Asana: Regeln des Umgangs mit dem Körper

Asanas umfassen die Praxis der Körperübungen, welche zur Vorbereitung der Meditation dienen und unabdingbar sind für die folgenden Stufen, die nur noch sitzend ausgeführt werden.
Asanas, also die Yoga-Haltungen, sind der Teil von Patanjalis Ashtanga-Yoga, der im Westen am bekanntesten ist und den die meisten Menschen mit Yoga verbinden, aber der tatsächlich nur eine der acht Disziplinen des Yoga umfasst. Es soll laut einigen alten Schriften und der mündlichen Überlieferung über 84.000 Yoga-Haltungen geben, aber ich halte mich gerne an die ausreichende Zahl von ca. 900 Asanas, die u. a. in der Gesamtübersicht von Sri Dharma Mittra (The Master Chart of 908 Postures by Sri Dharma Mittra) aufgeführt worden sind. In der alten Yoga-Schrift der Hatha-Yoga-Pradipika werden 84 Grund-Asanas erwähnt. Die Vielzahl der Asanas ist damit zu erklären, dass sämtliche Bereiche des Körpers angemessen trainiert werden sowie der Körper im Ganzen kräftig und geschmeidig gemacht werden, ihm mehr Vitalität verliehen und seine Lebensenergie erhöht werden soll.
Die körperlichen Yoga-Haltungen wirken aber auch entspannend auf den Geist und fördern die Entwicklung der eigenen Persönlichkeit. Ein Asana sollte sukha und sthira (→ Kapitel 4.2, Stirham sukham asanam), also zugleich leicht und stabil sein. Jede der einzelnen Yoga-Haltungen sollte gerade wegen der Festigkeit und Leichtigkeit genossen und mit Aufmerksamkeit und Achtsamkeit ausgeführt werden. In einer Asana sind Körper, Atem und Geist im Einklang, und sobald der Atem stockt, unruhig wird oder sich auf andere Weise negativ verändert, ist es keine richtige Asana mehr. Das gleiche gilt, wenn der Körper schmerzt oder die Gedanken abschweifen; denn in einer Asana soll man sich immer wohlfühlen und das Gefühl haben, nahezu endlos in der Haltung verharren zu wollen und keinen Schmerz empfinden.

Eine Übungspraxis wird nur dann Erfolge zeigen, wenn wir sie über einen langen Zeitraum ohne Unterbrechung beibehalten, wenn sie von Vertrauen in den Weg und von einem Interesse, das aus unserem Innern erwächst, getragen ist.

(Patanjali, Yoga-Sutra I,14)

5.4 Pranayama: Beherrschung des Atems, Regeln der mentalen Disziplin

Pranayama ist die Kunst der Atemübungen, welche eine gewisse Körperbeherrschung voraussetzt. Ayama bedeutet »ausdehnen, verlängern« und Pran beschreibt das, »was ununterbrochen und überall ist«.

Prana als universelle Lebenskraft und absolute Energie ist die Urquelle aller Energieformen. Der Atem ist nur eine Ausdrucksform von Prana und die Yoga-Lehre geht davon aus, dass der Geist den Atem und umgekehrt der Atem den Geist beeinflusst. Wenn der Atem zur Ruhe gebracht wird, hat dies auch eine Beruhigung des Geistes zur Folge. Pranayama ist die bewusste Verbindung von Atem und Geist durch neutrale Beobachtung und besteht in seiner vollständigen Version aus vier Teilen, nämlich Ausatmen (Rechaka), Luftanhalten nach der Ausatmung, mit leerer Lunge (Bahya Kumbhaka) Einatmen (Puraka) und Luftanhalten nach der Ausatmung mit gefüllter Lunge (Antara Kumbhaka).

Das Ziel von Pranayama ist es, möglichst viel der Lebensenergie Prana in den Körper zu leiten, um den Geist vom Irdischen zu lösen. Pranayama war viele Jahrhunderte lang eine geheime Lehre; man stellte damals sicher, dass Yoga-Schüler frühestens nach 20 Jahren Asana-Praxis in die Atemkunst des Yoga eingeweiht wurden.

Die stetige Praxis von Pranayama verringert die Blockaden im Geist, welche einen an einer klaren Wahrnehmung hindern.

(Patanjali, Yoga-Sutra II,52)

5.5. Pratyahara: Zurücknehmen und Disziplin der Sinne, Sich-nach-Innen-Ausrichten

Pratyahara ist die Beherrschung der Sinneswahrnehmung. Ahara bedeutet in diesem Kontext »Nahrung« und Pratayahara »sich von dem zurückziehen, was einen nährt«. Die Sinne sind gleichzusetzen mit offenen Türen des Geistes, durch die alles eintritt, ob eingeladen oder nicht, so dass der Geist all diese Gäste, auch die ungebetenen, begrüßt und sich ihnen zuwendet. Für die Sinne ist es zwar lebensnotwenig, den Kontakt zur Außenwelt herzustellen, aber durch die geöffneten Türen besteht ständig die Gefahr einer Reizüberflutung sowie der Ablenkung der Konzentration auf eine Tätigkeit. Mittels Pratyahara lernt der Geist, seine Sinnestüren bei Bedarf zu schließen, so dass er die äußeren Reize zwar noch wahrnehmen kann, aber nicht mehr darauf reagieren muss. Bei Pratayahara wird also die Verbindung des Geistes von den Sinnen getrennt, indem die Sinne sich von den Objekten zurückziehen können.

Der Geist wird nicht mehr von außen genährt und die Sinne ruhen bzw. richten sich auf das Innere aus. Dieses Nach-Innen-Lenken der Aufmerksamkeit ist für den zivilisierten Menschen, der extrem nach außen orientiert ist, sehr wichtig, weil ihm eine innere Schau fast unmöglich ist. Diese kann nur mit Disziplin und Beharrlichkeit erreicht werden. Die fünf Sinne sind das Hören, Sehen, Riechen, Schmecken und Tasten, und einige davon lassen sich leichter nach innen richten als die anderen, was eine geduldige Übungspraxis erfordert.

Pratayahara geschieht, wenn der Geist in der Lage ist, seine gewählte Richtung beizubehalten, und die Sinne sich zurückziehen und sich nicht wie gewöhnlich mit den Objekten, die sie umgeben, verbinden. Im Zustand von Pratayahara folgen die Sinne dem Geist in seiner Ausrichtung.

(Patanjali, Yoga-Sutra II,54)

Samyama sind die Regeln des Umgangs mit dem Geist und umfassen die letzten drei Glieder des Ashtanga-Marga, also Dharana, Dhyana und Samadhi, welche sich ausschließlich mit dem Geist befassen. Während die ersten fünf Glieder dazu dienen, den Geist zu beruhigen und diesen für den Weg der inneren Befreiung vorzubereiten, dringt Samyama nun bis zum Wesenskern vor, nämlich bis zum Selbst.

5.6 Dharana: Konzentration / Fokussieren des Geistes

Dharana heißt »halten« und ist eine Vorstufe zur wahren, gedankenfreien Meditation bzw. die Konzentration auf einen Punkt, eine Richtung, ein Tun, eine Frage oder eine Überlegung oder auch die Fähigkeit, seinen Geist auf einen Gegenstand auszurichten. Durch diese Art der Konzentration wird eine tiefes Verständnis und Durchdringen des Objekts der Konzentration erst möglich. Oft wird Dharana nur mit Konzentration übersetzt, aber dies trifft nicht zu einhundert Prozent zu.
Wenn man eine bestimmte Aktivität seines Geistes immer mehr verstärkt, dann verschwinden die anderen Aktivitäten des Geistes. In Dharana wird die Konzentration nur auf eine Sache ausgerichtet, egal ob diese von konkreter oder abstrakter Natur ist. Es geht um die bewusste Verbundenheit mit einem Betrachtungsgegenstand. Um diese fokussierte Ein-Punkt-Konzentration, die durch die unablässige Aktivität unseres Geistes erschwert und behindert wird, über einen längeren Zeitraum aufrechtzuerhalten, bedarf es Geduld und Disziplin.

Das Festhalten des Bewusstseins in der Leere des Raumes wird Dharana genannt.

(Patanjali, Yoga-Sutras III, 1)

5.7 Dhyana: Meditation

Dhyana lehrt, das Denken vollständig zum Erliegen zu bringen, und ist damit die eigentliche Disziplin der Meditation. Hier wird die sogenannte Versenkung geübt, die auf das Erkennen des schöpferischen Prinzips vorbereitet. In diesem Zustand offenbaren sich die höheren Dimensionen, in denen der Praktizierende Einblicke ins Absolute erhält.
Man kann natürlich diese Erfahrungen nicht mit Worten beschreiben, und jeder muss sie für sich selbst erfahren. In der Disziplin des Dhyana nimmt der Geist die Form dessen an, worauf er sich konzentriert. Das geschieht in der Art und Weise, wie Wasser die Form eines Glases annimmt, in das es gegossen wird. Im Zustand des Dhyana jedoch lösen sich alle Formen auf, und jetzt kann das leere Gefäß mit universellem Wissen erfüllt werden und in Klarheit und Reinheit erleuchten.

Der Grad für Ablenkungen ist hier geringer als bei Dharana, und die Aktivitäten des Geistes kommen gänzlich zur Ruhe.
Im Dhyana entsteht eine Wechselwirkung mit dem Objekt der Konzentration, und in diesem Zustand werden alte Denkmuster, Glaubenssätze, Erwartungshaltungen, Emotionen und subjektiv geprägtes Wissen hinter sich gelassen und die Dinge intuitiv so gesehen, wie sie wirklich sind. Man schaut wie ein außenstehender, neutraler Beobachter auf den zuvor auserwählten Meditationsgegenstand und akzeptiert objektiv alles Gesehene, ohne dieses zu bewerten, beurteilen oder verändern zu wollen.

Im Zustand von Dhyana sind alle Aktivitäten des eigenen Geistes in einem ununterbrochenen Fluss und nur auf dieses eine Objekt ausgerichtet.

(Patanjali, Yoga-Sutra III, 2)

5.8 Samadhi: Erleuchtung, Erkenntnis des wahren Selbsts, innere Glückseligkeit, Versenkung, All-Einheit, das Höchste, die innere / absolute Freiheit

Samadhi ist der Zustand absoluter Glückseligkeit (Sanskrit: Ananda) und damit das höchste Ziel eines Leben nach den Richtlinien des Yoga. Samadhi bedeutet »etwas ganz nahe an ein anderes heranbringen« und ist das reine Bewusstsein (Sanskrit: Chit), die Einheitserfahrung, die Erkenntnis des Allwissens (Sanskrit: Sat).
Im Zustand von Samadhi verschmilzt der Geist vollständig mit dem Gegenstand der Meditation und alle Eigenschaften, welche die eigene, individuelle Persönlichkeit ausmachen, verschwinden, weil nichts mehr zwischen dem Gegenstand und dem Geist steht.
Es ist die Versenkung, in der keine individuelle Identität mehr vorhanden ist bzw. das Empfinden für diese eigene Identität sich auflöst und eine kontemplative, beschauliche Erfahrung von Bewusstsein aufkommt. Es entsteht ein Gefühl der Einheit mit allem.

Wenn unser Geist mit dem in uns, was erkennt, vollständig identisch ist, herrscht Freiheit.

(Patanjali, Yoga-Sutra III,55)

Das Ziel jedes Yoga-Praktizierenden der Patanjali-Tradition sollte es sein, alle acht aufgeführten Aspekte in sein eigenes Leben zu integrieren und zu kultivieren. Diese Aspekte werden oft unterschiedlich interpretiert und alle acht sind nur Gebote bzw. Empfehlungen und keine Zwänge. Es soll das Optimum für jedes Individuum und die Umwelt dabei herauskommen. Fehlinterpretationen und Übertreibungen sollten ebenfalls vermieden werden, und jeder Aspekt kann für die jeweilige Lebensphase, in der man sich gerade befindet, eine andere Bedeutung und Wertigkeit erfahren und sollte dies auch.

6. Was kann Yoga und was nicht?

Jeder, der selbst über einen längeren Zeitraum Yoga ausgeübt hat, kann mit Überzeugung von den positiven Auswirkungen auf Körper und Geist berichten. Trotzdem fällt es der Schulmedizin immer noch schwer, die gesundheitsfördernden Aspekte des Yogas angemessen einzuordnen und anzuerkennen, und oft werden diese nur als Begleiterscheinungen bezeichnet. Aber dieser Trend beginnt, sich in Europa zu ändern, und hat es bereits in den USA vor circa 20 Jahren getan, wo sich seitdem die Wissenschaft eingehend mit Yoga befasst und regelmäßig Studien zu den verschiedenen Yoga-Themen veröffentlicht.

Auch wenn Yoga nur nützliche Begleiterscheinungen liefern würde, wäre es doch mehr als angebracht zu fragen, was z. B. positiver zu bewerten ist: die Senkung des Blutdrucks als Begleiterscheinung einer regelmäßigen Yoga-Praxis oder die nicht unbeträchtlichen Nebenwirkungen von Blutdruck-senkenden Medikamenten? Dabei sind die positiven Auswirkungen des Yogas längst wissenschaftlich erforscht und in Studien belegt sind.

Von der Medizin unbestritten ist z. B., dass durch die Körperübungen beim Hatha-Yoga die Muskulatur, insbesondere des Rückenapparats, gestärkt wird und sich die Flexibilität der Muskeln, Sehnen und Bänder deutlich erhöht. Ferner interessiert sich die Wissenschaft für den positiven Effekt auf den Stressabbau durch regelmäßigen Yoga, auch weil sich das Burnout-Syndrom innerhalb kurzer Zeit stark verbreitet hat. Der Beitrag von Yoga zur Gesunderhaltung und Prävention ist objektiv verifiziert und durch zahlreiche wissenschaftliche Studien belegt worden.

Durch die folgenden gesundheitlichen Effekte entfaltet Yoga seine Heilwirkung nachweislich. Diese wissenschaftlich belegten Fakten mögen Sie in Ihrer Übungspraxis ermuntern und bestärken:

Yoga:

- Steigert die Ausdauer, Kraft und Flexibilität,
- Stärkt Vitalität und Energie,
- Verbessert das eigene Körpergefühl,
- Reduziert Schmerzen und Verspannungen,
- Verzögert den Altersprozess,
- Lindert Altersbeschwerden,
- Schafft innere Ruhe und Ausgeglichenheit,
- Erzeugt höhere Stressresistenz,
- Steigert die Lebensqualität,
- Erhöht die geistige Fitness,
- Fördert Mut, Durchhaltevermögen und Konzentration,
- Bringt Körper, Geist und Seele in Einklang,
- Lässt alte, schädliche Denk-, Verhaltensmuster und Gewohnheiten erkennen und diese erfolgreich überwinden,
- Erhöht Selbstvertrauen und Selbstbewusstsein,
- Erhöht moralische Qualitäten aufgrund des ethischen Verhaltenskodexes der Yoga-Lehre,
- Bietet Raum für spirituelle Entwicklung.

Doch wie kann Yoga all diese Ergebnisse ermöglichen? Der indische Gelehrte Patanjali, Autor der Yoga-Sutras, erklärt das Geheimnis mit einer Metapher, wonach Yoga sich mit der Arbeit eines Reisbauern vergleichen lasse, der auf einem trockenen Feld kleine Dämme öffne und das Wasser so gezielt zu den Pflanzen fließen und diese gedeihen lassen kann.

6.1 Die positiven Auswirkungen des Yoga von A - Z

Im Folgenden lesen Sie eine Liste der positiven Auswirkungen von Yoga auf Beschwerden und Symptome in alphabetischer Reihenfolge, von ADHS über Herz- und Hirngesundheit und über Rückenschmerzen bis hin zur Zellgesundheit, welche alle wissenschaftlich untersucht und belegt worden sind.

Yoga als ADHS-Therapie

Dr. Meera Balasubramaniam von der Duke Universität in Nord Carolina hat mittels unterschiedlicher Studien die Wirkung von Yoga bei Kindern mit einer ADHS-Erkrankung untersucht und auf ihre Plausibilität geprüft. Im Rahmen ihrer Studie wurde über einen Zeitraum von 20 Wochen im Jahr 2013 mit den betroffenen Kindern Yoga geübt und eine signifikante Verbesserung, besonders des oppositionellen Verhaltens, der emotionalen Labilität, der Impulsivität und des Perfektionismus erzielt.
Aufgrund dieser positiven Ergebnisse ist es gemäß ihrer und der Einschätzung einer Reihe weiterer Wissenschaftler, wie u. a. Prof. Dr. Andreas Michalsen von der Charité Berlin, folgerichtig und berechtigt, dass Yoga als ergänzende Therapieform zur medikamentösen Behandlung in Betracht gezogen werden sollte. Yoga und Meditation können Kindern und Eltern zu mehr innerer Ruhe verhelfen und ADHS mildern. In den USA werden Yoga und Meditation unter dem Begriff der *Body-Mind*-Medizin bereits eingesetzt, und es ist eine Frage der Zeit, bis sich auch die restliche Welt, besonders Europa, für diese Behandlungsalternative empfänglich zeigt.[2]

Yoga und die Steigerung der aeroben Konditionierung

Entgegen der allgemeinen Auffassung, dass Yoga nur beruhigend wirkt und nichts für die Kondition bringt, hat ein Forscherteam der Universität Kalifornien (Davis / Sacramento), USA, im Jahr 2001 wissenschaftlich belegt, dass Yoga auch die körperliche Leistungsfähigkeit und Ausdauer erhöht und aufbaut und somit als adäquates Mittel zur Förderung der körperlichen Gesundheit und Fitness empfohlen werden kann.[3]

Yoga als Anti-Depressivum

An der Harvard Universität untermauerten im Jahr 2009 Wissenschaftler durch ihre Forschungsarbeiten, dass es durch die Yoga-Praxis in den Gehirnen der Übenden zum Anstieg von Neuro-

---

2 s. http://www.neuewege.com/blog/wp-content/uploads/2013/05/PM_ADHS_final.pdf
3 s. http://www.ncbi.nlm.nih.gov/pubmed/11832673

transmittern, u.a. Serotonin, kommt, der wie ein Medikament zur Behandlung von Depression wirkt.[4]

Yoga und die Linderung von Arthritis

Die Forschungsergebnisse eines Wissenschaftlerteams der Anna University Chennai, Indien, aus dem Jahr 2011 belegen, dass Yoga eine Linderung bei rheumatischer Arthritis, der entzündlichen Gelenkerkrankung, verschafft und erfolgreich als Therapie eingesetzt werden kann.[5]
Die positive Wirkung von Yoga bei rheumatischer Arthritis wurde 2013 durch die Untersuchungsergebnisse der University of Maryland, USA, bestätigt.[6]

Asthma

Wissenschaftliche Studien des American College of Sports (ACSM) aus dem Jahr 2011 haben gezeigt, dass nur zweieinhalb Stunden Yoga pro Woche ausreichen können, um Asthma-Kranken spürbare Linderung zu verschaffen, die Asthma-Symptome zu lindern und die verlorene Lebensqualität zurückzugeben.[7]

Yoga und die Gesundheit der Bandscheiben

1999 hat eine Gruppe von japanischen Wissenschaftlern um Dr. T. Matsumoto vom Department of Orthopedic Surgery des Wakayama Medical College in Japan herausgefunden, dass eine Stimulation der Mechano-Rezeptoren (Sinneszellen, die mechanische Kräfte in Nervenerregung umwandeln) in den Knorpelgeweben der Bandscheiben mit einer zyklischen Zugspannung bzw. einer Dehnkraft die Rate des DNA-Metabolismus erhöht und die Produktion von neuem Kollagen der Nucleus-Pulposus- (Bandscheiben-) Zellen verstärkt.
Es ist bemerkenswert und faszinierend zugleich, dass Bänder, Knorpel, Bandscheiben und höchstwahrscheinlich auch eine Großzahl von anderem, weichem Gewebe sich entwickeln und wieder aufbauen, und zwar als Folge einer sich anpassenden Reaktion auf einen Druckreiz, welcher durch eine Bewegung diesem Gewebe auferlegt wird. Diese Ergebnisse bekräftigen, dass eine angemessene Übungspraxis, insbesondere von Yoga, empfehlenswert ist und dass es außer Frage steht, dass der Mensch für Bewegung geschaffen wurde, während Stillstand in jeglicher Form Verfall, Krankheit und Tod bedeutet.[8]
Eine weitere Studie aus dem Jahr 2007, durchgeführt von Weinans und Prendergast vom Trinity Centre für Bioengineering in Dublin, Irland, bestätigt die bereits dargelegten Untersuchungsergebnisse, dass eine spezielle Form von mechanischer Belastung, nämlich die zyklische Zugspan-

---

4 s. http://www.health.harvard.edu/neWirbelsäuleletters/Harvard_Mental_Health_Letter/2009/April/Yoga-for-anxiety-and-depression

5 s. http://bretj.com/uploads/ Dwonload2638.pdf

6 s. http://umm.edu/health/medical/altmed/condition/rheumatoid-arthritis

7 s. http://www.acsm.org/about-acsm/media-room/acsm-in-the-neWirbelsäule/2011/08/01/yoga-helps-asthma-patients-in-10-weeks

8 s. http://www.ncbi.nlm.nih.gov/pubmed/10065513 sowie http://icb.oxfordjournals.org/content/40/1/53.full

nung, bzw. Dehnkraft in großem Ausmaß die Geschwindigkeit und Intensität der DNA-Synthese im Knorpelgewebe erhöht, welches die Bandscheiben bildet.
Die gesteigerte Zuwachsrate der DNA-Synthese führt gemäß dieser Studie direkt zu einer Zunahme von Kollagen, welches ein Protein ist, dass u. a. zum Aufbau des Knorpelgewebes der Bandscheiben beiträgt. In diesem Wirkungszusammenhang liegt die begründete Rechtfertigung, dass angemessene, sanfte, aber kraftvolle Bewegungen, so wie sie im klassischen Yoga ausgeführt werden und charakteristisch sind, dazu beitragen, dass Knorpelgewebe, Bänder, Sehnen und sogar Knochen sich von einer Degenration erholen können. Damit ist Yoga einzigartig unter allen aktiven Therapieformen und widerlegt das Vorurteil, eine weiche und schwache Therapieform zu sein.[9]

Yoga und der Bewegungsapparat

Der Berufsverband der Yoga-Vidya-Lehrer (BYV) hat bei den Universitäten Witten / Herdecke und Gießen mehrere Studien zum Thema Yoga in Auftrag gegeben. Eine dieser Studien beschäftigt sich mittels Sichtung und Bewertung von 40 systematischen Übersichtsarbeiten zu therapeutischen Yoga-Programmen aus den Bereichen Physis, Physiologie und Psyche mit dem Ergebnis, dass Yoga nicht nur den Bewegungsapparat (Schmerzreduktion, Funktionsverbesserung), sondern auch die physiologischen Systeme (Herz-Kreislauf, Blutdruck) und die Psyche (Depression, Burnout, Fatigue, Stress) positiv beeinflusst.[10]

Yoga und Bluthochdruck / Hypertonie

Die Humboldt-Universität in Berlin stellte 1996 die Wirksamkeit von Hatha-Yoga bei Bluthochdruck fest. Bei den Probanden mit Hypertonie wurden eine signifikante systolische und diastolische Blutdrucksenkung beobachtet.[11]

Yoga senkt den Blutdruck

Blutdrucksenkung durch Yoga haben 2007 drei Forscher von der amerikanischen Elite-Universität Yale belegt, die zwölf Studien ausgewertet haben. Die Patienten, alle mit einem Blutdruck von mehr als 140 Millimetern systolisch und mindestens 90 diastolisch, konnten durch Yoga ihren Blutdruck derart normalisieren, dass die Einnahme von Medikamenten überflüssig wurde.[12]

---

9 s. http://gravitationalandspacebiology.org/index.php/journal/article/viewFile/415/410

10 s. Univ.-Prof. Dr. med. Arndt Büssing et al., Fakultät für Gesundheit, Department Humanmedizin, Universität Witten/Herdecke, 2012, http://wiki.yoga-vidya.de/Klinische_Wirkung_verschiedener_Yoga-Interventionen

11 s. Christiana Kühn: Effektivität von Hatha-Yoga bei Kreuzschmerzen und Hypertonie, Humboldt-Universität, Berlin (Dissertation), 1996

12 s. http://www.naturopathic.org/content.asp?contentid=89

Yoga und die Senkung bzw. Regulierung des Blutdrucks

Ein Mediziner der US-Amerikanischen Harvard Universität hat bereits 1975 mittels seiner Studie bewiesen, dass Yoga und insbesondere auch Meditation, die Atemfrequenz und Pulsrate sowie den allgemeinen Sauerstoffverbrauch und den Blutdruck zum Vorteil des Organismus senken kann. Er nennt diesen entspannten Zustand Hypometabolismus.[13]
Diese positive Wirkung von Yoga wurde 2009 durch die Untersuchungsergebnisse der University of New Mexico, USA, bestätigt.[14]

Yoga als dauerhaftes Mittel gegen Bluthochdruck

Yoga wirkt der Volkskrankheit Hypertonie und seinen Vorboten nachhaltig entgegen. Das belegte ein Forscherteam der Universität von Pennsylvania, USA, im Jahr 2009 und macht dadurch deutlich, dass durch Yoga den wichtigsten Auslösern von Schlaganfällen, Herzinfarkten und sonstige Herz-Kreislauf-Erkrankungen erfolgreich und kostengünstig entgegengewirkt werden kann.[15]

Yoga und Brustkrebs I

Frauen mit Brustkrebs fühlen sich stärker, zuversichtlicher und leiden seltener an Schlafstörungen und Depressionen, wenn sie Yoga üben. Ferner unterstützt Yoga die Behandlung und trägt maßgeblich zur Sicherung des Behandlungserfolgs bei. Zu diesem Ergebnis kam M. D. Anderson vom Cancer Center in Houston, Texas, aufgrund einer wissenschaftlichen Studie mit 163 Frauen.[16]

Yoga und Brustkrebs II

Studien der Duke University in North Carolina, USA, haben 2007 herausgefunden, dass Brustkrebspatientinnen, die Yoga praktizieren, ihre Schmerzen reduzieren, sich physisch und psychisch stärker fühlen und ihre Krankheit leichter akzeptieren als eine Vergleichsgruppe.[17]

Mit Yoga lernen COPD-Kranke, besser zu atmen

Die Lungenkrankheit COPD (**C**hronic **O**bstructive **P**ulmonary **D**isease) ist weltweit auf dem Vormarsch und betrifft nicht nur Raucher, wie viele Menschen irrtümlicherweise meinen. Diesbezüglich hat Dr. Randeep Guleria vom All India Institute of Medical Sciences in New Delhi, Indien, im Jahr 2013 beim CHEST-Meeting in Chicago wissenschaftlich dargelegt, dass Yoga bei der Behandlung dieser chronisch verengenden Lungenkrankheit helfen kann. An seiner Studie nahmen 29 Patienten im Alter von 65 Jahren teil, die vier Wochen lang zwei Mal pro Woche Yoga-Unterricht erhielten und anschließend zu Hause weiterübten. Die Werte der Atemlosigkeit, der sog. Dyspnoe, sanken signifikant und die Ausdauer stieg sogar leicht an. Es konnte jedoch zumindest bei

---

[13] s. http://www.relaxationresponse.org/

[14] s. http://earthvision.info/meditatingbrain.html

[15] s. http://clinicaltrials.gov/show/ NCT00964847

[16] s. http://www.mdanderson.org/neWirbelsäuleroom/neWirbelsäule-releases/2011/study-first-to-compare-benefits-of-mind-body-practices-to-simple-stretching-exercises.html

[17] s. http://www.ncbi.nlm.nih.gov/pubmed/17349503

dieser Studie keine Verbesserung der Lungenfunktion oder krankheitstypischer Entzündungen festgestellt werden.[18]

Yoga-Meditation und Depression

Wissenschaftler vom Centre for Addiction and Mental Health (CAMH) in Toronto, Kanada, haben im Jahr 2010 herausgefunden, dass eine Meditations-Praxis erfolgreich einer Wiedererkrankung vorbeugen kann. Zindel Segal vom CAMH bezeichnet die vom ihm entwickelte Therapie als »Mindfulness-based cognitive therapy«, was deutschsprachige Therapeuten, welche das erfolgreiche Konzept übernommen haben, mit achtsamkeitsbasierter und kognitiver Verhaltenstherapie übersetzten.

Die Erfinder dieser Behandlungsmethode legen dar, dass nach der erfolgreichen Therapie einer depressiven Episode die Medikamente gefahrlos durch diese neue Variante der kognitiven Verhaltenstherapie ersetzt werden können. Sie haben ihre Ergebnisse in den »Archives of General Psychiatry« (2010; 67: 1256-1264) veröffentlicht. Die »Mindfulness-based cognitive therapy« umfasst neben der Einsicht (Cognition) und der darauf basierenden Änderung des Verhaltens eine dritte Welle, die darauf abzielt, die Patienten vor den sogenannten Ruminationen zu bewahren. Dieser Begriff aus der Psychologie meint das wiederholte oder anhaltende Grübeln vieler Patienten über ihr eigenes Schicksal, welches sie zunehmend erschöpft und das Abgleiten in die nächste depressive Episode fördern kann.

Dieses Grübeln wird erfolgreich durch Yoga-Übungen verhindert, mittels derer sich die Patienten auf andere Dinge konzentrieren sollen. Ferner sollen sie über das Praktizieren der Yoga-Atemübungen (Pranayama) eine meditative Achtsamkeit anstreben. Yoga hilft den Patienten, ihrer depressiven Gedankenwelt zu entkommen, indem sie diese als extern betrachten und als nur einen Teil ihrer Persönlichkeit akzeptieren lernen. Sie nehmen den Gedanken den Realitätsgehalt und erkennen: Gedanken sind keine Tatsachen.

Dieser Therapieansatz wurde in der Studie erfolgreich an 28 Patienten erprobt, die sich unter medikamentöser Therapie von einer depressiven Episode erholt hatten. Die Teilnehmer setzten die Medikamente langsam ab und nahmen stattdessen an Gruppenmeditationen teil. Gemäß der Studie waren die Meditationen genauso wirksam wie die Medikamente, und Segal sieht Meditationen als eine mögliche Alternative für Patienten, die die Medikamente nicht vertragen oder diese auf Dauer nicht einnehmen möchten.[19]

Yoga und Diabetes I

Patienten, welche Yoga praktizieren, senken ihren Blutzuckerspiegel signifikant und bei 70 Prozent der Betroffenen kommt es sogar zu einer Gewichtsreduktion. Zudem konnte eine deutliche Verbesserung des Harnzuckergehalts festgestellt werden. Darüber hinaus wurden bei den Yoga-

---

[18] s. http://www.thehansindia.com/posts/index/2013-10-30/Yoga-may-help-patients-with-lung-disease-AIIMS-75451

[19] s. http://www.camh.ca/en/hospital/about_camh/neWirbelsäuleroom/neWirbelsäule_releases_media_advisories_and_backgrounders/archives/2010/Pages/Mindfulness-meditation-found-to-be-as-effective-as-antidepressant-medication-in-prevention-of-depression-relapse.aspx

übenden Diabetes-Patienten auch eine subjektive Verbesserung der allgemeinen Gesundheit und eine optimistischere Lebenssicht beobachtet.[20]

Yoga und Diabetes II

Professor Vipin Mishra von der indischen Kanpur University hat im Jahr 2006 herausgefunden, dass Yoga bei 50 Prozent der Diabetiker den Blutzuckerspiegel nachhaltig senkt.[21]

Täglicher Yoga reduziert Entzündungsmechanismen im Körper

Studien des Semel Institute for Neuroscience and Human Behavior der University of California, USA, haben 2012 herausgefunden, dass nach einem achtwöchigen Yoga-Programm all diejenigen, die täglich zwölf Minuten Yoga praktizierten, weniger Entzündungsmarker in ihrem Blut hatten. Der Effekt war größer als bei der Kontrollgruppe, die sich täglich zu den Klängen einer Entspannungs-CD entspannte. Laut dem Studienleiter Lavretsky haben pflegende Angehörige, um die es hier ging, oft zu wenig Zeit und Energie, den Ausgleich zu ihrem anstrengenden Alltag zu suchen. Aber ein kurzes Yoga-Programm, das einfach zu erlernen ist, stellt sich für diese Menschen als eine effektive Methode dar, um Stress zu reduzieren.[22]

Yoga hilft bei Fibromyalgie

Wissenschaftler des American College of Rheumatology (ACR) in Atlanta, USA, haben 2010 herausgefunden, dass Yoga bei Fibromyalgie hilft. Die US-Mediziner haben eine Yoga-Variante für chronisch Kranke entwickelt, welche keine Perfektion in den geistigen und körperlichen Übungen der indischen Körpermeditation anstrebt. Laut ihrer randomisierten Studie, die in »Pain« (2010, 151, S. 530 - 539), dem Journal des IASP, veröffentlicht wurde, linderte diese Yoga-Variante die Beschwerden einer Fibromyalgie besser als eine Standardtherapie.

James und Kimberly Carson von der Oregon Health & Science University in Portland, USA, nennen die von ihnen entwickelten Entspannungstechniken »Yoga of Awareness« (Yoga der Achtsamkeit / Bewusstheit). Das achtwöchige Programm hilft Patienten mit chronischen Erkrankungen, die Krankheit durch die Meditation besser zu verarbeiten und durch die Körperübungen die Beschwerden zu lindern. Die Hauptsymptome bei der Fibromyalgie sind neben Muskelschmerzen Abgeschlagenheit, Schlafstörungen und emotionaler Distress. Die regelmäßige Yoga-Praxis beginnt mit 40-minütigen leichten Streckpositionen, denen eine 25 Minuten dauernde Meditation folgt, welche die Wahrnehmung auf die Atmung und das Bewusstsein lenken soll. Danach werden für zehn Minuten Yoga-Atemübungen praktiziert, dann 20 Minuten Didaktik und den Abschluss bildet ein 25-minütiges Gruppengespräch.

25 Patientinnen, die länger als ein Jahr an einer Fibromyalgie nach den Kriterien des American College of Rheumatology (ACR) litten, nahmen an dem achtwöchigen Programm der Studie teil.

---

[20] s. Journal of the Diabetic Association of India, Vol. XX, July 1980, 167 - 171, http://www.ncbi.nlm.nih.gov/pmc/articles/PMC2892348/

[21] s. http://www.hindustantimes.com/neWirbelsäule-feed/nm20/yoga-helps-in-diabetes-cure/article1-177119.aspx

[22] s. http://www.ncbi.nlm.nih.gov/pubmed/22795617

Die Teilnehmer/innen gaben am Ende des Yoga-Kurses an, zu 24 Prozent weniger Schmerz, zu 30 Prozent weniger Abgeschlagenheit und zu 42 Prozent weniger depressive Verstimmungen zu verspüren. Ferner haben sich auch die Bewältigungsstrategien verbessert.
Die meisten Patient/innen waren nach eigener Aussage bereit, die Übungen auch zuhause fortzusetzen, so dass eine langfristige Wirkung durch den Yoga-Kurs als wahrscheinlich anzusehen ist.[23]

Yoga mit Meditation verändert das Gehirn positiv

Eine Studie der Harvard Medical School in Boston, USA, aus dem Jahr 2011 beschäftigt sich damit, wie Meditation das Gehirn verändert. Eine deutsch-amerikanische Forschergruppe hat in »Psychiatry Research« (2011, 191, S: 36 - 43) wissenschaftlich dargelegt, dass Meditationsübungen zur Stressbewältigung bereits nach wenigen Wochen Spuren im Gehirn hinterlassen und dies auch mit der Kernspintomographie sichtbar gemacht.
Die »Mindfulness-Based Stress Reduction« oder auch MBSR (achtsamkeitsbasierte Stressreduktion) wurde in den späten 1970er Jahren von dem US-Molekularbiologen Jon Kabat-Zinn entwickelt. Dieser hat an der University of Massachusetts in Worcester, USA, das Center for Mindfulness gegründete und bietet seit mehr als 30 Jahren dort Kurse an, in welchen die Teilnehmer in acht wöchentlichen Sitzungen verschiedene Meditationen und Yoga-Übungen erlernen.
Ein Gruppe von Wissenschaftlern um Sara Lazar vom Massachusetts General Hospital in Boston, USA, zu der auch Britta Hölzel vom Bender Institute of Neuroimaging der Universität Gießen gehört, hat jüngst untersucht, ob die Meditationen zu sichtbaren Veränderungen im Gehirn führen. Im Rahmen dieser Fragestellung wurden 16 Teilnehmer über einen Zeitraum von zwei Wochen vor dem Kurs und nach dem Kurs kernspintomographisch untersucht. Mittels der sog. voxelbasierten Morphometrie wurde die Größe der grauen Hirnsubstanz im Gehirn bestimmt. Bei den Messungen konzentrierten sich die Forscher auf jene Hirnareale, in denen am ehesten Veränderungen zu erwarten sind, und fanden diese in einer vermehrten Dichte der grauen Hirnsubstanz im Hippocampus. Diese im Temporallappen lokalisierte Schaltstation des limbischen Systems hat wichtige Funktionen für das Lernen und für das Gedächtnis. Weitere Veränderungen wurden zusätzlich auch im posterioren Gyrus cinguli, im präfrontalen Cortex, in der Amygdala, im temporoparietalen Übergang und im Kleinhirn gefunden. Die Forscher bringen einige dieser Zentren mit der Selbstwahrnehmung, Anteilnahme (Mitgefühl) und Selbstbeobachtung (Introspektion) in Verbindung, die durch die Meditation verstärkt werden sollen. Die Amygdala ist an der Verarbeitung von Angst und Stress beteiligt, die durch die Meditation verbessert werden soll.
Die Ergebnisse zeigen erstmals, dass frühere Studienergebnisse, die der MBSR oder anderen Meditationsformen günstige klinische Wirkungen zuschreiben, eine morphologische Basis im Gehirn haben könnten. Die Wirkungen reichen von der Senkung des Blutdrucks bei Patienten mit Koronarer Herzkrankheit (→ Archives of General Psychiatry 2009; 120: S461) bis zur Rezidivprophylaxe bei Depressionen (→ Archives of General Psychiatry 2010; 67: 1256-1264).[24]

---

23 s. http://www.townsendletter.com/Oct2012/fibro1012.html
24 s. http://www.townsendletter.com/Oct2012/fibro1012.html

Yoga hat eine direkte Auswirkung auf die Genetik

Einer wissenschaftlichen Studie der Universität Oslo in Norwegen aus dem Jahr 2013 zufolge, kann Yoga einen Einfluss auf die menschlichen Gene nehmen. Die Forscher der Uni Oslo, Qu, Olafsrud, Meza-Zepeda und Saatcioglu, ließen in Zusammenarbeit mit der Norwegian Cancer Society Probanden der Gruppe A ausgewählte Yoga-Asanas, Atemübungen und Meditationen durchführen, während die Kontrollgruppe B die Aufgabe hatte, spazieren zu gehen und Entspannungsmusik zu hören. Bei den Teilnehmern zeigte sich bei Gruppe A in wichtigen Zellen des Immunsystems, den PBMC (= Akronym für englisch: **P**eripheral **B**lood **M**ononuclear **C**ell, deutsch: mononukleare Zellen des peripheren Blutes) ein deutlich größerer Effekt darauf, wie genetische Informationen zum Genprodukt verarbeitet werden. Dieser Effekt wird Genexpression genannt und wurde durch Yoga in der Weise positiv beeinflusst, dass in der Yoga-Gruppe A etwa vier Mal so viele Gene aktiviert wurden wie in der Nicht-Yoga-Kontrollgruppe B.

Bereits nach einer Woche Yoga-Praxis zeigt sich dieser messbare Effekt. Anhand dieser Studienergebnisse und aufgrund weiterer Erkenntnisse aus der Stressforschung lässt sich schließen, dass die spezifischen, durch Yoga aktivierten Gene eine bedeutende Funktion bei der Aktivierung der Killerzellen einnehmen und dadurch die Immunabwehr im Körper stark unterstützen. Auf Basis dieser Erkenntnisse lässt sich erahnen, dass der Mensch das gesamte Spektrum an selbstregulativen Kräften in sich angelegt hat.[25]

Yoga und die Gesundheitsförderung in der betrieblichen Umgebung

Yoga dient einer wirksamen Gesundheitsförderung im betrieblichen Arbeitsumfeld des Menschen. Eine Studie aus dem Jahr 2004 der Universitäten Potsdam und Oldenburg bei Daimler Chrysler führte zu dem Ergebnis, dass Yoga und Autogenes Training effektive und effiziente Verfahren sind, die bei der Stressverarbeitung zu deutlichen Verbesserungen führen, aber auch hinsichtlich Selbstwirksamkeit, Ängstlichkeit, Depressivität, allgemeinen Beschwerden sowie transpersonaler Qualitäten positive Effekte erzielen.[26]

Gewichtsreduzierung durch Yoga

Eine Studie des Fred Hutchinson Cancer Research Centers in Seattle, USA, aus dem Jahr 2009 bestätigt, dass eine regelmäßige Yoga-Praxis die Körperwahrnehmung verbessert und dass folglich die Yoga-Übenden bewusster, achtsamer und unabgelenkter essen. Sie konzentrieren sich besonders auf Geschmack, Geruch und Aussehen der Nahrung, was sich auf das Sättigungsgefühl und die damit verbundene Gewichtsreduktion positiv auswirkt.[27]

Yoga und Gewichtsreduzierung / -optimierung

Übergewicht, u. a. durch Bewegungsmangel, ist die Ursache für viele Zivilisationskrankheiten, wie z. B. Diabetes. Für Menschen mit Übergewicht kann Yoga von großem Nutzen sein, zum einen

---

25 s. http://pm.connektar.de/bildung-beruf-weiterbildung/yoga-praxis-beeinflusst-direkt-die-genetik-12412

26 s. http://www.yogavidya.de/downloads/Wirksamkeit_von_Yoga_und_Autogenem_Training.pdf

27 s. http://www.fhcrc.org/en/neWirbelsäule/releases/2009/08/yoga.html

durch die körperlichen Übungen und die damit verbundene Bewegung, aber auch durch eine geänderte Geistesverfassung, die sich oft aus der Yoga-Praxis ergibt und zu einem veränderten, gesünderen, ganzheitlichen Lebensstil führt.[28]

Yoga und die Verbesserung des Gleichgewichts

Forscher von der Universität Connecticut, USA, haben 2011 bestätigt, dass es durch Yoga besonders bei älteren Patienten, die mit Yoga beginnen, zu einer erheblichen Steigerung des Gleichgewichtsgefühls kommt, was die zunehmenden Stürze im Alter reduzieren hilft.[29]

Yoga / Meditation und die Glücksempfindung

Der US-amerikanische Wissenschaftler Richard Davidson von der University of Wisconsin-Madison hat im Jahr 2008 in seiner wissenschaftlichen Studie herausgefunden, dass Meditation die Fähigkeit verstärkt, Glück zu empfinden, und dass Meditation außerdem Empathie, Hilfsbereitschaft und die kognitiven Fähigkeiten steigert.[30]

Yoga und Herzkrankheiten

»Yoga fördert die Rehabilitation von Herzkranken«, fasst eine deutsche Studie aus dem Jahr 2007 zusammen. Die Mediziner Kerstin Khattab, Ahmed A. Khattab, Gert Richardt des Herz-Kreislauf-Zentrums in Bad Segeberg sowie deren Kolleg/innen Jasmin Ortak und Hendrik Bonnemeier des Universitätsklinikums Schleswig-Holstein haben herausgefunden, dass Iyengar-Yoga erfolgreicher als andere Entspannungstechniken wirkt, weil es eine »einzigartige Kombination« von Komponenten wie Dehnung von Muskeln, tiefem, bewusstem Atmen, Aufmerksamkeit, psychologischen Aspekten, Meditation sowie Konzentration umfasst.[31]

Yoga und die Förderung der Herz-Kreislauf-Gesundheit

Eine Förderung der Herz-Kreislauf-Gesundheit wurde durch die Studien der Wissenschaftler der Universität von Virginia, USA, im Jahr 2005 belegt.[32]

Yoga und das Herz-Kreislauf-System

Eine Studie der Universität Greifswald aus dem Jahr 2003 hat ergeben, dass sich nach einem zehnwöchigen Hatha-Yoga-Kurs bei den Probanden eine deutliche Verbesserung des sogenannten Baroreflexes zeigte, einer der wichtigsten Faktoren für die Regulation des Herz-Kreislauf-Systems. Der Baroreflex oder Barorezeptor-Reflex ist ein homöostatischer Mechanismus, der den Blutdruck aufrechterhält und aus einer negativen Rückkopplungs-Schleife besteht, in der ein er-

---

28 s. Yoga Vidya Gurukul University Maharashtra, India, http://www.yogapoint.com/info/research6.htm, Northcentral University, Arizona, USA, http://www.ncbi.nlm.nih.gov/pmc/articles/PMC3193658/

29 s. http://kaitlynroland.files.wordpress.com/2011/04/a-yoga-based-exercise-program-to-reduce-the-risk-of-falls-in-seniors-brown-2008.pdf

30 s. http://brainimaging.waisman.wisc.edu/press/NCCAMOct08.pdf

31 s. http://www.ncbi.nlm.nih.gov/pmc/articles/PMC2176143/

32 s. http://www.hindawi.com/journals/ecam/2013/649836/

höhter Blutdruck reflektorisch die Herzfrequenz und damit den Blutdruck senkt und umgekehrt. Die positive Wirkung von Yoga auf diesen Baroreflex war nicht nur eine Folge der sportlichen Ertüchtigung; denn bei der Kontrollgruppe, die anstatt Yoga Aerobic praktizierte, zeigte sich eine solche Wirkung nicht, was von Dr. Ulrich Ott, der am Institut für Psychobiologie und Verhaltensmedizin an der Uni Gießen die Wirkungen von Yoga und Meditation erforscht, wissenschaftlich belegt worden ist.[33]

Yoga und Herzrhythmusstörungen

Der US-amerikanische Wissenschaftler Dr. Dhanunjaya Lakkireddy von der University of Kansas hat in seiner Studie im Jahr 2011 herausgefunden und in der Fachzeitschrift »Cardio News« berichtet, dass durch Yoga bei Herzrhythmusstörungen, insbesondere bei Vorhofflimmern, signifikante Verbesserung erzielt werden konnte. Die Studien ergaben, dass Yoga die sog. Trigger abschwächt, welche das Vorhofflimmern verursachen. Warum das so ist, kann noch nicht erklärt werden, aber es wird vermutet, dass Yoga eventuell auch systemischen Entzündungsreaktionen und Funktionsstörungen der Gefäßinnenwände, der endotelialen Dysfunktion, entgegenwirkt. Yoga wirkt sich gemäß dieser Studie außerdem positiv auf Blutdruck, Cholesterinspiegel und generell auf Stress aus.[34]

Yoga-Meditation verdichtet die graue Hirnsubstanz

Im Jahre 2006 haben Forscher der Universitäten Harvard, Yale und Massachusetts Personen, die regelmäßig meditieren, sowie nicht meditierende Personen mit Hirnscans untersucht und dabei herausgefunden, dass sich die sog. kortikale Plastizität bei den Meditierenden nachhaltig verdichtet. Diese ist für die Förderung der Aufmerksamkeit, für die Verarbeitung von Sinneseindrücken und für das Wohlbefinden verantwortlich.

Sie haben ferner herausgefunden, dass sich die Struktur des Gehirns im hohen Alter noch verändern kann. Gemäß den Ergebnissen ihrer Studie wird die Hirnstruktur durch die Meditation hervorgerufen und nicht, wie bisher angenommen, die Meditation durch die Hirndichte gefördert. Ein weiteres, interessantes Untersuchungsergebnis ihrer Studie ist, dass die Hirndichte bei Personen mit langjähriger Meditationserfahrung größer ist als bei Nichtmeditierenden und dass jene tiefer in die Meditation gehen können. Die belegte Hirndichte ist vergleichbar den Hirnarealen bei Musikern und Jongleuren, welche ihr Gehirn an den Stellen verdichten, an denen ihre Fähigkeiten liegen.[35]

Yoga wirkt auf molekularer Ebene auf das Immunsystem

Wissenschaftliche Studien der Universität Oslo, Norwegen, aus dem Jahr 2013 beweisen, dass Yoga gut für die physische und die mentale Gesundheit ist, und es wurde der Beweis für die genetische Auswirkung von Yoga auf das Immunsystem gefunden. Die Forscher haben herausgefunden, dass das Praktizieren von Yoga eine beinahe sofortige Wirkung auf die Genexpression hat,

---

33 s. http://hanneshempel.de/downloads/hempel-da.pdf

34 s. http://www.reuters.com/article/2011/04/02/us-heart-yoga-idUSTRE7312AP20110402

35 s. http://www.ncbi.nlm.nih.gov/pmc/articles/PMC1361002/

also wie genetische Informationen zum Genprodukt verarbeitet werden. Insbesondere trifft dies auf die Zellen des Immunsystems zu.
Im Rahmen dieser wissenschaftlichen Arbeit wurden die Teilnehmer der Yoga-Gruppe A untersucht, die an einem einwöchigen Yoga-Retreat teilgenommen haben, bei dem sie Asanas, Pranayama und Meditation praktizierten. Dazu haben die Forscher das Blut der Probanden vor und nach vier Stunden täglichem Yoga untersucht und festgestellt, dass Yoga 111 Gene verändert hat, die das Immunsystem betreffen. Im Kontrast dazu stellte man in der Kontrollgruppe B fest, dass Musik und Spaziergänge nur den Ausdruck von 38 Genen veränderten, was bedeutet, dass Yoga auf molekularer Ebene wirkt, und zwar unmittelbar während der Yoga-Praxis, und somit eine gute Basis für eine Langzeitwirkung bildet.[36]

Jungbrunnen Yoga

Im Zeitraum von 2003 bis 2007 machten US-amerikanische Wissenschaftler, u. a. Dean Ornish, eine Studie mit 35 männlichen Probanden, die Prostatakrebs hatten. Von allen Teilnehmern haben zehn Probanden ihre Ernährung über einen Zeitraum von fünf Jahren auf Vollwertkost, Obst und Gemüse umgestellt und dies mit einer täglichen Yoga-Praxis unterstützt. Bei der Studie wurden die sog. Telomere untersucht, aufgrund derer man Rückschlüsse auf die Lebensdauer einer Zelle ziehen kann. Bei den zehn Probanden, die ihren Lebensstil geändert hatten, wuchsen diese Telomere um erstaunliche zehn Prozent und bei den 25 restlichen Testpersonen, die ihren Lebensstil nicht geändert hatten, hatten sich die Telomere um durchschnittlich drei Prozent verkürzt.
Das Fazit ist, dass eine gesunde, vitalstoffreiche Ernährung mit frischem Obst, Gemüse und Vollwertkost die Körperzellen länger leben lässt. Darüber hinaus erhält der Körper mehr Basen als Säuren, was vorteilhaft ist, da nur in einem sauren Milieu Tumorzellen entstehen können. Auch Stress macht unseren Körper sauer, aber auch hier unterstützt Yoga erfolgreich auf mehreren Ebenen den Genesungsprozess und trägt zu einem gesunden Säure-Basen-Haushalt bei.[37]

Yoga und das Karpaltunnelsyndrom

Wissenschaftler der University of Pennsylvania, USA, haben in einer Studie 1998 herausgefunden und die Ergebnisse sowohl in der »Medical Tribune« als auch im »Spiegel der Wissenschaft« veröffentlicht, dass das Praktizieren von Hatha-Yoga bei Problemen des Karpaltunnelsyndroms hilft. Es wurde nachgewiesen, dass sich bereits nach einem achtwöchigen und zweimaligen Üben pro Woche bei den Yoga-übenden Schmerzpatienten mit Karpaltunnelsyndrom eine signifikante Steigerung der Kraft der betroffenen Hand und eine deutliche Schmerzreduzierung zeigte. Yoga kann gemäß dieser Studie ein wirksames Mittel gegen das Kompressionssyndrom des Nervus medianus im Bereich der Handwurzel sein.[38]

---

[36] s. http://www.huffingtonpost.com/2013/04/24/yoga-immune-system-genetic-_n_3141008.html

[37] s. http://press.thelancet.com/lifestyletelomeres.pdf

[38] s. http://www.ncbi.nlm.nih.gov/pubmed/9820263, Medical Tribune Nr. ½, 1999, 19, http://www.yoga.de/fileadmin/Dokumente/Infobroschueren/Spiegel_der_Wissensch_2010.pdf

Yoga und die Steigerung der allgemeinen körperlichen Fitness

Yoga ist ein gutes Mittel, um körperlich in Form zu bleiben oder wieder in diese zu kommen. Eine umfangreiche Übungspraxis hilft, sowohl die Muskelkraft und Flexibilität als auch die Ausdauer und Durchblutung positiv zu beeinflussen, hat das American College of Sports (ACSM), die weltweit größte sportwissenschaftliche Vereinigung, in seinen Studien von 2011 herausgefunden.[39] Die positive Wirkung von Yoga auf die körperliche Fitness wurde 2013 durch die Untersuchungsergebnisse der University of California (Davis/Sacramento), USA, bestätigt.[40]

Yoga und die Steigerung die Kreativität

In einer wissenschaftlichen Untersuchung der Universität von Philadelphia, USA, wurde im Jahr 2009 durch bildgebende Verfahren und Hirn-Scans nachgewiesen, dass Yoga die rechte Hirnhälfte aktiviert, also die emotionale Seite, die u. a. für die Kreativität verantwortlich ist.[41]

Yoga und die Lebenseinstellung

Der Berufsverband der Yoga-Vidya-Lehrer (BYV) hat bei den Universitäten Witten / Herdecke und Gießen mehrere Studien zum Thema Yoga in Auftrag gegeben. Eine dieser Studien hat die Befragung von 200 Teilnehmer/innen einer zweijährigen Yoga-Lehrer-Ausbildung (2010 - 2012) bei Yoga Vidya zum Gegenstand und wertet 160 Datensätzen hinsichtlich der Achtsamkeit, Gestimmtheit und inneren Kongruenz mit dem Ergebnis aus, dass sich die Teilnehmer/innen als unbeschwerter und geistesgegenwärtiger bezeichnen und ihre Lebenseinstellung als positiver ansehen.[42]

Yoga stärkt die Libido bei Frauen mit Übergewicht

Koreanische Wissenschaftler um Ha-Na Kim haben im Jahr 2013 in einer Studie in Seoul herausgefunden, dass besonders übergewichtige Frauen durch regelmäßiges Hatha-Yoga ihre Libido verbessern können. An dieser Studie nahmen 41 Frauen mit dem metabolischen Syndrom teil, welches sich u. a. durch Fettleibigkeit, Bluthochdruck, Arteriosklerose und koronare Herzkrankheiten auszeichnet. Von diesen 41 teilnehmenden Frauen besuchten 20 einen zwölfwöchigen Yoga-Kurs mit zwei einstündigen Sitzungen pro Woche. Die Yoga-Praxis umfasste 14 Stellungen aus dem Hatha-Yoga (z. B. Krähe, Kobra, Heuschrecke, Pfau). Diese hatten zum Ziel, den Beckenboden stärken, ihn besser zu durchbluten, Verspannungen in diesem Bereich zu lösen und das Gleichgewicht zu stärken und wiederherzustellen.
Anhand eines Fragebogen-Index wurde der Erfolg hinsichtlich der sexuellen Funktion bei den Frauen gemessen. Der Fragebogen umfasst eine Bandbreite von zwei bis 36 Punkten und bereits nach zwei Wochen war der Wert bei den Frauen, die Yoga praktizierten, von durchschnittlich 21

---

39 s. http://www.acsm.org/docs/brochures/selecting-and-effectively-using-a-yoga-program.pdf

40 s. http://www.yogajournal.com/practice/739

41 s. http://www.ncbi.nlm.nih.gov/pmc/articles/PMC3155099/

42 s. Univ.-Prof. Dr. med. Arndt Büssing, cand. med. Anemone Hedtstück, Zentrum für integrative Medizin, Universität Witten/Herdecke, 2012, http://wiki.yoga-vidya.de/Transformationsprozesse_w%C3%A4hrend_einer_zweij%C3%A4hrigen_Yoga-Lehrer_Ausbildung

Punkten um 2,3 Punkte gestiegen. Die Werte der Kontrollgruppe ohne Yoga-Programm waren im Vergleich dazu nur um 0,5 gestiegen. Die sexuelle Erregbarkeit war also deutlich höher als in der Kontrollgruppe, die kein Yoga praktiziert hatte.[43]

Yoga und chronische Magenkrankheiten

Wissenschaftliche Studien des Grantham District Hospital in Grantham, Großbritannien, aus dem Jahr 2006 haben ergeben, dass Yoga die Lebensqualität von Patienten mit chronischen Magenkrankheiten, wie z. B. einer chronischen Pankreatitis, verbessert.[44]

Yoga und Migräne

Forscher der indischen Rajastan-Universität haben im Jahr 2007 herausgefunden, dass Migränepatienten sowohl Anzahl als auch Schwere ihrer Schmerzanfälle durch Yoga-Therapie erfolgreich reduzieren können.[45]

Yoga und Niedergeschlagenheit

Auch Niedergeschlagenheit, Müdigkeit, Abgeschlagenheit, Angst und schlechte Laune lassen sich mit Yoga lindern. Ein Team der University of California registrierte 2004, dass sich Yoga-Übende optimistischer, entspannter und zuversichtlicher fühlten. Yoga könne sich als viel versprechende Therapie gegen Depression erweisen, glauben die Wissenschaftler.[46]

Yoga hat positive Auswirkungen auf die Psyche

Yoga verringert Angst und Stress durch einen Anstieg des GABA-Spiegels. GABA (Gamma Amino Buttersäure) ist ein Neurotransmitter, der dafür sorgt, dass der Mensch weniger Angst und Stress empfindet. Forscher der Medizinischen Fakultät in Boston, USA, fanden im Jahr 2010 heraus, dass eine regelmäßige Yoga-Praxis zu deutlich erhöhten GABA-Werten führt. Laut diesen Studien steigt nach einer Yoga-Stunde der Wert um bis zu 27 Prozent, was sich als Glücksgefühl und Wohlbefinden bei den Yoga-Übenden bemerkbar machte.[47]

Yoga und Rauchentwöhnung

Mit dem Rauchen aufzuhören, ist gar nicht schwer, wenn man zwei Mal pro Woche Yoga praktiziert; denn dies verdreifacht die Wahrscheinlichkeit, es zu schaffen. Dies ergab eine Studie aus dem Jahr 2012 von Prof. Dr. E. Ernst der Peninsular Medical School, University of Exeter, Großbritannien. Darin absolvierten 55 Raucherinnen, die alle verhaltenstherapeutisch behandelt wurden, entweder zweimal pro Woche Hatha-Yoga oder ein Wellness-Programm. Nach acht Wochen hatten in der Yoga-Gruppe 41 Prozent das Rauchen aufgegeben und in der Wellnessgruppe nur

---

[43] s. http://onlinelibrary.wiley.com/doi/10.1111/jsm.12283/abstract
[44] s. http://www.ncbi.nlm.nih.gov/pmc/articles/PMC1856302/
[45] s. http://www.ncbi.nlm.nih.gov/pubmed/17501846
[46] s. http://www.ncbi.nlm.nih.gov/pubmed/15055096
[47] s. http://www.ncbi.nlm.nih.gov/pmc/articles/PMC3111147/

13 Prozent. Die Teilnehmerinnen der Yoga-Gruppe hatten darüber hinaus weniger depressive Verstimmungen und ein besseres Allgemeinbefinden.[48]

Yoga und Rückenbeschwerden

Viele fangen mit Yoga an, weil sie Rückenschmerzen oder andere Beschwerden mit dem Bewegungsapparat haben. Bereits im 19. Jahrhundert wurden wissenschaftliche Studien in Auftrag gegeben, die belegen, dass Rückenschmerzen durch Yoga erheblich gebessert und die Ursachen dafür oft sogar beseitigt werden können. Aber auch neuere Studien beweisen, dass durch regelmäßiges Üben von Yoga nicht nur akute, sondern sogar chronische Rückenschmerzen gelindert werden.[49]

Yoga wirkt erfolgreich bei chronischen Krankheiten und kann gemäß dem Berliner Mediziner Andreas Michalsen die Heilung entscheidend vorantreiben. Seine Studien am Klinikum in Essen-Mitte ergaben, dass mit Yoga Schmerzen in den Schultern, der Halswirbelsäule und im Rücken der Patient/innen deutlich zurückgingen.[50]

Eine Studie der University of Washington in Seattle, USA, kommt zu dem Ergebnis, dass regelmäßiges Üben von Yoga chronische Rückenschmerzen lindert. Laut dieser Studie konnten fast 80 Prozent der Patienten, die seit mindestens einem Jahr über chronische Schmerzen klagten und einmal in der Woche Vini-Yoga, einen sanften Yoga-Stil, praktizierten, nach etwa sechs Monaten die Schmerzmittel absetzen.[51]

Diese Studie wurde in den Annals of Internal Medicine 2005, 143, S.849-956 (www.annas.org) veröffentlicht und die Autoren der Studie waren Sherman, Cherkin, Erro, Miglioretti und Deyo.[52]

Auch die Humboldt-Universität in Berlin stellte 1996 eine Wirksamkeit von Hatha-Yoga bei Rückenschmerzen fest und außerdem, dass sich die Schmerzintensität und Schmerzdauer bereits nach vierwöchiger Yoga-Praxis signifikant verringerten.[53]

Ein Ärzteteam aus Taiwan hat 2011 herausgefunden, dass Yoga das Auftreten von degenerativen Rückenproblemen reduzieren sowie eine wirksame Prophylaxe bei verschleißbedingten Rückenbeschwerden sein kann.[54]

Yoga hilft bei Rückenschmerzen doppelt

Yoga reduziert die Krankheitstage und reduziert daher auch die Kosten, die durch Rückenschmerzen verursacht werden. 75 Prozent der deutschen Bevölkerung leiden gelegentlich unter Rückenschmerzen, bei etwa 15 Prozent sind die Schmerzen chronisch. Damit sind Rücken-

---

48 s. http://www.ncbi.nlm.nih.gov/pmc/articles/PMC3304243/

49 s. American National Institute of Health 2005, http://www.ncbi.nlm.nih.gov/pmc/articles/PMC2792123

50 s. FOCUS Online, http://www.focus.de/gesundheit/gesundleben/fitness/tid-13583/tid-13586/gesund heit-teil-4-yoga-wirkt_aid_377701.html

51 s. Deutsches Ärzteblatt, Heft 13, März 2006

52 s. http://www.ncbi.nlm.nih.gov/pubmed/16365466

53 s. Christiana Kühn: Effektivität von Hatha-Yoga bei Kreuzschmerzen und Hypertonie, Humboldt-Universität, Berlin (Dissertation), 1996

54 s. http://www.ncbi.nlm.nih.gov/pmc/ articles/PMC3048237/

schmerzen eine teure Volkskrankheit, was die Kosten für Behandlung, Krankheitstage, Arbeitsunfähigkeit und Frühberentung betrifft.
Aber auch hier könnte Yoga helfen, denn britische Wissenschaftler haben untersucht, wie sich ein speziell auf Rückenschmerzen ausgerichtetes, zwölf-wöchiges Yoga-Training bei Patienten mit chronischen und wiederkehrenden Rückenschmerzen bewährt, und sie haben ihre Forschungsergebnisse u. a. in der Fachzeitschrift »Spine« veröffentlicht. Das Programm ist auf die Beweglichkeit der Gelenke, die Stärkung der Rückenmuskulatur, bewusstes Atmen, die Verbesserung der Einstellung gegenüber Schmerzen, das Vermeiden von Haltungsschäden und das Erlernen von Entspannungstechniken ausgerichtet. In Ihren Studien von 2012 konnten die Wissenschaftler belegen, dass sich Yoga bei der Therapierung von Rückenschmerzen aus doppelter Sicht rechnet. Auf der einen Seite kann Yoga den unter Rückenschmerzen Leidenden im Alltag helfen, ihre körperliche Souveränität wiederzuerlangen, was besonders für Menschen mit chronischen und / oder wiederkehrenden Kreuzschmerzen wichtig ist. Laut der Studie sind Patienten mit häufigen Rückenschmerzen durch das verordnete und regelmäßig praktizierte Yoga-Programm besser in der Lage, mit den Schmerzen im Alltag umzugehen. Die Patienten werden zudem ermutigt, selbst etwas gegen die Krankheit zu tun. Auf der anderen Seite reduzieren die positiven Wirkungen des Yoga die Kosten, die durch die Volkskrankheit verursacht werden, da z. B. die Anzahl der Krankheitstage zurückgeht.[55]

Yoga und der Sauerstoffgehalt im Blut

Einer Untersuchung der Universität Greifswald zufolge reichert sich bei Yoga-Praktizierenden genauso wie bei Hochleistungssportlern das Blut mit mehr Sauerstoff an. Man maß bei der Studie den Sauerstoffgehalt der ausgeatmeten Luft. Von den eingeatmeten 20 Prozent Sauerstoffanteil der Atmosphäre betrug bei Yoga-Übenden und Hochleistungssportlern der Sauerstoffanteil noch 12 Prozent, bei Nichtsporttreibenden bzw. Nicht-Yoga-Übenden deutlich höhere 17 Prozent, die ungenutzt den Körper wieder verließen.[56]

Yoga und Schlafstörungen

Die Verhaltensforscherin Martina Bley hat in den 1990er Jahren eine Studie mit 253 Patienten an der Freien Universität Berlin geleitet und dabei herausgefunden, dass Yoga wirksam bei Schlafstörungen ist.[57]

Yoga in der Menopause hilft gegen Schlafstörungen

Studien der University of Washington, Seattle, USA, aus dem Jahr 2013 haben ergeben, dass wöchentliche Yoga-Übungen eine positive Wirkung auf Schlafstörungen haben. Die US National Institutes of Health unterstützen die klinische Forschung auf diesem Gebiet, so dass Katherine

---

[55] s. http://journals.lww.com/spinejournal/Abstract/2012/08150/A_Pragmatic_Multicentered_Randomized_Controlled.10.aspx
[56] s. http://hanneshempel.de/downloads/hempel-da.pdf
[57] s. http://www.yoga-institut.de/presseartikel-focus

Newton vom Group Health Research Institute in Seattle eine klinische Studie mit 249 betroffenen Frauen durchführen konnte.
In diesen Studien war der Untersuchungsgegenstand die in westlichen Ländern seit einigen Jahren populäre Yoga-Meditation. Die Hälfte der Frauen nahm einmal wöchentlich an 90-minütigen Übungen teil, welche Atemübungen sowie elf bis 13 Positionen zur Tiefenentspannung mit der Yoga-Nidra-Technik umfassten, die eine Tiefenentspannung anstrebt. Primärer Endpunkt der Studie war die Häufigkeit von vasomotorischen (die Gefäßnerven betreffenden) Beschwerden und deren Bewertung durch die Frauen, welche nach den Yoga-Übungen berichteten, dass es zu einer Besserung gekommen sei. Ferner nahm die Zahl der täglichen Hitzewallungen von einem gemessenen Wert in Höhe von 7,4 zu Beginn der Studie auf 4,6 ab. Der größte Vorteil der Yoga-Übungen dieser Studie liegt in der Yoga-Nidra-Technik, welche erfolgreich bei Schlafstörungen in der Menopause wirkt. Der 28-Punkte umfassende Insomnia Severity Index besserte sich leicht, aber signifikant um 1,3 Punkte.[58]

Yoga hilft bei Reha nach Schlaganfall

Studien aus dem Jahr 2012 der Indiana University, Indianapolis, USA, haben herausgefunden, dass Patienten, die mindestens zwei Mal pro Woche Yoga üben, ihren Gleichgewichtssinn verbessern und ihre Angst vor Stürzen reduzieren. Yoga ist also wirkungsvoll bei der Rehabilitation nach einem Schlaganfall.[59]

Schlank durch Yoga

Der Wissenschaftler Alan Kristal vom Krebsforschungszentrums (HCRC) in Seattle, USA, fand in seiner Studie von 2005 heraus, dass eine regelmäßige Yoga-Praxis zu einer Gewichtsreduzierung führt. In einer Studie mit 15.500 gesunden Teilnehmern konnte er beweisen, dass übergewichtige Männer und Frauen zwischen 45 und 55 Jahren durch Yoga schlanker wurden, während die Vergleichsgruppe deutlich zunahm.[60]

Yoga kann die Selbstheilung in der Traumatherapie unterstützen

Neuste Untersuchungen der Universität München haben mittels einer Erbgutanalyse ergeben, dass unverarbeitete, psychische Traumata die menschliche Genetik schädigen können. Hinsichtlich dieser Thematik wurde eine Studie mit 2.000 in ihrer Kindheit schwer traumatisierten Probanden aus den USA durchgeführt. Diese Studien legen wissenschaftlich dar, dass einige Gene von in der Kindheit schwer traumatisierten Menschen nicht optimal arbeiten können. Das umfasst z. B., dass Gene nicht mehr in der Lage sind, vor schädlichen Umwelteinflüssen zu schützen oder den Hormonspiegel von Cortisol im richtigen Maß zu regulieren. Folglich sind die Auswirkungen der Traumata daher nicht nur rein psychische Leiden, sondern wirken sich komplexer auf den ganzen Körper aus.

---

[58] s. http://www.grouphealthresearch.org/neWirbelsäule-and-events/neWirbelsäulerel/2013/130927.html
[59] s. http://stroke.ahajournals.org/content/early/2012/07/24/STROKEAHA.112.658211.abstract
[60] s. http://quest.fhcrc.org/articles/2005/09/yoga.html

Ein positives Umfeld ist sehr wichtig; denn es kann den misshandelten, missbrauchten oder vernachlässigten Personen wirksam dabei helfen, die durch Trauma bedingte Anfälligkeit für Depressionen, bipolare Störungen oder Abhängigkeiten zu reduzieren. Die Erfahrungswerte der Trauma-Experten verdeutlichen glaubhaft, dass die Betroffenen durch Yoga ihre innere, anhaltende Angststarre allmählich lösen können und sie darüber hinaus in die Lage versetzt werden, die eigene Handlungsfähigkeit sukzessive zurückzuerlangen.

Wenn der Yoga im Sinne eines wahrnehmungsorientierten Übens ohne Leistungsdruck angeleitet und praktiziert wird, können sowohl Yoga als auch Meditation zu einem wichtigen Bestandteil der Trauma-Therapie werden. Dabei spielen die bewussten Übungen im Zwerchfell und in der Beckenbodenmuskulatur sowie die Meditation eine zentrale Rolle. Die Betroffenen geraten wieder in die Lage, mittels der erlernten Praktiken ihre Gedanken, Gefühle und Handlungen zu regulieren. Aktuell wird vom Bund deutscher Psychologen geplant, Yoga in die Weiterbildung aufzunehmen, und es gibt bereits Fortbildungsmaßnahmen beim Berufsverband der Yoga-Lehrenden.[61]

Yoga kann das Sexleben in Schwung bringen

Eine Untersuchung der Loyola Universität, Chicago, USA, aus dem Jahr 2013 hat ergeben, dass Yoga bei Paaren das Sexleben wieder in Schwung bringen kann. Durch Partner-Yoga ist es möglich, dass Paare, die sich im Laufe der Zeit emotional voneinander entfernt haben, wieder zueinander finden. Die Übungen werden gemeinsam ausgeführt und erlebt. Darüber hinaus wird Stress abgebaut und ein neues Lebensgefühl füreinander erfahren und entwickelt. Auf diese Weise kann das sexuelle Interesse reaktiviert und für die Paare der Wunsch nach einem gemeinsamen Miteinander belebt werden.[62]

Yoga und Sex

Indische Wissenschaftler haben im Jahr 2010 durch ihre Studien dokumentiert, dass sich das Sexleben der männlichen und weiblichen Probanden, die mit Yoga beginnen, signifikant verbessert und sich u. a. in Form von stärkerem Verlangen, stärkerer Erregung, größerer Befriedigung und gesteigerter emotionaler Nähe zum Partner auswirkt.[63]

Ein indisches Wissenschaftlerteam hat 1974 seine Studien diesem Thema gewidmet und dargelegt, dass bestimmte Yoga-Asanas zu einem signifikanten Anstieg des Testosteronspiegels führen.[64]

Diese positive Wirkung von Yoga auf die Libido wurde 2004 durch Untersuchungsergebnisse russischer Wissenschaftler bestätigt.[65]

---

[61] s. http://pm.connektar.de/bildung-beruf-weiterbildung/erbgutschaedigung-durch-traumen-yoga-kann-die-selbstheilung-in-der-trauma-therapie-unterstuetzen-12406

[62] s. http://www.loyolamedicine.org/neWirbelsäulewire/neWirbelsäule/loyola-helps-couples-improve-sex-life-through-yoga

[63] s. http://www.health.harvard.edu/healthbeat/yoga-for-a-better-sex-life

[64] s. http://www.ncbi.nlm.nih.gov/pubmed/4435928

[65] s. http://www.ncbi.nlm.nih.gov/ pubmed/15495530 sowie http://www.nytimes.com/2012/02/28/health/nutrition/yoga-fans-sexual-flames-and-predictably-plenty-of-scandal.html?pagewanted=all

Yoga und Stress

Eine Studie aus dem Jahr 2009, die Yoga und Meditation in Deutschland zum Gegenstand hatte und vom Marktforschungsinstitut TNS durchgeführt worden ist, hat ergeben, dass Menschen, die Yoga und Meditation üben, positive Effekte beim Abbau von Stress erfahren und von gesundheitlich positiven Effekten profitieren, wie z. B. bei Rückenproblemen, dass sie von mental positiven Auswirkungen berichten sowie über gesteigerte geistige Ruhe und Konzentrationsfähigkeit und positive körperliche Effekte, wie Steigerung der Flexibilität, Muskeldehnung und Muskelkräftigung, verfügen.[66]

Yoga wirkt im Besonderen bei psychosomatischen Krankheiten und kann gemäß dem Berliner Charité-Mediziner Prof. Andreas Michalsen die Heilung entscheidend vorantreiben. Die von ihm geleiteten Studien am Klinikum Essen-Mitte ergaben, dass Yoga die Zivilisationskrankheit Stress und ihre Begleiterscheinungen reduzieren kann, denn bei Yoga-Übenden, die regelmäßig Iyengar-Yoga praktizierten, registrierten die Ärzte signifikante Effekte auf Angst, Ärger und Depression: Die Beschwerden seien deutlich zurückgegangen.[67]

Yoga als Stress-Killer

In einer weiteren US-amerikanischen Studie wurde im Jahr 2010 von der Universität von Maryland durch deren Forschungsergebnisse belegt, dass Yoga, verglichen mit anderen körperlichen Aktivitäten, bei Stress, Angst, Gleichgewichtsproblemen, Erschöpfungszuständen, Stimmungsschwankungen, Schlafproblemen etc. genauso gut wirkt und teilweise sogar bessere Erfolge erzielt.[68]

Yoga und die Hinführung zu einer gesunden Lebensweise / Sucht

Es ist zwar nicht notwendig, mit dem Rauchen von Zigaretten und dem Trinken von Alkohol aufzuhören, um mit der täglichen Yoga-Praxis beginnen zu können. Der Versuch, diese Angewohnheiten zu unterdrücken, könnte sogar zu Anspannungen in Körper oder Geist führen, die ihrerseits Anlass sein könnten, die Yoga-Praxis nicht fortzusetzen. Doch die gerade in diesen Lebenssituationen erforderliche, regelmäßige Yoga-Praxis wird auf vielen Ebenen eine Veränderung herbeiführen, u. a. indem die ungesunden Gewohnheiten abgeschwächt und die gesunden verstärkt werden; denn der Körper weiß instinktiv, was gut für ihn ist und was nicht. Regelmäßiges Üben von Yoga kann den Weg bereiten, um von Rauchen, Trinken, Tablettenkonsum etc. dauerhaft loszukommen.[69]

Yoga und Transformationsprozesse

Der Berufsverband der Yoga-Vidya-Lehrer (BYV) hat bei den Universitäten Witten/Herdecke und Gießen mehrere Studien zum Thema Yoga in Auftrag gegeben. Eine dieser Studien hat die Stich-

---

[66] s. http://www.innervestment.com/documents/InnervestmentStudie2009.pdf

[67] s. FOCUS Online, http://www.focus.de/gesundheit/gesundleben/fitness/tid-13583/tid-13586/gesundheit-teil-4-yoga-wirkt_aid_377701.html

[68] s. http://umm.edu/health/medical/altmed/treatment/yoga

[69] s. Saveetha University, Chennai/India, http://theglobaljournals.com/gra/file.php?val=OTgz

probenerfassung bei 1.700 Probanden der Yoga-Vidya-Lehrer-Intensiv-Ausbildung (4 x 1 Intensivwoche) im Zeitraum 2009 bis 2011 zum Gegenstand und umfasst eine Auswertung von 540 Datensätzen hinsichtlich möglicher Transformationsprozesse. Danach fördert die intensive Yoga-Praxis einen gesunden Lebensstil, der Übende nimmt seine Ressourcen bewusster wahr und wird selbstbestimmter und psychisch stabiler. In der Folge reduziert sich sein Stress und die Lebensqualität steigt.[70]

Yoga und Tuberkulose

Indische Wissenschaftler von der Universität Bangalore haben im Jahr 2004 herausgefunden, dass Yoga-Atemübungen (Pranayama) bei Tuberkulose erfolgreich einzusetzen sind, denn bereits nach zwei Monaten Yoga waren bei 80 Prozent der Patienten, welche eine Antibiotika-Behandlung bekamen und zusätzlich Pranayama übten, keine Erreger mehr nachweisbar. Hingegen waren in der Kontrollgruppe, die ausschließlich mit Antibiotika behandelt wurde, nur bei 20 Prozent keine Erreger mehr nachweisbar.[71]

Yoga und Wechseljahresbeschwerden

Yoga lindert bei Frauen die Beschwerden der Wechseljahre, belegten 2005 indische Wissenschaftler von der Universität Bangalore, Indien. Die Teilnehmerinnen praktizierten acht Wochen lang an fünf Tagen der Woche Yoga. Sie litten deutlich seltener an Hitzewallungen, Schlafstörungen und nächtlichem Schwitzen als vor Studienbeginn.[72]

Yoga und die Verlängerung der Lebensdauer von Zellen

In einer Studie der Universität von Kalifornien in San Francisco, USA, wurde im Jahr 2008 herausgefunden, dass Yoga zu einer erhöhten Produktion von Telomerase führt. Telomerase sind Enzyme, welche die Lebensdauer der Zellen im menschlichen Organismus positiv beeinflussen. Die Entdeckung der Telomerase und seine Rolle im menschlichen Körper wurden 2009 mit dem Nobelpreise ausgezeichnet. Yoga scheint demnach ein Jungbrunnen für den ganzen Körper und nicht nur für Geist und Seele zu sein.[73]

---

70 s. Dipl.-Psych. Dr. Hannes Hempel, Bender Institute of Neuroimaging, Universität Gießen sowie http://wiki.yoga-vidya.de/Transformationsprozesse_w%C3%A4hrend_einer_vierw%C3%B6chigen_Yoga-Lehrer_Intensivausbildung

71 s. http://www.ncbi.nlm.nih.gov/pubmed/14982609

72 s. http://shodhganga.inflibnet.ac.in/bitstream/10603/7709/8/08_chapter%204.pdf

73 s. http://www.ucsf.edu/neWirbelsäule/2013/09/108886/lifestyle-changes-may-lengthen-telomeres-measure-cell-aging

6.2 Der Einfluss von Nadi Shodana auf das Gehirn

Abschließend möchte ich noch eine wissenschaftliche Studie zur Wirksamkeit einer Atemtechnik des Yoga, des Nadi Shodana, anführen. Diese auf den ersten Blick unscheinbare Pranayama-Übung aus dem Übungsteil dieses Buches (→ Kapitel 14.1.4), sollte jedoch nicht unterschätzt und stattdessen regelmäßig ausgeführt werden.

Der US-amerikanische Wissenschaftler Richard J. Davidson, Professor für Psychologie und Psychiatrie von der University of Wisconsin-Madison, hat im Jahr 2013 in seinen Studien herausgefunden, dass die Yoga-Atemtechnik Nadi Shodana eine positive Wirkung auf das Gehirn hat, indem sie die Funktion der beiden Gehirnhälften ausgleicht. Das Verblüffende an seinen Studienergebnissen ist, dass bereits eine zehnminütige Übungspraxis zu einer Balance zwischen den Gehirnhälften führt.

Die Praktizierenden der Wechselatmung waren bestrebt, größere Ruhe und Klarheit sowie mehr Energie und Inspiration zu erreichen. Prof. J. Davidson gelang es erstmalig, dieses Ergebnis wissenschaftlich mittels der vom EEG erfassten Gehirnwellen zu messen und zu dokumentieren. Gehirnwellen sind eine rhythmische, elektrische Aktivität, die permanent im Gehirn stattfindet und deren Messung durch Elektroden am Kopf erfolgt und Elektroenzephalographie (EEG) genannt wird.

Es gibt vier Arten von Gehirnwellen. Im tiefen Schlaf hat man überwiegend Deltawellen (eins bis vier Schwingungen pro Sekunde) und im schläfrigen, träumenden Zustand Thetawellen (vier bis acht Schwingungen pro Sekunde). Die wissenschaftlich interessantesten Rhythmen heißen Alphawellen (acht bis 13 Schwingungen pro Sekunde) und kommen meist vor, wenn eine Person geschlossene Augen hat, mental entspannt und doch wach und erlebend ist. Werden die Augen geöffnet oder ist die Person auf andere Weise abgelenkt, werden die Alphawellen zugunsten der schnelleren Betawellen (13 bis 40 Schwingungen pro Sekunde) abgeschwächt, was bedeutet, dass das Gehirn aktiviert wird. Damit zeigt die Anzahl der Alphawellen an, zu welchem Grad sich das Gehirn in einem Zustand entspannter Aufmerksamkeit befindet. Wenn Betawellen überwiegen, so denkt und handelt der Mensch zum großen Teil gewohnheitsmäßig, während Alphawellen zeigen, dass sich das Gehirn in einem offenen, empfangsbereiten und kreativen Zustand befindet, welcher sich durch einen besseren Kontakt zu Gefühlen und dem Unterbewussten auszeichnet. Aufgrund wissenschaftlicher Untersuchungen konnte gezeigt werden, dass die Anzahl der Alphawellen während der Meditation zunimmt, und vieles deutet darauf hin, dass Menschen, die meditieren, mehr Alphawellen als andere haben.

Das Gehirn kann in zwei Hemisphären aufgeteilt werden, wovon die linke Gehirnhälfte in ihrer Funktionsweise verbal, analytisch und logisch ist, während die rechte Gehirnhälfte mehr musikalische, emotionale und räumlich auffassende Qualitäten hat. Die linke Gehirnhälfte denkt in Worten und Begriffen, die rechte in Bildern, Gefühlen und Empfindungen. Die Balance in einem normalen Gehirn verschiebt sich spontan zwischen der rechten und linken Seite und ist davon abhängig, was man gerade tut. Wenn man liest, schreibt oder spricht, so ist die linke Gehirnhälfte aktiver als die rechte, während die rechte Gehirnhälfte aktiver ist, wenn man z. B. Musik hört oder von einem visuellen, räumlichen Sinneseindruck erfüllt ist. Für die kreative Aktivität ist es erforderlich, eine adäquate Balance und Kommunikation zwischen den Gehirnhälften zu haben.

Bei der Berechnung des Verhältnisses zwischen der durchschnittlichen Anzahl von Alphawellen in der rechten und linken Gehirnhälfte entsteht ein Ausdruck für das Gleichgewicht zwischen den Gehirnhälften, das sogenannte R/L-Verhältnis. Es liegt ein R/L-Verhältnis von eins vor, wenn es in der rechten und linken Gehirnhälfte die gleiche Anzahl von Alphawellen gibt. Das R/L-Verhältnis ist größer als eins, wenn es mehr Alphawellen in der rechten Gehirnhälfte gibt, und umgekehrt ist das R/L-Verhältnis kleiner eins, wenn mehr Alphawellen in der linken Gehirnhälfte vorhanden sind.

Im Ruhezustand und mit geschlossenen Augen liegt bei den meisten Menschen das R/L-Verhältnis normalerweise leicht über eins und dies beruht vermutlich darauf, dass in der westlichen Kultur die Funktionen der linken Gehirnhälfte bevorzugt werden. In tiefer Entspannung jedoch nähert es sich einem Gleichgewicht von eins zwischen den Gehirnhälften. Frühere Studien (→ u. a. die Artikel in »Bindu« Nr. 3 und 10) haben gezeigt, dass das ideale temporale (vordere) Schläfenlappen-R/L-Verhältnis um 1,1 liegen sollte, und das post-temporale (hintere) Schläfenlappen-R/L-Verhältnis um 1,15. Der Wissenschaftler Richard J. Davidson hat in seinen jüngsten umfassenden Studien entdeckt, dass depressive Patienten in den Schläfenlappen ein permanentes R/L-Verhältnis unter eins hatten, während aufgeschlossene, optimistische Personen ein R/L-Verhältnis über eins aufwiesen. Bei zwei bis dreijährigen Kindern fand er in einer Gruppe von scheuen und gehemmten Kindern ein R/L-Verhältnis unter eins, während eine andere Gruppe mit aufgeschlossenen, nicht gehemmten Kindern ein R/L-Verhältnis über eins zeigte.

Der Sinn und Zweck dieser wissenschaftlichen Studien war es, aufzuzeigen und die Hypothese zu prüfen, ob und wie die Atemübung Nadi Shodana das Gleichgewicht zwischen den beiden Gehirnhälften verbessern bzw. wieder herstellen kann. Die Wechselatmung Nadi Shodana ist eine klassische Atemübung des Yoga und wird in der Weise ausgeführt, dass man durch das linke Nasenloch einatmet, während das rechte zugehalten wird, dann den Atem anhält, nun beide Nasenlöcher zuhält, danach durch das rechte Nasenloch ausatmet, während das linke zugehalten wird und dies auf die gleiche Weise durch das rechte Nasenloch einatmend ausführt, so dass eine komplette Runde entsteht.

Die Studien umfassten zwei Gruppen und bei allen Versuchspersonen wurden EEG-Messungen vor und nach Nadi Shodana vorgenommen. Gruppe A bestand aus Lehrern und Schülern einer skandinavischen Yoga- und Meditationsschule in Kopenhagen mit mehrjähriger Erfahrung mit Nadi Shodana. Gruppe B bestand aus Kursteilnehmern, die gerade eben Nadi Shodana erlernt hatten. Bei allen Versuchspersonen in der geübten Gruppe A bewegten sich die Änderungen hin zu einer optimalen Balance, d. h. Probanden, deren ursprüngliches R/L-Verhältnis unter eins lag, hatten nach Nadi Shodana Werte über eins. Umgekehrt hatten Teilnehmer, die vor der Übung hohe R/L-Verhältnisse hatten, nach der Übung kleinere Werte näher dem Optimum. In Messwerten ausgedrückt, fiel das durchschnittliche temporale (vordere) Schläfenlappen-R/L-Verhältnis von 1,19 auf 1,11 (- 0,08), während das post-temporale (hintere) Schläfenlappen-R/L-Verhältnis von 1,43 auf 1,19 (- 0,24) fiel. Alle Personen in dieser Gruppe näherten sich dem bestmöglichen Verhältnis zwischen den Hirnhälften. Diese gemessenen Veränderungen sind statistisch signifikant und können nicht auf Zufälle zurückgeführt werden. In der ungeübten Gruppe B zeigten die Werte zwar ebenfalls in Richtung Balance nach Nadi Shodana, aber mit einer größeren Streuung, so dass dieses Ergebnis als nicht statistisch signifikant zu betrachten ist, obwohl der Durchschnitt

der Gruppe für den temporalen Bereich derselbe wie der optimale Wert gewesen ist. Bei mehreren der geübten Teilnehmer der Gruppe A sah man außer mehr Alphawellen auch eine Zunahme an Betawellen nach Nadi Shodana. Obwohl die Aktivierung des Gehirns normalerweise eine Verminderung der Anzahl der Alphawellen mit sich bringt, kann dies so interpretiert werden, dass man zugleich entspannt und aktiver wird.
Die Ergebnisse dieser wissenschaftlichen Studie lassen die berechtigte Schlussfolgerung zu, dass eine regelmäßige und über einen längeren Zeitraum ausgeführte Praxis von Nadi Shodana einen günstigen Einfluss auf die Balance zwischen den beiden Gehirnhälften hat und in der Folge auch eine gefühlsmäßig stabilisierende Wirkung für den Praktizierenden.[74]

6.3 Was kann Yoga nicht?

Yoga vermag vieles zu bewirken, manchmal auch, auf den ersten, allopathisch geprägten Blick, Unmögliches. Möglich wird dies, indem man sich auf die relativ einfachen Grundprinzipen besinnt, deren konsequente Befolgung und Umsetzung jedoch das Potential für Verbesserung bieten. Man kann aber nichts Unmögliches erwarten, wenn man den Anleitungen und Empfehlungen nicht oder nur sporadisch folgt und seinen Lebensstil nicht in der erforderlichen und natürlichen Art und Weise anpasst.
Yoga ist ein seit Jahrtausenden überliefertes, ganzheitliches Übungssystem und eine willkürliche, selektive Auswahl der Yoga-Mittel bei gleichzeitiger Beibehaltung und Aufrechterhaltung schlechter Handlungsweisen und Gewohnheiten wird nicht zum nachhaltigen Erfolg führen. Der Yoga-Weg ist einfach, aber der Erfolg bedarf persönliches Engagement und Beharrlichkeit. Das Beschreiten dieses Weges in Achtsamkeit, Geduld und Demut bringt Sie Stück für Stück auf diesem voran und Ihrem Ziel näher.
Gehen Sie diesen Weg ohne zu zögern. Wenn Sie bereit sind, das von mir vorgeschlagene Übungsprogramm (→ Kapitel 14, Die Magischen Fünf) über einen längeren Zeitraum und regelmäßig zu praktizierten, wird sich der Erfolg, egal ob Sie diesen als Heilung, Transformation, Befreiung, Erleuchtung oder einfach nur gesteigertes Wohlbefinden definieren, unmerklich und fast unvermeidbar einstellen.

[74] s. http://www.yogameditation.com/Articles/Issues-of-Bindu/Bindu-13/Nadi-Shodanas-influence-on-the-brain sowie http://yogaindailylife.org.au/blog/tag/yoga-and-health

7. Yoga und Ayurveda – zwei Seiten einer Medaille

Yoga ist nicht nur Asana-Praxis und Ayurveda ist nicht nur Kräuter-Behandlung, wie wichtig diese auch immer sein mögen.

(Vamadeva Shastri (Dr. David Frawley))

Die Verbindung von Yoga und Ayurveda ist ein wirksames und kraftvolles Mittel, um Heilung, innere Transformation und spirituelle Verwirklichung zu erlangen und das Wohlbefinden zu steigern. Um nachhaltige Gesundheit zu gewährleisten, ist es ratsam, diese über viele Jahrtausende erprobten Systeme anzuwenden. Die alten Weisen Indiens, die Rishis, haben ein ausgeklügeltes System zur Vorbeugung und Heilung entwickelt, welches nicht nur den Körper, sondern auch den Geist, die Ernährung und die Umwelt mit einbezieht. Sie haben ihr Wissen in einer Art und Weise präsentiert, welches für jedes Individuum erreichbar und nachvollziehbar ist. Yoga und Ayurveda sind komplementäre Wissenschaften zur Prävention und Heilung, die einfach praktiziert werden können. Sie umfassen ein breites Spektrum durch ihre Tradition, ihre modernen Entwicklungen und die Bandbreite an Themen und Praktiken, die sie abdecken. In beiden Disziplinen werden alle Aspekte des Lebens auf eine holistische Art und Weise behandelt.

Yoga und Ayurveda sind historisch eng miteinander verbunden und haben sich seit ihrem Ursprung parallel entwickelt. Erst seit Mitte des 19. Jahrhunderts fand eine zunehmende Trennung der beiden Traditionen statt. Dies gilt in besonderem Maße für die Länder außerhalb Indiens, in denen Yoga ohne Ayurveda über einen langen Zeitraum die Norm war. Heute werden Yoga und Ayurveda wieder miteinander verbunden. Zusammen bilden sie ein klares, strukturiertes, anpassungsfähiges System zur Erzielung einer optimalen gesundheitlichen Verfassung und stellen ein zweckmäßiges und praktisches Werkzeug zur Diagnose, Heilung und Aufrechterhaltung eines gesunden Zustandes zur Verfügung.

Während sich Yoga hauptsächlich mit der Psyche beschäftigt, ist das Augenmerk des Ayurveda auf den Körper gerichtet. Beide Disziplinen basieren auf den Konzepten des von den Veden beeinflussten Samkhya, einer der ältesten indischen Philosophien, als deren Autor der Weise Kapila gilt, und sie verwenden diese Philosophie des Dualismus, um ihre Ansätze herauszuarbeiten und zu profilieren. Ayurveda (Sanskrit: ayur = Leben, veda = Wissen) ist die Wissenschaft von einem langen und gesunden Leben. Das Wissen über das Leben ist so alt wie der Mensch selbst und schon früh erkannte der Mensch die Wirkung von Pflanzen, Kräutern und der Natur auf die Gesundheit. Selbst Tiere kennen die Wirkung bestimmter Kräuter und Mineralien und suchen diese. Die Praktiken, Massagen, Öle und Pflanzen-Essenzen des Ayurveda verbinden das eigene Bewusstsein mit der ordnenden Kraft der Natur. Die Entfaltung der persönlichen Kraft geschieht durch das Erleben einer absoluten Geborgenheit.

7.1. Ziel des Ayurveda

Dass erklärte Hauptziel der ayurvedischen Heilkunst ist eindeutig die Prävention, d. h. es geht um alle Maßnahmen und Bestrebungen, die verhindern, dass ernsthafte Erkrankungen überhaupt erst entstehen können. Dies versucht man zu erreichen, indem man den Auslöser einer Erkrankung erkennt und diesen verstehen lernt, sodann die ersten ursächlichen Anzeichen für diese Erkrankung identifiziert und damit die Grundlage, welche für den Ausbruch dieser Krankheit verantwortlich ist, erfolgreich eliminieren kann.

Zentrale Punkte sind das Bemühen um die individuell richtige Ernährung und Lebensweise des Patienten sowie das Ziel, ungesunde Gewohnheiten und Verhaltensweisen nachhaltig aufzugeben. Um dies zu erreichen, gibt es eine Reihe von Behandlungen, die vor allem dem Körper dabei helfen sollen, das richtige Verhältnis seiner ayurvedischen Grundkonstitution, gebildet aus den drei Doshas (Vatha, Pitta, Kapha), zu erhalten oder wiederzuerlangen. Sie schließen medizinische Behandlungen und Arzneien mit ein.

Yoga und Ayurveda stammen historisch aus einer Zeit und Kultur, in welcher das Leben der Menschheit noch eng mit der Natur verflochten war. Als die beste Gesundheitsvorsorge galt zu dieser Zeit, die Natur zu beobachten und das Leben im Einklang mit den Rhythmen der Natur zu gestalten. Aus diesem naturbezogenen Verständnis und dem gelebten Einklang mit der Natur sind viele der heute bekannten Yoga-Übungen und Praktiken des Ayurveda entstanden.

7.2 Ziel des Yoga

Yoga ist die Praxis der Harmonisierung, Reinigung und Sensibilisierung des Körpers und des Geistes, um beim Praktizierenden sein verborgenes Potential des höheren Bewusstseins zu erwecken. Zahlreiche Methoden und Praktiken, angefangen von Yoga-Asanas für den physischen Körper, über Atemtechniken für den energetischen Körper, bis hin zur Praxis von Meditation und Rezitation von Mantras für den Geist, werden von diesem umfassenden Yoga-System zur Verfügung gestellt, um sich diesem Ziel anzunähern. Das Hauptziel des Yoga ist es, das eigene Bewusstsein auf eine höhere Ebene zu führen, wobei während dieses Prozesses und durch die Übungen zugleich ein guter Gesundheitszustand bei dem Praktizierenden erreicht wird.

7.3 Ayurveda und Yoga – gemeinsames Ziel

Die Wissenschaften des Ayurveda und Yoga gehen beide aus den Veden, den Jahrtausende alten Weisheitsschriften Indiens, hervor und schon vor 5.000 Jahren wurden diese beiden Disziplinen als verwandte Wissenschaften betrachtet. Yoga und Ayurveda teilen sich daher dieselben philosophischen Wurzeln.

Beide stimmen in den Prinzipien von Ernährung und Lebensstil, hinsichtlich der Emotionen, Beziehungen und dem täglichen Leben überein. Es gibt teilweise erhebliche Unterschiede in der Ausübung, z. B. den Reinigungstechniken (Kriyas), aber der Zweck ist der Gleiche, nämlich jedem Individuum zu optimaler Gesundheit, Harmonie und Wohlbefinden zu verhelfen und es ihm zu ermöglichen, seine höhere spirituelle Natur zu erfahren. Ayurveda bedient sich ergänzend eines

ayurvedischen Yogas und dessen auf ganzheitlicher Ebene wirkenden Techniken (→ Kapitel 14, Übungsteil, Die Magischen Fünf).
In den vergangenen Jahrhunderten wurden Ayurveda und Yoga sowie die Veden an sich ohne das richtige Verständnis interpretiert. Dadurch haben sich beide Traditionen vom Wesenskern ihrer Weisheiten entfernt. Deren Anhänger übernahmen das Wissen oft unreflektiert, was zu weiteren Fehlinterpretationen führte.

7.4 Ayurveda

Ayurveda ist ein 5.000 Jahre altes System der natürlichen Heilung, das seinen Ursprung in der vedischen Tradition Indiens hat. Diese zeitlose Tradition zeigt einen Weg auf, wie man ein erfülltes Leben führen und Wohlbefinden und Harmonie in Bezug auf den Körper, den Geist und die Seele erfahren kann. Dabei werden alle physischen, psychischen und spirituellen Aspekte des Lebens abgedeckt und individuelle Empfehlungen bezüglich Ernährung, Sport, Lebensstil und spiritueller Praxis bereitgestellt. Gemäß Swami Veda Bharati befasst sich Ayurveda mit allen Aspekten des menschlichen Lebens und ist die Kunst, Gesundheit sowohl zu erhalten, als auch zu fördern und die Ursachen von Störungen zu beheben. Der Mensch in seiner Einzigartigkeit und mit der ihm eigenen Konstitution steht dabei eindeutig im Mittelpunkt.
Ayurveda betrachtet Gesundheit, Wohlbefinden und Harmonie als den natürlichen Zustand der menschlichen Existenz und richtet sein Hauptaugenmerk auf vorbeugende Maßnahmen, im Gegensatz zur konventionellen Medizin, die den Schwerpunkt auf die nachträgliche Behandlung einer bereits bestehenden Krankheit legt bzw. sich mit deren Symptomen beschäftigt. Ist jedoch eine Krankheit entstanden, wird auch im Ayurveda alles daran gesetzt, diese in Wohlbefinden umzuwandeln, indem er die Wurzel der Krankheit erkennt. Gemäß der Lehre des Ayurveda ist der Mensch ein integrierter Teil der Natur und des universellen Bewusstseins, und das eigene Wohlbefinden hängt davon ab, wie gut die Sinne in der Lage sind, die Umwelt wahrzunehmen. Ein Ungleichgewicht stellt sich ein, sobald diese Sinne vernachlässigt, falsch oder übermäßig genutzt werden. Dieses Prinzip der Beziehungen zwischen Natur und Menschheit wird bestimmt von der energetischen Essenz der fünf Elemente, der Pancha Mahabhutas (Äther / Raum, Luft, Feuer, Wasser und Erde). In jedem Menschen existiert eine Mischung dieser fünf Elemente, in Form der drei Grundkonditionen, den Tridoshas. Im Einzelnen werden diese bezeichnet als Vata (Luft und Äther), Pitta (Feuer) und Kapha (Erde und Wasser). Nur wenn die Balance der Doshas aufrechterhalten bzw. wiedererlangt wird, führt dies zu guter Gesundheit.
Die Ayurveda-Medizin als Heilkunst und Lebenskunst arbeitet u. a. mit Pflanzenheilkunde, Ernährung, Lebensweise, Verfahren zur inneren Reinigung und verschiedenen äußeren Anwendungen, insbesondere Massagebehandlungen. Die zur Entspannung und Gesunderhaltung geschätzten Massagebehandlungen haben zur wachsenden Popularität von Ayurveda im Westen beigesteuert und sind dort fälschlicherweise zum Synonym für Ayurveda geworden.

7.5 Der ayurvedische und yogische Ansatz in Bezug auf Heilung

Ayurveda geht davon aus, dass man das vollständige Potential seiner Seele entwickeln kann, wenn die individuelle Konstitution erkannt und wenn dem für diese geeigneten Lebensstil gefolgt wird. Ferner wird Wert darauf gelegt, sich wieder mit den kosmischen Kräften zu verbinden und zu lernen, mit den Elementen in Resonanz zu gehen, die permanent in uns und um uns herum wirken. Dieses Resonanzprinzip, das auch in der Quantenphysik gilt, hat zum Inhalt, dass die Wirklichkeit, so wie man glaubt, diese zu (er)kennen und zu sehen, nur ein Ausschnitt des Absoluten ist und dass dahinter viele Mechanismen und Prozesse verborgen liegen, die eindeutigen physikalischen Gesetzen folgen, so auch dem Gesetz der Anziehung und Abstoßung. Was in der eigenen, inneren Welt vorherrscht, wird sich auch in der äußeren, umgebenden Welt manifestieren.

Ayurveda zielt auf die Erhaltung von Gesundheit und Langlebigkeit, um das volle Potential des Lebens verwirklichen zu können, und der große Erfolg des Ayurveda ist vor allem darin begründet, dass er sich auf Vorbeugung und regenerierende Therapien konzentriert. Genauso verhält es sich im Yoga; denn ohne einen gesunden Körper und Geist kann es keinen Fortschritt auf dem yogischen Pfad des Lebens geben. Der wahre Sinn der menschlichen Geburt wird verfehlt, sollte sich der Mensch nicht spirituell weiterentwickeln. Dies gilt wiederum auch im Ayurveda. Gemäß der yogischen Auffassung ist kein mentaler und physischer Frieden zu erreichen, ohne dass die eigene Flexibilität und Gesundheit durch körperliche und geistige Selbstdisziplin sowie körperliche und geistige Reinigung sowie Körper- und Atemübungen erhalten wird. Aus diesem Grund wird in beiden Disziplinen durch das Praktizieren von Asanas, Körperübungen, und eine auf die drei Doshas abgestimmte Ernährung das Immunsystem gestärkt, während Atemübungen und Meditation die Unruhe in Körper und Geist reduzieren und sattvische Qualitäten verstärken.

Die Techniken und Behandlungen im Ayurveda und Yoga mögen sich zwar unterscheiden, aber beide Systeme sind verbunden durch bestimmte Ähnlichkeiten, wie z. B. die Wirkungsweisen des Bewusstseins, die fünf Koshas (→ Kapitel 13, Die fünf Koshas) und das Konzept der Körper-Geist-Psychologie, die drei Gunas (sattva, rajas und tamas).

Hat man das Dosha-Prinzip verstanden, beginnt man auch zu verstehen, welche yogischen Anwendungen und Praktiken das Ungleichgewicht des Einzelnen verstärken oder die Balance wieder herstellen können. Wenn z. B. das Vata-Dosha aus dem Gleichgewicht geraten sein sollte, wären u. a. erdende Asanas, wie z. B. die Kriegerposition (→ Kapitel 14.5.3, Virabhadrasna I + Kapitel 14.5.7, Virabhadrasna II) oder der Sonnengruß (→ Kapitel 14.4, Surya Namaskar) in Ergänzung zur Wechselatmung (→ Kapitel 14.1.4 Nadi shodhana), das Mittel der Wahl. Das Erwerben des Wissens über Ayurveda und die Doshas erfordert ein intensives Studium und ist nicht Gegenstand dieses Buches. Das von mir vorgestellte Übungsprogramm »Die Magischen Fünf« (→ Kapitel 14.I. - V) hingegen hat eine ausgleichende und harmonisierende Wirkung auf alle drei Doshas. Die gegenseitige Beeinflussung der beiden Disziplinen Yoga und Ayurveda wird auch hierin deutlich.

8. Gesunde Routine und Ausrichtung des Lebens (Sanskrit: Svasthavrittam)

Gewohnheit heißt die große Lenkerin des Lebens. Daher sollen wir auf alle Weise erstreben, uns gute Gewohnheiten einzuimpfen.

(Francis Bacon, englischer Philosoph, 1561 - 1626)

Eine Gewohnheit ist eine in der Regel unbewusst ablaufende Handlung oder gar eine Selbstverständlichkeit, deren Notwendigkeit, sobald diese Gewohnheit dauerhaft verinnerlicht worden ist, gar nicht mehr hinterfragt wird. Dies kann zu negativen Auswirkungen und Komplikationen führen, wenn man Handlungen ausführt, ohne dabei zu überprüfen, ob diese überhaupt noch ihre Berechtigung haben und ob das Ergebnis dieser Handlungen immer noch mit dem angestrebten Ziel oder mit den zugrunde liegenden Voraussetzungen zu vereinbaren ist. Viele Gewohnheiten übernimmt man aufgrund von Erziehung, kultureller Prägung, sozialen Konventionen oder sonstigen Konditionierungen, ohne sich für diese bewusst entschieden oder sie aus eigenem Antrieb und tiefster Überzeugung initiiert zu haben.

Es gibt positive und negative Gewohnheiten und jeder, der seinen Alltag einmal genau betrachtet, wird an sich und seinem Lebenswandel feststellen, dass vieles sich wiederholt: wie man morgens aufsteht, die regelmäßige Körperhygiene zelebriert, das Duschen, Zähneputzen und Ankleiden, der Weg zur Arbeit, das Einnehmen der Mahlzeiten etc. Es haben sich gute und weniger gute, wohltuende und belastende bzw. die Gesundheit belastende und krankmachende Gewohnheiten herausgebildet. Aus diesem Grund ist es nützlich, die erworbenen Gewohnheiten zu prüfen, um ggf. Veränderungen vorzunehmen.

Sowohl im Yoga als auch im Ayurveda wird auf eine gesunde Routine und eine gesunde Ausrichtung des Lebens Wert gelegt, und diesbezüglich werden Ratschläge und Empfehlungen gegeben. Jeder sollte selbst entscheiden, welche Routine er / sie bereit ist, im eigenen Interesse aufzugeben, und welche neue Routine er / sie in seinen Lebensalltag bereit ist zu integrieren – auch wenn dies anfangs schwerfällt.

Ayurveda und Yoga empfehlen, um den natürlichen Homöostase-Mechanismus des menschlichen Körpers aufrechtzuerhalten, einem bestimmten Lebensstil zu folgen. Die Prinzipien sind alltagsorientiert und wollen den Menschen dazu zu befähigen, dass er sein Leben in vollen Zügen genießen kann und das über einen langen Zeitraum. Die Routinen und Empfehlungen werden »Svasthavrittam« genannt.

Die alten Gelehrten und Weisen haben im Detail diese Maßnahmen beschrieben. Diese detaillierten Verhaltensregeln umfassen u. a. neben empfohlenen Routinen für den Tag und für die Nacht auch Ratschläge für die verschiedenen Jahreszeiten sowie für das Nicht-Unterdrücken der natürlichen Körperdränge. Alle empfohlenen Routinen basieren darauf, dass das menschliche Wohlbefinden von den permanenten Bewegungen der existierenden Zyklen abhängt, wie z. B. des Rhythmus von Tag und Nacht, des Rhythmus der Jahreszeiten, des hormonellen Zyklus, der Mond- und Lebensphasen etc., und von diesen entscheidend beeinflusst wird.

Wichtig ist, den gewählten und praktizierten persönlichen Lebensrhythmus mit der inneren biologischen Uhr abzustimmen, gerade im Hinblick auf die drei Doshas (Vatha, Pitta, Kapha); denn zu den verschiedenen Tages- und Nachtzeiten sind auch die drei Doshas als unterschiedliche Funktionsprinzipien aktiv und wirken sich in unterschiedlicher Qualität auf das eigene Wohlbefinden aus. Je besser ein Mensch nicht nur sich selbst, sondern auch seine eigene Konstitution und seine wirklichen Bedürfnisse kennt, umso wirksamer kann er auf die verschiedenen, das Leben beeinflussende Zyklen einwirken und reagieren.
Diese ayurvedischen Verhaltensregeln, wie z. B. das morgendliche Reinigungsprogramm, gehen weit über die westlichen Gewohnheiten, wie die »Morgentoilette«, hinaus. Denn es werden durch wirkungsvolle Maßnahmen und Techniken alle Sinnesorgane sensibilisiert und stimuliert und der Geist wird beruhigt, zentriert, gereinigt und gestärkt. So werden die ayurvedischen Routinen für jeden Praktizierenden zu einem spürbaren Wohlfühl- und Gesundheitsprogramm.
Die klassischen Texte des Ayurveda betonen immer wieder die instinktiven Wünsche des Menschen, die, abgesehen von den existentiellen in Form des Überlebens, nach der Befreiung von Krankheiten und Unbehagen sowie der Maximierung des eigenen Wohlergehens streben.

8.1 Regulärer Tagesablauf (Sanskrit: Dinacharya)

1) Aufstehen
Man sollte jeden Morgen vor dem Sonnenaufgang aufstehen, aber nicht später als 06.00 Uhr, weil dann das Vatha-Dosha noch aktiv ist. Diese Zeit wird »Brahma Muhoortha« genannt und ist eine Zeit voller Harmonie und Energie. Der Körper beginnt nun mit seiner natürlichen Ausscheidungsphase, ist noch leicht, beweglich und aktiv. Eine gewisse Umgewöhnung oder Anpassungszeit werden evtl. die Langschläfer unter Ihnen benötigen, aber wenn Sie erst die Wirkungsweise eines frühen Aufstehens am eigenen Leib gespürt haben, werden Sie darauf bald nicht mehr verzichten wollen und können.

2) Trinken
Unmittelbar nach dem Aufstehen empfiehlt Ayurveda das Trinken von zwei bis drei Gläsern lauwarmen Wassers, welches die Körperkanäle, die vom nächtlichen Schlaf träge geworden sind, aktiviert und reinigt.

3) Mundhygiene
Nachdem man auf der Toilette war und sich des Stuhls und Urins entledigt hat, benutzt man eine Bürste und ein Kräuterpulver, um die Zähne zu putzen. Es ist ferner ratsam, auch die Zunge zu reinigen (mittels eines Schabers oder Löffels) sowie den Mundraum durch Gurgeln zu spülen.

4) Nasenhygiene (Sanskrit: Nasya)
Mit einem Nasenspülkännchen werden die Nasenwege und die Nebenhöhlen gereinigt (Sanskrit: Jala Neti) und danach die Nasenwege mit einem Kräuteröl (z. B. Sesamöl) eingerieben.

5) Augenhygiene (Sanskrit: Anjana)
Die Augen werden mit Wasser gespült und gereinigt (Sanskrit: Netra Neti), alternativ mit einem Kräuteröl oder einer speziellen Augensalbe.

6) Ganzkörperölmassage (Sanskrit: Abyanga)
Jeden Tag VOR der morgendlichen Dusche oder dem Bad, wird Öl auf den gesamten Körper aufgetragen und dieser eingehend massiert, was zum einen verjüngend wirkt und zum anderen die Müdigkeit vertreibt.

7) Trockene Ganzkörpermassage (Sanskrit: Udvartana)
Ferner sind trockene Massagen mit verschiedenen Pflanzenpulvern oder auch Kichererbsenmehl ratsam, um u. a. das überschüssiges Öl von der Körperoberfläche zu entfernen. Außerdem wird dadurch die Durchblutung der Haut erhöht und deren Glanz und Farbe gefördert.

8) Ölziehen (Sanskrit: Gandhusha)
Nicht nur zur allgemeinen Entgiftung empfiehlt sich das Einbehalten von Sesamöl (alternativ Olivenöl) oder Ghee im Mund, sondern es stärkt zudem den Kiefer und die Stimme, nährt die Wangen, verbessert die Geschmackswahrnehmung und den Appetit. Es wirkt außerdem prophylaktisch bei Trockenheit im Mundraum, bei eingerissenen Lippen, Karies und Problemen mit empfindlichen Zähnen.

9) Körperhygiene (Sanskrit: Snana)
Es wird empfohlen, jeden Morgen (vor dem Yoga) zu duschen und damit nicht nur seinen Körper, sondern auch seinen Geist (und sein spirituelles Wesen) zu reinigen. Ayurveda und Yoga gehen davon aus, dass das Wasser beim Duschen u. a. auch die angestauten, negativen Energien beseitigt bzw. ableitet und abführt. Sicher kennen Sie das angenehme Gefühl der ganzheitlichen Leichtigkeit nach dem Duschen, was dadurch zu erklären ist. Nach den vorherigen Prozeduren, wie z. B. einer Ganzkörperölmassage, sind die Verwendung einer Seife sowie ein Eincremen nach dem Duschen nicht mehr nötig. Wenn überhaupt, sollte man nur eine sehr milde, hautschonende Seife, die aus Naturprodukten hergestellt worden ist, verwenden.

10) Körperliche Betätigung (Sanskrit: Vyayama)
Es wird eine tägliche körperliche Betätigung des Körpers empfohlen, welche diesen moderat herausfordern soll und ihn gesund erhält und Ayurveda empfiehlt hier explizit Yoga zu praktizieren, natürlich entsprechend der körperlichen Konstitution. Yoga am Morgen fördert die Wachstumsprozesse des Körpers; denn es werden u. a. die Muskelfasern gestärkt, Stabilität und Leichtigkeit werden gefördert und die Toleranz gegenüber Ermüdungserscheinungen wird gesteigert. Die frühen Morgenstunden eignen sich dafür besonders gut, genauso wie für spirituelle Übungen und Meditation.

11) Rechtschaffenheit (Sanskrit: Dharmika vritti)
Da man das Glück nicht ohne Rechtschaffenheit (Sanskrit: Dharma) erreichen kann, sollte die Yamas (→ Kapitel 5, Der achtgliedrige Pfad des Patanjali) befolgt werden, um den Weg des

Dharmas gehen zu können. Darüber hinaus führt dies zu einem ruhigen Geist, einem der Hauptziele des Yogas.

8.2 Regulärer Tagesablauf bedingt durch die Jahreszeiten (Sanskrit: Ritucharya)

Das Befolgen einer jährlichen Routine zusätzlich zur täglichen erscheint dem modernen Menschen fremd; denn der westliche Lebensstil ist dadurch geprägt, dass der Mensch sich zu jedem Zeitpunkt des Jahres gleich verhält, das Gleiche tut, das Gleiche isst und keine Anpassungen entsprechend dem Zyklus der Natur vornimmt. Alle anderen Lebewesen beachten, um ihre lebensnotwendige Harmonie zu bewahren, die Naturgesetze, nur der moderne Mensch nicht, und die Auswirkungen davon sind mannigfaltig in Form verschiedenster Krankheiten und Beeinträchtigungen.
Der Wechsel der Jahreszeiten bzw. der atmosphärische Wechsel haben eine zyklische Ordnung. Der Mensch ist ein Teil dieses Universums und sowohl er als auch das Universum bestehen aus den fünf Grundelementen (Erde, Wasser, Feuer, Luft, Raum), die auf Sanskrit Pancha Maha Bhutas genannt werden. Jede Veränderung im Makrokosmos wirkt sich auf den Mikrokosmos aus und führt dort zu Veränderungen. Die Jahreszeiten haben deswegen einen weitreichenden Einfluss auf die Menschen; denn so, wie sich die Umwelt von einer Jahreszeit zur nächsten entwickelt und verändert, tut dies auch der menschliche Körper, indem er diesem jahreszeitlichen Rhythmus folgt. Je besser man die jeweilige Jahreszeit versteht und sich mit ihren Eigenschaften verbindet, desto mehr wird man in der Lage sein, die eigene Harmonie und das Gleichgewicht des Körpers aufrechtzuerhalten. Nicht nur Ayurveda und Yoga, sondern sämtliche östlichen medizinischen Systeme, wie die TCM (Traditionelle chinesische Medizin), erachten die Anpassung des persönlichen Lebensstils an die Jahreszeiten und ihren Wechsel als den besten Weg, um nachhaltig gesund zu bleiben. Dabei ist es nicht nur notwendig, Informationen über die Jahreszeiten zu kennen, sondern es ist vielmehr wichtig, eine spürbare Verbindung mit und zu ihnen zu entwickeln, so dass die eigene Intuition (wieder) als Führer dienen kann, um zu zeigen, welche Verhaltensweisen angemessen sind und welche nicht.

Ayurveda kennt, im Gegensatz zur westlichen Lehre, sechs Jahreszeiten:

1) Sisira: (Ende des Winters)
2) Vasantham: (Frühling)
3) Grishmam: (Sommer)
4) Varsha: (Spätsommer / Regenzeit)
5) Sarad: (Herbst)
6) Hermantha: (Anfang des Winters)

1) Anfang des Winters (Sanskrit: Hermantha Ritu) und Ende des Winters (Sanskrit: Sisira Ritu*)*
Diese Jahreszeit bildet das Ende bzw. den Anfang eines Zyklus. Es ist nun ratsam, sich um Frieden und Harmonie zu bemühen und diese durch Ruhe und Abwesenheit von Hektik zu gewährleisten. Ferner ist es notwendig, seine Energie zu sparen und zu sammeln und auf Gemütlichkeit und

Wärme Wert zu legen. Körper und Geist wollen nun genährt und umsorgt werden, eine leichte Yoga-Praxis und regelmäßige Meditation sowie ein tiefes Nachdenken über die wichtigen Dinge im Leben sind die Mittel der Wahl. Das vorherrschende Element im Winter ist Wasser (Sanskrit: Jala).
Zu dieser Zeit des Jahres ist es entscheidend, eine ausgewogene Balance zwischen tiefer Stille, Ruhe und gerade so viel Aktivität und Bewegung zu schaffen, dass der Körper flexibel und funktionstüchtig bleibt. Die Energie beginnt sich aus sich selbst zu regenerieren und stellt, gemäß der Lehre der taoistischen Yogis, die höchste Ausprägung der Yin-Energie dar, also der weiblichen Energie.
Im Winter ist das Verdauungsfeuer (Agni) stark und man kann problemlos Süßes und Fettiges essen und sollte dies auch tun. Sehr zu empfehlen sind zu dieser Jahreszeit Milchprodukte sowie fettige, ölige Nahrungsmittel. Ayurveda empfiehlt in dieser Jahreszeit regelmäßigen und gesteigerten Kontakt mit dem Sonnenlicht und betrachtet den Zeitpunkt als ideal, um sexueller Aktivität nachzugehen. Übermäßiger Schlaf, insbesondere Schlaf am Tag, wie von vielen westlichen Menschen praktiziert, sollte zu dieser Jahreszeit vermieden werden.

2) Frühling (Sanskrit: Vasantham Ritu)
An den ersten Frühlingstagen kann man die gesamte Natur aus ihrem Winterschlaf erwachen sehen. Nun ist es auch für den Menschen Zeit, zu erwachen und wieder aktiv zu sein. Pflanzen und Blumen beginnen zu blühen und die Farbe Grün ist weit und breit die bestimmende. Die Farben und das pulsierende Leben um einen herum bewirken, dass sich der Geist in einer Fülle und Ganzheit wahrnimmt und auch der Körper benötigt weniger und verspürt einen geringeren Appetit. Es ist die richtige Zeit für eine Fasten- oder Reinigungskur bzw. für eine Pancha-Karma-Anwendung, welche ermöglicht, dem Neubeginn des Lebens in der Natur mit dem eigenen Körper zu folgen, und zwar von einem reinen Standpunkt aus. Wenn man etwas reinigt, so schafft man Raum (Sanskrit: Akash), Raum für neue Visionen. Neue Pläne lassen sich dann mit weniger Aufwand in die Tat umsetzen. Die verfügbare Energie dehnt sich in zunehmendem Maße aus und ist im Sinne der chinesischen Weisheitslehre der Beginn einer starken Yang-Energie.
Im Frühling wird das Kapha-Dosha verstärkt, welches u. a. zu Verdauungsstörungen führen kann. Aus diesem Grund ist zu dieser Jahreszeit eine leichte, trockene Nahrung mit viel Getreide, Honig, Obstsäften, Ingwer etc. zu empfehlen. Schweres, kaltes Essen sowie der Verzehr von Süßigkeiten, saurem Obst und Fett sollten vermieden werden. Körperliche Betätigung ist nun wichtiger denn je, aber die sexuelle Betätigung sollte in einem Mittelmaß erfolgen. Auch zu dieser Jahreszeit sollte vermieden werden, am Tage zu schlafen.

3) Sommer (Sanskrit: Grishmam Ritu)
Die sonnenreichen Tage des Sommers und deren Energie bewirken eine gesteigerte Ausdrucksfähigkeit und Entfaltungsmöglichkeit des eigenen Selbsts. Das Element Feuer (Sanskrit: Agni oder Tejas) ist nun vorherrschend. Jetzt ist die Zeit, um kreativ zu sein, nach außen zu gehen, etwas zu wagen und seinem wahren Selbst in allen Taten zu entsprechen. Angebracht ist es während dieser Zeit, schöpferische Projekte anzugehen, zu reisen und seine spielerische Seite auszuleben. Was den Menschen nun am meisten bereichert, ist die äußere Welt, die er bewusst erleben sollte.

Darüber hinaus ist der Sommer die Zeit des Herzens, was sich auch auf zwischenmenschliche Beziehungen und persönliche Bindungen auswirkt – es ist die Zeit der Liebe. Die aufsteigende Energie ist die volle Ausprägung der starken Yang-Energie, der männlichen Energie.
Im Sommer empfiehlt sich ein leicht verdauliches Essen und die Betonung einer kühlenden und süßen Nahrung mit viel Flüssigkeit. Ratsam ist es auch, verstärkt Milch, Ghee, Obstsäfte, Kokosnusswasser, Müsli, Weintrauben und Maismehl zu sich zu nehmen. Vermieden werden sollten ein Übermaß an Salz, saures und scharfes Essen sowie Alkohol. Das Ausmaß der körperlichen Betätigung, besonders auch (Leistungs-)Sport, sollte auf ein Mindestmaß reduziert werden. NUR zu dieser Jahreszeit ist es angebracht, auch am Tag ein wenig zu schlafen. Übermäßiger Kontakt mit dem Sonnenlicht sollte vermieden und auf angemessenen Sonnenschutz jeglicher Art (Hut, Brille, Cremes etc.) geachtet werden. Mehrmaliges Duschen im Sommer mit kühlem Wasser ist erlaubt und das Auftragen von z. B. Sandelholzpaste auf die Stirn verschafft ein wohltuendes Gefühl.

4) Spätsommer / Regenzeit (Sanskrit: Varsha Ritu)
Der Spätsommer ist eine bedeutende Jahreszeit, denn jetzt erfolgt der Übergang vom Wachstum und der sich ausdehnenden Energie von Frühling und Sommer, zu einer mehr nach innen gerichteten und kühleren Energie von Herbst und Winter. Diese Zeitspanne, zwischen dem Ende des Sommers und dem Beginn des Herbstes, dauert circa sechs Wochen. Die bündelnden und zentrierenden Eigenschaften dieser relativ kurzen Jahreszeit bewirken, dass jegliche externe Energie sich wieder in ihrem zentralen Ausgangspunkt sammelt. Das vorherrschende Element ist Erde (Sanskrit: Prithvi). Diese Periode auf der Erde ist auch bekannt als Erntezeit oder in Nordamerika »Indianischer Sommer«. Traditionell wird das Getreide geerntet und die Menschen feiern die Früchte ihrer Arbeit mit Ritualen. Es ist jetzt angebracht, zu beobachten, zu strukturieren und zu vereinfachen sowie die natürlichen Rhythmen der Jahreszeit wieder zu ihrem Platz, nämlich dem Zentrum, gelangen zu lassen.
Immer dann, wenn ein starker Wechsel der Energie, auch der Jahreszeit, oder die Sommer- und Wintersonnenwende stattfindet, ist es das Element Erde, mit welchem sich der Mensch verbinden sollte. Während sich um ihn herum alles verändert, bleibt er selbst zentriert und in Harmonie, so dass sein Wesenskern immer stabil, gegenwärtig und unerschütterlich ist.
Sowohl in der asiatischen Regenzeit als auch in der nun vermehrt regnerischeren Zeit des Spätsommers wird eine Störung des Verdauungsfeuers (Agni) spürbar; denn in dieser Jahreszeit wird das Vatha-Dosha verstärkt und die Verdauungskraft wird reduziert, was die Einnahme verdauungsanregender Mittel und Nahrung erforderlich macht. Es ist ratsam, verstärkt warmes, gekochtes Wasser zu trinken sowie warme Suppen zu essen und gekochte Hülsenfrüchte und Getreide mit Ingwer und regelmäßig, aber mäßig Honig zu verzehren. Produkte wie Buttermilch sind zu vermeiden. In dieser Jahreszeit sollte strikt auf die Vermeidung von Schlaf und sexueller Betätigung am Tage geachtet werden.

5) Herbst (Sanskrit: Sarad Ritu)
Der Herbst ist der Zeitpunkt eines großen Wechsels. Er ist der Ausdruck des beginnenden Rückzugs und des Nach-innen-Bewegens. Das vorherrschende Element ist Luft (Sanskrit: Vayu). So wie sich die Dinge zusammenziehen, benötigt der Mensch nun ein gutes Urteilsvermögen; denn

was er nicht für die kommende Jahreszeit benötigt, sollte er loslassen. So wie die Bäume zu dieser Zeit ihre Blätter abwerfen, muss der Mensch nun seine eigenen äußeren Eindrücke, Erfahrungen und jegliches Übermaß des Sommers zurücklassen und versuchen, nach dem Ausschau zu halten bzw. sich mit dem zu verbinden, was sich als nützlich und günstig erweisen wird. Es ist nun an der Zeit, die Aufmerksamkeit verstärkt auf eigene Projekte zu richten. Die zusammenziehende Energie stellt den Beginn der Yin-Energie dar.
Bei der Ernährung im Herbst sollte verstärkt auf den Konsum von Reis, Mungbohnen, Jaggery, Weintrauben, Stachelbeeren, Honig und fetthaltigen Nahrungsmitteln Wert gelegt werden. Es ist empfehlenswert, jahreszeitlich bedingten Problemen durch die Einnahme von bitterem Kräuterghee zu begegnen. Die jahreszeitlichen Empfehlungen des Ayurveda sind sehr komplex, und ich möchte an dieser Stelle auf die weiterführende Fachliteratur verweisen.

8.3 Nichtunterdrücken natürlicher Bedürfnisse

Es ist unbestreitbar, dass der persönliche Lebensstil der wichtigste Faktor für die körperliche und geistige Gesundheit ist. Richtiger Lebensstil bedeutet, auf die dargelegten Prinzipien der gesunden Gewohnheiten zu achten, aber vor allem bedeutet es, die eigene Natur nicht zu unterdrücken, sondern deren tiefe Kräfte zu achten und an die Oberfläche zu bringen. Die ayurvedische Gesundheitslehre empfiehlt, das Unterdrücken der natürlichen Bedürfnisse und Körperdränge bzw. -reflexe zu vermeiden. Dazu zählen folgende:

1) Niesen
2) Gähnen
3) Husten
4) Aufstoßen (Luftablassen)
5) Tränen
6) Urinieren (Wasserlassen)
7) Stuhlgang
8) Durst
9) Hunger
10) Schlaf

Diese Körperdränge dienen als wichtige Reinigungsmaßnahmen für einen normal funktionierenden und gesunden Organismus, aber leider ist es nicht immer möglich, diesen inneren Bedürfnissen umgehend nachzugeben; denn als zivilisierte, höfliche und wohlerzogene Menschen haben wir gelernt, diese natürlichen Körperdränge willentlich zu kontrollieren oder ganz zu unterdrücken. Dieses Verhalten lohnt sich zu hinterfragen, weil ein Unterdrücken, egal wovon, mit Problemen verbunden ist. Dies gilt in besonderem Maß hinsichtlich jeglicher körperlicher Unterdrückung, weil der Körper auf diese Zwänge und Eingriffe in seine natürliche Autonomie empfindlich mit Krankheiten und Symptomen, wie Immunschwäche, Stress und Energiemangel, reagiert. Hier setzten die ayurvedischen Gesundheitsempfehlungen an. Sie bieten Wissen über die Auswirkung dieser negativen Interventionen in die natürlichen körperlichen Prozesse und empfehlen, das gewohnheitsmäßige Funktionieren im Alltag zu unterbrechen und Raum für die körperlichen und geistigen Bedürfnisse zu schaffen. Dazu ist es wichtig, sich dieser natürlichen Bedürfnisse des Körpers bewusst zu werden und stets zu versuchen, die Gewohnheit des Unterdrückens so weit wie möglich zu vermeiden und durch gesunde Achtsamkeit für den Körper zu ersetzen.

1) Niesen: Ein Unterdrücken des Niesens begünstigt gemäß der ayurvedischen Lehre die Entstehung von Migräne und Gesichtslähmung.

2) Gähnen: Ein Unterdrücken des Gähnens begünstigt die Entstehung von Gefühllosigkeit, Muskelzittern, Konzentrationsschwäche und Kieferverspannungen.

3) Husten: Ein Unterdrücken des Hustens begünstigt die Entstehung von Schluckauf, Atemnot und Appetitverlust.

4) Luftablassen (Aufstoßen): Ein Unterdrücken des Aufstoßens begünstigt die Entstehung von Blähungen, Müdigkeit, Koliken, Aggressionen und Herzbeschwerden.

5) Tränen: Ein Unterdrücken des Tränenflusses begünstigt die Entstehung von Herzbeschwerden, Schnupfen, Bindehautentzündung und Kopfschmerzen.

6) Urinieren: Ein Unterdrücken des Urinierens begünstigt die Entstehung von Steifheit in der Leistengegend, Harnsteinen, Nervosität und Schmerzen beim Urinieren.

7) Stuhlgang: Ein Unterdrücken des Stuhlgangs begünstigt die Entstehung von Erkältung, Kopfschmerzen, Aufstoßen, Verstopfungen und Bauchschwellungen.

8) Durst: Ein Unterdrücken des Durstgefühls begünstigt die Entstehung von Schwäche, Schwere, Müdigkeit und Ohnmacht.

9) Hunger: Ein Unterdrücken des Hungergefühls begünstigt die Entstehung von Magersucht, Auszehrung, Schwindel und Koliken.

10) Schlaf: Ein Unterdrücken des Schlafs begünstigt die Entstehung von Verdauungs-störungen, Schwindel, Gliederschmerzen und Kopfschmerzen.

8.4 Hauptziele des Lebens (Sanskrit: Purusharta)

Auch das Unterlassen sämtlicher exzessiver Aktivitäten sowie der schlechten (bösen) Taten zählen zu den wichtigsten Regeln zur Vermeidung von Krankheiten und Disharmonien des Körpers und des Geistes. Die vier Hauptziele des Lebens machen dies deutlich. Laut Ayurveda gibt es drei Lebensziele, nach denen es zu streben gilt, nämlich Artha, Kama sowie Dharma, und der spirituelle Weg des Yogas sieht zusätzlich auch noch Moksha vor. Da jedoch Ayurveda die Wissenschaft vom Leben ist, also der Zeitspanne von Geburt bis zum Tod, wird Moksha dort nicht berücksichtigt, wohl aber im Yoga, welcher sich mit einer Lebensspanne beschäftigt, die über den Tod hinausgeht.

1) Artha
Artha bedeutet Absicht, Motiv oder Bedeutung und bezieht sich auf den materiellen Wohlstand. Dieses Konzept umfasst die erfolgreiche Einnahme einer Position oder einer Stellung in der Gesellschaft sowie die Anhäufung von Reichtum und das Erreichen einer guten Reputation. Wohlstand zu erreichen ist nichts Verwerfliches, wichtig diesbezüglich ist aber, dass man nur im Einklang mit der Moral und seinem Dharma zu Reichtum oder Wohlstand kommen sollte.

2) Kama
Kama (nicht zu verwechseln mit Karma) bedeutet Sinnesgenuss und ist etwas, nach dem man in adäquater Art und Weise streben sollte. Aber auch hier gilt, dass das weltliche Leben nur im Einklang und Harmonie mit Dharma zu genießen ist. Gemäß der yogischen Sichtweise werden das weltliche Streben sowie Lust und Verlangen nach Wohlstand nicht als unmoralisch abgelehnt, jedoch werden diese beiden Lebensziele den letzten beiden Zielen, Dharma (Moral) und Moksha (Erlösung), untergeordnet. Obwohl für das tägliche Leben die Erfüllung des Dharmas das wichtigste Ziel ist, sind doch auch Artha und Kama in adäquater Ausprägung dafür notwendig.

3) Dharma
Dharma ist die Rechtschaffenheit, Tugend, Moral, Gerechtigkeit, Ehrlichkeit und der Anstand, welche nicht nur im Sinne einer opportunen Ethik oder Moral aufzufassen sind, sondern als ein zeitloses Gesetz für die Nachhaltigkeit im ganzen Universum. Die Essenz dieser Geisteshaltung ist, dass man selber nicht glücklich werden und zu Wohlstand gelangen kann, ohne dass gleichzeitig das eigene Umfeld glücklich ist und über Wohlstand verfügt. Wenn man den Wunsch verspürt, sein Leben in der Fülle und im Einklang mit Artha, Kama und Dharma genießen zu wollen, können einem die ayurvedischen Empfehlungen zur Lebensgestaltung behilflich sein. In der yogischen Betrachtungsweise führt Dharma schneller zu Moksha.

4) Moksha
Moksha bedeutet im Sanskrit Erlösung und Befreiung, aber auch die von den Yogis angestrebte Erleuchtung, und es ist das letzte der vier Lebensziele. Moksha beinhaltet die Befreiung aus der Kette von Geburt, Tod und Wiedergeburt (Sanskrit: Samsara) und stellt das letzte Ziel des menschlichen Lebens dar. Gemeint sind eine Befreiung der Seele und eine Befreiung vom Ich-Gedanken. Ferner ist Erleuchtung immer mit Erkenntnis verbunden, die sich auf die Natur jener Bindung bezieht. In der Vedanta-Philosophie ist es die Erkenntnis, dass die Welt eine Illusion sei, genauso wie auch das eigene Ich eine Illusion sei, seiner Natur nach identisch mit dem formlosen Göttlichen, dem Brahman.
Die Schwierigkeit, die Bedeutung von Moksha zu verinnerlichen, besteht darin, dass es sich um ein Phänomen jenseits des menschlichen Verstandes handelt. Aus diesem Grund klingen Beschreibungen der Erleuchtung oft paradox und liegen, wie der Gottesbegriff, jenseits rationaler Erklärungen. Viele Traditionen beschreiben Erleuchtung als einen Zustand der Losgelöstheit sowohl vom Ich als auch von der Anhaftung an die Welt. Gemäß der Lehre des Vedanta kann

Moksha nur während der menschlichen Lebenszeit erreicht werden und nicht nach dem Tode. Eine Person, die während ihrer Lebensspanne diese vollkommene Erlösung erfahren hat, wird als Jivan Mukta (Sanskrit: Jivan = Seele, Mukti = Befreiung) bezeichnet, also als ein zu Lebzeiten Befreiter. Hingegen nehmen andere Lehren, wie z. B. die der dualistischen Bhakti-Traditionen an, dass man erst nach dem Tod durch Gottes Gnade Moksha erfahren könne. Diese endgültige Erleuchtung nach dem Tode wird als Videha Mukti bezeichnet. Immer dann, wenn sich auf temporäre Erleuchtungserlebnisse bezogen wird, ist von Samadhi die Rede.

Yoga empfiehlt drei verschiedene Wege, um Moksha zu erreichen, nämlich:

1) Bhakti-Yoga, den Weg der Gottesliebe
2) Jnana-Yoga, den Weg des Wissens
3) Karma-Yoga, den Weg der selbstlosen Tat (→ Kapitel 3, Die fünf Hauptwege des historischen Yoga)

Ob Sie Erleuchtung anstreben oder ein gesteigertes Wohlbefinden oder gar Genesung von einer Erkrankung beabsichtigen, wird Ihnen das im 14. Kapitel vorgestellte Yoga-Übungs-Programm sicherlich nützlich sein und darüber hinaus auch noch Freude bereiten.

9. Die grundlegenden vier Vitalitätsparameter

Wie der Begriff Vitalitätsparameter besagt, geht es um Leben und vor allem um die Bedingungen, welche ein gesundes Leben gewährleisten. Wenn sich alle Elemente des eigenen Lebens harmonisch zusammenfügen, ist der Mensch im Gleichgewicht und gesund. Zu diesen Elementen gehören neben dem Körper und dem Atem auch die Hygiene, der soziale Austausch, die Sinneswahrnehmung, die innere Einstellung, die Geistesverfassung und die Ernährung. Um ganz ausgeglichen zu werden bzw. das Gleichgewicht wieder herzustellen, muss man Veränderungen der eigenen Gewohnheiten vornehmen und alte Verhaltensmuster, z. B. hinsichtlich der Ernährung, aufgeben und neue annehmen.

9.1 Ernährung (Sanskrit: Ahara)

Unsere Nahrungsmittel sollen Heilmittel, unsere Heilmittel Nahrungsmittel sein.

(Hippokrates von Kos, griech. Arzt, um 460 bis 370 v. Chr.)

Die Ernährung dient idealerweise mehreren Zwecken. Sie liefert nicht nur Energie und beseitigt Unreinheiten, sondern hat auch erheblichen Einfluss auf den Geisteszustand (→ drei Gunas: sattva, tamas, rajas). Es ist weder pathetisch noch übertrieben, wenn man feststellt, dass »Nahrung das ist, was man isst oder was einen (auf)isst«, wenn man nicht aufpasst und gegensteuert. In Indien gibt es die Trinität Gottes, nämlich Brahma, Vishnu und Shiva, die für den Kreislauf des Lebens in Form der Erschaffung, Erhaltung und Transformation stehen. Dieses Prinzip gilt auch bei der konsumierten Nahrung und wenn diese die drei genannten Aufgaben nicht oder nur unzureichend bzw. auf eine unausgeglichene Art und Weise erfüllt, gerät der Mensch aus dem Gleichgewicht und wird krank.

Wenn die Hauptursache für das Ungleichgewicht die Essgewohnheit oder Nahrung ist, kann die Ursache des Problems rasch und wirksam durch eine veränderte Ernährung behoben werden. Es ist wichtig sich mit der Nahrung zu beschäftigen und diese nicht nur als Sattmacher zu betrachten; denn jede Art von Nahrung hat ihre eigenen Merkmale und spezifischen Auswirkungen. Als Asthmatiker z. B. sollten Sie wissen, dass einige Lebensmittel die Schleimbildung steigern (wie Milch), andere hingegen die Schleimbildung reduzieren (wie einige Gewürze) sowie andere die Wahrscheinlichkeit und Intensität für Asthma-Anfälle drastisch erhöhen (wie Eiscreme oder kalte Getränke). Auch der Zeitpunkt der Nahrungsaufnahme ist nicht zu vernachlässigen, denn wenn Betroffene spät oder direkt vor dem Schlafengehen essen, evtl. sogar Dinge, die Blähungen verursachen, können sich die Symptome von Asthma verstärkt äußern. Ich rate Ihnen dringend, eine Beziehung zu Ihrer Nahrung aufbauen, weil das, was Sie jetzt essen, in naher Zukunft durch Transformation zu IHREM Körper und natürlich auch zu Ihrem Geisteszustand wird. Sie allein haben in der Hand, wie dieser ab dem heutigen Zeitpunkt gestaltet wird und aus was er sich zusammensetzt.

9.1.1 Ernährung aus der Sicht des Yoga und des Ayurveda

Eine vegetarische Ernährung ist empfehlenswert und optimal geeignet, um von allen Vorzügen einer engagierten, zielgerichteten und sorgfältig ausgeführten Yoga-Praxis ohne Einschränkungen profitieren zu können. Sie ist aber keine zwingende Voraussetzung, um überhaupt mit Yoga beginnen oder Yoga regelmäßig ausführen zu können. In Ausnahmefällen kann eine vegetarische Ernährung sogar ungesünder sein als eine nicht-vegetarische, z. B. wenn viel Frittiertes gegessen wird. Nicht jede Ernährungsform aus Indien entspricht einer gesunden Ernährung und schon gar nicht der des Ayurveda. Eine gesunde Vollwertkost ist für Yoga empfehlenswert.

9.1.2 Yogische Grundregeln zur Ernährung

Wenn Sie aus den dargelegten Gründen Ihre Ernährungsgewohnheiten ändern wollen, ist es ratsam, von einem Fleisch-konsumierenden Lebensstil Abstand zu nehmen oder diesen zumindest auf ein mögliches Mindestmaß zu reduzieren. Aber jede Ernährungsumstellung sollte nicht abrupt und von einem Extrem ins nächste erfolgen, was den Körper schädigen könnte. Alles braucht seine Zeit und aus diesem Grund nehmen Sie sich bitte die Zeit, die für Sie notwendig ist, und vollziehen einen bewussten Wandel.

Warum ernähren sich Yogis überhaupt strikt vegetarisch oder sogar vegan? Sie haben in Kapitel 5 (→ Der achtgliedrige Pfad des Patanjali) die Yamas, d. h. die Verhaltensregeln des Umgangs mit der Umwelt, kennengelernt. Im Yoga versuchen die Praktizierenden, gewaltfrei zu leben, und in den Yoga-Sutras wird als erstes Yama Ahimsa genannt, was mit Gewaltlosigkeit übersetzt wird. Es ist eine generelle, yogische Lebenseinstellung, anderen Lebewesen nicht unnötig Gewalt zuzufügen, weder in Tat, noch in Wort und Gedanken. Dazu gehört auch, keine Tiere zu quälen oder zu töten und diese schon gar nicht zu essen. Ein Hauptvorteil der Yoga-Praxis ist, dass sich durch diese Ernährungsumstellung die Sensibilität erhöht und auch die Reaktion des Körpers auf die konsumierten und zu konsumierenden Nahrungsmittel. Der moderne Mensch hat sich dagegen von der Natur entfernt und spürt nicht mehr, was es heißt, getötete Lebewesen essen – nämlich den eigenen Körper zu einem Friedhof für tote Tiere zu machen.

Doch es gibt Körpertypen, die langfristig nicht ohne Fleisch, Fisch, Milchprodukte und Eier auskommen und denen der Konsum ausschließlich vegetarischer Kost über einen längeren Zeitraum schadet. Für Menschen mit körperlichen Problemen oder Krankheiten, kann dies kontraindiziert sein, und stattdessen wäre eine spezielle, ausgewogene und individuell abgestimmte Ernährung anzuraten. Ich selbst habe nach vier Monaten rein vegetarischer Ernährung unter ärztlicher Aufsicht beträchtlich an Gewicht und Kraft verloren. Aus diesem Grund folgte ich dem ärztlichen Rat, wieder mit mäßigem, bewusstem und hochwertigem Fleischkonsum zu beginnen, und konnte erst dadurch mein verlorenes Gewicht und die Kraft langsam zurückerlangen. Für viele Menschen ist Fleischverzicht indiziert und vorteilhaft, um z. B. Gewicht zu verlieren, doch in meinem Fall bei bereits vorliegendem Untergewicht und einer Vata-Krankheit war es das nicht. Jeder sollte eigene Erfahrungen hinsichtlich seiner Ernährung machen und kein Ernährungsmodell unreflektiert übernehmen oder sich aufzwingen lassen.

Auch vegetarische Rohkost ist nicht für jeden geeignet. Gerade in Yoga-Kreisen ist dieser Trend sehr beliebt und findet bei den schlanken Vatha-Typen die meisten Anhänger, die diese Kost aber grundsätzlich meiden sollten, um ernährungsbedingte Schäden abzuwenden. Hier ist der Mittel-

weg der richtige und angebrachte. Jedes Extrem und jede Einseitigkeit bei der Ernährung führt auf Dauer zu Defiziten, Schäden und zu einem Verlust des körperlichen Gleichgewichtes.
Es ist zu einer ausgewogenen Ernährung mit einem großen Spektrum zu raten, die auf Frische, Gehalt und Verwertbarkeit durch den Körper abzielt, um diesen auf körperlicher, geistiger, seelischer und energetischer Ebene mit dem zu versorgen, was er benötigt. Genau hier setzt Ayurveda an. Mit einem Erfahrungsschatz von ca. 5.000 Jahren kann es auf Ernährungsrichtlinien verweisen, die Erfolg in der Vergangenheit gezeigt haben und auch heute noch zeigen.
Es gibt einige Unterschiede zwischen yogischer Ernährung und ayurvedischer Ernährung. Die Yoga-Ernährung mit dem Schwerpunkt auf sattvischen Nahrungsbestandteilen und dem generellen Verzicht auf Alkohol, Nikotin und andere Suchtmittel sowie auf scharfe Gewürze, Eier, Pilze, Knoblauch, Zwiebeln und der Forderung einer strikt vegetarischen Ernährung mit der Tendenz zur veganen und Rohkosternährung ist im Hinblick auf den Geist entwickelt worden, um auf dem spirituellen Weg und für die Meditation behilflich zu sein. Sie ist aber auch für jeden anderen Menschen erstrebenswert. Selbst wenn das eigene Interesse nicht der Erleuchtung gilt, wird jeder, der diese Ernährungsform einmal ausprobiert, schon bald die Wirkungen dieser vom Yoga-Gedanken inspirierten Ernährung erkennen und zu schätzen wissen; denn die positiven Auswirkungen sind ein gesunder und widerstandsfähiger Körper, sogar Heilung einzelner Krankheiten und Vorbeugung vieler anderer, außerdem eine gesteigerte Vitalität, ein reiner Verstand und ein Geist, der alle seine Möglichkeiten ausschöpfen kann.

9.1.3 25 ayurvedische Grundregeln zur Ernährung

Es gibt eine große Anzahl von Ernährungsempfehlungen im Ayurveda und von diesen Grundregeln der ayurvedischen Ernährung können im Gegensatz zu den yogischen Regeln alle Personen und Körpertypen profitieren. Die positiven Auswirkungen habe ich am eigenen Körper erfahren und kann sie somit auch bestätigen. Hier spreche ich einige ausgewählte an.
Ayurveda betont bestimmte Ernährungsregeln, einschließlich der Zeit, Menge und der Qualität der Nahrung. Um sich nachhaltig gesund zu ernähren, sollte man seine Nahrung u. a. der Jahres- und Tageszeit, der Verfügbarkeit von Nahrung und dem eigenen körperlichen und geistigen Zustand anpassen. Die Beachtung der ayurvedischen Überlegungen, Hinweise und Ratschläge hinsichtlich der Ernährung wirkt sich schnell und nachhaltige positiv aus und hat keine Kontraindikationen.

1) Essen Sie ausschließlich in einer ruhigen und entspannten Atmosphäre. Während Sie essen, sollten Sie Abstand davon nehmen, zu reden, zu arbeiten, beschäftigt zu sein, fernzusehen, zu lesen etc. Essen Sie immer im Sitzen und vermeiden Sie zumindest zu sprechen, während Sie das Essen ausreichend zerkauen.

2) Essen Sie entweder allein oder mit Personen, die Sie wirklich mögen. Negative Emotionen und Gefühle, entweder des Kochs oder der Sie umgebenden Leute, haben einen schädigenden Einfluss auf Ihre Verdauung.

3) Essen Sie jeden Tag zur gleichen Zeit (→ Dinacharya = Tägliche Routine). Dies fördert den regelmäßigen Rhythmus Ihrer Verdauung und befähigt Ihren Körper dazu, einen optimalen Nutzen aus der ihm zur Verfügung gestellten, lebenswichtigen Nahrung zu ziehen.

4) Vermeiden Sie es, zwischen den Mahlzeiten zu essen, es sei denn, Sie sind z. B. Diabetiker und dies ist für Sie indiziert.

5) Vermeiden Sie es auch, später als 20 Uhr Nahrung in fester Form zu sich zu nehmen; denn dies stört Ihren Verdauungsrhythmus und fördert die Produktion von Toxinen im Verdauungssystem, die entstehen, weil unverdaute Nahrung darin verbleibt.

6) Essen Sie weder zu langsam noch zu schnell.

7) Lassen Sie ein Drittel bis ein Viertel des maximal zu füllenden Mageninhalts leer, für Prana und um das Agni nicht zu beeinträchtigen bzw. um die Verdauung zu unterstützen sowie diese nicht zu behindern.

8) Essen Sie nicht zu viel. Die empfohlene Nahrungsmenge passt gemäß der Empfehlung von Ayurveda in Ihre zur Schüssel geformten Hände. Wenn Sie nach dem Verzehr dieser Nahrungsmenge immer noch hungrig sind, warten Sie fünf Minuten und versuchen während dieses Zeitraums zu erkennen, ob Sie wirklich noch hungrig sind oder dies nur glaubten zu sein. Falls erforderlich, essen Sie dann noch ein wenig; denn man sollte den Tisch weder hungrig noch übervoll verlassen.

9) Vermeiden Sie es, erneut zu essen, bevor das letzte Mahl überhaupt verdaut ist. Warten Sie mindestens drei Stunden nach einer Nahrungsaufnahme, bis die nächste erfolgt.

10) Nehmen Sie die Hauptmahlzeit mittags zu sich, wenn das Verdauungsfeuer am stärksten ist. Das Abendessen sollte leicht sein und schon vor dem Schlafengehen verdaut. Das Frühstück sollte die kleinste und leichteste Mahlzeit sein und im Idealfall aus Früchten und Cerealien bestehen. Die alte Redewendung: »Frühstücken wie ein Kaiser, Mittagsessen wie ein König und Abendessen wie ein Bettler« ist für die meisten Menschen in der heutigen Zeit überholt – wir arbeiten nicht mehr schwer auf dem Feld und benötigen daher keine Riesenportion energiespendender Nahrung nach dem Aufstehen.

11) Bleiben Sie eine Weile nach dem Essen ruhig am Tisch sitzen und vermeiden Sie es, mit dem letzten Bissen im Mund zurück zur Arbeit oder anderswohin zu eilen.

12) Weder direkt vor dem Essen noch direkt nach dem Essen sollten Sie etwas trinken und größere Flüssigkeitsmengen auf jeden Fall meiden. Während des Essens ist es erlaubt und ratsam, kleinere Mengen Wasser mit Zimmertemperatur langsam zu trinken. Vermeiden Sie es, Milch zur Mahlzeit zu sich zu nehmen, von »Getränken« wie Cola ganz zu schweigen. Milch sollte, um die Verdauung nicht zu belasten, generell außerhalb der Mahlzeiten getrunken werden.

13) Ayurveda empfiehlt, dass eine Mahlzeit alle sechs ayurvedischen Geschmacksrichtungen umfassen sollte, damit das Mahl vollständig ist und der Körper alles bekommt, was er benötigt. Diese sechs Geschmacksrichtungen sind süß, sauer, salzig, scharf, bitter, herb (zusammenziehend). Der Geschmack wird im Ayurveda höher bewertet als die Einteilung der Nahrungsbestandteile in Eiweiße, Kohlenhydrate, Fette etc. Bei der Betonung der Geschmacksrichtungen einer Mahlzeit sollte die individuelle Körperkonstitution (Vatha / Pitta / Kapha) berücksichtigt werden. Ayurveda verbietet generell nichts, aber empfiehlt nicht alles für jeden.

14) Streben Sie den Verzehr von frischen Nahrungsmitteln an, die am meisten Energie und Prana beinhalten und sich vitalisierend auf Ihren Organismus auswirken.

15) Verzehren Sie Nahrungsmittel, die der Saison entsprechen (→ Ritucharya = Jahreszeitliche Routine) und aus Ihrer Region stammen, d. h. Sie sollten z. B. auf Erdbeeren im Winter, auf Äpfel aus Neuseeland und Wasser aus Frankreich verzichten. Wenn Sie dies beherzigen, nehmen Sie Nahrungsmittel zu sich, die gediehen sind in der gleichen Luft, mit dem gleichen Wasser, mit den gleichen Nährstoffen, dem gleichen Sonnenlicht und in demselben Klima wie Sie, und dies wirkt sich positiv auf Ihren Körper aus bzw. belastet ihn nicht.

16) Meiden Sie Rohkost oder reduzieren Sie sie auf ein Mindestmaß. Leicht gekochtes, gedünstetes Essen ist viel einfacher zu verdauen als Rohkost.

17) Verwenden Sie beim Kochen keinen Honig; denn dieser entfaltet bei Temperaturen über 40 Grad Celsius eine toxische Wirkung.

18) Joghurt, Käse und Buttermilch sollten abends gemieden werden.

19) Vermeiden Sie generell eisgekühlte Getränke oder Speisen, welche die Verdauung erheblich beeinträchtigen. Leider muss an dieser Stelle gesagt werden, dass Ayurveda Eisessen im Sommer nicht als vorteilhaft ansieht, aber in Maßen ist dies ein geringes Problem.

20) Dies wird bekräftigt durch einen weiteren Grundsatz, der besagt, dass alles, was man mit Genuss zu sich nimmt, förderlich ist für den Organismus und es sogar im einmaligen Ausnahmefall besser ist, weniger optimale Nahrungsmittel mit Genuss zu essen, als die besten Nahrungsmittel mit Abscheu. Bitte legen Sie diesen Punkt nicht zu wohlwollend und zu Ihren (Un-)Gunsten aus.

21) Eine weitere Grundregel besagt, dass man nur das und überhaupt erst essen sollte, wenn einem beim Anblick der Nahrung der Speichel bzw. »das Wasser im Munde« zusammenläuft. Erfolgt dies nicht, sollte man die entsprechende Speise nicht oder überhaupt nichts essen zu diesem Zeitpunkt. Dies ist ein wichtiger Hinweis und bringt uns zu dem Punkt des »wirklichen« Hungers in unserem Körper, einem Instinkt, der von Natur aus weiß, was er jetzt gerade und überhaupt braucht. Oft weicht das, was wir essen sollten, erheblich ab von dem, was wir tatsächlich essen, und auch dies führt auf lange Sicht zu Mangelerscheinungen, Fehlverdauung und Krankheit. Die tatsächliche Wahl der Nahrung hängt oft von unserer Haltung dieser gegenüber, von Gewohnheit, unserer Geistesverfassung, unserer Laune etc. ab.

22) So wie Yogis empfehlen, Yoga nicht zu praktizieren, wenn Sie z. B. traurig, wütend, gereizt, außer sich vor Freude, hungrig etc. sind, empfiehlt Ayurveda, nichts zu essen, wenn Sie emotional erregt sind. Wenn Sie starke Emotionen zu den Mahlzeiten verspüren, ist es besser, nur Flüssiges zu sich zu nehmen und zu warten, bis Sie emotional wieder ausgeglichen sind. Sie können diesen Zustand auch gezielt durch Pranayama herbeiführen, z. B. durch die Wechselatmung.

23) Eine weitere Regel besagt, dass Nahrung das ist, was man isst oder was einen isst – man hat die bewusste Wahl über die zu konsumierende Nahrung, und die Auswirkungen sind folgenreich.

24) Auch der Koch hat gemäß Ayurveda einen entscheidenden Einfluss auf das Ergebnis der Nahrungszubereitung. Die Nahrung hat ebenso wie der Koch ein Bewusstsein, nur dass dasjenige des Kochs erheblich höher und größer ist, so dass er bei Bedarf und Erfordernis das Bewusstsein der Nahrung verändern kann zum Vorteil des Konsumierenden. Mit einfachen Worten ausgedrückt: »Essen Sie nur etwas von demjenigen, der Ihnen die Nahrung mit Liebe zubereitet hat und der Ihnen wohlgesonnen ist«. Aus dem Gesagten folgt, dass z. B. Kantinenessen und Fast Food im Sinne einer ganzheitlichen Ernährung tabu sind.

25) Ayurveda empfiehlt, natürliche Bedürfnisse (also Stuhlgang, Miktion (Entleerung der Harnblase), Winde, Aufstoßen, Gähnen, Weinen etc.) nicht zu unterdrücken. Aus diesem Grunde ist, nicht nur bei Kleinkindern, gegen ein »Bäuerchen« nach dem Essen nichts einzuwenden.

Diese Aufzählung verdeutlicht, dass eine Nahrungsaufnahme zur rechten Zeit sowie eine mäßige Nahrungsmenge und Essen in entspannter Atmosphäre und ohne Fernsehen oder Zeitung wichtige Bestandteile einer gesunden Ernährung sind und ein gesundes Leben zur Folge haben. Die Ernährung wirkt direkt auf unseren Körper und auf die Nahrungshülle (→ Kapitel 13, Panchakoshas, hier: Annamaya Kosha). Wenn Sie diese Empfehlungen beherzigen, werden die positiven Auswirkungen auf Ihre Gesundheit nicht lange auf sich warten lassen. Es ist erforderlich und wichtig, sich über das, was man isst, sowie wann, wie, warum und mit wem man es tut, bewusst zu sein.

9.1.4 Die ayurvedische Sichtweise zu antagonistischen Lebensmitteln

Wie der Begriff Antagonist vermuten lässt, handelt es sich hierbei um etwas, was im Widerspruch oder in Opposition zu etwas anderem steht bzw. sich gegenseitig nicht verträgt. Das können z. B. Inhaltstoffe von Nahrung, Zubereitungsarten der Speisen, aber auch Aktivitäten sein, die im Widerspruch zur Natur des Körpers wirken. Dieser Antagonismus kann zudem durch diverse unvorteilhafte Nahrungsmittelkombinationen sowie die Verarbeitung der Nahrungsmittel hinsichtlich des Ortes, der Zeit und Dosierung verursacht werden. Es ist wahrscheinlich, dass die meisten Magen-Darm-Probleme durch den Konsum unverträglicher Nahrungsmittelkombinationen entstehen. Statt dann Medikamente gegen Verdauungsbeschwerden und Blähungen zu verwenden, wäre die Befolgung der ayurvedischen Ernährungsrichtlinien ausreichend.
Gemäß der ayurvedischen Lehre belasten bestimmte Kombinationen der Nahrung die Funktion des Verdauungsfeuers (Agni) und stören darüber hinaus das Gleichgewicht der Konstitution, also der drei Doshas. Durch antagonistische Nahrung wird der menschliche Körper Störungen, Belas-

tungen und Vergiftungen ausgesetzt, mit zum Teil verheerenden und folgenschweren Auswirkungen. So haben diese unverträglichen Nahrungsmittelkombinationen Verdauungsstörungen, Gärungs- und Fäulnisprozesse und Gasbildung zur Folge, die, über längeren Zeitraum auftretend, zu Krankheiten führen können.
Die Beschwerden beginnen mit einem unmittelbaren Unwohlsein nach der Nahrungsaufnahme, aber später können sie sich zu chronischen Leiden auswachsen. Chronisch ist ein modernes Wort für »nahezu unheilbar«, und es ist aus diesem Grund angebracht, auf die richtige Kombination der Speisen achten. Ein Beispiel hierfür ist der Verzehr von Bananen mit Milch, welcher das Verdauungsfeuer schwächt und darüber hinaus die Darmflora negativ beeinflusst, indem die Entstehung von Giftstoffen (Sanskrit: Ama) begünstigt wird. Bananen und Milch waren während 20 Jahren meine favorisierte Frühstückskombination und erst seit ich über die negativen Auswirkungen dieses Verzehrs informiert wurde und diesen Misstand neben anderen abstellen konnte und es auch tat, hat sich meine gesundheitliche Situation zum Positiven verändert.
Ayurveda vergleicht den Konsum von antagonistischen Lebensmitteln mit der stetigen und in geringen Mengen erfolgenden Verabreichung von Gift, welche zu einer schleichenden und anfangs unmerklichen Vergiftung führt. Es ist Achtsamkeit gefragt hinsichtlich dessen, was sich bei einem Menschen, auch bei Ihnen, versucht einzuschleichen. Viele der nachstehenden Kombinationen vermeidet man aus reiner Unwissenheit nicht, doch gerade deshalb sollte man sich der ungesunden Gewohnheiten bewusst werden und diese meiden.

Bekannte Antagonisten sind:

1) Milch in Kombination mit Fisch
2) Milch mit Bananen
3) Milch mit Joghurt
4) Milch mit Kitchari (Mung-Dal und Basmati-Reis)
5) Milch mit Hefebrot
6) Milch mit Wassermelone
7) Milch mit Rettich
8) Milch mit Saurem
9) Milch und saure Gurken
10) Milch mit saurem Obst
11) Joghurt mit Milch
12) Joghurt mit saurem Obst
13) Joghurt mit Melonen
14) Joghurt mit heißen Getränken
15) Joghurt mit Fisch
16) Joghurt mit Mango (das betrifft auch Mango-Lassi)
17) Joghurt mit Bananen
18) Joghurt mit Stärke
19) Joghurt mit Käse
20) Melone mit allem – Melone am besten immer getrennt essen; sie ist insbesondere unverträglich mit Getreide, Stärke, Käse, frittierten Speisen.

21) Eier mit Milch
22) Eier mit Joghurt
23) Eier mit Melonen
24) Eier mit Käse
25) Eier mit Obst
26) Eier mit Kartoffeln
27) Stärke mit Bananen
28) Stärke mit Eiern
29) Stärke mit Milch
30) Stärke mit Datteln
31) Honig mit Ghee (Butterreinfett) in gleicher Menge (nach Gewicht)
32) Honig mit Getreide
33) Honig mit Wein
34) Honig mit heißen Getränken
35) Fleisch von Haustieren (Rinder, Schweine etc.), Sumpf- und Wassertieren mit Honig, Sesamkörnern, braunem Zucker, Milch, schwarzen Erbsen, Rettich und Weizenkeimen
36) Mais mit Bananen
37) Mais mit Rosinen
38) Mais mit Datteln
39) Zitronen mit Milch
40) Zitronen mit Joghurt
41) Zitronen mit Gurken
42) Zitronen mit Tomaten
43) Nachtschattengewächse (Auberginen, Paprika, Tomaten, Kartoffeln etc.) mit Joghurt
44) Nachtschattengewächse mit Milch
45) Nachtschattengewächse mit Melonen
46) Nachtschattengewächse mit Gurken
47) Heißes Wasser nach dem Verzehr von Honig
48) Heiße Speisen nach dem Verzehr von Schweinefleisch
49) Kaltes nach der Aufnahme von Ghee (Butterreinfett) oder anderen öligen Substanzen
50) Süße und kalte Speisen, die von einem Menschen eingenommen werden, der an scharfes und heißes Essen gewöhnt ist (und umgekehrt).
51) Diät, Medikamente und Verhaltensweisen entgegen den Gewohnheiten eines Menschen
52) Ein Antagonismus in der Verarbeitung, z. B. durch den Einsatz von Lebensmitteltechnologien, welche die Nahrungsmittel unbrauchbar machen.
53) Ein Antagonismus beim Kochen, z. B. durch schlechtes Brennmaterial (in der heutigen Zeit u. a. die Mikrowelle), rohes, verkochtes oder verbranntes Essen
54) Eine Ernährungsweise, die nicht der Jahreszeit angepasst ist, wie der Verzehr von Nüssen im Sommer, kalten Getränken im Winter etc.
55) Der Verzehr von Joghurt am Abend
56) Zu heiß oder zu kalt trinken
57) Der Verzehr von Kaltem und Heißem zusammen

58) Der Verzehr von stark salzigen, scharfen oder sauren Lebensmitteln
59) Eine Ernährungsweise, die nicht an die geographische Lage angepasst ist, wie z. B. rohes und / oder scharfes Essen in trocken Gebieten.
60) Die Aufnahme von Vatha-erhöhenden Substanzen von Menschen, die überlastet sind und sich übermäßiger körperlicher Betätigung oder Geschlechtsverkehr hingeben.
61) Kapha-erhöhende Substanzen von Menschen im Zustand übermäßiger Trägheit, Faulheit und übermäßigen Schlafs.
62) Ernährung im Widerspruch zur jeweiligen ayurvedischen Konstitution (Vatha, Pitta, Kapha)

Aus dem Genannten wird deutlich, dass vor allem die in der westlichen Welt beliebten Milchmixgetränke, wie z. B. Bananen-Milchshakes, gemieden werden sollten, genauso wie die weit verbreiteten Salate aus verschiedenen Obstsorten mit Melone, aber auch der beliebte Tomaten-Gurken-Salat. Hier wird leider deutlich, dass nicht alles, was wir mögen und für gesund erachten, gut für uns ist. Im Eigeninteresse sollte man diesbezüglich Verzicht üben. Hin und wieder eine Ausnahme zu machen, ist auch im Sinne von Ayurveda in Ordnung; nur die regelmäßige Unachtsamkeit führt zu Problemen.

9.1.5 Richtige Ernährung (Sanskrit: Hitahara) und ihre Auswirkungen aus yogischer / ayurvedischer Sicht

Im Ayurveda ist die individuelle Diät einer der Hauptpfeiler sowohl der Therapierung von Krankheiten als auch für die Gesunderhaltung und Prävention. Nur wenn die Nahrung qualitativ hochwertig und quantitativ angemessen ist, kann diese vom Körper auch zu qualitativ hochwertigem Gewebe verstoffwechselt werden. Darüber hinaus beeinflusst jede zugeführte Substanz durch ihre eigene Zusammensetzung der Elemente den körperlichen Organismus; denn aus ihr werden alle lebensnotwendigen Gewebe des menschlichen Körpers gebildet und auch aufrechterhalten. Es muss daher bei jedem Menschen auf die Zufuhr von Elementen im richtigen Verhältnis geachtet werden. Nahrung ist der Treibstoff des Lebens und falscher Treibstoff führt zu Problemen – beim Menschen wie beim Auto.
In den alten indischen Schriften der Upanischaden (3. bis 4. Jahrhundert v. Chr.) wurde die Nahrung in 16 Kategorien eingeteilt, wovon zehn nutzlos sind, fünf die Geistesenergie stimulieren und nur eine Gruppe für den Verstand als lebenswichtig betrachtet wird. Es ist also berechtigt, davon ausgehen, dass die Nahrung nicht nur positive, sondern auch negative Auswirkungen auf den menschlichen Organismus hat.
Sowohl Yoga als auch Ayurveda schreiben der Nahrung drei Qualitäten zu, nämlich Sattva, Rajas und Tamas. Rajasische Nahrungsmittel agitieren den Geist und tamasische Nahrungsmittel erzeugen Ungleichgewichte auf geistiger und körperlicher Ebene, sie dämpfen und machen träge. Ausschließlich sattvische Nahrungsmittel halten den Stoffwechsel im Gleichgewicht. Alle Nahrungsmittel werden grundsätzlich in diese drei Klassen (Gunas) unterteilt:

1) Sattva (Leichtigkeit): Nahrungsmittel wie Milchprodukte, Getreide, Früchte und Gemüse haben süße, saftige sowie ölig Eigenschaften und verlängern laut Ayurveda die Lebensdauer des Menschen und steigern seine Zufriedenheit. Diese Nahrungsmittel sind rein, vollwertig und frisch. Die ideale Ernährung für jeden Yoga-Praktizierenden und jeden Menschen überhaupt ist eine sattvische Ernährung, die dem Körper wertvolle Nährstoffe zuführt, ihm neue Energie gibt und den Geist klar und friedvoll werden lässt, was im Yoga als eines der Hauptziele angesehen wird. Man kann, um dieser Ernährung zu folgen, aus einer großen Auswahl an Lebensmittel schöpfen:

a) Getreide: alle Vollkorngetreide-Produkte wie Vollkornbrot, Vollkorn-Nudeln. Vollreis, Hirse, Vollweizengries, Buchweizen, Amaranth, Quinoa, Dinkel, Grünkern, Roggen, Gerste, Tapioka sowie Kartoffeln, die zwar biologisch als Gemüse, ernährungsphysiologisch aber wie Getreide zu bewerten sind.
b) Hülsenfrüchte: grüne, rote, schwarze Linsen, Mungbohnen, Sojabohnen und Soja-Produkte wie Tofu und Tempeh, Ackerbohnen, geschälte Linsen, Azukibohnen, Kichererbsen, grüne, gelbe Erbsen. Die meisten Hülsenfrüchte müssen gut gekocht werden, um adäquat verdaut werden zu können, und am einfachsten verdauen lassen sich Mungbohnen und Tofu.
c) Gemüse und Salate: gekocht und roh.
d) Obst: je nach Jahreszeit und (regionaler) Verfügbarkeit und je frischer, desto so besser.
e) Milch und Milchprodukte: Sauermilchprodukte, wie z. B. Joghurt, Kefir, Buttermilch, Dickmilch, Schwedenmilch sind am einfachsten zu verdauen und bei einer Milchallergie (Laktoseintoleranz) oder einem Mangel des Enzyms Laktase kann man sie durch einen verstärkten Verzehr von Hülsenfrüchten ersetzen.

Nach dem Verzehr einer sattvischen Mahlzeit ist der Geist genauso aufmerksam wie vor der Nahrungsaufnahme, aber nach rajasischen oder tamasischen Mahlzeiten ist er benommen und träge – jeder kann das am eigenen Körper und Geist nachvollziehen und kennt die Auswirkungen aus eigener Erfahrung.

2) Rajas (Unruhe): Zu bittere, saure, salzige, scharfe, heiße oder trockene Nahrungsmittel erhitzen, der ayurvedischen Lehre zufolge, sowohl den Körper als auch die Psyche durch Überstimulation und verursachen Aggressionen. Unter anderen zählen hierzu Chili, scharfe Gewürze, Zwiebeln und Knoblauch sowie Alkohol und andere Drogen, die regelmäßig in unangemessener Menge konsumiert werden. Unter rajasische Nahrung fällt alles, was den Körper und Geist unruhig, nervös und unkontrollierbar macht sowie die Emotionen aufwühlt. Nahrungsmittel wie Kaffee, schwarzer Tee, zu scharf gewürztes Essen, raffinierter Zucker und weißes Mehl gehören dazu. Man sollte diese Nahrungsmittel nach Möglichkeit auf ein Minimum reduzieren und ferner beachten, dass zu hastiges Essen sowie ungenügendes Kauen der Nahrung ebenfalls eine rajasische Wirkung entfalten können.

3) Tamas (Trägheit): Tamasische Nahrung hat keine Vitalkraft mehr. Sie entzieht dem Körper seine benötigte Energie und macht den Verstand träge. Unreife, überreife bis faule Nahrungsmittel, abgestandene oder wieder aufgewärmte Nahrungsmittel und verkochte, haltbar gemachte Lebensmittel, wie zum Beispiel Fertiggerichte, werden als tamasisch bezeichnet. Die Wortschöpfung »junk food« (amerikanisches Englisch: junk = minderwertiges Material) ist diesbezüglich sehr zutreffend. Industriell verpackte Lebensmittel und Konserven haben einen negativen Ein-

fluss auf unseren Körper und unseren Geist. Fleisch und Fisch sowie Alkohol, Tabak und andere Drogen gehören ebenfalls in diese Kategorie und sollten, soweit es möglich ist, vom Speiseplan verbannt bzw. reduziert werden. Wichtig ist zu verstehen, dass auch eine zu große Nahrungsmenge, also regelmäßig zu viel zu essen, eine tamasische Wirkung auf den Organismus hat.
Eine ausgewogene Ernährung im Sinne von Ayurveda wird als sattvisch bezeichnet und als einzige, wie auch im Yoga, empfohlen. Der Konsum von Fleisch sollte achtsam geschehen, und die Behauptung, ayurvedische Ernährung sei vegetarisch ausgerichtet, wird in den drei großen Klassikern [Charaka, Ashtanga Hridaya (Autor: Vagbhata), Sushruta] klar widerlegt. Es gibt auch keine generelle Ablehnung von Alkohol: So gilt Rotwein in geringen Mengen als bestes Medikament, um Müdigkeit zu vertreiben (Caraka-Samhita) und den Körper zu stärken.

Darüber hinaus gibt es im Ayurveda spezielle Empfehlungen für die einzelnen Dosha-Typen:

1) Vatha-Typen neigen gemäß der ayurvedischen Lehre zu Verdauungsstörungen und sollen daher gekochte und leicht verdauliche Kost bevorzugen und vor allem Rohkost meiden. Die Mahlzeiten sollten warm sein, etwas Fett enthalten und die empfohlenen Geschmacksrichtungen sind salzig, sauer und süß.

2) Pitta-Typen haben laut Ayurveda ein starkes Verdauungsfeuer (Agni) und können daher kalte und warme Speisen zu sich nehmen, die von mittelschwerer Konsistenz sein sollten. Die empfohlenen Geschmacksrichtungen sind bitter, süß und herb.

3) Kapha-Typen sollten generell nur mäßig gegarte und warme Speisen essen sowie viel frisches Obst und Gemüse. Die empfohlenen Geschmacksrichtungen sind scharf, bitter und herb. Für Kinder wird generell die Ernährung für Kapha-Typen empfohlen.

Sowohl im Yoga als auch im Ayurveda gibt es keine detaillierten Empfehlungen, wie viel Prozent Gemüse, Wasser, Getreide, Früchte oder Eiweiß, Kohlenhydrate und Fett täglich verzehrt werden sollen; denn kein Organismus gleicht dem anderen und jeder unterliegt ferner saisonalen Schwankungen, Veränderungen im Klima und der Art der Beschäftigung sowie dem Biorhythmus. Darüber hinaus wird es jedem Yoga-Praktizierenden gelingen, durch das Vermeiden von tamasischen und rajasischen Nahrungsbestandteilen den Kontakt zu seinen natürlichen Instinkten und Geschmacksempfindungen wiederzufinden, welche anzeigen, was bekömmlich ist und was nicht. Durch den Verzehr von ausschließlich sattvischer Nahrung sowie einer täglichen Yoga-Praxis (→ Kapitel 14, Die Magischen Fünf) inklusive Asanas, Pranayama und Meditation, wird jegliches Verlangen nach rajasischer oder tamasischer Nahrung ohnehin verschwinden, ohne dass man es vermisst.

Apropos »mögen« – die von Rudolf Steiner begründete Anthroposophie sagt zum Geschmackssinn, dass Geschmack nicht in erster Linie dazu da sei, dem Menschen Sinnesgenüsse und Freude zu bereiten, sondern ihm die Unterscheidung zu ermöglichen, ob ein Nahrungsmittel gut für ihn und damit gesund sei oder nicht. Diesen »gesunden Geschmack« gilt es wieder zu erlangen bzw. zu bewahren, und dabei sind Yoga und Ayurveda behilflich.

9.2 Schlaf (Sanskrit: Nidra)

Schlaf ist für den Menschen, was das Aufziehen für die Uhr.

(Arthur Schopenhauer (1788 - 1860), deutscher Philosoph)

Guter Schlaf hängt nicht vom Zufall ab und ist auch nichts Selbstverständliches – das ist sowohl im Ayurveda als auch in der modernen Wissenschaft bekannt.

Laut wissenschaftlichen Schätzungen leiden circa 33 Prozent der Menschen in den industrialisierten Ländern an Schlafstörungen, und zwar mit steigender Tendenz. Die Ursachen dafür sind mannigfaltig, angefangen von der Zivilisationskrankheit Stress, über belastende persönliche Erlebnisse, ungesunde Arbeitszeiten, wie Schichtarbeit, falsche Ernährung, bis hin zu verschiedenen Krankheiten, die den geregelten, gesunden und lebensnotwendigen Schlaf dauerhaft stören oder ihn gar verhindern. Die anfänglich leichten Schlafstörungen steigern sich oft unmerklich und führen erfahrungsgemäß dazu, dass irgendwann bereits die Angst vor der erfahrenen Schlaflosigkeit das Einschlafen und somit einen gesunden Schlaf verhindert – ein Teufelskreis beginnt.

Der durch den westlichen Lebensstil geprägte Mensch ist von Aktivität bestimmt und betrachtet Schlafen als notwendiges Übel. Gerade Menschen, die unter Schlafstörungen leiden, wissen, dass man das Einschlafen nicht durch Wollen herbeiführen kann. Es ist ein Prozess des Zu- und auch Loslassens sowie des persönlichen Lebenswandels, welcher sich jedoch immer mehr von der Natur des Menschen entfernt. Aus diesem Grund sind Schlafstörungen eine typische Erscheinung in einer hektischen Zeit.

Entgegen der allgemeinen Meinung ist Schlaf nicht einfach ein Abschalten des Gehirns. Die Phasen von Schlafen und Träumen stellen vielmehr eigene Bewusstseinszustände dar, in welchen die Kontrollfunktionen des Gehirns zeitweilig in den Hintergrund treten. Erst dadurch wird es dem Gehirn möglich, die erworbenen Eindrücke des Tages zu verarbeiten, zu ordnen sowie Erinnerungen zu konservieren, indem diese aus dem Kurzzeit- in die Langzeitspeicher verlagert werden. Jeder Träumende kennt die realitätsnahen Erlebnissequenzen des Alltags, welche in den Träumen intensiv verarbeitet werden.

Wissenschaftliche Untersuchungen aus der Schlafforschung haben ergeben, dass Schlaflosigkeit nicht nur die Lebensqualität verschlechtert, sondern auch Ausgangspunkt für schwerwiegende Erkrankungen sein kann und oft ist. US-amerikanische Forscher haben im Jahr 2012 herausgefunden, dass Diabetes (Zuckerkrankheit) mit Schlafmangel zusammenhängt und von diesem ausgelöst werden kann. Die Forscher haben bei Versuchspersonen den Schlaf auf 5,5 Stunden pro Nacht verkürzt, mit der Folge, dass sich bereits nach einer Woche die Empfindlichkeit der Zellen auf Insulin drastisch erhöht hat und die Bauchspeicheldrüse um 50 Prozent mehr Insulin produzieren musste, um den Blutzuckerspiegel unter Kontrolle zu halten. Die Forscher fanden ferner heraus, dass sich nicht nur Diabetes, sondern auch Fettstoffwechselstörungen, hoher Blutdruck und Übergewicht aus Schlafstörungen entwickeln können.[75]

---

[75] s. http://www.aerzteblatt.de/nachrichten/53547/Wie-Schlafmangel-der-Gesundheit-schadet

Diese Forschungsergebnisse wurden von japanischen Wissenschaftlern der Universität Hokkaido bestätigt und verifiziert.[76]

Aus der Schlafforschung ist bekannt, dass der Schlaf einen eigenen Rhythmus hat, welcher sich ungefähr alle 90 Minuten wiederholt. Dieser Rhythmus beginnt zuerst mit Leichtschlafphasen, die dann allmählich in eine Tiefschlafphase übergehen. Nach dieser Tiefschlafphase kommt es zur sogenannten REM-Phase (rapid eye movement), benannt nach den schnellen Augenbewegungen, welche die Forscher bei Schlafenden beobachten können. Diese REM-Phase ist die Zeit des Träumens. Die erste REM-Phase beträgt nur wenige Minuten, aber im Laufe der Nacht werden die REM-Phasen zunehmend länger, während sich im Gegenzug die Tiefschlafphasen verkürzen. Gemäß den Schlafstudien verbringt ein gesunder Schläfer im Durchschnitt nur circa 20 Prozent im Tiefschlaf und 20 Prozent in REM-Phasen, was bedeutet, dass über 50 Prozent der Nacht aus Leichtschlaf, Dösen oder kurzen Wachphasen bestehen. Bei einem gestörten Schlaf gehen die notwendigen Tiefschlafphasen gegen Null und die Wachphasen bilden den Hauptbestandteil der »Schlafenszeit«, was langfristig negative Konsequenzen hat.

Parallel zum Bewusstsein folgt auch der Körper nächtlichen Rhythmen, indem einzelne Körperorgane und -systeme unterschiedlich aktiv sind. So liegt zum Beispiel der Gipfel der täglichen Ausschüttung von Wachstumshormonen in der ersten Tiefschlafphase. Lebenswichtige Hormone, wie dieses Wachstumshormon, welches u. a. für den Fettabbau sorgt, das Immunsystem stärkt, den Muskelaufbau fördert und generell gegen das Altern wirkt, werden ausschließlich nachts gebildet. Wenn die Schlafqualität abnimmt, sinkt auch der Hormonspiegel. Die Forscher vermuten, dass in dieser Abnahme des Hormonspiegels eine Ursache für die männlichen Wechseljahre liegen könnte.[77]

Gesteuert wird der Schlaf unter anderem durch das Hormon Melatonin, welches in der Zirbeldrüse produziert wird. Dessen Bildung ist abhängig von der Lichtintensität. Das Gehirn registriert den erfolgenden Lichteinfall über die Augen, und wenn es zum Ende des Tages zunehmend dunkler wird, steigt die Produktion von Melatonin und wird erst mit dem Morgenlicht beendet. Eine Problematik liegt darin, dass es in den lichtarmen Monaten zu einem Melatonin-Überschuss kommt, aus dem sich Tagesmüdigkeit oder sogar Depressionen entwickeln können. Der Gegenspieler des Melatonins ist das Hormon Serotonin, auch bekannt unter dem Namen Glückshormon. Die Produktion von Serotonin steigt mit der Lichtintensität, wird also hauptsächlich während des Tages gebildet und kann, da es in lichtarmen Monaten oft nur in reduzierter Menge vorhanden ist, zu einer sog. Lichtmangeldepression führen. Aber das Serotonin ist gleichzeitig der Ausgangsstoff für die Bildung des Hormons Melatonin, was bedeutet, dass ein Serotonin-Mangel (z. B. in der dunklen Jahreszeit) zwangsläufig einen Melatonin-Mangel zur Folge hat. Um nachts gut schlafen zu können, müssen Sie sich am Tage also genügend Tageslicht aussetzen. Die beiden Hormone (Serotonin und Melatonin) werden im Stoffwechsel aus der Aminosäure Tryptophan gebildet.

Analog hierzu hat Ayurveda schon seit vielen tausend Jahren bei Schlafproblemen den verstärkten Verzehr von Lebensmitteln wie Käse, Erdnüssen, Cashewnüssen, Linsen, Sojabohnen, Hühnerei, Fleisch, Fisch, Haferflocken, Weizen, Reis, Ananas, Bananen, AFA-Algen und Sesam-Samen

---

76 s. http://care.diabetesjournals.org/content/35/2/313.abstract

77 s. z. B. Untersuchungsergebnisse aus dem Jahr 1996 der University of Chicago, Illinois/USA, http://www.ncbi.nlm.nih.gov/pubmed/8627466

empfohlen, die, wie man heute weiß, viel Tryptophan enthalten. Die Aminosäure Tryptophan gelangt mit der Hilfe von Insulin leichter ins Gehirn. Aus diesem Grund gibt es seit jeher als Hausmittel gegen Schlaflosigkeit ein Betthupferl, wie z. B. Milch mit Honig.

9.2.1 Ayurvedische und yogische Empfehlungen für einen erholsamen Schlaf

Der Schlaf ist laut der indischen Lehre von einem langen und gesunden Leben nicht nur ein simples Wegschlummern und Vergessen der Realität. Der vollkommene Schlaf ist nach ayurvedischer Auffassung ein ruhiger und traumloser Tiefschlaf, in welchem die Seele des Menschen sich mit ihrem göttlichen Ursprung vereint und in einem Zustand der Wonne neue Lebenskraft für ihre körperliche und mentale Präsenz schöpfen kann.

Viele Menschen haben besonders im Sommer, aus den verschiedenen Gründen, Einschlafprobleme. Die Ursachen liegen einerseits in der, verglichen mit dem Winter, oft aktiveren Zeit und andererseits aufgrund des besseren Wetters und des längeren Vorhandenseins von Tageslicht an den späteren Nachtruhezeiten.

Gemäß dem Ayurveda wird jeder Mensch von drei Prinzipien bestimmt: Das Vatha-Dosha steuert alle Bewegungsabläufe im Körper und das Nervensystem, das Pitta-Dosha kontrolliert den Stoffwechsel und die Körpertemperatur und das Kapha-Dosha verleiht Stabilität und reguliert den Flüssigkeitshaushalt. Wenn ein Mensch nun im Sommer besonders aktiv ist, kann dies zu einer Störung des Vatha-Doshas führen und eine solche ist meistens die Ursache für Schlaflosigkeit bzw. schlechten Schlaf. Andere mögliche Auslöser für den Überschuss des Vatha-Doshas sind die zusätzliche Menge an Tageslicht im Sommer, eine erhöhte nervliche Belastung, zu viel oder zu wenig Bewegung, schlechte Schlafgewohnheiten und unregelmäßiges Essen. Eine erfolgreiche Maßnahme, um eine gute Nachtruhe zu gewährleisten, sind daher regelmäßige Mahlzeiten, wodurch das Vatha-Dosha und die Neigung zur Unruhe, vor allem diejenige im Geist (z. B. Grübeln im Bett), gesenkt werden. Gerät aber das Vatha-Dosha aus der Balance, beeinflusst dies auch die beiden anderen Doshas. Kommt es zusätzlich zur Pitta-Störung, kann sich das in übermäßigem Durst, starkem Schwitzen, Reizbarkeit und hohem Blutdruck äußern. Bei einer negativen Beeinflussung des Kapha-Doshas, sind oft Verstopfung, Übergewicht sowie steife Gelenke mögliche Folgen.

Schlechter Schlaf bzw. Schlaflosigkeit sollten im gesundheitlichen Eigeninteresse nicht auf die leichte Schulter genommen werden. Jeder schläft mal schlecht, doch wenn dies öfter oder gar regelmäßig vorkommt und man immer öfter unruhig im Bett liegt und die Gedanken nicht zur Ruhe kommen, ist es an der Zeit, das Vatha-Dosha zu senken, damit zum einen der Organismus und die anderen Doshas nicht aus dem Gleichgewicht geraten und zum anderen die Schlaflosigkeit nicht chronisch wird und sich daraus ernsthafte Folgeerkrankungen entwickeln.

Bei den folgenden Punkten geht es darum, aus ayurvedischer Sicht das Vatha zu beruhigen und aus schulmedizinischer Sicht einen guten Melatoninspiegel aufzubauen. Beide Blickwinkel ergänzen sich und sind zu einem großen Teil identisch.

- Die Produktion des Melatonins hängt vom Lichteinfall ab, welcher über die Augen eintritt. Wenn es dunkel wird, beginnt die Zirbeldrüse Melatonin zu produzieren. Deshalb soll man vor dem Zubettgehen grelles Licht sowie Bildschirmarbeit und Fernsehen vermeiden. Aus

dem gleichen Grund sollte das Schlafzimmer weitgehend abgedunkelt sein; eine Schlafmaske kann ggf. gute Dienste leisten.
- Es gibt Hinweise, dass die Melatoninbildung durch Elektrosmog verringert wird. Vorteilhaft ist deshalb eine Stromfreischaltung des Schlafplatzes.
- Auch einigen Medikamenten wird eine ungünstige Wirkung auf das Melatonin nachgesagt. Dazu gehören Beta-Blocker, Tranquilizer, Antidepressiva und Antirheumatika. Sprechen Sie mit ihrem Arzt über natürliche oder ganzheitliche Alternativen.
- Abgesehen davon, dass das Abendessen leicht und nicht zu spät eingenommen werden sollte, fördern Kohlenhydrate den Serotonin- und Melatoninspiegel.

Eine weitere Möglichkeit zur Senkung des Vatha-Doshas ist ein bevorzugter Konsum von überwiegend Vatha-senkenden Lebensmitteln. Das sind z. B.: Rindfleisch, Seefisch, Käse, Fenchel, Wurzelgemüse, Kartoffeln und Reis zur Hauptmahlzeit. Für zwischendurch sind süßes und reifes Obst wie Beeren, Honigmelonen, Aprikosen oder Pfirsiche der empfohlene Snack. Bei Schlafstörungen ist es ratsam, alles schwer Verdauliche, wie Rohkost, Fisch oder Fleisch, nur zur Mittagsmahlzeit zu essen, weil dann genügend Zeit für die vollständige Verdauung bis zum Schlafengehen vorhanden ist.

Außerdem sollte jeder, der nachts schlecht oder nicht zur Ruhe kommt, sehr sparsam mit Vatha-stimulierenden Substanzen, wie z. B. scharfen Gewürzen, Kaffee, schwarzem Tee, Zigaretten und kohlensäurehaltigen Getränken umgehen oder diese ganz vermeiden.

Zu den bei Schlaflosigkeit zu verwendenden Vatha-beruhigenden Kräutern gehören z. B. Johanneskraut, Helmkraut, Eisenkraut, Basilikum, Petersilie, Thymian, Salbei, Melisse, Hopfen, Passsionsblume.

Am Abend sind warme Getränke wie Malven-, Fenchel- oder Salbeitee gut geeignet, um das Vatha zu senken. In Maßen empfiehlt Ayurveda zu diesem Zweck auch ein Glas Rotwein oder Bier als Einschlafhilfe, aber ein Übermaß hat die gegenteilige Wirkung. Alkohol kann zwar das Einschlafen fördern, wirkt sich aber ungünstig auf die Tiefschlafphasen aus.

Den Ausführungen entnehmen Sie, dass die gängigen Schlafstörungen mit einem gestörten Vatha-Dosha zusammenhängen; denn Vatha ist das Prinzip von Bewegung und Aktivität. Dieses Vatha nimmt in den westlichen Gesellschaften bedingt durch Stress, Reizüberflutung und Hektik rapide zu, und die Folgen sind Unruhe, Sorgen, Ängstlichkeit, ständiges Gedankenkreisen, Kälte, Trockenheit und Verspannungen. Den Betroffenen fällt das Abschalten schwer und dies ist eine ungünstige Voraussetzung, um einzuschlafen. Der gute Schlaf beginnt also nicht erst mit dem Zubettgehen, sondern schon während des Tages. Die Vatha-verursachenden Störungen, wie eine innere Anspannung oder der Drang zum Perfektionismus, müssen erkannt und abgestellt werden.

Vatha führt zwangsläufig zur Instabilität, Stabilität hingegen neutralisiert das Übermaß an Bewegung und Aktivität oder auch Wind, den Vatha repräsentiert. Darin liegt der Wert einer angemessenen Routine. Ein solcher Rhythmus kann beispielsweise erfolgen durch:

- die Beachtung der Grundsätze von Dinacharya (Tagesroutine) und Ritucharya (Jahresroutine),

- morgendliche Massagen mit warmen Sesamöl,
- regelmäßige, warme Mahlzeiten,
- eine ausgewogene Work-Life-Balance und
- eine regelmäßige Yoga-Praxis (inkl. Pranayama und Meditation).

Stress ist die Hauptursache dafür, dass ein Ungleichgewicht bzw. eine Krankheit entstehen kann. Es ist aber weniger die äußere Belastung als die Art der Stressverarbeitung, die zu einer stressbedingten Störung führt. Nicht zu vernachlässigen sind hierbei emotionale Faktoren, die sich als problematischer erweisen als die faktischen Probleme. Aus diesem Grund sollte man dafür sorgen, dass am Ende des Tages und vor dem Schlafen alle unerledigten Probleme und Emotionen im Bewusstsein bereinigt sind. Dabei können Hilfsmittel wie Meditation, Entspannungsübungen, energetische Verfahren etc. dienlich sein. Eine ganz einfache Methode üben viele, meist ältere Menschen spontan aus, indem sie sich abends Zeit nehmen und über den Tag sinnieren. Auf diese Weise kann man sich die verschiedenen Stationen des Tages nochmals entspannt anschauen und die äußeren Umstände eingehend betrachten sowie die damit verbundenen Emotionen und die eigenen Bewertungen, die dazu geführt haben. Zunehmend erkennt man, welche eigenen Bewertungsmuster vorhanden sind und zu welchen Emotionen diese führen. Dann kann man beginnen, neue Bewertungen zu erproben und schafft sich dadurch neue Möglichkeiten, um auf Situationen zu reagieren. Gleichzeitig räumt man mit dieser Übung Emotionen aus dem Weg, die einen ansonsten nachts wachhalten und von einem gesunden und ungestörten Schlaf abhalten würden.
Diese negativen Auswirkungen von Stress können zusätzlich durch sogenannte Adaptogene vermindert werden. Sie führen zu einer guten Schlafqualität und korrigieren langsam die Probleme, welche durch die entstandene Schlaflosigkeit entstanden sind. Im Ayurveda sind, ähnlich wie in der westlichen Phytotherapie, Kräuter bekannt, die unter dem Begriff Medhya-Rasayana zusammengefasst werden und mit denen sich der Organismus leichter an Stresssituationen anpassen kann, ohne dabei müde zu werden. Folgende Ayurveda-Kräuter beugen gleichzeitig psychischer und mentaler Erschöpfung vor:

a) Ashvagandha (Withania somnifera) gilt als das indische Ginseng mit ausgeprägt tonisierenden Aktivitäten. Es verbessert darüber hinaus die Antwort auf sowie die Resistenz gegen Stress und wirkt sich positiv auf das Gedächtnis aus.

b) Shatavari (Asparagus racemosus) oder wilder Spargel ist wie das weibliche Gegenstück zum Ashvaganda und ebenfalls ein bekanntes Tonikum und stärkt insbesondere die Fortpflanzungsorgane. Es wirkt kühlend, vermittelt nervliche Ruhe und gilt als ein wichtiges Frauenmittel.

c) Brahmi (Bacopa monniera) ist das vielleicht wichtigste Adaptogen des Ayurveda. Es wirkt besänftigend und beruhigend, wobei es gleichzeitig Geist und Gemüt aufhellt, was es zu einem passenden Mittel bei Nervosität und Erschöpfung macht. Es löst Ängste und verbessert Gedächtnis sowie die Konzentration.

d) Tagara (Valeriana wallichi) ist der indische Baldrian, welcher in Hochlagen des Himalaya wächst und von dem man auch die Wurzel verwendet. Im Gegensatz zu Brahmi stehen hier die sedierenden und beruhigenden Eigenschaften im Vordergrund.

Die Art und Weise der Ernährung wirkt sich ebenfalls auf die Qualität des Schlafs aus. Aus diesem Grund empfiehlt Ayurveda:

1) Alle, aber besonders denjenigen, die Schlafprobleme haben, sollten abends immer warm essen, da es leichter verdaulich ist als Rohes, und auch sonst alles schwer Verdauliche meiden; denn der Körper kann sich im Schlaf erst erholen, wenn alles erfolgreich verstoffwechselt wurde. Warm zu essen, bedeutet nicht eine opulente Hauptmahlzeit, sondern z. B. eine Suppe oder Kitcheri (Gericht aus Mung-Dal und Basmati-Reis).

2) Bereits nach 16 Uhr sollten keine Rohkost sowie Fermentprodukte mehr gegessen werden, da die dadurch initiierten Gärungsprozesse im Verdauungssystem den Schlaf negativ beeinflussen.

3) Die Nacht bzw. erfolgreiche Nachtruhe kann durch ein mildes Abendessen, welches bereits gegen 18 Uhr eingenommen werden sollte, vorbereitet und begünstigt werden. Das Mahl am Abend sollte weder sehr scharf noch salzig sein. Abends sollte man außerdem keine stark proteinhaltige Kost zu sich zu nehmen, weil durch die entstehenden Verdauungssäuren das Pitta-Dosha bzw. Rajas-Guna erhöht werden, was den Einschlafprozess behindert.

4) Mindestens zwei, besser drei Stunden vor dem Zubettgehen sollte man gar nichts mehr essen, damit die Nahrung noch gut verdaut werden kann und genug Energie für einen erholsamen und unbeeinträchtigten Schlaf vorhanden ist. Ein altes Sprichwort aus Afrika betont diesen Kontext sehr zutreffend: »*Schlafen die Gedärme nicht, schläft auch der Mensch nicht*«.

5) Gemäß Ayurveda ist es angebracht, nicht später als 22 Uhr (oder maximal 23 Uhr im Sommer oder in heißen Gebieten) ins Bett zu gehen. Je länger man abends oder sogar in der Nacht aufbleibt, umso ungünstiger beeinflusst diese Verhaltensweise das Pitta-Dosha bzw. das Rajas-Guna und damit den ungestörten Schlaf; denn ab 22 Uhr kann durch das normale, sich wieder erhöhende Pitta-Dosha ein nochmaliges Hungergefühl auftreten, oder es kann zu sonstigen Leidenschaften oder Anspannungen kommen. Dieser nach 22 Uhr erfolgende Durchlauf des Pitta-Doshas setzt Energie frei, und es wird immer schwerer einzuschlafen. Die ayurvedische Empfehlung lautet daher, möglichst gegen Ende der Kaphazeit (bis 22 Uhr) ins Bett zu gehen, weil der Biorhythmus noch auf eine natürliche Weise das Einschlafen und einen tiefen, erholsamen Schlaf unterstützt. Die nach 22 Uhr erhöhte Aktivität läuft einem natürlichen und gesunden Tagesablauf zuwider. Zu dieser Zeit sollten sich sowohl der Körper als auch der Geist in tiefem Ruhezustand befinden, damit sich das Verdauungsfeuer ins Körpergewebe zurückziehen kann und somit die Möglichkeit bekommt, dort für die lebensnotwendige Zellregenerierung und -reinigung zu sorgen. Wenn man regelmäßig bis nach Mitternacht aufbleibt und dann sogar noch etwas isst, wird dieser essentielle Erholungs- und Erneuerungsvorgang des Körpers gestört oder findet gar nicht statt, und das führt langfristig zur Verschlackung und Energielosigkeit. Rechtzeitiges Zubettgehen

(bis 22 Uhr) erleichtert dagegen nicht nur das Einschlafen, sondern optimiert auch die Regenerierung, und das Aufwachen am nächsten Morgen erfolgt mit einem Gefühl der vollständigen Erholung. Probieren Sie es über einen längeren Zeitraum aus, besonders wenn Sie normalerweise morgens wie »gerädert« aufwachen, keine Erholung verspüren und kraftlos sind, ist dies dringend angeraten.

6) Es ist allgemein bekannt, dass Aufregung vor dem Zubettgehen der Nachtruhe schadet. Man sollte daher spannende Krimis meiden und sich nicht über schlechte Nachrichten ärgern. Dagegen bewirken Entspannungsmusik (z. B. klassische indische Raga-Musik), ein kurzer Abendspaziergang oder ein beruhigender Duft (z. B. Sandelholz, Jasmin oder Lavendel) eine gute Erdung, die abends vor dem Einschlafen unterstützend wirkt.

7) Dieses alte Hausmittel, welches den Schlaf und ruhige Träume begünstigen soll, kennt wohl jeder: heiße Milch mit Honig! Analog hierzu empfiehlt Ayurveda etwas Ähnliches, nämlich täglich etwa eine Stunde vor dem Zubettgehen eine Tasse warme Milch mit einem halben Teelöffel Honig und einer Messerspitze Safran (alternativ Muskatnuss, Kardamom, Ingwer oder Zimt) zu trinken, was das Vatha-Dosha beruhigt und indirekt den Melatoninspiegel verbessert und wiederum das Einschlafen erleichtert.

8) Ein altes ayurvedisches Mittel, um den Schlaf zu fördern, ist es, sich vor dem Schlafengehen mit einem 20-minütigen, warmen Fußbad zu verwöhnen. Eines der vielen Rezepte sieht vor, in das nicht zu heiße Wasser einen Teelöffel Ingwerpulver sowie einen Teelöffel Natron zu geben und nach dem Fußbad die Füße und Fußsohlen mit warmem Sesamöl oder Ghee einzureiben und dann umgehend ins Bett zu gehen.

9) Auch yogische Hilfsmittel, wie z. B. eine kurze Meditation am Abend, sind empfehlenswert, um u. a. Stress abzubauen und die notwendige Entspannung herbeizuführen. Für hitzige Menschen eignen sich auch die Atemübungen des Yoga, wie z. B. Sitali (eine kühlende Atemübung), vor dem Zubettgehen oder sogar im Bett. Leichte Yoga-Übungen vor der Nachtruhe bauen ebenfalls körperliche und geistige Anspannung ab. Generell hat Yoga positiven Einfluss auf einen gesunden und ungestörten Schlaf.

10) Das Lesen beruhigender, erbauender Lektüre bewirkt manchmal das willkommene Einschlafwunder. Yoga verweist hier auf die alten Yoga-Schriften, u. a. die inspirierenden Verse der Bhagavad Gita, aber es gibt auch alternative Texte, z. B. aus der Bibel, dem Koran, dem Talmud oder diverser anderer, sinnstiftender und positiv auf den Geist wirkender Literatur.

11) Direkt vor dem Schlafengehen sollten aufregende Filme, Bildschirmarbeiten oder anregende Tätigkeiten generell vermieden werden. Gewohnheiten, wie Fernsehen im Bett zu schauen, sind dem Schlaf abträglich und sollten tabu sein.

12) Für einen gesunden und erholsamen Schlaf ist auch die Atmosphäre des Raums, in dem man schläft, entscheidend, und sowohl Yoga als auch Ayurveda empfehlen diesbezüglich eine regelmäßige energetische Reinigung durch Rituale oder einfaches Räuchern mit Räucherstäbchen (der

Raum sollte vor dem Schlafengehen bereits gut gelüftet sein). Aber auch Aroma-Öle mit vorwiegend süßem und angenehmem Duft, wie z. B. Lavendel, Kamille, Rose, Sandelholz, Orange, Mandarine, erfüllen diesen Zweck im Schlafzimmer und wirken schlaffördernd und initiierend.

13) Das Schlafzimmer sollte, soweit es Ihre Wohnsituation zulässt, möglichst und ausschließlich dem Schlafen vorbehalten sein, um einen angemessenen Schlaf und die dafür notwendigen Bedingungen zu ermöglichen.

14) Ayurveda empfiehlt ein generell frühzeitiges Aufstehen gegen fünf Uhr – dieser Zeitpunkt wird Brahmamuhurta genannt –, welches einem in der Regel leichter fällt als das späte Aufstehen. Ein Zeitraum zwischen vier und sechs Uhr gilt als ideal. Ayurveda empfiehlt, spätestens am Ende der Vatha-Zeit gegen sechs Uhr aufzustehen. Jegliches Aufstehen nach sechs Uhr zehrt an der vorhandenen Energie, weil danach die träge Kapha-Phase beginnt, was oft der Grund dafür ist, dass man den Wecker ein bisschen vorstellt und sich sagt: »Fünf Minuten kannst Du noch.« Versuchen Sie es und Sie werden überrascht sein; denn die auf den ersten Blick verlorene »Schlafzeit« fehlt Ihnen nicht. Wenn Sie täglich vor sechs Uhr aufstehen, werden Sie trotz der frühen Stunde erholt und inspiriert und vor allem von selbst aufwachen und jeden neuen Tag voller Leichtigkeit, Enthusiasmus und Lebensfreude beginnen.

15) Schlafen Sie nicht am Tag; denn dies ist gemäß der ayurvedischen Tagesroutine (Dinarcharya) kontraindiziert. Ein kurzer Schlaf, im Sinne eines »power napping«, wird nur im Sommer, der ayurvedischen Jahreszeit des Greeshma Ritu, empfohlen. Guter Schlaf nährt den Körper, verleiht ihm Kraft und verhilft zu Glück und einem langen Leben. Zu viel Schlaf am Tag hat hingegen negative Auswirkungen auf den ganzen Organismus.

16) Ferner empfiehlt Ayurveda dem Tag mittels fester Rhythmen eine klare Struktur zu geben, was bedeutet, täglich zur gleichen Zeit aufzustehen und schlafenzugehen.

Der Konsum von chemischen Beruhigungs- und Schlafmitteln hat keine positive und vor allem keine nachhaltige Wirkung und somit auch keinen Erfolg zu verzeichnen, von den schädlichen Nebenwirkungen und Gefahren, wie Abhängigkeit, Störung der Schlafarchitektur etc., ganz zu schweigen. Der aufgezeigte ayurvedische und yogische Weg hingegen mit seinen Empfehlungen, Hilfsmitteln und der nahezu lebensnotwendigen Routine führt zu einem nachhaltigen und ganzheitlichen Erfolg, nicht nur hinsichtlich eines gesunden, ungestörten und erholsamen Schlafs.

9.3 Verdauung (Sanskrit: Pachan)

Schlechte Verdauung kommt weniger von der Nahrung selbst, als von der Stimmung, in der wir unsere Nahrung zu uns zu nehmen pflegen.

(Prentice Mulford (1834 – 1891), US-amerikanischer Journalist)

Auch eine gesunde Verdauung ist nichts Selbstverständliches und von vielen Faktoren und der Lebensweise abhängig. Der Verzehr von frischen und hochwertigen Nahrungsmitteln, die der individuellen Konstitution entsprechen, reicht noch nicht aus, um nachhaltiges Wohlbefinden und Gesundheit zu gewährleisten. Ein altes ayurvedisches Sprichwort besagt, dass »*nicht der gesund ist, der gesund isst, sondern derjenige, der gut verdaut.*«
Die Verdauung, im geistigen und körperlichen Sinne, ist das zentrale Thema im Ayurveda wie im Yoga und begegnet einem angefangen bei der Asana über Pranayama bis hin zur Ausrichtung und dem Zur-Ruhe-Bringen des Geistes (Meditation). Die Verdauung weicht bei der ayurvedischen und yogischen Betrachtungsweise erheblich von der allopathischen Verdauungsphysiologie ab; denn es werden nicht die an der Verdauung beteiligten Organe, die einzelnen Verdauungssteilschritte, die chemischen Prozesse oder Enzyme untersucht, sondern das Augenmerk liegt auf dem Zusammenspiel der drei Doshas (Bioenergien) mit dem Agni (Verdauungsfeuer) sowie der Entstehung bzw. der Bildung gesunden Gewebes aufgrund des reibungslos funktionierenden Verdauungsprozesses. Es gibt sieben Gewebearten (Dhatus).
Im Ayurveda steht die Verdauung immer am Anfang der Betrachtung einer gesundheitlichen Problematik. Der Zustand der Verdauung wird folglich am Anfang untersucht und versucht zu regulieren; denn das Ziel von Ayurveda ist es, bei Erkrankung oder Beschwerden die Ursache zu eliminieren und nicht nur die Symptome zu mildern, zu beseitigen oder zu unterdrücken. In vielen Fällen stellen Verdauungsprobleme die Ursache für Erkrankung dar. Erfahrungsgemäß verbessern sich viele Beschwerden, wenn die Verdauung besser oder gar problemlos funktioniert. Eine gut funktionierende Verdauung hingegen ist von der Qualität des Verdauungsfeuers Agni abhängig. Es befindet sich in verschiedenen Abschnitten des Verdauungstrakts, wo es die Nahrung in die einzelnen Elemente aufspaltet und diese der weiteren, lebensnotwendigen Verwertung zuführt.

Das Verdauungsfeuer Agni setzt sich aus mehreren einzelnen Feuern zusammen:

1) Den fünf Bhutagnis (Elementefeuer) der ayurvedischen Elemente Raum, Luft, Feuer, Wasser und Erde, welche die Nahrung in die einzelnen Elemente aufspalten und darüber hinaus auch die fünf Tanmatras, die feinstofflichen Sinneswahrnehmungen Hören, Sehen, Riechen, Schmecken und Fühlen, hervorrufen und ermöglichen.

2) Den sieben Dhatavagnis (Gewebefeuer), welche die einzelnen Elemente in die jeweiligen Körpergewebe verstoffwechseln.

3) Dem Jatharagni (Königsfeuer), welches im oberen Dünndarm seinen Platz hat und das wichtigste von allen Agnis darstellt. Seine Aufgabe ist es, aus der Nahrung einen geeigneten Nah-

rungsbrei herzustellen, damit dieser erfolgreich weiterverarbeitet werden kann. Dieses Jatharagni ist die Grundlage des Lebens und kontrolliert alle anderen Agnis. Laut den ayurvedischen Schriften (→ Charaka Samhita, XV, 3 - 4) bedeutet es den Tod eines Menschen, wenn dieses Agni erlischt, und wenn es beeinträchtigt wird, führt dies zu den unterschiedlichsten Krankheiten.

Aus ayurvedischer Sicht werden die verschiedenen Zustände des Agnis zur Diagnose der menschlichen Konstitution und des Gesundheitszustandes, der Vitatität herangezogen. Laut herrschender Lehrmeinung gibt es drei krankhafte Zustände des Agnis:

1) **Manda** Agni (zu schwaches Verdauungsfeuer)
Dieses schwache Verdauungsfeuer ist in den meisten Fällen bei der Kapha-Konstitution zu finden und führt, aufgrund der Trägheit, oft zu Verstopfung. In der Folge bleibt die Nahrung kalt und kann weder aufgespalten, noch richtig verdaut werden. Kapha ist das Dosha der Stabilität und auch der Trägheit, was der Grund dafür ist, dass das dazugehörige Agni zu träge arbeitet und schlecht funktioniert. Dieses Agni kann aber auch durch ein Zuviel an Nahrung oder durch eine zu häufige Nahrungsaufnahme geschwächt werden; denn wenn der Magen und Darm ständig voll sind und die letzte Nahrung noch nicht verdaut ist, wenn schon wieder eine erneute Nahrungsaufnahme erfolgt, dann wird dieses Agni erstickt. Um ein archaisches Beispiel zur Verdeutlichung zu bemühen, stelle man sich zum Vergleich ein Lagerfeuer vor, welches neben Platz auch genügend Luft benötigt, um brennen zu können – oder welches erstickt, wenn es diese nicht bekommt.

2) **Vishama** Agni (schwankendes / wechselndes Verdauungsfeuer)
Das wechselnde Agni ist ein typisches Kennzeichen für die Vatha-Konstitution und führt zu einer unregelmäßigen oder auch wechselnden (mal starken und mal schwachen) Verdauung. Das Vatha-Dosha ist das Prinzip der Beweglichkeit und wird im Ayurveda auch als Wind bezeichnet; denn der Wind hat weder Halt noch Beständigkeit. Die Verdauung eines Menschen mit einem schwankenden oder wechselnden Verdauungsfeuer ändert sich ständig zwischen Verstopfung und Durchfall. Analog dazu wandert auch der Appetit dieser Person zwischen Heißhungerattacken und Essenvergessen bzw. Nichtkonsum hin und her. Während, um wieder das Lagerfeuerbeispiel zu bemühen, durch etwas Wind das gewünschte Feuer angefacht werden kann, wird es in diesem Fall durch zu viel Wind ausgeblasen, was ebensowenig wünschenswert ist.

3) **Tikshna** Agni (zu starkes / aggressives Verdauungsfeuer)
Das zu starke Verdauungsfeuer ist der vorherrschende Zustand beim Pitta-Dosha und führt oft zu Durchfällen; denn die Nahrung wird augenblicklich verbrannt und dadurch verflüssigt. Das Pitta-Dosha an sich beinhaltet schon das Prinzip des Feuers und ein Zuviel von diesem Feuer führt zu einer beschleunigten, zu schnellen und ineffizienten Verbrennung der konsumierten Nahrung, so dass keine Nährstoffe mehr verwertet werden können.

Die Auswirkungen und Manifestationen dieser drei Verdauungsfeuer sind unterschiedlich und teilweise auch gegensätzlich. Beim Vatha-Dosha sind Schmerzen und Blähungen dominant, beim Pitta-Dosha ein Brennen und evtl. Fieber und beim Kapha-Dosha sind Übelkeit, Erbrechen und Schwere im Magen die Symptome. Eines aber haben alle Problematiken gemeinsam, nämlich dass in sämtlichen Fällen die Nährstoffe nicht optimal verarbeitet werden können und damit ungenutzt oder nicht angemessen genutzt verloren gehen. Dadurch wird der lebensnotwendige und permanent stattfindende Gewebeaufbau beeinträchtigt. Die Gewebe entstehen gemäß der ayurvedischen Sichtweise sequentiell, also nach- bzw. aufeinander – gibt es Probleme oder eine Fehlfunktion bei der Bildung des ersten Dhatus (Gewebes), so werden auch alle nachfolgenden Gewebe und damit der ganze Körper, beeinträchtigt oder geschädigt. Das Ausgangsmaterial für die Gewebebildung bildet die Nahrung, aber ohne die richtige Verdauung kann diese im Körper nichts bewirken oder sogar Negatives.

9.4. Ausscheidung (Sanskrit: Mala)

Ein Mensch, dessen Doshas (Lebensenergien), Agni (Verdauung) und Dhatus (Körpergewebe) im Gleichgewicht sind, dessen Malas (Ausscheidungen) normal funktionieren und dessen Selbst, Sinne und Geist voll Glückseligkeit sind, wird als gesund bezeichnet.

(Sushruta, indischer Arzt, 6. Jahrhundert v. Chr., Sushruta Samhita XV,38)

Dieses berühmte Zitat stammt von dem indischen Arzt Sushruta und bildet die Grundlage des ayurvedischen, aber auch yogischen Denkens. Es ist über 2.500 Jahre alt, aber heute noch genauso aktuell wie damals. Es fällt sofort auf, dass bei dieser Definition von Gesundheit sowohl die Verdauung als auch die Ausscheidung einen zentralen Platz einnehmen und in direkten Zusammenhang zu einem gesunden Körper(gewebe) gebracht werden. In der westlichen Welt wird leider nicht so viel Wert auf eine gute Verdauung und Ausscheidung gelegt und jegliche Art von Verdauungs- oder Ausscheidungsproblemen wird oft billigend in Kauf genommen.
Die im menschlichen Körper im Rahmen des Stoffwechsels anfallenden Abfallprodukte werden im Ayurveda in zwei Gruppen aufgeteilt, nämlich die grobstofflichen (sthula) und die feinstofflichen (sukshma) Abfallprodukte (Malas).

9.4.1 Grobstoffliche Abfallprodukte

Die grobstofflichen Abfallprodukte (Sthula Malas) sind diejenigen Körperbestandteile, welche permanent aus dem Körper ausgeschieden werden und darüber hinaus auch noch eine nützliche Funktion haben.
Die Ernährung der Körpergewebe wird durch die Abfallprodukte unterstützt, solange diese in angemessener Menge im Körper auftreten. Sie bauen nicht nur den Körper auf, sondern erfüllen auch bestimmte Aufgaben zu seiner Erhaltung. Die Malas stellen in den Körpergeweben (Dhatus) lebenswichtige Elemente her, aber nur, solange sie selbst den Körper wieder verlassen. Die Malas werden im Körper durch die Kräfte der Verdauungsfeuer (Agni) und der Luft (Vayu) festgehalten. Die Malas sind zwar Abfallprodukte, aber sie sind für den Körper lebenswichtig und werden unbedingt gebraucht. Werden sie nicht ganz verbraucht oder im Übermaß produziert, so muss für eine restlose Ausscheidung gesorgt werden, um u. a. Krankheiten vorzubeugen. Bei einem Ungleichgewicht oder einer Störung der drei Doshas ist in der Folge auch der normale Fluss der Malas gestört. Im Ayurveda wird diese unerwünschte Situation z. B. erfolgreich mittels der

Reinigungstechnik »Pancha Karma« (Sanskrit: fünf Handlungen) ausgeglichen und der Yoga bedient sich dazu seiner Reinigungstechniken, genannt Kriyas, (Sanskrit: Handlung, Tat), um die verlorene Ordnung wieder herzustellen, aber auch seiner Asanas und des Pranayamas.
Gemäß der ayurvedischen Konstitutionslehre gibt es drei Arten von grobstofflichen Abfallprodukten des Stoffwechsels, die Haupt-Malas, nämlich:

1) Urin (Sanskrit: Mutra)
Der Urin von Personen mit einer Vatha-Konstitution ist in der Menge eher spärlich, farblos und oft auch schaumig. Vatha-Typen haben oft Schwierigkeiten beim Wasserlassen. Bei Personen mit einer Pitta-Konstitution hingegen ist die Menge eher üppig und durch eine gelbe oder rötliche Farbe gekennzeichnet. Pitta-Typen verspüren oft ein Brennen beim Wasserlassen. Bei Kapha-Konstitutionen hat der Urin als Wesensmerkmal eine weißliche Färbung sowie oft eine milchige Trübung, und die Menge ist eher durchschnittlich.
Die Urinanalyse ist in der ayurvedischen Medizin ein wichtiges diagnostisches Hilfsmittel. Die tägliche Menge einer normalen Ausscheidung dieses Abfallproduktes ist natürlich von Person zu Person verschieden, aber gemäß Ayurveda sollte eine fünfmalige Urinausscheidung pro Tag erfolgen und diese gilt als optimal für die Aufrechterhaltung der Gesundheit. Ein zu häufiges Wasserlassen oder aber auch ein zu seltenes sind Anzeichen dafür, dass im Körper etwas aus dem Gleichgewicht geraten ist. Um Wasserausscheidung zu kompensieren, ist täglich eine reichliche Wasseraufnahme notwendig und sicherzustellen.

2) Stuhl (Sanskrit: Purisha)
Ein weiteres wichtiges Merkmal bei der Konstitutionsbestimmung ist der Stuhl. Der Stuhl von Personen mit einer Vatha-Konstitution ist spärlich, trocken und hart. Personen, bei denen dieses Dosha vorherrscht, haben Schwierigkeiten oder manchmal sogar Schmerzen beim Stuhlgang und verspüren eine Neigung zu Blähungen sowie eine Tendenz zur Verstopfung. Das Beschwerdebild einer chronischen Verstopfung ist ein typisches Merkmal von erhöhtem Vatha und kommt bei älteren Menschen sehr oft vor. Bei Menschen mit einer Pitta-Konstitution hingegen ist die Menge eher reichlich, von einer lockeren Konsistenz und manchmal von gelblicher Farbe. Der Konstitutionstyp, bei dem dieses Dosha erhöht ist, hat generell die Tendenz zu Durchfall und neigt darüber hinaus auch zu Fieber und Darmträgheit. Bei Kapha-Konstitutionen hat der Stuhl eine feste Konsistenz, manchmal eine helle Farbe und er ist im Allgemeinen von durchschnittlicher Menge. Es kann auch Schleim im Stuhl vorkommen. Aufgrund ihres langsamen Stoffwechsels neigen diese Typen gelegentlich zu Verstopfung, haben aber keinen harten Stuhl wie die Vatha-Typen.
Gemäß Ayurveda sollte zwei Mal pro Tag, aber mindestens einmal Stuhlgang erfolgen und dies, wenn möglich, zu einer geregelten Zeit und am besten erstmalig sofort nach dem Aufstehen. Auch hier gilt, dass Stuhlgang, der häufiger oder gar nicht täglich erfolgt, anzeigt, dass im Körper etwas aus dem Gleichgewicht geraten ist. Um eine nachhaltige Gesundheit zu gewährleisten, müssen regelmäßig die Stoffwechselendprodukte und die darin enthaltenen Gifte aus dem Körper ausgeschieden werden.

3) **Schweiß:** (Sanskrit: Sveda)

Wie stark eine Person schwitzt, hängt natürlich von vielen Faktoren ab, wie z. B. Art der Betätigung, der Temperatur bzw. der Klima, in dem gelebt wird, der Ernährung, dem Geisteszustand etc., und diese müssen angemessen berücksichtigt werden. So schwitzt jemand, der sich in einem ruhigen Geisteszustand befindet, weniger als jemand, der erregt ist. Auch schwitzt ein Fleischesser stärker als ein Vegetarier. Generell ist folgende Einteilung gemäß der ayurvedischen Lehre zutreffend: Der Schweiß von Personen mit einer Vatha-Konstitution ist von der Menge her gering bis spärlich und geruchlos. Personen, bei denen dieses Dosha vorherrscht, schwitzen im Regelfall eher selten. Bei Personen mit einer Pitta-Konstitution hingegen ist die Schweißmenge reichlich und heiß sowie durch einen starken Geruch gekennzeichnet. Der Konstitutionstyp, bei dem dieses Dosha erhöht ist, schwitzt sehr viel und dies besonders bei Hitze, die ihm sehr zu schaffen macht. Bei Kapha-Konstitutionen ist der Schweiß kalt und von durchschnittlicher Menge sowie mit einem angenehmen Geruch versehen. Diese Personen schwitzen nur bei körperlicher Anstrengung stark.

9.4.2 Die feinstofflichen Abfallprodukte

Die feinstofflichen Abfallprodukte, auf Sanskrit Sukshma Mala oder Kleda genannt, sind die Neben-Malas, wie z. B.:

- Absonderung der Hautschichten der Augen
- Absonderung der Nase
- Absonderung des Mundes
- Absonderung der Ohren
- Absonderung der Geschlechtsorgane

Darüber hinaus gibt es aber auch Abfallprodukte im Körperinnern, welche in kleiner Menge beim Entstehen und der Produktion der (Körper)Gewebe gebildet werden, wie z. B.:

- Körperhaare
- Kopfhaare
- Barthaare
- Fettige Eingeweide
- Nägel
- Exkrete
- Tränen
- Ohrenschmalz
- Menstruationsblut

Alle genannten Abfallprodukte setzen sich sowohl aus den fünf Elementen (Raum, Luft, Feuer, Erde, Wasser) zusammen als auch aus den sieben Körpergeweben. Aus ayurvedischer Sicht ist die Struktur des Menschen aus sieben nacheinander gebildeten und verschiedenen Arten von Körpergewebe aufgebaut, den so genannten Dhatus (Rasa, Rakta, Mamsa, Meda, Asthi, Majja, Shukra), welche aus der Nahrung sowie einer Reihe von Verdauungs- und Stoffwechselprozessen, dem Verdauungsfeuer Agni, entstehen. Jedes nachfolgend gebildete Dhatu ist reiner als das vorhergehende, und das siebte und letzte Shukra-Dhatu ist demnach das lebenswichtigste und reinste. Alle Körperteile und auch die Organe werden durch diese Dhatus aufgebaut und im Körper zu Muskeln, Sehnen, Organen etc. strukturiert.

Die sieben Dhatus haben folgende Funktionen:

1) Rasa: (Blutplasma) ist die Essenz der Nahrung und nährt alle anderen Dhatus.
2) Rakta: (Blut) hat eine lebenserhaltende Funktion und bringt die für die Biotransformation notwendige Nahrung und Wärme zu allen Teilen des Körpers.
3) Mamsa: (Muskelgewebe) ist die schützende Integrität des Körpers und bedeckt ihn mit Muskeln.
4) Meda: (Fettgewebe) ist für die Schmierung des Körpers verantwortlich.
5) Asthi: (Knochengewebe) hat eine Haltungs- und Stützfunktion des Körpers.
6) Majja: (Knochenmark und Nerven) füllt die Knochen aus und stärkt diese und unterstützt das Nervensystem.
7) Shukra: (Fortpflanzungsgewebe) ist die Essenz des Lebens, genannt Ojas, und dient darüber hinaus der Reproduktion.

Die Vitalität, Stärke und Beständigkeit einer Person hängen maßgeblich von der Reinheit der Dhatus ab. Demnach ist die Stabilität der Dhatus als Produkt eines gut funktionierenden Agnis und Vayus zu betrachten; denn das Agni ist verantwortlich für die Bildung der sieben Dhatus aus der konsumierten Nahrung, und das Vayu ist verantwortlich für den Transport dieser Nahrungsessenzen zum jeweiligen Dhatu, um dort erfolgreich wirken zu können.
Im Falle einer Erkrankung beeinflusst ein aus der Balance geratenes Dosha ein bestimmtes Dhatu und verändert dessen Struktur und Funktion. Es ist wichtig zu verstehen, dass, obwohl sich diese Erkrankung in einem Dhatu manifestiert hat, diese Erkrankung doch von einem Dosha hervorgerufen worden ist, welches sich im Ungleichgewicht befindet.
Die drei Doshas Vatha, Pitta und Kapha wirken also in den Dhatus und sind an deren Bildung aus der Nahrung beteiligt:

- Das Pitta-Dosha ist verbunden mit dem Rakta-Dhatu (2).
- Das Vatha-Dosha (oder Vayu) ist verbunden mit dem Asthi-Dhatu (5).
- Das Kapha-Dosha ist verbunden mit allen anderen Dhatus, also Rasa (1), Mamsa (3), Meda (4), Maija (6) und Shukra (7).

So wird z. B. eine Erhöhung des Pitta-Doshas auch die Erhöhung des Rakta-Dhatu bewirken, während eine Verminderung des Pitta-Doshas zu einer Verminderung des Rakta-Dhatu führt. Analog verhalten sich auch die anderen Dhatus in Bezug auf eine Veränderung des Vatha- bzw. Kapha-Doshas.
Hinsichtlich der Herstellung der jeweiligen Dhatus ist bekannt, dass diese durch die Essenzen der konsumierten Nahrungsmittel ernährt werden, allerdings nur, wenn das Verdauungsfeuer Agni und das Vayu gut funktionieren. Wenn das nicht der Fall ist, werden aufgrund dieser Fehlfunkti-

on anstatt der lebensnotwendigen Körpergewebe (Dhatus) die lebensfeindlichen Abfallprodukte (Malas) der jeweiligen Dhatus produziert. Dauert diese Fehlfunktion über einen längeren Zeitraum an und wird nicht abgestellt, führt dieser Missstand zur Überproduktion von Abfallprodukten (Malas) im Körper. Falls die Malas nicht ausgeschieden werden können, greifen sie die im Körper befindlichen lebenden und gesunden Gewebe an, was zu lebensfeindlichen Degenerationserscheinungen führt.

Yoga hilft sowohl eine guten Verdauung als auch eine regelmäßige Ausscheidung, insbesondere den Stuhlgang, zu gewährleisten. Viele von den im Übungsteil vorgestellten Asanas (→ Kapitel 14, Die Magischen Fünf) zielen u. a. darauf ab, das Verdauungsfeuer (Agni) zu harmonisieren und die Darmperistaltik zu fördern und zu unterstützen, damit Verstopfung und unregelmäßiger Stuhlgang kein Problem mehr für Sie sein werden. Aber diese Übungsreihe hat auch die Harmonisierung aller drei Doshas zum Ziel und damit Ihre ganzheitliche Gesundheit.

10. Gesundheit und Krankheit (Sanskrit: Svastha & Vyadhi)

Gesundheit bedeutet lediglich, zum ursprünglichen Sollzustand zurückzukehren.

(Nobuo Shioya, Jap. Arzt, Heiler und Autor, 1902 - 2008)

Es gibt verschiedene Definitionen und Auffassungen von Gesundheit außerhalb des Bereichs von Yoga und Ayurveda. Eine der bekanntesten ist die der Weltgesundheitsorganisation (WHO): »Gesundheit des Menschen ist ein Zustand des vollständigen körperlichen, geistigen und sozialen Wohlergehens und nicht nur das Fehlen von Krankheit oder Gebrechen.« Die Heiler im alten Indien haben es genauso gesehen, nämlich dass Gesundheit als die Einheit von Körper, Geist und Seele zu betrachten sei.

Die Weisen Indiens gingen aber noch weiter. Sie beschrieben schlechte Gesundheit als ein Ungleichgewicht, das durch Unreinheiten entsteht und (→Kapitel 11, Traditionelle Sicht von Krankheit und Gesundheit im Yoga) zeigten darüber hinaus eine praktische Methode auf, um das verlorengegangene Gleichgewicht wieder herzustellen. In den Yoga-Sutras (II, 28) wird klar formuliert sowie durch die Erfahrungen des Angewandten in den vergangenen Jahrtausenden belegt, dass durch die Übungen der acht verschiedenen Stufen des Yoga die Unreinheiten verschwinden, das Licht des Wissens erstrahlt und ein ununterbrochenes Unterscheidungsvermögen entsteht. Ferner hat der Namensgeber dieser Schrift, Patanjali, in seinem Sutra II, 29 dargelegt, was die acht Glieder des Yogas sind, und gleichzeitig die praktische Grundlage für eine Yoga-»Therapie« bzw. für eine Heilung gegeben (→ Kapitel 5, Ashtanga-Yoga).

Gemäß diesen Sutras sind die 8 Glieder:

1) Yama	= Soziales Verhalten
2) Niyama	= Persönliche_Disziplin
3) Asana	= Körperliche Übungen
4) Pranayama	= Atemübungen / Lenkung der Lebenskraft
5) Pratyahara	= Zurücknehmen der Sinne
6) Dharana	= Konzentration
7) Dhyana	= Meditation
8) Samadhi	= Erleuchtung / Erkenntnis

Die ersten beiden Glieder, Yama und Niyama, zielen auf das von der WHO erwähnte soziale Wohlbefinden ab, die nächsten drei (Asana, Pranayama und Pratyahara) bemühen sich um das körperliche Wohlbefinden und die letzten drei (Dharana, Dhyana und Samadhi) versuchen, das mentale, geistige Wohlbefinden zu gewährleisten.

Es stellt sich die Frage, warum es so schwer ist, ein ganzheitliches Verständnis von Gesundheit in der Allgemeinheit zu etablieren, obwohl dieses schon vor mehreren tausend Jahren in den alten Yoga-Schriften festgestellt und von der WHO vor kurzer Zeit bestätigt und postuliert worden ist.

Die Lobby der Pharmaindustrie und das (noch) begrenzte Verständnis unserer Gesellschaft sind sicherlich mögliche Erklärungen.
Auch das Bundesministerium für Bildung, Wissenschaft, Forschung und Technologie hat 1997 Gesundheit ähnlich definiert: »Gesundheit wird als mehrdimensionales Phänomen verstanden und reicht über den Zustand der Abwesenheit von Krankheit hinaus.« Zumindest behauptet die Bundesrepublik Deutschland verstanden zu haben, was Gesundheit ist – trotz des Gesundheitssystems in Deutschland.
Der Sozialwissenschaftler Klaus Hurrelmann hat im Jahr 2000 Gesundheit definiert als »den Zustand des objektiven und subjektiven Befindens einer Person, der gegeben ist, wenn diese Person sich in den physischen, psychischen und sozialen Bereichen ihrer Entwicklung im Einklang mit den eigenen Möglichkeiten und Zielvorstellungen und den jeweils gegebenen äußeren Lebensbedingungen befindet.« Er schlägt die Brücke zu den interdisziplinär orientierten Gesundheitswissenschaften und legt dar, dass Gesundheit ein angenehmes und durchaus nicht selbstverständliches Gleichgewichtsstadium von Risiko- und Schutzfaktoren ist, welches zu jedem lebensgeschichtlichen Zeitpunkt immer erneut in Frage gestellt wird. Nur wenn es gelinge, ein Gleichgewicht zu schaffen und dieses auch aufrecht zu erhalten, könnten zum einen dem Leben Sinn und Freude abgewonnen werden, zum anderen sei nur dann eine produktive Entfaltung der eigenen Kompetenzen und Leistungspotentiale möglich und es steige die Bereitschaft, sich gesellschaftlich zu integrieren und zu engagieren.
1997 hat der Pflegepädagoge Reinhard Lay in seiner Auffassung des Themas dargelegt, dass »Gesundheit eine zufriedenstellende Entfaltung von Selbstständigkeit und Wohlbefinden in den Aktivitäten des Lebens bedeutet.«
Nach dem Sozialmediziner Jürgen Freiherr von Troschke wird in seiner Definition von 1996 Gesundheit als »somatische, psychische und soziale Fähigkeit zur Lebensgestaltung und -bewältigung verstanden.«
Gemäß der Auffassung des Soziologen Talcott Parsons von 1967 ist »Gesundheit ein Zustand optimaler Leistungsfähigkeit eines Individuums für die wirksame Erfüllung der Rollen und Aufgaben, für die es sozialisiert (Sozialisation = Einordnungsprozess in die Gesellschaft, Normen- und Werteübernahme) worden ist.«
Der Philosoph Friederich Nietzsche, der Zeit seines Lebens eine schwache Gesundheit hatte und auch an Nervenkrankheiten litt, hat in den 1870er Jahren Gesundheit (sehr minimalistisch!) als dasjenige Maß an Krankheit definiert, das es ihm noch erlaubt, seinen wesentlichen Beschäftigungen nachzugehen.
Wenn man dem salutogenetischen (die Entstehung der Gesundheit betreffenden) Ansatz von Aaron Antonovsky der 1970er Jahre folgt, sind für eine umfassende Bestimmung von Gesundheit und Krankheit folgende Aspekte von Bedeutung:

- Gesundheit und Krankheit sind beobachterabhängige Konstrukte, wobei sich die Beobachtung von Gesundheit und Krankheit durch soziale Systeme, wie die Medizin oder die Wissenschaft, von der Beobachtung durch das Individuum unterscheiden kann (objektivierende im Gegensatz zu einer subjektivierenden Sicht).

- Die Beobachtung von Gesundheit und Krankheit erfolgt ausschließlich anhand von (körperlichen, psychischen und sozialen) Symptomen.
- Gesundheit und Krankheit sind demnach für sich nicht empirisch fassbar, sie entsprechen Konzepten, mit welchen die Symptome erklärt werden.
- Gesundheit ist die korrekte Ausführung aller physischen und psychischen Funktionen eines Lebewesens.
- Man kann zwischen physischer und psychischer Gesundheit / Krankheit unterscheiden.
- Die Positionierung auf dem Kontinuum wird primär durch das Vorhandensein /die Absenz (Abwesenheit) von physischen und psychischen Krankheiten bestimmt.
- Das Auftreten dieser Krankheiten wird unter anderem beeinflusst durch Risikofaktoren (Stressoren), welche die Wahrscheinlichkeit von Krankheiten und Verletzungen erhöhen, und Schutzfaktoren, welche die Wirkung der Risikofaktoren beschränken.
- Die Risiko- und Schutzfaktoren können in physische, psychische, soziale und physikalisch-materielle Faktoren unterteilt werden.
- Durch die Bekämpfung der Risikofaktoren und die Förderung der Schutzfaktoren wird die Chance für das Auftreten neuer Krankheiten verringert und die Positionierung auf dem Kontinuum verbessert oder erhalten.
- Wenn sich durch die Verminderung von Risikofaktoren und die Förderung von Schutzfaktoren das Wohlbefinden des Individuums verbessert, kann sich seine Positionierung auf dem Kontinuum in Richtung Gesundheit verschieben.

Diese Auflistung macht deutlich, dass Gesundheit und Krankheit einander nicht ausschließen. Sie sind vielmehr nur die Endpunkte auf einem sogenannten Gesundheits-Krankheits-Kontinuum, und jeder Mensch kann, laut Antonovskys Theorie, jederzeit auf dieser Linie zwischen Anfangs- und Endpunkt lokalisiert werden. Laut der Theorie von Antonovsky kann ein Individuum weder vollkommen gesund noch vollkommen krank sein. Entscheidend ist nicht die Frage, ob der Mensch gesund oder krank, sondern nur wie groß seine Entfernung zu den beiden Polen ist. Einfluss auf den jeweiligen Status eines Menschen innerhalb dieses Kontinuums üben sowohl soziale als auch persönliche und umweltbedingte Faktoren aus, welche die Gesundheit entweder fördern oder belasten können. Die Lebenserfahrungen eines Menschen und seine Strategien und Kapazitäten, Belastungen zu bewältigen, spielen gemäß Antonovsky eine wesentliche Rolle, gemeinsam mit persönlichen Determinanten.

Jeder von uns, nicht nur die Autoren dieser Definitionen und Theorien, definiert also Gesundheit anders, und diese Sichtweisen variieren aufgrund der verschiedenen Faktoren, wie Herkunft, Kultur, Sozialisationsgrad, Wertesystem, Ethik, Ausprägungsgrad des Gesundheitssystems als Wirtschaftsfaktor etc.; doch an der ursprünglichen und ganzheitlichen yogischen Auffassung und jener umfassenden der WHO geht kein Weg vorbei, und es ist nur eine Frage der Zeit, bis diese zum Allgemeingut werden wird, denn:

Jeder hat das Recht auf Gesundheit!

Darüber hinaus hat Gesundheit persönlichen, gesellschaftlichen und volkswirtschaftlichen Wert. Die Bedeutung von Gesundheit wird oft erst bei Krankheit oder mit zunehmendem Alter erkannt. Welche Einschränkungen genau mit dem Verlust von Gesundheit verbunden sind, wird den meisten Menschen nur durch eine persönlich durchgestandene Krankheit oder das sich nähernde Lebensende vor Augen geführt. Vorsorgeprogramme für alle Altersgruppen, nicht nur für die Jüngeren, werden propagiert, laufen aber oft, aufgrund der unterschiedlichsten Gründe ins Leere. Eine gute Investition in Ihre Gesundheit, auch aus Sicht der Prävention, besteht zweifelsohne in einer regelmäßigen Yoga-Praxis sowie der Grundkenntnis der Prinzipien des Ayurveda. Auch Sie werden sicherlich einen berechtigten Grund haben, warum Sie u. a. dieses Buch gekauft haben und sich mit dem Thema Gesundheit und Krankheit befassen, und ich hoffe, Ihnen damit einen für Sie gehbaren Weg zur Wiedererlangung oder Erhaltung Ihrer Gesundheit aufzuzeigen.

10.1 Gesundheit im Sinne von Ayurveda

Svastha ist ein Konzept aus dem Ayurveda und bedeutet optimale Gesundheit, wörtlich: »im Selbst ruhen«. Das Ziel von Svastha ist es, eine optimale, individuelle, persönliche Gesundheit zu erreichen, welche ein Gleichgewicht aller Faktoren zur Voraussetzung hat. Diesen Zustand der optimalen Gesundheit, der ein Zustand des Gleichgewichts und der Zufriedenheit ist, kann jeder, auch der chronisch Kranke, erreichen.

Alle Menschen werden in einem Zustand des Gleichgewichts geboren, doch durch Lebensumstände und Umwelteinflüsse geht dieses Gleichgewicht oft verloren. Yoga und auch Ayurveda können mit Erfolg dabei helfen, dieses Gleichgewicht wieder herzustellen. Bitte überdenken Sie noch einmal das Zitat des Arztes Nuobo Shioya am Anfang dieses Kapitels, dass »Gesundheit lediglich bedeutet, zum ursprünglichen Sollzustand zurückzukehren.«

Ein Mensch kann gem. des Svastha-Konzeptes gesund genannt werden, wenn:

- seine Physiologie im Gleichgewicht ist,
- seine Verdauung und sein Stoffwechsel gut arbeiten,
- sein Gewebe und seine Ausscheidungsfunktionen normal funktionieren und
- seine Seele, sein Geist und seine Sinne sich in einem dauerhaften Zustand inneren Glücks befinden.[78]

Eine derartig umfassende Definition von Gesundheit sucht ihresgleichen; denn die angestrebten Ziele sind nicht nur eine Erhaltung von Gesundheit sowie eine Heilung von Krankheit, sondern auch eine Verlängerung der Lebensspanne.

Das Gleichgewicht ist der zentrale Faktor von Svastha und im Gleichgewicht zu sein bedeutet, dass sich alle Elemente des eigenen Lebens harmonisch zu einem Ganzen zusammenfügen. Dazu gehören u. a.:

---

[78] Sushruta Samhita, klassischer Ayurveda-Lehrtext

- Eine gesunde, innere Einstellung
- Eine angemessene und typgerechte Ernährung
- Achtsamkeit in Bezug auf Körper und Atem
- Sozialer Austausch
- Eine aufmerksame Sinneswahrnehmung
- Eine wache Geistesverfassung etc.

Eine gute Gesundheit im Sinne des Ayurveda ist der natürliche körperliche Zustand, in welchem die Lebensenergie (Prana) leicht und gleichmäßig durch den ganzen Körper fließt. Probleme ergeben sich, wenn das Fließen der Lebensenergie im Körper blockiert ist und somit die Voraussetzung für die Entstehung von Krankheiten geschaffen wird. Krankheit wird durch gehindertes Fließen der Lebensenergie (Prana) angezeigt. Heilung kann nur erfolgen, wenn die Hindernisse, welche den Fluss der Lebensenergie einschränken oder blockieren, erfolgreich beseitigt werden und Gesundheit wieder entstehen kann. Um ganz ausgeglichen zu werden und zu bleiben, muss man sich um alle Bereiche gleichermaßen kümmern und darf keinen vernachlässigen, was zwangsläufig mit einer Änderung der eigenen Gewohnheiten (→ u. a. Kapitel 8, Gesunde Routine und Ausrichtung des Lebens) verbunden ist sowie mit dem regelmäßigen Üben von Asana, Pranayama und Meditation (→ Kapitel 14, Übungsteil »Die Magischen Fünf«). Um den Zustand von Gesundheit wieder herzustellen, muss man aber auch wissen was Krankheit ist und wie diese entsteht. Damit befasst sich das folgende Kapitel.

11. Entstehung von Krankheit aus Sicht von Yoga und Ayurveda

Aus der Sicht des Yoga und Ayurveda gibt es drei Hauptursachen für die Entstehung von Krankheiten: den Geist, blockierte Energie / blockiertes Prana und Unreinheiten.

11.1 Geist / Stress

In der »Yoga Vasishta«, einer sehr alten Schrift des Yoga, ist das Wissen über die Ursache von Krankheit und Leiden enthalten sowie die Loslösung von diesem menschlichen Übel und es wird darin auf eloquente Weise in Form eines Beratungsgesprächs behandelt, welches ein Weiser seinem Schüler gewährt. Verschiedene Krankheiten sowie deren Auswirkungen und die Bedeutung von negativem Stress (Di-Stress) werden explizit genannt und erläutert.

Die Art von Stress, welche sich negativ auf den Menschen auswirkt, wird in der Medizin Distress und im Yoga Adhi genannt. Dabei handelt es sich um einen extrem beschleunigten Geisteszustand, der auf der emotionalen Ebene beginnt und den Geist aus dem Gleichgewicht bringt. Dieses Ungleichgewicht des Geistes äußert sich körperlich als ungleichmäßiger, teilweise auch beschleunigter Atem. Es beeinträchtigt das ganze Energiesystem des menschlichen Körpers, also auch das Prana. Über dieses aus dem Gleichgewicht geratene Prana wird wiederum das Nervensystem negativ beeinflusst, das instabil wird, was zu einer erhöhten Herzfrequenz, einem veränderten Atemmuster, verengten Blutgefäßen, Appetitlosigkeit und Verdauungsproblemen führt. Wenn diese Beeinträchtigungen und das für den Menschen ungünstige Ungleichgewicht des Nervensystems sowie der Organ- und Vitalfunktionen über einen längeren Zeitraum aufrechterhalten werden, wirkt sich dies im Körper durch psychosomatische Beschwerden aus.

Krankheit wird im Yoga als Vyadhi bezeichnet und kann in stressbedingte Krankheiten (Sanskrit: Adhija Vyadhi) und nicht stressbedingte Krankheiten (Sanskrit: Anadhija Vyadhi) unterschieden werden. Exogene Faktoren wie ansteckende Krankheiten / Infektionen, Verletzungen, Unfälle, (Umwelt-)Gifte etc. gehören in den Bereich der nicht stressbedingten Krankheiten; alle anderen Krankheiten gelten als stressbedingte Krankheiten. Die Behandlung und Heilung der nicht stressbedingten Krankheiten, deren Ursache äußerlich ist, erfolgt auch äußerlich, und die moderne Medizin mit ihren (chirurgischen) Behandlungsmethoden und Medikamenten sind das Mittel der Wahl. Hingegen erfolgt die Behandlung und Heilung der stressbedingten Krankheiten, deren Ursache der negative Stress ist, der im Geist entsteht, hauptsächlich auf der geistigen Ebene.

Diese stressbedingten Krankheiten lassen sich unterteilen in eine grundlegende stressbedingte Erkrankung (Sanskrit: Sara) und in eine allgemeine oder gewöhnliche stressbedingte Erkrankung (Sanskrit: Samanya). Zu den grundlegenden stressbedingte Krankheiten zählen angeborene und Erbkrankheiten sowie die Grundangst vor dem Tod, die jeder Mensch mehr oder weniger hat. Sowohl diese Grundangst als auch der Vergleich bei angeborenen, vererbten Krankheiten oder Behinderungen mit vermeintlich »gesunden« Menschen erzeugen Stress und führen zu einem Leben voller Leiden, für das es keine Lösung gibt, es sei denn, man nimmt die Situation so an, wie sie ist (oder erreicht den erstrebenswerten Zustand der yogischen Selbstverwirklichung). Zu den allgemeinen oder gewöhnlichen stressbedingten Krankheiten gehören die Zivilisationskrankheiten, z. B. die psychosomatischen Erkrankungen. Die Ursache, die Entstehung und der Verlauf dieser Krankheiten umfassen alle Schichten der menschlichen Existenz, und aus diesem Grund ist es auch erforderlich, auf allen Ebenen des menschlichen Systems anzusetzen, um nachhaltigen Erfolg und Heilung herbeizuführen. Nur eine Betonung der rein körperlichen Symptome und deren Behandlung bzw. die Unterdrückung auf der körperlichen Ebene werden sich langfristig nicht als Erfolg herausstellen können. Dafür ist eine Behandlung erforderlich, welche an der Ursache der Erkrankung ansetzt und den Geist und das ganze Energiesystem des menschlichen Körpers (Prana) einbezieht.

Der Weise Vasishta hat in seiner Schrift des Yogas genau erklärt, dass das Leid, welches den Körper befällt, nur als sekundäre Krankheit anzusehen ist, wohingegen die negativen Beeinträchtigungen (Sanskrit: Vasanas) des Geistes als primäre Krankheit zu betrachten sind. Als Grund für den beeinträchtigten oder beschleunigten Geisteszustand nannte er die Abwesenheit eines allumfassenden, transzendenten Wissens und das stetige Wachstum von Verlangen und Egoismus im Geist. In diesem Zustand ist unser Geist in seiner Wahrnehmung behindert und wird in seiner Fähigkeit wahrzunehmen getäuscht. Ein negativer und abwärts gerichteter Kreislauf beginnt, weil diese Täuschung in uns noch verstärkt wird, eben weil wir nicht mehr adäquat wahrnehmen können. Er führt zu falschen Handlungsweisen und ebnet den Weg für körperliche Krankheiten.

Krank wird der Körper ferner durch ungesundes Essen, das Leben an ungesunden Orten, Handlungen zu unpassenden Zeiten, erlittene Verletzungen, die Interaktion mit boshaften Menschen, das Verlangen nach falschen Dingen, böse Wünsche sowie auch durch falsche Gedanken; denn dadurch wird das Fließen der Lebensenergie (Prana) in ihren feinstofflichen Energiekanälen (Nadis) behindert oder gar blockiert und der Körper degeneriert. Der schlechte Einfluss dieser Dinge breitet sich im Körper in Form von Krankheiten aus, die immer wieder ab- und zunehmen wie das Wasser eines Flusses zur Regenzeit.

Um die Wichtigkeit und Bedeutung der eigenen Gedanken sowie deren Tragweite zu betonen, möchte ich an dieser Stelle den Talmud, eines der bedeutendsten Schriftwerke des Judentums, zitieren:

Achte auf Deine Gedanken,
denn sie werden zu Worte.

Achte auf Deine Worte,
denn sie werden zu Handlungen.

Achte auf Deine Handlungen,
denn sie werden zu Gewohnheiten.

Achte auf Deine Gewohnheiten,
denn sie werden zu Deinem Charakter.

Achte auf Deinen Charakter,
denn er wird Dein Schicksal.

Oder mit den Worten von Siddharta Gautama (Buddha) gesagt: *Alles, was wir sind, entsteht aus unseren Gedanken.* Das bedeutet, dass alles, was Sie denken, zu Ihrer Realität wird. Ich möchte gerne an dieser Stelle auf das Buch von Bruce Lipton »Intelligente Zellen« verweisen, welches dieses Thema auf eine faszinierende Weise behandelt und mit wissenschaftlichen Studien untermauert.
Um es auf den Punkt zu bringen: Vasishta konstatiert, dass wenn der Geist gestört ist, der Körper auch gestört ist. Dinge, die einem im Wege stehen, können nicht mehr richtig wahrgenommen werden, wenn der Geist aufgeregt ist, und dann fließt die Lebensenergie (Prana) unkoordiniert ohne Rhythmus und »wankt wie ein Tier, dass von einem Pfeil verwundet wurde«. Durch diese Aufregung durchflutet die Lebensenergie (Prana) den Körper nicht mehr vollständig und gleichmäßig, sondern vibriert überall ungleichmäßig. Ferner bleiben die Energiekanäle (Nadis) nicht mehr in ihrer ursprünglichen Position, und es kommt zu unzureichender, übermäßiger oder falscher Verdauung. Aufgrund des in Aufregung versetzten Körpers setzt sich die schlechtverdaute Nahrung an den unterschiedlichsten Orten ab und wandelt sich in Krankheiten um. Das bedeutet, dass der geistige Zustand zu einer körperlichen Erkrankung führt und dass diese und jede Krankheit erfolgreich geheilt oder eliminiert werden können, wenn der ursprüngliche Grund mit seiner Wurzel entfernt werden.
Die Ursache ist der Geist und genau an diesem setzt Yoga mit seinen ganzheitlichen Methoden an. Der Geist kann durch die richtigen, reinen, tugendhaften Handlungen gereinigt und von seinen Beeinträchtigungen befreit werden. Dann kann Prana wieder rhythmisch durch den Körper zirkulieren, verzehrte Nahrung wieder richtig verdaut werden, Krankheit kann sich in keiner Form manifestieren und Gesundheit stellt sich ein.
Es ist wichtig zu verstehen, was der Geist ist, wie er funktioniert und warum er dem angestrebten Zustand der Freiheit im Wege stehen kann. Es ist sehr vorteilhaft und nutzbringend zu wissen, dass es fünf Grundzustände des Geistes gibt und dass der Geist jederzeit seine Ausrichtung verändern und sogar verlieren kann in einer Art und Weise, um ein zeitgemäßes Beispiel zu bemü-

hen, wie eine Person die Sender / Kanäle in einem Fernsehgerät umschalten kann. Der Geist kann aber auch zu etwas hingelenkt oder dort konzentriert werden, was eines der Ziele im Yoga ist.
Die Yoga-Sutras beschreiben detailliert fünf Zustände des Geistes. In den ersten drei Zuständen wird der Geist als abgelenkt und zerstreut beschrieben und in den letzten beiden hingegen als gesammelt, willentlich und bewusst auf ein Objekt fokussiert:

11.1.1 Der aufgewühlte Geist (Sanksrit: Mudha)

Dieser Geist will überall sein, aber er ist nirgendwo wirklich. Das Prana ist in diesem Zustand zerstreut, und es fehlt diesem Geist an Richtung und Fokus. In den alten Schriften wird ein Geist in diesem Zustand verglichen mit einem betrunkenen Affen, der von einem Skorpion gebissen wurde und rastlos von Baum zu Baum springt. In diesem Zustand ist der Geist aufgewühlt und außer Kontrolle und die Aufmerksamkeit kann nicht aufrechterhalten werden; denn sie springt auf hektische Weise von einem Geistesinhalt zum nächsten. Um das TV-Beispiel weiter zu verfolgen, handelt es sich hierbei um den sog. »Zapper«, der permanent umherschaltet, von einem Kanal zu nächsten und mehrere Sendungen versucht, gleichzeitig zu sehen.

11.1.2 Der abgestumpfte Geist (Sanskrit: Ksipta)

Dieser Geist ist abgestumpft, schwerfällig und zwar bedingt anwesend, wegen seiner Dumpfheit aber auch gleichzeitig nicht anwesend. Eine Person in diesem Zustand ist geistig so träge, dass Aktivität und Bewegung nur unter großen Anstrengungen möglich sind und ihr Zustand ist vergleichbar demjenigen eines Menschen mit ausgeprägtem Alkoholkater. Der Zuschauer sieht das empfangene Bild auf seinem Gerät zum einen nur verschwommen und zum anderen teilnahmslos und unfokussiert.

11.1.3 Der abgelenkte Geist (Sanksrit: Viksipta)

Dieser Geist ist anwesend, es besteht aber eine ständige Fluktuation der Aufmerksamkeit, die zwar für eine gewisse Zeitspanne auf ein Objekt gerichtet werden kann, aber sofort wieder abgelenkt wird und woanders hinwandert. Auch in diesem Zustand verlagert der Geist seine Aufmerksamkeit von einem Geistesinhalt zum nächsten, aber nicht mit der Sprunghaftigkeit eines aufgewühlten Geistes. Der hier vorherrschende Geisteszustand wechselt zwischen zeitweise gehaltener Aufmerksamkeit und darauf folgender Ablenkung. Der Zuschauer sieht sich zwar zielgerichtet und fokussiert ein Programm an, nur nicht bis zum Ende und beständig; denn er zappt, ohne zu wissen warum und ohne es verhindern zu können, immer wieder zwischen diesem und anderen Programmen hin und her. Aufgrund der fluktuierenden Aufmerksamkeit ist dieser Geist als abgelenkt zu bezeichnen, auch wenn er für kurze Zeit unabgelenkt sein kann.

11.1.4 Der Zustand der Konzentration (Sanskrit: Ekagrata)

Er ist gekennzeichnet durch einen gesammelten Geist, welcher die Aufmerksamkeit aufrechterhalten kann. In diesem Zustand ist der Geist auf ein einziges Objekt gerichtet. Der Zuschauer sieht sich jetzt nur noch ein TV-Programm an, ohne währenddessen umzuschalten, und es ist eine Kontrolle über die Aufmerksamkeit (und über die Fernbedienung) vorhanden. Das Prana bewegt sich in eine Richtung, aber der Geist kann getrübt werden, durch die vom Objekt ausgelösten möglichen Assoziationen. In diesem Geisteszustand ist zweifelsfrei ein höherer Grad an Klarheit vorhanden als in den drei zuvor erwähnten, aber eine genaue und vollständige Wahrnehmung ist noch nicht gesichert.

11.1.5 Der Zustand der Versenkung (Sanskrit: Nirodha)

Der Zustand der Versenkung ist der kristallklare Zustand, in welchem der Geist auf eine Art und Weise mit dem Objekt verbunden ist, dass ihn nichts mehr ablenken kann und er völlig vertieft ist. Diese Wahrnehmung ist so klar, weil keine Störungen in Form von Erinnerungen, Vorstellungen oder Assoziationen negativ wirken können, da das Objekt so gesehen wird, wie es wirklich ist. Auf diesen Zustand beziehen sich die Yoga-Sutras (I, 2) mit dem Begriff Samadhi. Im Unterschied zum Geisteszustand der Konzentration, ist der Geist nicht nur auf ein Objekt ausgerichtet, sondern darüber hinaus in dieses Objekt versunken, und beim Sehenden komm das Gefühl auf, völlig eins zu sein mit dem Objekt. Es erfolgt ein direkter Empfang der Daten und Informationen über das Objekt, und es ist kein Hilfsmittel, wie z. B. ein Fernsehempfangsgerät, mehr nötig. Der Sehende sieht das Objekt deutlich und nimmt es so wahr, wie es wirklich ist, und ohne irgendwelche Projektionen auf dieses Objekt zu tätigen, so wie es in den anderen Zuständen der Fall ist. In diesem Zustand der geistigen Versenkung kann keine äußere Kraft die erworbene Konzentration mehr stören. Der Geist ist frei und im Yoga-Zustand.

Im Allgemeinen ist der Geist in einem der ersten drei Zustände, was durch die Merkmale des Geistes selbst sowie durch äußere Hindernisse wie Krankheit, Trägheit, Müdigkeit etc. begründet ist. Aufgrund dieser Hindernisse wird der Geist gestört und kann sich nicht richtig konzentrieren. Die letzten beiden Zustände sind äußerst wünschenswert, aber selten gegeben. Nur in diesen beiden Zuständen kann eine wirkliche Meditation stattfinden und nur diese beiden Zustände können als Yoga-Zustand bezeichnet werden.

Die Yoga-Sutras (II, 53) legen dar, dass der Geist durch Pranayama zur Konzentration fähig wird und die Haltungen oder Asanas bereiten den Körper für Pranayama vor. Aus diesem Grund werden Asanas und Pranayama im Yoga angewandt, um den Geist in einen fokussierten Zustand zu bringen. Ohne diese Fähigkeit, den Geist zu sammeln, kann keine richtige Meditation stattfinden, die jedoch das Ziel von Yoga ist.

11.2 Blockierte Energie und blockiertes Prana

Gemäß der traditionellen yogischen Sichtweise von Gesundheit und Krankheit besteht die Welt aus den fünf Grundelementen Erde (Sanskrit: Prithvi), Wasser (Sanskrit: Jala), Feuer (Sanskrit: Agni oder Tejas), Luft (Sanskrit: Vaju) und Raum (Sanskrit: Akash), auch Pancha Maha Bhutas genannt.

In allen fünf Elementen sind die drei Gunas Satva (Sanskrit: Gleichgewicht), Rajas (Sanskrit: Aktivität), Tamas (Sanskrit: Trägheit) enthalten. Auch der Mensch besteht, getreu dem Prinzip »wie innen so außen« aus den fünf Elementen und den drei Gunas. Gesundheit ist also nichts anderes als das Gleichgewicht zwischen dem Außen und dem Innen, dem Makrokosmos und dem Mikrokosmos.

Nach der altindischen Samkyha-Philosophie sind die fünf Elemente in der Reihenfolge von Raum, Luft, Feuer, Wasser und Erde entstanden und jedes Element enthält auch zugleich die anderen vier Elemente in sich und somit stehen alle fünf Elemente miteinander in Beziehung. Ihnen entsprechen, gemäß der yogischen Tradition, bestimmte Stellen entlang der Wirbelsäule bzw. sind die Elemente mit den ersten fünf der sieben Chakras gleichzusetzen. Ein Chakra ist ein Energiezentrum oder Energiewirbel, und jedes Chakra steht mit den anderen in einer Wechselbeziehung. Das Wort Chakra bedeutet im Sanskrit Rad, was auf Bewegungen und Veränderungen im menschlichen Körper hindeutet, die permanent stattfinden. Nichts auf der Welt, außerhalb des Menschen oder in ihm selbst, ist statisch; das einzig Dauerhafte ist die Veränderung.

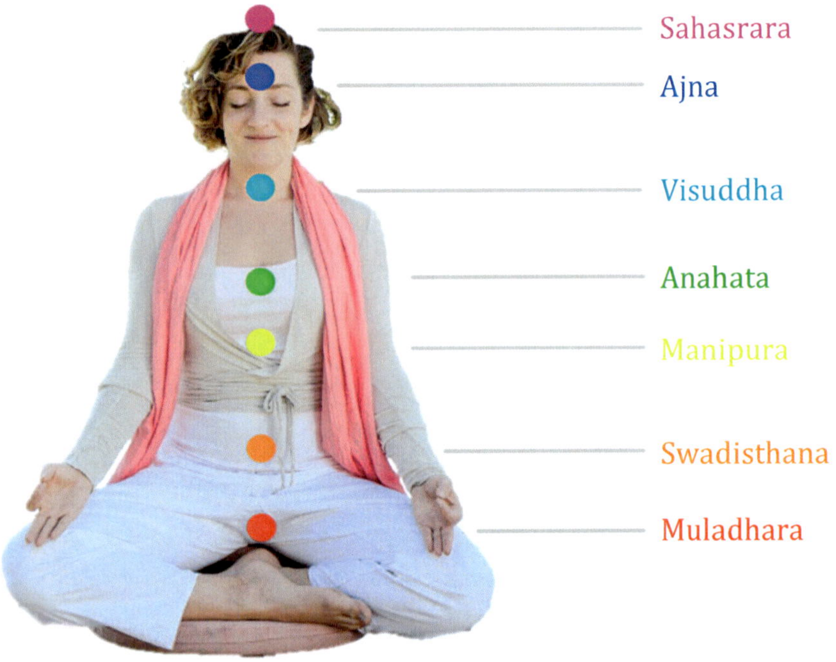

Die ersten fünf Chakras (1. Muladhara, 2. Swadisthana, 3. Manipura, 4. Anahata, 5. Visuddha) entsprechen, von unten nach oben aufsteigend, den fünf Elementen (Erde, Wasser, Feuer, Luft, Raum), das sechste Chakra (Ajna) entspricht dem Geist und der Intelligenz und das siebte Chakra (Sahasrara) entspricht dem Sehenden, auch Purusha genannt.

Sowohl im Yoga als auch im Ayurveda wird den Chakras große Bedeutung geschenkt; denn sie entsprechen den mensch lichen Empfindungen, Emotionen, Gefühlen und werden permanent durch den jeweils vorherrschenden Geisteszustand beeinflusst. Der Mensch ist gesund, wenn die Chakras ausgeglichen sind, sich an ihrem Platz befinden und nicht blockiert sind. Die Chakras liegen nicht fix an ei nem Ort, sondern sind strukturellen und funktionellen Veränderungen unterworfen, d. h. sie verschieben sich, wenn der Mensch inaktiv oder auf falsche Weise aktiv ist, also Dinge tut, die nicht zu ihm passen, sich falsch ernährt etc., da all dies den Fluss der Lebensenergie blockiert. Bei einem gesunden Menschen sind die Chakras ausgeglichen und der Energiefluss ist so, wie er sein sollte. Das Ziel der Yoga-Praxis auf energetischer Ebene besteht darin, den Unterschied zwischen dem realen und dem idealen Zustand auszugleichen, damit die Chakras wieder auf ihren Platz und ins Gleichgewicht kommen können. Das ultimative Ziel des Yoga ist sicherzustellen, dass die Lebensenergie Prana (→ Kapitel 14.1 Pranayama) das höchste Chakra, Sahasrara, erreichen kann. Prana ist für das Funktionieren aller Systeme im menschlichen Körper verantwortlich, also auch für den Geist.

Prana wird in fünf Kategorien unterteilt, die fünf Vayus (Prana, Apana, Samana, Udana, Viyana), und fließt durch feine Kanäle, die Nadis. Es gibt 14 Haupt-Nadis im menschlichen Körper und solange die Energie in diesen Nadis so fließt, wie sie es sollte, ist der Mensch ausgeglichen und gesund. Eine Blockade im Energiefluss führt zu Krankheit, und das Ziel der Yoga-Praxis ist es, die Unreinheiten zu beseitigen, die den Energiefluss in den Nadis blockieren, so dass die Lebensenergie wieder ungehindert fließen kann.

11.3 Unreinheiten

Nach der Yoga-Philosophie enthält der menschliche Körper schon von Geburt an Unreinheiten und sammelt im täglichen Leben immer mehr davon an. Diese andauernde Ansammlung kann nur erfolgen, weil der Geist aufgrund seines grundlegenden Unverständnisses nicht zwischen schädigenden und wohltuenden Handlungen zu unterscheiden weiß. Die auszuführenden Handlungen werden deshalb vom Geist nicht richtig gelenkt, was dazu führt, dass das System nach und nach aus dem Gleichgewicht gerät. Um dieses verlorengegangene Gleichgewicht wiederherzustellen, ist es erforderlich, dass die Unreinheiten vollständig aus dem menschlichen System ausgeschieden werden.

Unreinheiten sind äußerst subtil und unsichtbar für diejenigen, in deren System sie verankert sind. Sie sind im Yoga als mentale Unreinheiten anzusehen, und die Yoga-Sutras differenzieren leider nicht, so wie die Schriften des Ayurveda, zwischen geistigen und körperlichen Ureinheiten. Die Yoga-Sutras verwenden dafür das Sanskrit Wort »asuddhi«, was bedeutet, dass etwas nicht rein ist, nicht im menschlichen System sein sollte oder sich an einen Ort befindet, wo es definitiv nicht hingehört.

Die yogische Atemtechniken des Pranayama (→ Kapitel 14.1) gehören zu den höchsten Reinigungstechniken (Sanskrit: Kriyas oder Tapas). Tapas bedeutet in diesem Kontext »Kochen« und genau wie das Kochen der Speisen den Körper dazu befähigt, die durch den Kochvorgang veränderte Nahrung optimal assimilieren zu können, so befähigt Pranayama den Geist, sich auf ein gewähltes Objekt zu konzentrieren (→ Yoga-Sutras II, 53) und jene Unreinheiten zu entfernen, welche die klare Wahrnehmung trüben bzw. verhindern (→Yoga-Sutras II, 52). Pranayama bewirkt also eine Reinigung des Geistes, um diesen auf eine ruhige und fokussierte Arbeitsweise vorzubereiten. Aber durch Pranayama können nicht nur geistige Unreinheiten, sondern auch körperliche beseitigt werden. Das Verdauungsfeuer befindet sich im Körper in der Nähe des Bauchnabels. Alle Unreinheiten setzen sich in diesem Bereich ab, welcher Apana heißt. Das innere Verdauungsfeuer verbrennt diese Unreinheiten, während sich die Atmung auf die Qualität der Flamme des Verdauungsfeuers auswirkt. Ferner reguliert die Atmung das Fließen der Unreinheiten zum Agni hin, damit diese dort verbrannt werden können, und zum anderen den Transport vom Agni weg, damit die Ausscheidung aus dem Körper gewährleistet wird.

Diese körperlichen Unreinheiten können im Yoga auch durch körperliche Haltungen, z. B. in Form von Umkehrstellungen, beseitigt werden. Zwei Beispiele dafür sind Apanasana (→ Kapitel 14.5.13) und Viparita Karani (→ Kapitel 14.5.11).

Eine adäquate Yoga-Praxis versteht es, die entstandenen Unreinheiten durch den richtigen Gebrauch der Elemente Feuer und Luft zu beseitigen, welche sich gegenseitig unterstützen. Mittels

der Einatmung werden das Element Feuer gefördert sowie die Unreinheiten verbrannt, und während der Ausatmung werden die Rückstände dieser Verbrennung und die Schlacken aus dem Körper entfernt.
Auch Ayurveda sieht die Unreinheiten als zentrale Ursache für alle Krankheiten an und sieht das Verdauungsfeuer gemeinsam mit der Qualität der Nahrung sowie deren Verwertung und Ausscheidung als den entscheidenden Faktor zur Aufrechterhaltung und Wiedererlangung von Gesundheit. Ayurveda geht davon aus, dass Krankheit durch unverdaute oder schlecht verdaute Nahrung entsteht bzw. aufgrund von unverdauten Rückständen der Nahrung, die im Körper verbleiben. Krankheit ist demnach die Folge von unzureichender Verdauung und unvollständiger Ausscheidung. Für eine nachhaltige Gesundheit muss also das Element Feuer bzw. das Agni dauerhaft entwickelt und gefördert werden.
Gemäß Ayurveda hat die Zusammensetzung der Nahrung in Bezug auf die fünf Elemente einen direkten Einfluss auf den menschlichen Organismus; denn aus der Nahrung werden alle Gewebe des Körpers gebildet und aufrechterhalten. Man unterscheidet sieben Gewebegruppen, Saptadhatu auf Sanskrit, die u. a. nach der Dauer ihres Erneuerungszyklus gestaffelt sind:

1) ***Rasa*** (interstitielle Flüssigkeit oder Interzellularflüssigkeit, also Körperflüssigkeit, von der die Gewebszellen umgeben sind, Lymphe.)
2) ***Rakta*** (der zelluläre Anteil des Blutes, der Sehnen und Venen)
3) ***Mamsa*** (Muskelgewebe, Haut)
4) ***Meda*** (Fettgewebe im Allgemeinen)
5) ***Asthi*** (Knochengewebe, davon der stabilisierende Anteil)
6) ***Majja*** (Knochenmark und Nervengewebe),
7) ***Shukra*** (Fortpflanzungsgewebe im engeren Sinn, aber auch die Fähigkeit der Zellerneuerung im ganzen Organismus)

Als achtes Dhatu entsteht im Idealfall aus allen, den menschlichen Körper bildenden sieben Dhatus »Ojas«, eine immaterielle, feinstoffliche Substanz, die auch bei positiven Erlebnissen entsteht. Ojas stärkt die Abwehrkräfte und das Immunsystem des Körpers und verbindet Körper und Geist. Die entscheidende Voraussetzung für die Bildung von Ojas ist jedoch ein gutes Verdauungsfeuer. Dieses wird unter anderem beeinflusst durch die Qualität der Nahrungsmittel. Agni-Störungen äußern sich als Blähungen, Völlegefühl, Sodbrennen oder Heißhunger. Eine schlechte Verdauung erzeugt Unreinheiten und Rückstände in Form von Unreinheiten und Giftstoffen, genannt Ama, die sich überall im Körper ansammeln können, also in allen sieben bzw. acht Gewebearten. Dadurch wird der Stoffwechsel nicht nur auf körperlicher Ebene, sondern auch auf seelischer Ebene beeinträchtigt. In diesem Fall entstehen durch »unverdaute« Ereignisse und Probleme Mala (Unreinheiten, Rückständen) und Ama (Giftstoffe).

Die Wege der Krankheit / Krankheitsentwicklung: (Sanskrit: *Vyadhi Marga*)
(über alle Körpergewebe)

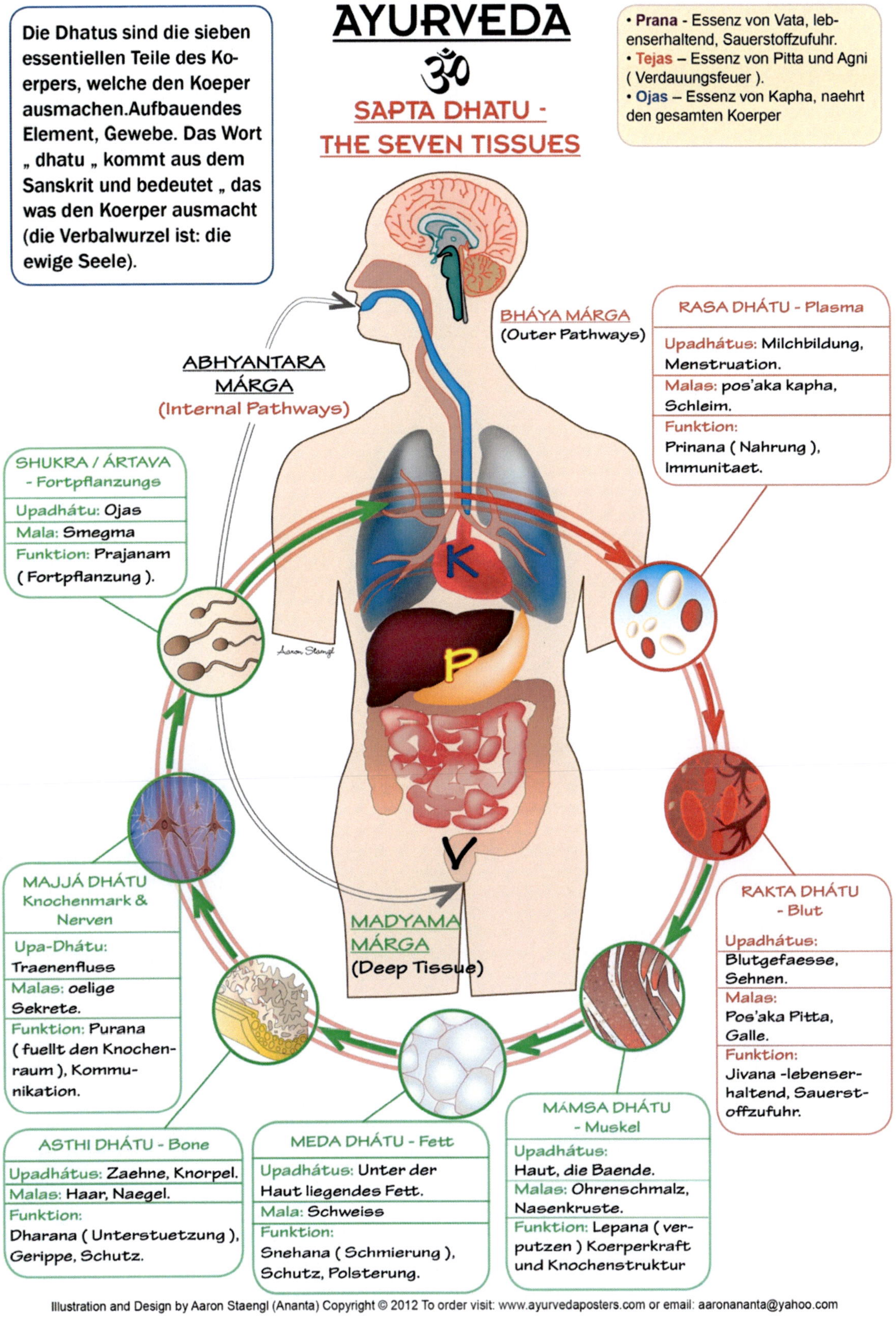

(Quelle: www.ayurvedaposters.com)

Anders als bei der Beseitigung der geistigen und körperlichen Unreinheiten im Yoga, setzt Ayurveda u. a. auf das ***Panchakarma***, d. h. auf ein aus fünf Teilen bestehendes körperliches Reinigungsprogramm, sowie auf die Gabe von ayurvedischen Medikamenten zur Ausleitung der Unreinheiten und Giftstoffe und auf diverse Öl- und Pulvermassagen. Aber das Ziel der ayurvedischen Heilkunst ist die Prävention, d. h. die Verhinderung, dass ernsthafte Erkrankungen überhaupt erst entstehen. Man erreicht dies, indem man den Auslöser der Erkrankung erkennt, die ersten ursächlichen Anzeichen für eine Erkrankung identifiziert und so die Grundlage für einen Ausbruch eliminiert. Prävention geschieht vor allem durch »richtige« Ernährung (→ Kapitel 9.1) und die »richtige« Lebensweise für den Patienten und dadurch, dass man ungesunde Gewohnheiten aufgibt (→ Kapitel 8, Gesunde Routine und Ausrichtung des Lebens). Dazu gibt es eine Reihe von Behandlungen, die dem Körper dabei helfen, das optimale Verhältnis der drei Grundkonstitutionen (Doshas) zu erhalten oder wiederzuerlangen.

Aber Ayurveda bedient sich auch des Yoga, eines Ayurvedischen Yoga (→ Übungsteil Kapitel 14), und dessen Techniken. Die gegenseitige Beeinflussung und Abhängigkeit von Yoga und Ayurveda wird hierin deutlich.

12. Die fünf Kleshas – Heilung und Transformation

Wenn wir, aus welchen Gründen auch immer, den Zustand von Yoga erreichen wollen, d. h. die Einheit von Körper, Geist und Atem erlangen möchten sowie einen ganzheitlichen Zustand der Freiheit, ist es wichtig zu verstehen, was uns daran hindert, dies zu erreichen bzw. aufrechtzuerhalten.

Die Art und Weise, wie wir die Welt sehen, wahrnehmen und erfahren, wird durch den Inhalt unseres Geistes und den Zustand unserer Geistesverfassung beeinflusst und bestimmt. Nur wenn wir uns über unsere geistige Natur im Klaren sind, haben wir die Möglichkeit, die Hindernisse, Hemmnisse und Unreinheiten, welche sich aus unserem Charakter und persönlichen Erfahrungen ergeben, mit Erfolg zu beseitigen. Wir entscheiden uns dann für die adäquaten Mittel, um diese Probleme anzugehen und wieder ein klares Sehvermögen zu erreichen. Diese Anstrengung kann uns niemand abnehmen, und wir müssen die Wegstrecke selbst durchschreiten, doch die Mühe lohnt sich. Dieses Buch kann jedoch als »Leuchtturm« fungieren, damit Sie den notwenigen Kurs einschlagen, halten und potentiellen Untiefen ausweichen können.

Dass wir die Welt durch unseren Geist wahrnehmen, wäre kein Problem, wenn dieser die Objekte so wahrnehmen würde, wie sie wirklich sind. Doch unser Geist arbeitet weitgehend aus einem falschen Verständnis heraus und liefert uns dementsprechend keine objektiv richtigen Daten. Daraus folgt, dass auch alle Handlungen, die aufgrund dieser fehlerhaften Informationen getroffen werden, weniger als gut sind und sich nachteilig auf uns und andere auswirken. Ungewollt manifestiert sich Leid. Ob wir klar wahrnehmen oder nicht, ist ausschlaggebend für unser Handeln und entscheidet darüber, ob wir ein Leben in Freiheit und Gesundheit oder in Abhängigkeit, Leid und Krankheit führen. Dukha ist das Sanskrit-Wort für Leid oder Leiden, für ein unbehagliches Gefühl der Einschränkung oder Bedrängnis, welches in unangenehmen Situationen oder Spannungen jeglicher Art erfahren wird. Der Begriff Di-Stress stimmt damit überein und gilt auch im Westen als Auslöser und Vorstufe der verschiedensten Krankheiten.

Wenn im Geist die erforderliche Klarheit fehlt, wirkt sich das auf die Wahrnehmung des Sehenden aus. Sind die Wahrnehmungen des Sehenden getrübt, wirkt sich der daraus resultierende Mangel an geistiger Klarheit als Störung des Atems und des Körpers aus. Der Geisteszustand wirkt sich also zusätzlich auf die Einheit von Körper, Atem und Geist aus und setzt eine Abwärtsspirale in Gang, wobei sich die Störungen der drei Komponenten gegenseitig verstärken. Der Geist der meisten Menschen ist unruhig und unstet; der Geist des Sehenden hingegen ist gleichbleibend und unveränderlich. Auf der einen Seite erfährt der Geist die Welt durch die Sinne, auf der anderen Seite nimmt der Sehende den Geist wahr und erkennt dessen ruhelose Bewegungen. Weil dieser Geist die Ursache für die falsche Wahrnehmung des Betrachtenden ist, ist es entscheidend, dass dieser sich darüber im Klaren ist, dass er die Welt nur dann so sehen kann, wie sie wirklich ist, wenn sein Geist klar ist.

In der verzerrenden, verschleiernden und beeinträchtigenden Wahrnehmung ist der Geist verdunkelt und mit Unreinheiten versehen, die in der Yoga-Philosophie als Kleshas bezeichnet werden. Es ist so, als ob der Sehende durch eine schmutzige Scheibe nach draußen schaut, und umso weniger von der Außenwelt sehen kann, je schmutziger die Glasscheibe ist. Wenn man eine Sache, Person oder einen Sachverhalt durch diese »Schmutzscheibe« beobachtet und getrübt wahrnimmt, erblickt man im schlimmsten Fall nur den Schmutz auf der Scheibe und sieht nicht die Dinge dahinter und wie sie wirklich sind, sondern nur die (Wider-)Spiegelung, Projektion von sich selbst und von den eigenen Assoziationen hinsichtlich der Dinge. Das wahre Problem entsteht, sobald man sich als Sehender mit dem Geist und seinen verzerrten, falschen Wahrnehmungen identifiziert. Die Aufgabe des Betroffenen, um wieder klar sehen und ungetrübt in die Welt hinausschauen zu können, ist es also, sich von den Unreinheiten (Kleshas) in Form von Angst, Hass, Abneigung, Wünschen, Abhängigkeiten, Reaktionen, egoistischen Motiven oder Rückständen persönlich gemachter Erfahrungen zu befreien und die Scheibe (den Geist) sauber und klar zu halten. Dann können die Kleshas nicht mehr zusammenwirken und lenken die Wahrnehmung nicht länger ab oder verzerren und trüben diese. Um es plakativ zu formulieren: Yoga ist Fensterputzen.

Die nachhaltige Ruhe im Geist verhindert gemäß Patanjali die Entstehung von Leid, und in seinen Yoga-Sutras werden fünf Unreinheiten des Geistes explizit genannt. Diese Kleshas sind zwar nicht direkt mit dem wahrgenommen Objekt bzw. der wahrzunehmenden Realität verbunden, wirken sich aber direkt auf die eigene Wahrnehmung und damit auf alle Handlungen und Taten aus und werden dadurch real existent. Gemäß Yoga ist alles, was auf unsere Handlungen oder unser Aktionspotential einwirkt und einen Einfluss darauf hat, als real und nicht als Illusion zu betrachten. Alle Einflüsse sind ferner einem ständigen Wechsel unterworfen, der unsere stetige Anpassung und Reaktion darauf erfordert, weil nichts im Leben statisch oder von dauerhaftem Bestand oder gar im Stillstand ist; denn dieser kennzeichnet den Zustand des Todes. Bei den Kleshas handelt es sich um tief sitzende Kräfte bzw. menschliche Tendenzen, welche sich wie ein Schleier über die Wahrnehmung legen und dadurch das gesamte Denken und Handeln negativ beeinflussen. Diese Widerstände im Geist verhindern ein klares Sehen und Erkennen und damit den Weg in die persönliche Freiheit. Patanjali nennt in seinen Sutras diese fünf Kleshas als Hauptverursacher für Leid.

12.1 Falsches Verstehen / Wissen, Verwechslung (Sanskrit: Avidya)

Avidya, Nicht-Wissen oder falsches Wissen, ist die Grundursache jeglichen Leids; denn alles Wissen, mit welchem die Umwelt wahrgenommen und beurteilt wird, ist immer nur subjektiv und niemals objektiv. In dem Augenblick, wenn wir ein Objekt sehen, verstehen wir es so, wie wir es wahrnehmen, und nicht notwendigerweise so, wie es wirklich ist. Wir beginnen also, an etwas zu glauben, und bemerken erst durch das negative Resultat unserer Handlungen, dass die Sache nicht so war, wie wir sie gesehen haben. Diesen Unterschied in der Wahrnehmung bzw. diesen Fehler bemerken wir, wenn überhaupt, erst im Nachhinein. Wir können auch umgekehrt etwas für unwahr halten und erkennen erst später, dass es die ganze Zeit über wahr gewesen ist.

Die menschliche Wahrnehmung ist von erworbenem Wissen geprägt, von Erfahrungen, die im Laufe des Lebens gemacht wurden, aber auch von Wünschen und Träumen sowie von eigenen und fremden Erwartungshaltungen und Vorstellungen. Dieses subjektive Wissen wird oft für objektiv und wahr gehalten und irrtümlich dazu benutzt, die Welt objektiv einzuschätzen und zu beurteilen, was natürlich nicht möglich ist. Im Allgemeinen befindet sich der Geist nicht in dem Zustand, der uns ermöglicht, die Wirklichkeit so zu sehen, wie sie tatsächlich ist. Dieses falsche Verstehen bzw. diese grundlegende Täuschung unserer Wahrnehmung bildet gemäß Patanjali den Nährboden für vier weitere Kleshas. Avidya ist das Wurzel-Klesha und die vier folgenden sind seine Nebenprodukte.

12.2 Falsche Identifikation mit dem eigenen Ego (Sanskrit: Asmita)

Asmita bezieht sich sowohl auf die falsche Einschätzung der eigenen Person, als auch auf einen übertriebenen Egoismus, bei dem man sich als Nabel der Welt betrachtet. In diesem Fall hat das eigene Selbstbild oft nur sehr wenig mit dem wahren eigenen Selbst gemeinsam, weil es seit der Kindheit durch die Meinungen und Wahrnehmungen anderer geprägt und somit fremdbestimmt ist. Oscar Wilde, welcher meines Wissens kein Yogi war, hat in einem seiner berühmten und markanten Sinnsprüche sehr treffend dargelegt: *»Die meisten Menschen sind jemand anderes, ihre Gedanken sind die Meinungen anderer, ihr Leben ist Nachahmung, ihre Leidenschaften sind Zitate«.*
Die Aussagen Dritter prägen sich so gravierend in den eigenen Geist ein, dass man tatsächlich glaubt, so zu sein, wie es die anderen behaupten oder gerne hätten. Aus dieser falschen Identifikation entstehen ernsthafte Probleme, wie z. B. Minderwertigkeitskomplexe oder im Gegenzug auch ein überhöhtes Selbstwertgefühl, und beide führen laut Patanjali zu einer überzogenen, unangebrachten Ich-Bezogenheit, in der die Gedanken ausschließlich um einen selbst kreisen und man sich als Zentrum allen Geschehens sieht. In diesem Zustand identifizieren wir uns mit etwas, das wir gar nicht sind. Diese Identifikation kann auf verschiedenen Ebenen vorkommen und Dinge innerhalb und außerhalb von uns betreffen.

12.3 Verlangen, Wunsch, Sucht / Anhaftung (Sanskrit: Raga)

Raga drückt den Wunsch nach Bedürfnisbefriedigung aus; man will an Vorlieben festhalten, was sich im Extrem in Gier und Sucht steigern kann. Die menschliche Natur neigt dazu, sich an die angenehmen Erfahrungen im Leben zu erinnern und an die Mittel, die diese ermöglicht haben. Läuft man nun ständig dem ursprünglichen Auslöser für eine vermeintlich positive Erfahrung hinterher, handelt es sich um ein Verlangen. Das Handeln wird allein vom Glücksverlangen gesteuert. Wird das Verlangen nicht erfüllt, führt dies zu Beunruhigung und schlechten Gefühlen, weil das Objekt der Begierde gar nicht oder nicht in dem gewünschten Ausmaß vorhanden ist. Die Gefahr liegt nun darin, dass man sein Leben nach der Bedürfnisbefriedigung ausrichtet. Man opfert seine Lebenszeit für die Erfüllung von etwas, das nur in der Illusion existiert. Das eigene Handeln wird nicht am eigenen Vorteil ausgerichtet, sondern man manövriert sich selbst direkt ins Leid.

12.4 Hass und Widerwille / Abneigung (Sanskrit: Dvesha)

Der gegenteilige Zustand von Verlangen ist Hass, nämlich eine übertriebene Ablehnung, die auf schlechten Erfahrungen und Vorurteilen basiert. Man erinnert sich nur an die Dinge, die negative Erfahrungen im Leben beschert haben, sowie an die Personen, Sachverhalte und Dinge, die diese ausgelöst haben. Diesen gegenüber entwickelt man eine starke Abneigung und Vermeidungshaltung, die zu Leid führt, wenn man die Vermeidung nicht erfolgreich umzusetzen vermag. Dvesha führt zu Schubladendenken, da man Situationen und Menschen nicht mehr offen gegenübersteht, und die negativen, begrenzenden Gedanken bestimmen jegliche Handlungen. Weitere Energie wird oft vergeudet, indem man die Personen, die für dieses Leid verantwortlich gemacht werden, zu hassen beginnt und darüber hinaus versucht, ihnen vorsätzlich durch Vergeltung oder Rache zu schaden. Diese Form der fehlgeleiteten Handlung fügt nicht nur uns selbst, sondern auch noch den anderen Schaden zu und ist verwerflich.

12.5 Sorge und (Todes-)Angst (Sanskrit: Abhinivesha)

Abhinivesha ist eine diffuse Angst, welche nicht auf einer gemachten Erfahrung basiert, sondern auf einer Annahme, dass etwas so eintreten wird, wie es nicht gewünscht ist. Hinter dieser diffusen Angst liegt die Todesangst, eine Angst vor der vollkommenen Ungewissheit; denn niemand weiß mit Sicherheit, was nach dem Tod geschieht. Jeder Mensch hat diese Angst, welche bis zum Tod bestehen bleibt und sich auf unterschiedliche Art und Weise ausdrücken kann. Der eine fürchtet, die angebliche augenblickliche Sicherheit aufzugebe,. der andere fürchtet etwas, das in der Zukunft passieren könnte. Die Angst vor dem Tod hat im Gegensatz zu Verlangen oder Hass keine offensichtliche Ursache, und die Symptome bestehen in einem Zustand von Besorgnis, Furcht und Unsicherheit. Gemäß der altindischen Schrift Mahabharata ist das größte Wunder der Erde, dass »die Menschheit jeden Tag andere Menschen sterben sieht und dennoch hofft, ewig leben zu können.«

Ein gewisser Teil dieser Todesangst hängt offensichtlich mit der Identifikation mit dem eigenen Körper zusammen und der Angst, sich von diesem zu trennen. Diese Todesangst entsteht also aus der falsch verstandenen Identifikation mit dem eigenen Körper bzw. aus der Angst, etwas zu verlieren, das einem, gemäß der yogischen Sichtweise, ohnehin nicht gehört. Diese Todesangst kann man nur durch das Wissen überwinden, dass man das Selbst ist, welches über den Körper hinausgeht bzw. -besteht. Durch das Bleiben in diesem Selbst geht man über die Angst hinaus. Wenn der eigene Geist nicht mehr zwischen einer berechtigten Angst und einer diffusen Angst vor Unbekanntem unterscheiden kann, wirkt sich dies lähmend auf den Geist aus und er verliert sein Vermögen, die Dinge mit Klarheit wahrzunehmen, Entscheidungen zu treffen und adäquat zu handeln. Gemäß Patanjali ist die Todesangst das Klesha, welches am stärksten wirkt und am schwierigsten zu überwinden ist. Der buddhistische Mönch und Zen-Meister Thich Nhat Hanh hat dem Thema Angst bzw. Furchtlosigkeit ein ganzes Buch mit dem Titel »Der furchtlose Buddha« gewidmet und konstatiert darin, dass wir alle oft denken, unsere Angst würde verschwinden, wenn wir sie ignorierten, aber das Gegenteil sei der Fall; denn wenn wir Angst und Sorge vor unserem Bewusstsein vergrüben, würden diese weiter auf uns einwirken und uns noch mehr Probleme bereiten. Aber wir könnten unsere Angst verwandeln, indem wir uns darin übten, im gegenwärtigen Augenblick zu leben – so fänden wir den erforderlichen Mut, uns unseren Ängsten zu stellen.

Alle fünf genannten Kleshas wirken sich zwangsläufig auf das eigene Handeln sowie die eigene Lebensqualität aus, und sie überschatten Intelligenz und Wissen. Die Wirkung der Kleshas kann sehr unterschiedlich sein. Wenn die Kleshas so heftige Auswirkungen auf die eigene Wahrnehmung haben, dass sie einen blind für die anstehenden Probleme machen, kann keine dauerhafte, angemessene Lösung gefunden werden, sondern man sucht nur noch verzweifelt nach einem Ausweg, der meistens keine Lösung ist, alles nur noch schlimmer macht und als »Fluchtweg« jeglicher sinnvollen Verbindung zum eigenen Geist entbehrt.

Die Kleshas lassen sich laut Patanjali niemals vollständig überwinden, doch zeigt der von ihm erläuterte achtgliedrige Pfad (→ Kapitel 5) Methoden auf, wie man den Einfluss dieser Störfaktoren auf die eigene Wahrnehmung sowie auf das eigene Handeln erheblich vermindern kann.

13. Pancha Kosha

Bereits seit tausenden Jahren behaupten nicht nur die Yogis, dass die Existenz des Menschen weit über das hinausgeht, was das Auge sehen kann. Yoga geht bei der Betrachtung des Körpers über seine rein anatomische Struktur hinaus und berücksichtigt, dass nicht nur Ernährung, sondern auch Emotionen, Verletzungen, Gedanken etc. im Körper gespeichert werden und sich auswirken, z. B. durch Verspannungen und Energieblockaden. Ein wichtiges Ziel der Yoga-Praxis ist es, den energetischen Körper von diesen Energieblockaden zu lösen, damit die Lebensenergie Prana wieder frei fließen kann.

»Cogito ergo sum« ist lateinisch und bedeutet: »*Ich denke, also bin ich.*« Dies hat der Philosoph René Descartes 1641 in seinem Werk »Meditationes de prima philosophia« konstatiert, und es gilt vielen Menschen auch in der heutigen Zeit noch als Lebensmotto und Credo. Aber die menschliche Existenz ist sehr viel mehr als nur Materie und denkender Intellekt. Dies ist inzwischen wissenschaftlich mehrfach bestätigt worden, u. a. von dem portugiesischen Neurowissenschaftler und Gehirnforscher António R. Damasio, der in den 1970er Jahren in seinen Studien zu »Descartes Irrtum« darlegte: »Ich fühle, also bin ich, deshalb kann ich Gedanken interpretieren, die Folgen meines Handelns abschätzen und Entscheidungen treffen.«

Was wäre, wenn ... man nicht nur den Körper, sondern auch das Bewusstsein durch z. B. feinere Augen sehen könnte, d. h. wenn man den Körper hinter dem Körper und das Bewusstsein hinter dem Gemüt entdecken könnte, was würde man dann wohl sehen? Man würde sicherlich zuerst einmal die tiefer liegenden Energiestrukturen erkennen, die den grobstofflichen, physischen Körper zum Leben erwecken. Aber viel feinstofflicher ist der Ablauf dahinter, der durch das eigene Bewusstsein und die Gedanken entsteht. Hinter diesem Bewusstsein würde man ein noch höheres Bewusstsein erkennen, welches als Intuition zu bezeichnen ist. Wiederum hinter dieser Intuition würde man etwas erfahren können, was nichts weiter ist als die absolute Wirklichkeit des eigenen Seins.

Es gibt in den vedischen Texten unterschiedliche Modelle von der menschlichen Natur, welche die verschiedenen Aspekte des Lebens erklären. Nach einer gängigen Auffassung besteht das Körper-Geist-System aus fünf (Sanskrit: Pancha) äußeren Schichten (Sanskrit: Kosha), die den eigentlichen, absoluten Wert des Lebens umhüllen. In diesem Vedanta-System vergleicht man die fünf Ebenen des Menschseins mit den Fahrzeugen der Seele, durch welche die Seele diese Welt wahrnehmen kann und durch welche die Seele, der Atman oder auch das wahre Selbst, wirkt. Dieses Selbst, das Bewusstsein, drückt sich aus durch die fünf Koshas. Jenseits der fünf Koshas ist Atman, die Seele. Im Yoga wird der Mensch so betrachtet, als ob er aus fünf Existenzebenen oder Hüllen aufgebaut sei, und jedes Kosha weist demnach auf eine dieser Existenzebenen der inkarnierten Seele hin. Das menschliche Leben auf der Erde manifestiert sich gemäß der yogischen Philosophie innerhalb eines ganzheitlichen Energiesystems, das sowohl physische als auch psychische und geistige Aspekte umfasst. Die fünf Koshas beinhalten diese Aspekte in verschiedenen Schichten subjektiver Wahrnehmung:

1) Annamaya Kosha ist die erste Hülle. Sie bildet sich aus Anna, der Nahrung. Das Wort Maya bedeutet »sich bilden«. Die Annamaya Kosha ist der physische Körper und das Gehirn. Hier erfolgt nur eine Wahrnehmung des physischen Körpers. Die physische Ebene umfasst: den Bewegungsapparat, die Organe, das Gewebe, den Stoffwechsel, die Hormone, das Nervensystem, das Herz-Kreislaufsystem, das Atem-System, die Immunkraft und die Selbstheilungskräfte.

2) Pranamaya Kosha, die zweite Hülle, bildet sich aus Prana (Lebensenergie). Hier erfolgt eine Wahrnehmung der Körperfunktionen wie der Verdauung, des Kreislaufs, der Atmung, etc. Die energetische Ebene umfasst: den Energiehaushalt, die Kraft, den Antrieb, den Schwung, das Durchhaltevermögen, die Ausdauer und die Regenerationskraft.

3) Manomaya Kosha, die dritte Hülle, bildet sich aus Manas, den Gedanken. Hier erfolgen eine Wahrnehmung mentaler und emotionaler Abläufe, Unterbewusstes und die träumende Bewusstheit. Die emotionale Ebene umfasst: die Lebensfreude, die Glückseligkeit, den Zorn, die Wut, den Groll, die Herzensfreude, die Freundlichkeit, die Fröhlichkeit, die Lebenslust, die Gelassenheit und die Angst.

4) Vijnanamaya Kosha, die vierte Hülle, bildet sich aus dem Intellekt (Buddhi) sowie dem inneren Wissen, der Intuition. Hier erfolgt eine Wahrnehmung der psychischen und kausalen Dimensionen. Die geistige Ebene umfasst: die Gedankenkraft, das Konzentrationsvermögen, die Denkmuster, die Verhaltensmuster, den Intellekt, das Wissen, die Kreativität und die Intuition.

5) Anandamaya Kosha besteht nur noch aus der subtilsten, allerfeinsten Erfahrung von Ananda, der Glückseligkeit. Hier erfolgt eine Wahrnehmung von Unbewusstem, Tiefschlaf, homogener Wahrnehmung und Meditation. Die spirituelle Ebene umfasst: Lektionen, Lebensthemen, das Karma, die Reinkarnation, angeborene Erkrankungen, die Lebensaufgaben, besondere Befähigungen und Glücks- / Unglücksfälle.

Aus diesen fünf Hüllen ist jeder menschliche Körper gebildet, und was als physischen Körper wahrnehmbar ist, stellt somit nur einen Teil des Ganzen dar. Wenn man beim Yoga den körperlichen Atem in der Nase spürt und im Einklang von Atem, Körper und Geist handelt, dann benutzt man sein Bewusstsein und seinen physischen Körper (Annamaya Kosha). Wenn man z. B. beim Pranayama den Atem und den pranischen Fluss manipuliert, dann wird der feinstoffliche Körper und speziell die Pranamaya Kosha angesprochen und stimuliert. Bei allen Übungen der Konzentration wird Manomaya Kosha benutzt. Mittels der Meditation wird die Vijnanamaya Kosha erweckt, und um auf Anandamaya Kosha einzuwirken, ist gar keine Meditation mehr notwendig; denn hier ist das Bewusstsein bereits so ausgedehnt und die rein sinnliche Wahrnehmung zurückgenommen, dass keinerlei Notwendigkeit oder Möglichkeit der Steuerung mehr besteht.
Es werden drei Bewusstseinszustände, nämlich Wachbewusstsein, Unterbewusstes und Unbewusstes in den verschiedenen Hüllen erfahren und jede Bewusstseins- und Körperfähigkeit wird aus dem Material dieser Hüllen gebildet. Die fünf Hüllen sind nicht voneinander getrennt und durchdringen einander gegenseitig und wirken permanent aufeinander ein. Die Pranamaya Kosha (Energiehülle) ist die Verbindung zwischen dem Wachbewusstsein und dem Unterbewusst-

sein. Die Vijnanamaya Kosha (Intellektuelle Hülle) ist die Verbindung zwischen Unterbewusstsein und Unbewusstem.
Die fünf Koshas sind Bestandteile folgender drei Körper (Sanskrit: Sharira), durch die sich Atman, das reine Selbst, in seinem inkarnierten Leben (Sanskit: Jivana) ausrücken kann:

1) Physischer Körper
Der physische Körper umfasst die Nahrungshülle (Annamaya Kosha) und wird bezeichnet als Sthula Sharira.
Der grobstoffliche Körper umfasst nur die äußere Schicht der menschlichen Existenz. Diese erste Schicht, die Annamaya Kosha, wird durch Nahrung (Sanskrit: Anna) aufrechterhalten und stellt den materiellen Körper dar, der berührt, gesehen und gefühlt werden kann. Der Körper wird durch das Erd- und Wasser-Element (Sanskrit: Prithvi und Jala) repräsentiert und ist in den kosmischen Nahrungszyklus eingebunden, wodurch er sich erhält. Er befindet sich in einem ständigen Auf- und Umbau, und alle Körpergewebe erneuern sich innerhalb von Tagen, Wochen oder Monaten vollständig. In diesem ständigen Fluss von Zerfall und Erneuerung erscheint der Körper immer gleich, was jedoch nicht der Fall ist; denn er ist zu jeder Sekunde ein völlig anderer. Was in der menschlichen Betrachtung als eigenständige Existenz erscheint, ist in der Realität nur ein Ausdruck einer anderen, tiefer liegenden Schicht.
Der Körper nimmt ständig Substanzen aus der Umwelt auf und gibt sie wieder ab. Dies führt zu Störungen, bedingt durch die Verschlechterung der Nahrungsmittel, aufgrund industriellen Landbaus, Gentechnik, Auslaugung der Böden und schlechter Essgewohnheiten etc. Diese Störungen sind vor allem dem *Kapha*-Dosha zuzuordnen, welches die Kraft ist, die das Universum strukturiert und zusammenhält. Die grundlegende Verschlechterung im Nahrungskreislauf führt zu einer Schädigung des Kaphas in allen Lebensformen und manifestiert sich in einer Vermehrung von Kälte, Schleim, Klebrigkeit und Schwere in allen Geweben (Sanskrit: Dhatus). Besonders betroffen davon sind die Lungen, Mandeln und Nebenhöhlen mit den dazugehörigen Gefühlen von Kummer, Frustration und Trägheit. Übergewicht, Anorexie oder Bulimie, mit den dazugehörenden Gefühlen der Gier und der Verhaftung, gehören ebenfalls in diese Kategorie.

2) Astralkörper
Der Astralkörper besteht aus der Energiehülle (der Pranamaya Kosha), der geistig-emotionalen Hülle (der Manomaya Kosha) sowie der intellektuellen Hülle (der Vijnanamaya Kosha) und wird Sukshma Sharira oder auch Linga Sharira genannt.
Die Pranamaya Kosha ist der energetische Körper, der die Grundlage der Annamaya Kosha bildet. Prana ist die kosmische Energie bzw. die kinetische Kraft des Universums und es wird über die Atmung aufgenommen. Es ist aber nicht mit der eingeatmeten Luft gleichzusetzen, sondern Prana ernährt den energetischen Körper. Die zugehörigen Elemente sind Raum und Luft (Sanskrit: Akash und Vayu), die gemeinsam das Vatha-Dhatu bilden.
Vatha ist der vitale, lebensnotwendige Atem, der für alle körperlichen Funktionen und Bedürfnisse verantwortlich ist. Ferner nährt das Vatha-Dhatu das sogenannte Ahamkara, in dem alle Erinnerungen über Vergangenheit und Zukunft gespeichert sind. Alle Erinnerungen, die sich in den

unterschiedlichen Bedürfnissen, Neigungen und Abneigungen äußern, werden durch die kosmische Lebensenergie aktiviert.
Man bezeichnet Prana auch als den Atem unseres Planeten, und jegliche Veränderungen in den kosmischen Energiekreisläufen, ausgelöst z. B. durch die Technisierung der Umwelt und ökologische Belastungen, wirken direkt auf das individuelle Vatha und führen zu Störungen des Gedächtnisses. Vergesslichkeit ist also die direkte Auswirkung eines gestörten Prana. Auch das Verständnis von den Bedürfnissen der eigenen Art, der Natur und des Selbst ist davon betroffen; der Rhythmus des Lebens gerät aus dem Gleichgewicht.
Die Störungen des Vathas wirken sich auf alle körperlichen Funktionen aus; der Anstieg der Herzkrankheiten in unserer heutigen Gesellschaft mit dem dazugehörigen Gefühl von Traurigkeit ist ein typisches Beispiel dafür.
Zum feinen oder feinstofflichen Körper gehört ferner die Manomaya Kosha, welche durch den Geist und seine mentalen Funktionen aufrechterhalten wird. Die Emotionen werden durch den Geist kontrolliert, welcher die Grundlage des Willens und der Schöpfer aller Wünsche ist. Das zugehörige Element als Kraft der Transformation ist das Feuer (Sanskrit: Agni oder Teja), welches das Pitta-Dhatu repräsentiert. Erst durch den Geist werden die Informationen aus den tieferen Schichten sichtbar gemacht. Durch seine Ideen, Vorstellungen und Visionen bringt der Geist die Anlagen einer Person ins Leben. Auch die Wissenschaft der Psycho-Neuro-Immunologie hat bereits die enge Verknüpfung zwischen Geist und Körper erkannt und in ihren Studien erforscht. Besonders im Hinblick auf das Immunsystem wird aufgezeigt, wie Emotionen körperliche Reaktionen beeinflussen können; denn die stofflichen Träger der Gefühle sind die bekannten Neuropeptide. Zunächst wurden diese Stoffe nur im Nervensystem entdeckt, aber es hat sich inzwischen herausgestellt, dass die Fähigkeit, Neuropeptide herzustellen und auf diese zu reagieren, eine Eigenschaft von praktisch allen Körperzellen ist. Neuerdings spricht man in der Molekularbiologie nur noch vom Körper-Geist-Modell als einem einheitlichen Informationsnetzwerk, in welchem die Neuropeptide ein Mittel darstellen, um sich mit den Zellen über ihren emotionalen Status-Quo austauschen. Diese Kraft der Transformation ist auch in der Natur existent und wird als kosmischer Geist bezeichnet. Der individuelle Geist ist eingebunden in die Funktion dieses kosmischen Geistes.
Die vierte Hülle wird Vijnanamaya Kosha oder auch Buddhimaya Kosha genannt und betrifft den Intellekt, der durch die soeben erwähnte kosmische Intelligenz gestützt wird. Nur der Intellekt verfügt über die Kraft und Möglichkeit der Unterscheidung zwischen richtig und falsch. Von diesem Intellekt aus führen falsche Annahmen, Werte- oder Glaubenssysteme und Konzepte über die eigene Natur zu Fehlsteuerungen des gesamten Körper-Geist-Systems mit großer Tragweite. Die alten, wissenschaftlichen Schriften der Veden beziehen sich auf diesen Irrtum des Intellekts mit dem Begriff »Pragyaparadh« und erklären, dass der grundlegende Irrtum des Intellekts auf die Abgrenzung eines individuellen Ichs von der kosmischen Intelligenz zurückzuführen sei.
Des Weiteren wird über Pragyaparadh in den ayurvedischen Texten geschrieben, dass »wenn das Ewige als vergänglich gesehen wird sowie das Schädliche als nützlich und umgekehrt, so ist das ein Zeichen für den Zusammenbruch des Intellekts, denn der gesunde Intellekt sieht normalerweise die Dinge so wie sie sind.« Es wird auch darauf hingewiesen, dass »ein Mensch mit geschädigtem buddhi (Intellekt), dhriti (Stabilität) und smirti (Erinnerung) in sich das Entstehen von

Pragyaparadh erlaubt und begünstigt, welches alle drei Doshas gleichzeitig stört und somit zu Krankheit führt.«

In der alten vedischen Kultur sah man Pragyaparadh als ein grundlegendes Fehlen einer spirituellen Ausrichtung im Leben an, aber gemäß der heutigen Auffassung wurde der Begriff um die gesamte Bandbreite frühkindlicher Entwicklungsstörungen bereichert, die auf Grund von erlernten, falschen Annahmen eine Reihe von psychischen Störungen und fehlerhaften Handlungen inklusive Sucht nach sich ziehen.

3) Kausalkörper

Der Kausalkörper besteht aus der Wonnehülle (der Anandamaya Kosha) und wird auch Karana Sharira genannt. Die Anandamaya Kosha repräsentiert als fünfte Hülle die komplette Fülle des Seins und hat damit ihre Grundlage in der unbegrenzten Bewusstheit des Universums. Ananda bedeutet Glückseligkeit. Die Anandamaya Kosha ist der kausale Körper und seine Struktur bildet die Grundlage des Lebens. Dieser kausale Körper enthält die Varsanas, welche die Samen von Wünschen und Anlagen sind, die das Leben gemäß seiner individuellen Bestimmung steuern. Das Sprießen dieser Varsanas wird aber nur von einem wachen Intellekt wahrgenommen, welcher über den Geist und den groben Körper in der Lage ist, dies in adäquate Ereignisse umzusetzen. Aus diesem Grund ist das ungehinderte Fließen der Intelligenz zwischen allen fünf Schichten von elementarer Bedeutung. Es erhält den Menschen gesund und führt zu einem erfüllten Leben.

Alle fünf Schichten des menschlichen Körpers sind ein Abbild der ihn umgebenden gesamtkosmischen Struktur und die Erfahrung des Körpers führt zu einer Erfahrung des Kosmos. Daher gilt: Wie im Mikrokosmos, so auch im Makrokosmos und umgekehrt. Das bekannte Mantra »Sat Chit Ananda« bezieht sich auf die Einheit von allem. Es repräsentiert die komplette Fülle des Seins (Sat) und hat damit seine Grundlage in der unbegrenzten Bewusstheit (Chit) des Universums. Die Struktur des kausalen Körpers, das Anandamaya Kosha, ist die Grundlage für die Struktur des Lebens.

13.1 Heilung auf allen Ebenen

Auf Heilung bezogen, wird aus dem Dargelegten ersichtlich, dass eine ganzheitliche Therapie alle fünf Schichten der Existenz umfassen muss, um überhaupt nachhaltig erfolgreich sein zu können. Die allopathische Schulmedizin hat ihren Ansatz und Schwerpunkt nur in der Annamaya Kosha, dem materiellen, grobstofflichen Körper, und aus diesem Grund können ihre Erfolge niemals von grundlegender Natur sein. Hingegen beziehen die Naturheilverfahren und das gesamte Angebot an energetischen Heilverfahren die Pranamaya Kosha, den energetischen Körper, mit ein. Die noch tieferen Schichten werden jedoch von beiden nur teilweise angesprochen. Hier setzt die alte Heilwissenschaft des Ayurveda an und bedient sich auch Verfahren und Mittel der Schwesterwissenschaft Yoga. In der Meditation, einer Technik aus der Yoga-Tradition, wird der absolute Aspekt des Lebens belebt, und es entsteht dabei an der Grenze zwischen der kosmischen Intelligenz und der Anandamaya Kosha eine Ordnung, die im Idealfall den Zustand von »Pragyaparadh« (→ Vijnanamaya Kosha) überwindet und die Voraussetzung für eine ganzheitliche Gesundheit schafft.

Dieser spirituelle Ansatz benötigt Geduld, Disziplin und Zeit. Leider werden Menschen vom Erlernen einer Meditationstechnik aufgrund von Vorurteilen, destruktiven Glaubensmustern und grundlegend falschen Annahmen über die Natur abgehalten, oder diese falschen Annahmen erweisen sich als Hindernisse auf dem Weg zur Erfahrung von Transzendenz. Aus diesem Grund ist es wichtig, die Ursachen der destruktiven Tendenzen zu erforschen und nach Lösungen Ausschau zu halten.

13.2 Gesundheit

Wenn man von Gesundheit spricht, meint man damit meist die Gesundheit des physischen Körpers, also nur der Annamaya Kosha. Auf der anderen Seite kann man aber auch von psychischer Gesundheit sprechen und dann ist die Gesundheit der Manomaya Kosha gemeint. Da sich aber alle fünf Hüllen gegenseitig beeinflussen, muss Gesundheit ein Zustand sein, in welchem alle Koshas harmonisch und im Gleichgewicht sind. Dann gibt es ein Wohlbefinden auf allen fünf Ebenen.

1) Annamaya Kosha
Auf der physischen Ebene ist der Mensch gesund, wenn die Organsysteme harmonisch sind, ein gutes Gleichgewicht (Homöostase) der verschiedenen Körperprozesse herrscht und sich der Organismus an die Herausforderungen der Umwelt gut anpassen kann.

2) Pranamaya Kosha:
Der Mensch ist auf dieser Ebene gesund, wenn die Lebensenergie Prana harmonisch fließen kann und er das Gefühl von Energie hat, wenn die wichtigsten Nadis bzw. die Energiekanäle (Ida, Pingala und Sushumna) geöffnet sind und alle sieben Chakras in Harmonie schwingen.

3) Manonmaya Kosha
Der Mensch ist auf der emotionalen Ebene gesund, wenn er sich im Gleichgewicht befindet sowie Gefühle von Mitgefühl, Liebe, Wohlwollen, Freude überwiegen. Er fühlt sich in Harmonie mit sich selbst und seinen Mitmenschen, und liebevolle Beziehungen zu den Mitmenschen überwiegen.

4) Vijnanamaya Kosha:
Gesundheit auf der intellektuell-geistigen Ebene liegt vor, wenn der Mensch klar denken kann und in der Lage ist, sich und andere gut zu verstehen. Er hat dann das Gefühl, einen Platz in der Welt zu haben, und sieht einen Sinn im Leben, in seinen Erfahrungen und in seinem Wirken.

5) Anandamaya Kosha
Auf dieser intuitiven Ebene hat der Mensch Zugang zu den Tiefen seiner Seele sowie zum Göttlichen; denn die ganzheitliche Definition von Gesundheit bezieht auch die spirituelle Gesundheit mit ein.

13.3 Krankheit

Genau wie Gesundheit, kann auch Krankheit auf allen fünf Ebenen beginnen. Oft ist nicht klar, wann und vor allem wo die Krankheit begonnen hat. Diesbezüglich spricht die moderne westliche Medizin von sogenannten multifaktoriellen Krankheitsursachen und multimodalen Behandlungsmöglichkeiten, was bedeutet, dass eine Krankheit viele Ursachen haben kann und viele Behandlungsweisen zur Genesung beitragen können.

Eine Krankheit ist oft das Resultat von Rückkopplungsschleifen, bei denen eine Krankheit auf der Ebene einer Kosha beginnt. Das auf dieser Ebene entstandene Ungleichgewicht führt zur Disharmonie in einem anderen Organsystem und / oder einer anderen Kosha, was sich wiederum auf ein weiteres Organsystem und auf eine weitere Kosha auswirkt und in der Folge die ursprüngliche Disharmonie verschlimmert. In einem konkreten Beispiel hat sich z. B. jemand verhoben und deshalb starke Rückenbeschwerden, die zu Verspannungen und Verhärtung der Rückenmuskulatur führen. Diese verkrampfte Muskulatur blockiert nun den Fluss des Pranas und verstärkt die Schmerzanfälligkeit, was wiederum zu verstärkten Schmerzen und noch mehr Verspannungen führt. Die nun verstärkt auftretenden Schmerzen beeinflussen auch die Manomaya Kosha und die Gefühlswelt wird, in Form von z. B. Niedergeschlagenheit und Frustration, negativ beeinflusst. Diese Frustration und Niedergeschlagenheit verstärken zusätzlich die Anfälligkeit für Rückenschmerzen. Des Weiteren können die Rückenschmerzen auch den Sinnkontext negativ beeinflussen und die Klarheit des Denkens behindern, was zu einer Enge des Denkens führt, in welcher der Mensch an nichts anderes mehr denken kann als an seine Rückenschmerzen und er den Sinn all seines Handelns anzweifelt. Dies wiederum wirkt belastend und verstärkt die Rückenprobleme und emotionalen Probleme noch mehr. Auf diese Weise können Rückkopplungsschleifen eine Erkrankung schrittweise verstärken und chronifizieren bzw. schwer heilbar machen.

1) Annamaya Kosha

Wenn man schlechte Nahrung zu sich nimmt, einen Unfall erleidet oder sich eine Infektion zuzieht, kann man annehmen, dass die Ursache die physische Hülle ist. Auch wenn man sich schlecht ernährt, mangelnde Bewegung hat, falsch atmet oder nicht für Entspannung sorgt, kann das in der Folge zu Krankheit führen. Eine physische Krankheit führt immer zu einem schlechten Energiegefühl (Prana), zu emotionalem Leiden, unklarem Denken und einem schlechteren Zugang zur Spiritualität.

2) Pranamaya Kosha

Eine Ursache für Krankheit kann aber auch sein, dass jemand zu viel Prana verbraucht, aber zu wenig Prana aufgenommen hat, d. h. dass seine Energie-Bilanz nicht ausgeglichen bzw. negativ ist. Dieser Mangel an Energie verschlechtert die Abwehrkräfte und die Selbststeuerungsprozesse des Körpers, was zu Krankheit führen kann. Ein Mangel an Prana lässt den Menschen sich schlechter fühlen, ihn unklarer denken und einen schlechteren Zugang zu seinem spirituellen Sein haben.

3) Manomaya Kosha
Jede emotionale Verunsicherung und jeder emotionale Konflikt können eine weitere Ursache von Krankheit sein; denn z. B. eine Enttäuschung, eine Trennung, eine Auseinandersetzung o. ä. können die Gefühle eines Menschen erschüttern, was wiederum in der Folge zu Blockaden der Lebensenergie führt. Jede emotionale Verzweiflung hat Auswirkungen auf den physischen Körper, was sich in Verspannungen manifestiert sowie zu einer negativen Beeinflussung des Herz-Kreislaufsystems führen kann. Auch die Verdauung funktioniert dann nicht mehr so gut, das Immunsystem wird gestört, was ernsthafte Erkrankungen nach sich ziehen kann. Emotionale Enttäuschung, Depression sowie das zunehmende Burnout-Syndrom erschüttern die Sinnkontexte, lassen den Menschen weniger klar denken, was oft einhergeht mit spirituellen Zweifeln.

4) Vijnanamaya Kosha
Ein äußeres Ereignis, z. B. eine schwere Erkrankung oder der Tod eines nahen Menschen, eine Trennung, eine Kündigung etc. lässt einen manchmal am Sinn des Lebens verzweifeln und stellen den Lebensmittelpunkt in Frage. Diese durch eine externe Ursache initiierte Sinnhinterfragung führt zu Antriebslosigkeit, welche ein Mangel an der Lebensenergie Prana ist, und zu emotionaler Verzweiflung, welche wiederum den Körper negativ beeinflusst. Mangelnde Abwehrkräfte sind die Folge. Diese führen zu Infektanfälligkeit, aber auch die Selbststeuerungsprozesse können gestört werden und Autoimmunerkrankungen begünstigen.

5) Anandamaya Kosha
Durch Mangel an spiritueller Praxis kann ein spiritueller Aspirant den Zugang zu seiner spirituellen Mitte, zu Gott und zur Transzendenz verlieren, was zur Folge hat, dass seine Intuition gestört wird. Dies kann den Sinnkontext erschüttern, den Menschen traurig sowie energielos machen, und in der Folge funktionieren die Selbststeuerungsfähigkeiten auf der physischen Ebene nicht mehr und die bekannte Abwärtsspirale der Krankheitsentwicklung nimmt ihren Lauf.

13.4 Gesundheit und Heilung

Genau wie Krankheit bei allen fünf Koshas beginnen kann, kann auch Gesundheit wieder auf allen fünf Ebenen hergestellt werden. Die fünf Hüllen, welche jeden Menschen ausmachen, können durch yogische Techniken gezielt transzendiert und gereinigt werden.

1) Annamaya Kosha
Auf der physischen Ebene kann man vieles tun, um Gesundheit wiederherzustellen oder Heilung zu bewirken, durch z. B.:

- Yoga-Asanas
- Bewegung, Sport, Muskeltraining
- Atmung, Atemübungen etc.
- Tiefenentspannung
- Gesunde sattvische Ernährung, Fasten, spezialisierte Diäten
- Kriyas, Yoga-Reinigungstechniken

- Massage
- Kräuterheilkunde
- Arzneimittel
- Chirurgische Eingriffe
- Andere Formen der Naturheilkunde, Physiotherapie, manuelle Therapie etc.

2) Pranamaya Kosha
Auf der Energieebene können Maßnahmen ergriffen werden, um die Lebensenergie zu erhöhen, Energieblockaden in den Nadis aufzulösen oder die Chakras zu öffnen. Dazu gehören folgende Übungen:

- Yoga-Asanas. Sie beseitigen durch sanfte Dehnung die Energie-Blockaden in den Nadis.
- Yoga-Asanas. Sie aktivieren das Prana und öffnen die Chakras. Aus der Art der Erkrankung kann man oft darauf schließen, welches der fünf Pranas, also welches Vayu in Mitleidenschaft gezogen worden ist, und man kann dementsprechende Asanas ausführen. Wenn man weiß, welche der Nadis (Energiekanäle) blockiert sind, kann man diese bewusst mit den richtigen Asanas öffnen. Ebenso kann man die Chakras mit spezifischen Asanas öffnen.
- Pranayama, d. h. die Yoga-Atemübungen Sie haben eine starke Wirkung auf das Prana, welches dadurch aktiviert wird. Ein starkes Prana wirkt in der Folge heilend auf allen Ebenen.
- Ernährung. Sie hat nicht nur Einfluss auf den physischen Körper sondern auch auf das Prana. Daher achten Yogis nicht nur auf die physische Wirkung der Nahrung, sondern auch auf deren feinstoffliche Wirkung.
- Tiefenentspannung und Meditation. Sie wirken auf das Prana.
- Heilgebete, Mantras, wie z. B. das Om Tryambakam, Heilrituale.
- Nutzung der Heilenergie der Natur: der Bäume, des Wassers, der Erde, des Himmels.

Darüber hinaus gibt es weitere feinstoffliche Behandlungsmöglichkeiten wie Energiemassage, Klangtherapie, Kristall-Akupunktur, Akupunktur, Shiatsu, Prana-Heilung, Reiki, diverse Formen von Energie-Heilmethoden.

3) Manomaya Kosha
Auf der geistig-emotionalen Ebene gibt es verschiedene Möglichkeiten der Heilung, wie z. B.:

- Freundlichen Umgang mit sich selbst und mit anderen
- Herzensöffnung durch die Meditation der liebenden Güte, genannt Maitri Bhavana
- Psychologische Yoga-Therapie
- Karma-Yoga (selbstloses Dienen)
- Mantra-Singen
- Positives Denken, Affirmationen, Visualisierung
- Übung von Vergebung
- Erlernen von besserem Umgang mit seinen Emotionen

4) Vijnanamaya Kosha

Um eine Heilung auf der intellektuellen Ebene zu bewirken, kann man bewusst mit den Techniken des Jnana-Yogas arbeiten, wie z. B.:

- Dem Studium von spirituellen Texten und Weisheiten, die den Verstand stärken und ihm wieder Sinn und Orientierung bieten.
- Der Überzeugung, dass Krankheit einen Sinn hat. Man soll lernen, diese anzunehmen, was zu einer besseren Heilung führt.
- Damit, durch Überlegung zu ergründen, zu welcher Erfahrung die Krankheit führt, und sich zu fragen, ob man diese Erfahrung in dieser Ausprägung auch ohne Krankheit machen könnte und wenn ja, wie?
- Mit Vichara, der spirituellen Untersuchung: »Wer bin ich?« Wenn man erkennt, dass man das unsterbliche Selbst ist, verlieren viele Erkrankungen ihren Schrecken – und diese können schneller oder überhaupt erst heilen.
- Damit, ein besseres Selbstwertgefühl und Selbstvertrauen zu entwickeln.

5) Anandamaya Kosha

Auf der kausalen Ebene der Wonnehülle wendet man sich an eine höhere Wirklichkeit, indem man z. B. zu Gott betet und um Heilung bittet. Man kann sich für den Segen der göttlichen Mutter öffnen, aber auch das grenzenlose Vertrauen entwickeln, dass Gott hinter jeder Erfahrung steht. Jeder hat seinen Zugang zu einer »übergeordneten Struktur«, und jeder sollte für sich den angemessenen wählen und sich nichts aufzwingen lassen.

Heilung kann bei jeder der fünf Koshas, auf jeder Ebene des Menschseins, beginnen; denn die Heilung auf einer Ebene kann in der Folge auf allen anderen Ebenen ihre Wirkung zeigen. Erfahrungsgemäß ist eine kombinierte Therapie der verschiedenen Ansätze am wirkungsvollsten.

14. Die Magischen Fünf

Sie haben nun eine Menge über Yoga im Allgemeinen, über Gesundheit, Krankheit, gesunde Routinen, Handlungs- und Verhaltensweisen sowie die Ausrichtung des Lebens und Heilung auf allen Ebenen gelernt. Dieses Wissen können Sie im Yoga-Praxisteil »Die Magischen Fünf« anwenden und Ihre eigenen, notwendigen Erfahrungen machen sowie den Weg der Heilung und Transformation beschreiten. Anschließend werden Sie ein in sich geschlossenes System von Theorie und Praxis verinnerlicht haben, was die Auswirkungen von Yoga auf die Gesundheit und die damit verbundenen Heilungsmöglichkeiten betrifft. Beginnen Sie langsam und geben Sie Ihrem Körper Zeit, bis er sich an die neue Belastung gewöhnt hat; denn gemäß sportmedizinischen Studien reagieren die Muskeln erst nach vier Wochen auf eine neue Beanspruchung und die Bänder und Sehnen bedürfen sogar dreier Monate. Das Wichtigste beim Yoga ist, auf seinen Körper zu achten und in sich selbst hineinzuhorchen, und jeder, egal ob Anfänger oder Profi, sollte seine individuelle, sich permanent verändernde Belastungsgrenze spüren und darauf reagieren, indem er / sie dem Körper nur das Passende zumutet. Abgesehen davon, dass eine gewisse Reizgrenze erreicht werden sollte, um Weiterentwicklung zu ermöglichen, ist von jeglicher Übertreibung Abstand zu nehmen, damit keine Verletzungen Ihre Yoga-Praxis trüben.
Der Übungsteil besteht aus: drei Atemübungen, einer Meditation, 22 gelenkbefreienden Übungen, dem Sonnengebet mit zwölf Haltungen sowie 25 haltungsverbessernden Übungen. Ich empfehle Ihnen, den Übungsteil vollständig durchzulesen und zu verinnerlichen, bevor Sie mit dem Üben beginnen. Danach sollten Sie ihn allmählich und mit langsamer, aber stetiger Steigerung zur Ihrer täglichen Yoga-Übungspraxis werden lassen. Um Ihnen das zu erleichtern, habe ich im Kapitel 15 einen Drei-Monats-Übungsplan ausgearbeitet, der Ihnen als Orientierung dienen kann, aber nicht muss. Sie entscheiden selbst über Ihr Tempo und Ihren Fortschritt.

14.1 Pranayama

Sich des Atems bewusst zu werden, ist eine Möglichkeit, im gegenwärtigen Augenblick anzukommen.

(Thich Nhat Hanh, Buddhistischer Mönch / Lyriker, *11.10.1926)

Pranayama (Sanskrit: Prana = Lebenskraft, Yama = Kontrolle) wird oft mit »Kontrolle des Atems« übersetzt, entspricht aber tatsächlich eher einer Lenkung des Atems. Das Ziel von Pranayama ist die Kontrolle des Geistes – ein großes Ziel, welches sich lohnt zu erstreben, besonders im Hinblick auf Heilung. Im Begriff Pranayama steckt auch Ayama, was »verlängern« oder »ausdehnen« bedeutet, und genau darum geht es bei der Atemtechnik, nämlich den Atem bewusst zu regulieren und zu steuern. Dadurch wird das normale Atemschema bewusst verändert, was eine Veränderung des Geistes(-zustandes) mit sich bringt. Durch diesen veränderten Geist werden die mentale Unruhe begrenzt und die Unreinheiten im körperlich-geistigen System gemindert. Dies wiederum hat zur Folge, dass der Mensch Dinge klarer sieht und Zusammenhänge besser versteht. Beruhigung und Zentrierung des Geistes sind also das Ziel von Pranayama. Der Atem beeinflusst

den Geist(-zustand) und umgekehrt. Jeder kann aus eigener Erfahrung bestätigen, dass, wenn der Atem beschleunigt, erregt oder unregelmäßig ist und vom normalen (Atem-)Muster abweicht, es auch der Geist tut. Deswegen müssen wir, um den Geist zu beruhigen, beim Atem ansetzen und diesen regulieren und lenken, damit wir die Aufmerksamkeit zielgerichtet einsetzen können.
Die Ausführung sämtlicher yogischer Bewegungsübungen und -haltungen unterscheidet sich von normalen Fitnessübungen durch die Anwendung der Atemtechniken, die Konzentration auf den Atem und die Koordination des Atems mit den Bewegungsabläufen. Ohne die Einbindung des Atems wäre Yoga nur eine weitere Form der Gymnastik.
Pranayama ist also die Lenkung des Pranas und nicht nur des Atems. Prana ist im Atem enthalten, aber Prana ist nicht mit Atem gleichzusetzen. Weder der Atem noch die Luft sind Prana, obwohl beide oft fälschlicherweise mit Prana gleichgesetzt werden. Der Atem ist Ausdruck des Pranas, und Prana wiederum ist die Manifestation des Lebens und vor allem der Kraft, die dahinter steckt. Prana ist die universelle Lebensenergie oder Lebenskraft, die überall um uns und in uns ist. Während diese unsichtbare Lebenskraft weder berührbar oder beeinflussbar noch zugänglich oder manipulierbar ist, kann die Atmung sehr wohl als eine Art Ansatzpunkt, Mittel oder Hebel angesehen und genutzt werden, um indirekt mit Prana zu arbeiten und dieses zu lenken oder zu versuchen, es positiv zu beeinflussen. Wenn die Atmung beeinflusst wird, wird auch Prana beeinflusst, weil beide miteinander verbunden sind.
Prana fließt durch alle Teile des menschlichen Körpers. Es ist die Gesamtenergie, die in einem menschlichen Wesen vorhanden ist, die am Anfang des Lebens in den Körper eintritt und ihn beim Tod wieder verlässt. Prana existiert in allen Lebewesen und kann nicht von außen zugeführt oder vermehrt werden, indem wir es z. B. einatmen oder uns auf andere Weise einverleiben. Prana ist für alle Lebensfunktionen zuständig, z. B. für die physiologischen Systeme (Herz, Kreislauf), die Verdauung, die Drüsen etc. Der unzureichende Fluss von Prana führt zu Krankheit, und das vollständige Fehlen von Prana führt zum Tod. Wenn Prana richtig und ungehindert im Körper fließt, funktioniert dieser einwandfrei und der Mensch ist gesund. Das ist ein Ziel von Yoga, und Pranayama ist der Weg dorthin.
Prana ist auch mit unserem Bewusstsein verbunden und immer, wenn sich unser Geist auf etwas konzentriert, steckt Prana dahinter. Im Idealfall sollte dieses Prana fokussiert sein und in eine Richtung fließen, aber wenn unsere Lebenskraft zerstreut oder fehlgeleitet wird, durch z. B. ungeeignetes Essen, schlechte Gedanken, unpassende Aktivitäten, Umwelteinflüsse etc., werden Prana und damit der Körper und Geist negativ beeinflusst.
Abhängig von seiner Funktion wird gemäß dem Ayurveda das Prana in fünf Unter-Pranas unterteilt. Sind alle fünf Pranas ausgeglichen, ist der Mensch gesund. Sind jedoch die fünf Pranas unausgeglichen, ist der Mensch krank:

1) **Prana** PRANA: Es ist verantwortlich für die Atmung und das Atmungssystem und befindet sich zwischen Kehlkopf und Zwerchfell.
2) **Apana** PRANA: Es ist verantwortlich für die Körperfunktionen, wie Darm- und Blasenentleerung und Menstruation, und ist die nach unten wirkende Kraft. Es befindet sich unterhalb des Bauchnabels.

3) **Udana** PRANA: Es ist für nach oben gerichtete Vorgänge, wie Sprechen, Erbrechen etc., zuständig, aktiviert die sensorischen Rezeptoren für Augen, Ohren und Nase und befindet sich oberhalb des Kehlkopfes.
4) **Samana** PRANA. Es ist für die Verdauung und die Kontrolle der Bauchorgane zuständig und befindet sich in der Bauchregion, wo es zusätzlich auch noch Prana und Apana PRANA ausgleicht.
5) **Vyana** PRANA: Es koordiniert alle anderen Pranas, ist für alle peripheren Vorgänge, wie z. B. die Nervenimpulse und den Blutkreislauf, zuständig und durchzieht den ganzen Körper.

Das Prana bewegt sich im ganzen Körper durch feinstoffliche Kanäle, die den Meridianen der TCM (Traditionellen Chinesischen Medizin) ähneln und Nadis genannt werden. Der menschliche Körper umfasst ca. 72.000 Nadis mit 14 Haupt-Nadis, deren drei wichtigste Ida, Pingala und Sushumna heißen. Letzteres ist das wichtigste Nadi; es befindet sich im Wirbelsäulenbereich im Spinalkanal. Chakras sind Energiewirbel. Sie befinden sich in den Nadis und sind teilweise deckungsgleich mit den Nervenplexi der modernen westlichen Medizin. So entspricht das Nabel-Chakra (Manipura-Chakra) dem Solarplexus.

1) **Muladhara**-Chakra / Wurzel-Chakra: (Steißbein) = Steißbein-Plexus (plexus coccygeus).
2) **Swadhisthana**-Chakra / Sakral-Chakra: (Becken) = Kreuzbein-Plexus (plexus lumbosacralis)
3) **Manipura**-Chakra / Nabel-Chakra: (Bauch) = Solar-Plexus (Sonnengeflecht)
4) **Anahata**-Chakra / Herz-Chakra: (Herz) = Herz-Plexus (plexus cardiacus)
5) **Vishuddha**-Chakra / Kehl-Chakra: (Hals) = Zervikalganglion-Plexus (plexus cervicalis)
6) **Ajna**-Chakra / Stirn-Chakra: (Stirn) = Hypothalamus-Plexus (plexus choroideus ventriculi tertii)
7) **Sahasrara**-Chakra / Kronen-Chakra: (Fontanelle) = Zirbeldrüsen-Plexus (plexus choroideus ventriculi quarti)

Das feinstoffliche Nervensystem in jedem Menschen ist das subtile System und besteht aus sieben Energiezentren (Chakras) und drei Hauptenergiekanälen (Nadis). Diese sieben Energiezentren werden in der modernen Medizin Nervenplexi (Nervengeflechte) genannt, und sie steuern die vitalen Funktionen der verschiedenen Organe im menschlichen Körper. In der altindischen Sprache Sanskrit werden diese Energiezentren als Chakras, was übersetzt Rad bedeutet, bezeichnet, durch deren kontinuierliche Drehbewegung die feinstofflichen Zentren Energie an die jeweiligen Organe abgeben. Die Steuerung der Energiezentren erfolgt wiederum über die Energiekanäle, die in der allopathischen Medizin als Parasympathikus und Sympathikus bezeichnet werden und das Vegetative Nervensystem darstellen. Die Energiezentren sind Schaltzentralen, an denen sich das zentrale Nervensystem aufhängt. Ihre grobstoffliche Entsprechung sind die Nervenplexi, über welche die Energiezentren (Chakras) die grob- und feinstofflichen Funktionen des menschlichen Körpers und des Bewusstseins steuern und beeinflussen. Die grobstofflichen Nerven und Plexi haben also eine enge Beziehung zu den feinstofflichen Energiebahnen.

Unreinheiten und Blockaden in diesem komplexen System können das Immunsystem schwächen und den Weg für Krankheiten bereiten. Um diese Unreinheiten zu eliminieren und die Blockaden des Pranas zu lösen, benötigen wir die Praxis des Pranayama. Es ebnet den Weg zur yogischen Reflexion. Pranayama wird im Yoga als die höchste Reinigungstechnik, noch vor den körperlichen, angesehen, und korrekt ausgeführt, kann es äußerst wirkungsvoll für den Menschen sein und ihn auf vielen Ebenen seiner Existenz nachhaltig verändern.

Der untere Bauchbereich wird Apana genannt, und es ist der Ort im Körper, wo sich Unreinheiten hauptsächlich ansammeln. Dieser Bereich ist nach yogischer und ayurvedischer Sichtweise der Sitz von Krankheiten, und man kann diese durch eine richtige und bewusste Ausatmung eliminieren. Es gibt verschiedene Pranayama-Techniken zur Eliminierung der Unreinheiten; sie zielen auf das Verdauungsfeuer. Die Atmung unterstützt die Flamme des Verdauungsfeuers bei der Verbrennung der Unreinheiten. Das Verdauungsfeuer Agni hat seinen Sitz über dem Bauchbereich Apana, und die Ausatmung hilft, die Unreinheiten vom Apana zur Flamme des Agni zu bewegen und diese nach der erfolgten Verbrennung aus dem Körper hinaus zu befördern. Die Einatmung hat die Aufgabe, die Flamme des Verdauungsfeuers nach unten zu den Unreinheiten im unteren Bauchbereich zu richten, damit die Flamme diese Unreinheiten besser verbrennen kann. Es lohnt sich, anfängliche Zweifel hinsichtlich des überlieferten indischen Denkens und dessen Vereinbarkeit mit dem westlichen Denken und den physiologischen Vorgängen bei der Verdauung zu überwinden und der langjährigen erfolgreichen Erfahrung des Ayurveda zu vertrauen.

Pranayama ist das bewusste Atmen und es ist deshalb wichtig, weil man das ganze Leben atmend verbringt, aber dieses Atmen in der Regel nicht bewusst wahrnimmt. Wenn man aber seine Atmung bewusst wahrnimmt und reguliert, kann sich der Atem mit dem Geist verbinden. Damit wird zum einen die Unruhe im Geist verringert, so dass sich dieser leichter sammeln und auf etwas fokussieren kann, und zum anderen wird durch die reduzierte Unruhe des Geistes die falsche Wahrnehmung vermindert. Das richtige Verständnis nimmt zu, was den Übenden dem Ziel des Yoga näherbringt.

Veränderungen in der Atmung, die sich z. B. bei körperlichen Aktivitäten, wie z. B. Laufen oder Radfahren, einstellen, sind kein Pranayama; denn sie ergeben sich aus diesen Aktivitäten und nicht, wie in den Yoga-Sutras des Patanjali definiert (II, 49), als bewusste, meist aktive Veränderung der gewohnten Atemmuster. Allein die Konzentration auf den Atem, so wie er gerade ist, verändert die Atmung und das eigene Atemschema, was man sehr leicht selbst ausprobieren kann. Man konzentriert sich dazu auf die gegenwärtige Atmung und nimmt die Ein- und Ausatmung wahr. Wenn man diese Beobachtung über viele Atemzüge fortsetzt, kann man bemerken, dass zum einen die Atmung langsamer wird und zum anderen eine kleine Pause nach dem Aus- und Einatmen entsteht. Wenn man sich auf diese Verlangsamung konzentriert und die Atmung weiter beobachtet, wird der eigene Geist immer stärker in diesen Atemvorgang eingebunden. Bewusstsein und Achtsamkeit sind Schlüsselqualitäten, die es im Yoga zu kultivieren gilt.

14.1.1 Dirga & Sukshma

Werden die verschiedenen Übungen des Pranayama regelmäßig praktiziert, so vergrößert sich das Atemvolumen und der Atem wird immer länger und feiner.

(Yoga Sutras, II, 50)

Pranayama in den Yoga-Sutras von Patanjali ist das vierte Glied des Raja- oder Ashtanga-Yoga und bezeichnet die bewusste Regulierung und Vertiefung der Atmung durch Achtsamkeit, Konzentration und beständiges Üben. Wenn anhaltende Konzentration auf die Atmungsvorgänge erfolgt und die Atemtechniken gezielt ausgeführt werden, kommt es zu einer Beeinflussung des Bewusstseins.
Bei einer erfolgreichen Pranayama-Praxis werden die normalerweise unbewusst ablaufenden Atemmuster und -vorgänge durch bewusst angewandte Atemtechniken ersetzt. Es wird dabei mit den verschiedenen Muskelgruppen gearbeitet, vor allem mit dem Zwerchfell, sowie mit den Brust-, Bauch- und Beckenbodenmuskeln.

Man unterscheidet verschiedene Stufen beim Pranayama:

1) Prakrit Pranayama
Bei dieser ersten Stufe der Pranayama-Praxis wird durch einfache Atemachtsamkeit die Sensibilität für die inneren Vorgänge der Atmung erhöht, so dass unbewusste und gewohnheitsmäßig ablaufende Atmungsmuster erkannt werden können. Es besteht eine enge Beziehung im menschlichen Organismus zwischen kognitiven und physiologischen Prozessen, und es sind direkte Zusammenhänge zwischen physischen und psychischen Veränderungen, einschließlich der Atemmuster, zu beobachten. So geht z. B. Angst mit einer flachen und schnellen Atmung einher oder Erschrecken mit plötzlichem, unwillkürlichem Einatmen und Luftanhalten. Mit unbewussten Atemmustern sind unbewusste, emotionale Muster der Psyche verknüpft, welche durch ein verbessertes Bewusstsein über die Atmung ihren zwanghaften Charakter verlieren können, so dass sie auf eine sanfte Weise der bewussten Veränderung zugänglich gemacht werden. Die Atempraxis der ersten Stufe des Pranayamas kann somit als Bindeglied zwischen den körperlichen Vorgängen und den geistigen Prozessen betrachtet werden. Aus diesem Grund hat Pranayama traditionellerweise eine große Bedeutung im Yoga.

2) Vaikrit Pranayama
Bei der zweiten Stufe der Pranayama-Praxis werden durch achtsame, den natürlichen Atemvorgängen entsprechende Techniken bewusst Entspannungseffekte und eine Verlangsamung der Atemaktivität herbeigeführt. Auf diese Weise kommt es zu einer Beruhigung der gewohnheitsmäßigen Denk- und Geistestätigkeit, so dass eine tiefe innere Stille eintreten kann und als Folge eine Weitung des Bewusstseins erfahrbar wird.

3) Kevala Pranayama
Die dritte Stufe des Pranayama ist der stille, wache und zugleich offene Geist, kombiniert mit einer ruhigen, ungestörten und sanft fließenden Atmung. Wenn die Pranayama-Praxis regelmäßig ausgeführt wird, erfolgt eine Vergrößerung des Atemvolumens und der Atem wird immer länger

(Sanskrit: dirgha) und feiner (Sanskrit: sukshma, → Yoga Sutras, II, 50). Bei regelmäßiger Übungspraxis kommt es sogar zu natürlichen Atemverhaltungen (Sanskrit: Kevala kumbhaka) bzw. zu einer kleinen Atempause, besonders nach der Ausatmung. Aus einer physikalischen Betrachtungsweise führt diese zu einer feinen und sehr langsamen, ausgedehnten Atmung, die eine nahezu turbulenzfreie und laminare (ohne Verwirbelungen / Querströmungen) Luftströmung in den Atemwegen und Bronchien erzeugt, was wiederum die biochemischen Gasaustauschprozesse der Lunge optimiert.

Es konnte durch medizinisch-wissenschaftliche Studien bewiesen werden, dass eine regelmäßige und langsame Pranayama-Atmung zu positiv bewerteten Effekten führt, wie z. B. einem verringerten Sauerstoffbedarf (Grundumsatz), einem verringerten Pulsschlag und Blutdruck (Vitalfunktion) und Auswirkungen auf den Hautleitwert (Stresserregung), zu gesteigerten Amplituden von Theta-Wellen im EEG (Traumzustand, Unterbewusstsein) und gesteigerter Aktivität des Parasympathikus (Erholungsnerv), einhergehend mit dem Gefühl von Klarheit, Wachheit und Energetisierung. Den Zusammenhang der Ablenkungen des Geistes mit einer unruhigen Atmung hat bereits Patanjali erkannt (Sutra I, 31) und zur Abhilfe empfohlen, dass der Geist mittels behutsamer Atemlenkung zur Konzentration gebracht werden solle (Sutra I, 34). Bei achtsamer und sensibler Ausführung führt eine Pranayama-Praxis zu einer Veränderung der Aktivitäten des Geistes und sie kann bei regelmäßiger Anwendung sowohl eine substantielle und beständige Transformation des Bewusstseins als auch eine zunehmende Sensibilisierung für die subtilen Aspekte der Lebensaktivitäten herbeiführen.

Es gibt eine Vielzahl von Arten und Methoden von Pranayama. Besonders die komplizierten und folgenreichen Übungen sind nur von einem erfahrenen Yoga-Lehrer oder Yoga-Therapeuten zu erlernen. Sie arbeiten mit den unterschiedlichsten Atemmustern und auch dem Anhalten des Atems, was für Ungeübte oder Kranke zum einen kontraindiziert sein kann und zum anderen ohne eine profunde Einweisung nicht zum gewünschten Ergebnis führt. Der Atem kann den Körper und Geist beeinflussen, doch das sollte in einer allmählichen, feinfühligen Weise geschehen, damit der Körper nicht überfordert oder erschüttert und der Geist nicht durcheinander gebracht wird und es zu ungewollten Widerständen kommt. Man sollte eine Veränderung nicht einmal bemerken können, wenn diese geschieht, sondern die positive Wirkung einer Pranayama-Übung erst im Nachhinein wahrnehmen. Eine Ausnahme davon sind drei Versionen des Pranayamas, die für alle Menschen geeignet sind, bei denen man nichts falsch machen kann, die einfach auszuführen sind und eine große Wirkung zeigen. Diese sind die Bauchatmung, die Yoga-Vollatmung und die Wechselatmung.

14.1.2 Shavasana-Bauchatmung (Sanskrit: Adhya Svasana)

Der Mensch atmet pro Minute zwischen zwölf und 16 Mal ein und aus und atmet jeden Tag durchschnittlich 10.000 Liter Luft ein und aus. Dabei nehmen die roten Blutkörperchen über die Lungenbläschen, die Alveolen, Sauerstoff auf und versorgen über die Blutbahnen damit den gesamten Organismus. Sauerstoff wird für die Energieumwandlung und für die stetige Arbeit der Körperzellen benötigt. Wenn dieser Sauerstoffnachschub unterbrochen wird, löst das einen Alarmzustand im Körper aus, weil ohne Sauerstoff die Körperzellen abzusterben drohen. Atmen ist also lebenswichtig.

Das ruhige, tiefe, entspannte Atemmuster, so wie es bei jedem Kleinkind natürlich vorhanden und zu beobachten ist, haben die meisten Menschen aufgrund von Stress, Krankheit, Fehlhaltungen oder traumatischen Erfahrungen verlernt, vergessen oder unterdrückt. Wenn man ein- und ausatmet, macht man das meistens, ohne darüber nachzudenken, automatisch und unbewusst. Genauso unbewusst hat sich bei vielen eine falsche Atemtechnik eingeschlichen, bei der zu flach geatmet wird, was Ermüdung und Verkrampfungen zur Folge hat. Wenn man bewusst atmet, kann man nicht nur diese negativen Folgen verhindern, sondern auch die Entspannung erleichtern und den Stressabbau fördern.

Insbesondere die Bauchatmung, auch Zwerchfell-Atmung genannt, ist ein wichtiger Schlüssel zur Gesundheit; denn durch die rhythmischen Atembewegungen im Bauch werden die inneren Organe sanft massiert, die Durchblutung der Verdauungsorgane (und damit der Verdauungsvorgang), der Reproduktionsorgane und der Nieren wird verbessert, die Muskulatur des unteren Rückens entspannt, der Blutdruck gesenkt sowie die Entgiftungsfunktion der Lunge unterstützt. Ein zusätzlicher Effekt ist, dass durch den Unterdruck im Bauchraum der venöse Rückfluss zum Herzen gefördert wird, weil sich dieses Druckgefälle bis zur unteren Hohlvene fortsetzt, welche in den rechten Vorhof des Herzens mündet. Im Gegensatz dazu bezeichnet man die durch Bewegungen des Brustkorbes dominierte Atmung als Brustatmung.

Immer wenn der menschliche Körper entspannt ist, z. B. beispielsweise beim Sitzen, welches aber die tiefe Atmung erschwert, oder beim Schlafen, findet Bauchatmung unbewusst statt. Sie kann von erfahrenen Sängern und Blasmusikern bewusst eingesetzt werden und ist ein wichtiger Bestandteil in vielen asiatischen Kampfkünsten. Die Bauchatmung ist die gesündeste und effektivste Form der Atmung, weil dadurch, dass nur ein geringer Anteil der Atemmuskulatur aktiv ist, weniger Energie verbraucht wird als z. B. bei der Brustatmung. Tiefe, ruhige Bauchatmung stimuliert den beruhigenden Teil des vegetativen Nervensystems, den Parasympathikus, und hilft Stressreaktionsmechanismen auszuschalten, was die Entspannung und Regeneration fördert. Yoga, fernöstliche Philosophiesysteme und Heilmethoden betonen darüber hinaus den Einfluss des Atems auf den Geist; denn mentale Ruhe und Konzentration gehen mit einem gleichmäßigen, ruhigen Atemrhythmus einher. Der Atem wird als Ausdruck der Seele verstanden und verbindet Körper und Geist sowie Innen- und Außenwelt.

Bei der Bauchatmung erfolgt das Einatmen durch das Zusammenziehen des Zwerchfells, wodurch im Pleura-Spalt der Unterdruck verstärkt wird, aufgrund dessen sich die Lunge ausdehnt und Luft angesaugt wird. Das Ausatmen erfolgt durch das Entspannen des Zwerchfells, wodurch sich die Lunge aufgrund ihrer Elastizität zusammenzieht und Luft hinauspresst. Durch Anspannung der Bauchmuskeln kann die Ausatmung bewusst unterstützt werden. Die Bauchatmung wird also hauptsächlich durch das Zwerchfell, eine flache Muskelplatte, die den Brustraum vom Bauchraum trennt, ausgeführt. Oberhalb dessen befinden sich das Herz und die beiden Lungenflügel, unterhalb liegen die Leber (rechts), die Milz (links), das wichtige Nervengeflecht des Solarplexus (Sonnengeflecht) und das gesamte Verdauungssystem. Wenn mit der Bauchatmung eingeatmet wird, dann bewegt sich das Zwerchfell nach unten und die Lungenflügel entfalten sich wie ein Blasebalg nach unten. Gleichzeitig werden die Bauchorgane, das Verdauungssystem und das Sonnengeflecht massiert und mit Energie versorgt. In Stresssituationen wird die Bauchatmung vernachlässigt, aber umgekehrt kann die Bauchatmung Stress abbauen und ihm vorbeugen.

Bestimmte Körperhaltungen können die Atmung erschweren. Dazu zählt insbesondere das gekrümmte Sitzen, wobei die Bauchdecke eingedrückt wird, was in der Folge zu einer flachen, oberflächlichen Atmung verleitet. Die Konsequenz ist, dass bei einem Atemzug weniger Luft in die Lunge und damit weniger Sauerstoff in den Körper gelangt, was zu einem Sauerstoffmangel führt. Um diesen zu beheben, erhöht der Körper automatisch die Atemfrequenz und den Blutdruck. Durch die erhöhte Atemfrequenz verbraucht der Körper jedoch mehr Energie, und zusätzlich muss das Zwerchfell, welches die Luft in die Lungen hinein- und wieder aus ihnen hinauspumpt, in der ungünstigen Sitzposition gegen einen Widerstand arbeiten. Dies führt dazu, dass der Körper bei flacher Atmung mehr Energie verbraucht, aber weniger Sauerstoff das Gehirn erreicht, so dass man schneller ermüdet. Es kann auch zu Verkrampfungen des Zwerchfells und der Bauchmuskeln kommen.

Im Alltag und bei der Schreibtischarbeit ist daher auf die Bauchatmung zu achten und das bisherige Atemschema ggf. zu korrigieren. Die Empfehlung lautet, immer tief einzuatmen, ohne dabei die Bauchmuskeln anzuspannen, und wenn sich der Bauch so wölbt wie bei einer Person, die tief und entspannt auf dem Rücken schläft, wird richtig geatmet. Leider praktizieren viele Menschen die umgekehrte Bauchatmung, bei der beim Einatmen der Bauch nach innen gezogen und die Brust angehoben wird. Effektive Atmung bedeutet, dass der Bauch nicht eingezogen wird; denn dabei erhält die Lunge nicht das Volumen, das sie für eine tiefe Atmung braucht. Ferner muss sich das Zwerchfell nicht so häufig bewegen und gegen die Bauchmuskeln arbeiten. Wird effektiv geatmet, benötigt der Körper weniger Energie für die Sauerstoffversorgung und entspannt, Stress wird abgebaut und der Blutdruck gesenkt. Bei einer tiefen Atmung ist aber nicht nur darauf zu achten, tief einzuatmen, sondern auch kräftig auszuatmen: denn die Lunge kann sich nur dann mit viel frischer Luft füllen, wenn sie vorher leer war.

Übung: Shavasana-Bauchatmung (Adhya Svasana)

Die Ausgangsposition für diese Atemübung ist die Haltung Shavasana (→ Kapitel 14.3.22 Gelenkbefreiende Übungen sowie → Kapitel 14.5.25 Haltungsverbessernde Yoga-Asanas).

Bild Nr. 1

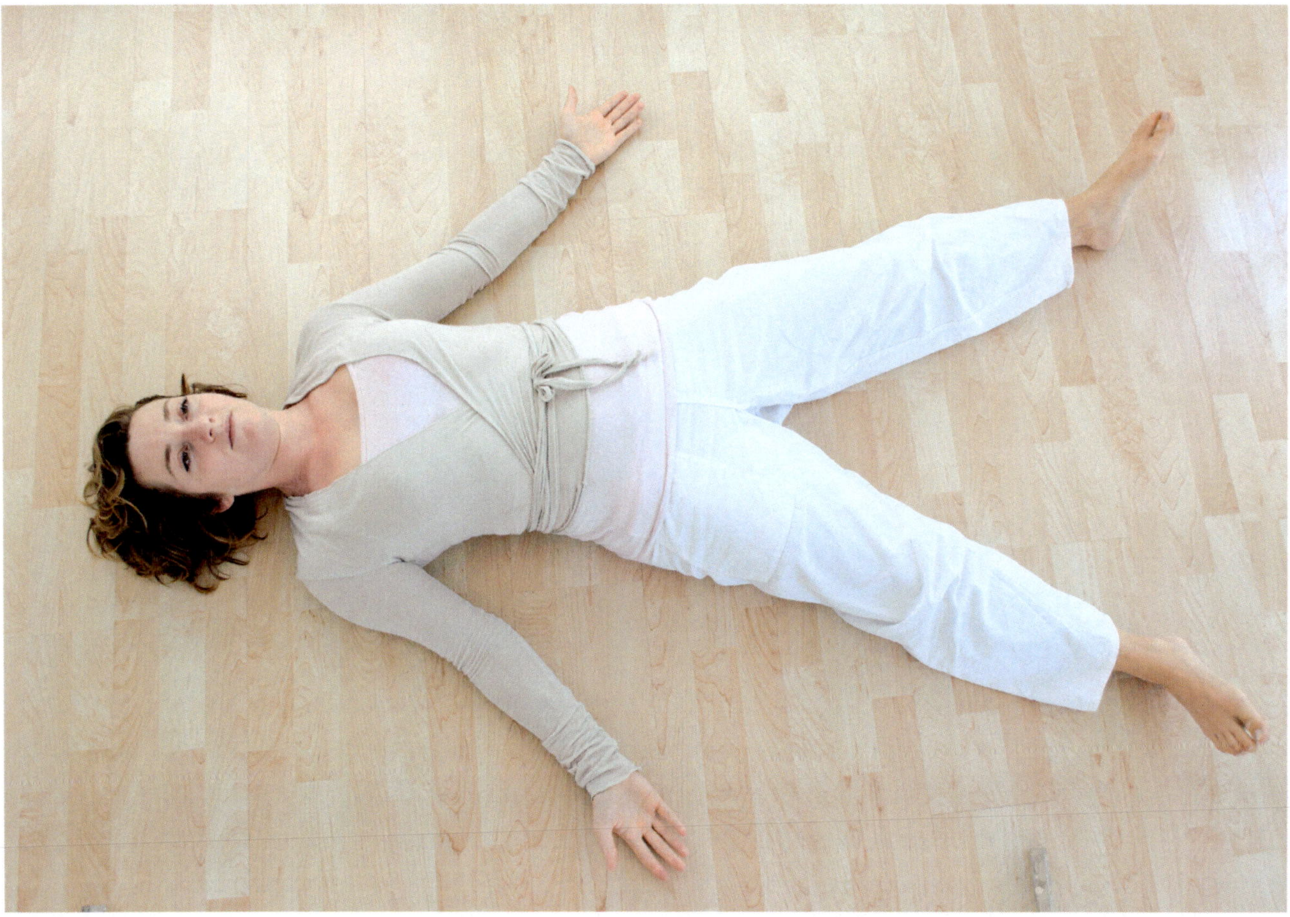

Beginnen Sie diese Übung, indem Sie sich auf eine Decke auf den Boden legen. Legen Sie sich auf den Rücken, strecken Ihre Arme und Beine aus und spreizen diese vom Körper ab. Die Achselhöhlen sind leicht geöffnet, die Handflächen zeigen nach oben und die Finger sind entspannt und unverkrampft. Entspannen Sie alle Muskeln im Körper einschließlich Ihres Gesichts, auf dem ein kleines Lächeln liegt. Lockern Sie Ihren ganzen Körper, und lassen Sie sich wie in den Boden sinken; denn erste Voraussetzung für diese Atmung ist die vollkommene Entspannung. Atmen Sie tief und ruhig, bis Sie vollständig zur Ruhe gekommen sind. Die Augen bleiben während der ganzen Übung geschlossen und sinken tief in ihre Höhlen.

Bild Nr. 2

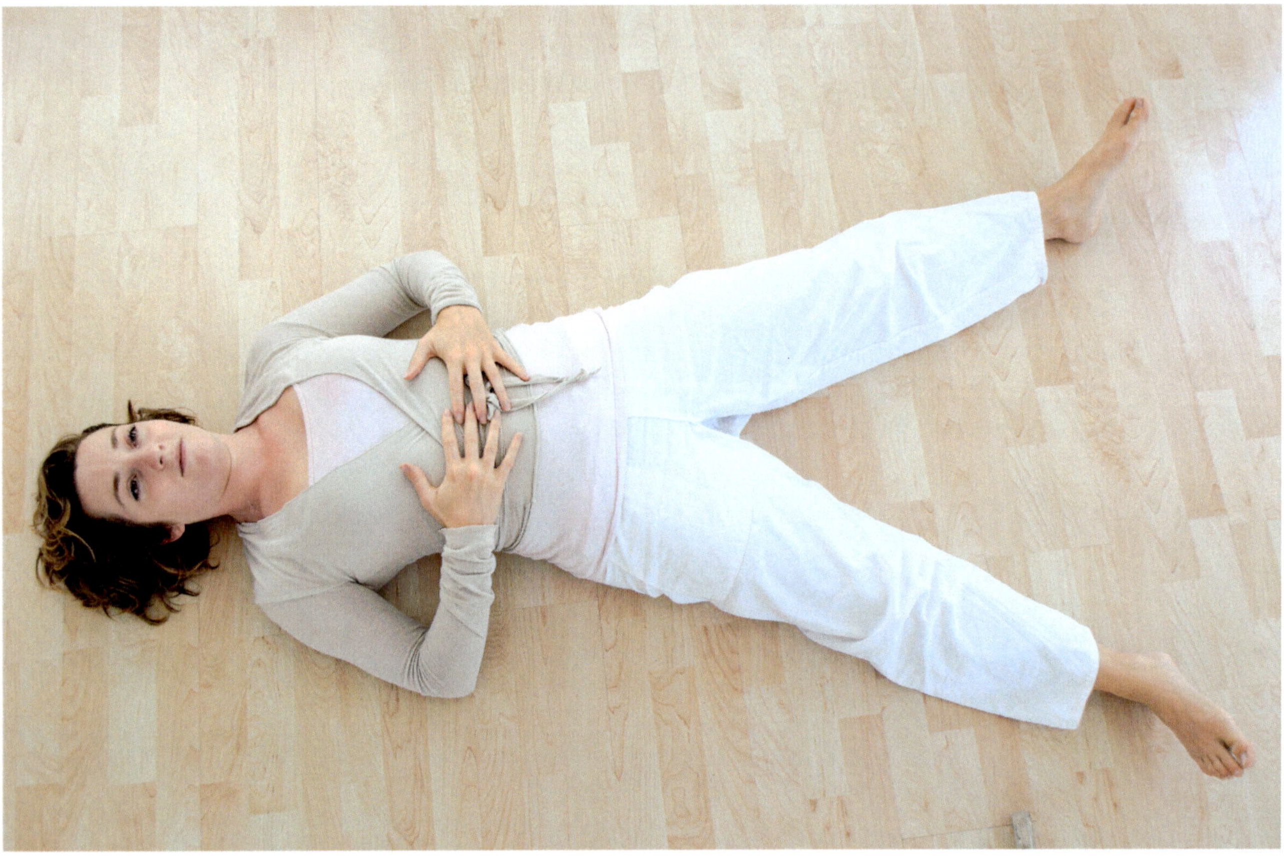

Konzentration ist die zweite Voraussetzung für diese Atmung. Konzentrieren Sie sich jetzt auf den Atem und folgen Sie diesem gedanklich für einige Züge, ohne ihn zu beeinflussen. Legen Sie dann die Hände zwischen dem Nabel und dem Brustbein auf den Bauch und konzentrieren sich auf den Nabelbereich. Atmen Sie bewusst tief, langsam und gleichmäßig gegen die Hände ein (**In**) und aus (**Ex**), beim Einatmen heben sich Hände und Bauch und beim Ausatmen senken sie sich. Der Atemzyklus ist konstant, sanft und entspannt. Vermeiden Sie, den Brustkorb und die Schultern bei dieser Atmung mitzubewegen. Ziel ist es, nur im Bauchraum zu atmen. Bei korrekter Übungspraxis wird die Luftzufuhr nur in den unteren Lungenabschnitten erhöht, und die mittleren Lungenabschnitte werden durch diese Atemtechnik vollständig geöffnet. Spüren Sie, wie die rhythmische Bewegung des Zwerchfells Ihre Bauchorgane sanft massiert.

Wiederholen Sie diese Übung für fünf bis zehn Minuten (zumindest aber 20 Mal) mit voller Konzentration auf die Bauchatmung. Halten Sie den Atem nicht an, sondern lassen Sie ihn konstant und gleichmäßig fließen.

14.1.3 Yogische Vollatmung (Sanskrit: Poorna Svasana)

Das Erlernen und Einüben der Yoga-Vollatmung ist eine grundsätzliche Bedingung zur Wiederherstellung der gesunden Atmung, um Körper und Geist zum eigenen Vorteil zu beeinflussen. Bei der yogischen Vollatmung beginnt man, in den Bauch zu atmen, atmet jedoch weiter über die Brust bis hin zu den Schlüsselbeinen, so dass auch die Lungenspitzen mit Luft gefüllt werden, und man atmet in der umgekehrten Reihenfolge vollständig wieder aus. Diese Übung versorgt den Körper mit frischem Sauerstoff und Prana und wirkt gegen Gefühle der Beklemmung oder Enge in der Brust. Der Brustkorb wird weit gedehnt.

Zum Erlernen dieser Atmung hilft die Unterscheidung der folgenden drei Atmungstypen:

1) Bauchatmung (Sanskrit: Adhya Svasana)
Beim Einatmen bewegt sich das Zwerchfell nach unten, komprimiert dadurch die Bauchorgane, und nur die Bauchdecke wölbt sich nach vorn. Eine Bewegung von Brustkorb und Schultern sollte hierbei vermieden werden. Beim Ausatmen kehrt das Zwerchfell nach oben zurück, die Bauchdecke macht eine Abwärtsbewegung und wird wieder flach. Die Ausatmung ist im Gegensatz zur Einatmung ein passiver Vorgang. Die Bauchatmung bildet die Basis für jegliche Atemvariante. Sie ermöglicht die volle Ausnutzung der Lungenkapazität, verlangsamt und vertieft auf natürliche Weise die Atmung und fördert die Entspannung. Die Praxis der Bauchatmung erhöht die Luftzufuhr zu den unteren Lungenabschnitten, und die rhythmischen Bewegungen des Zwerchfells massieren sanft die Bauchorgane und sorgen für deren Gesunderhaltung.

2) Brustatmung (Sanskrit: Madhyama Svasana)
Beim Einatmen heben sich nur die Rippen, so dass sich der Brustkorb weitet, und beim Ausatmen kehren die Rippen in die ursprüngliche Stellung zurück. Eine Bewegung von Bauch und Schultern sollte vermieden werden. Bei dieser Atemtechnik strömt die Atemluft nur in die mittleren Partien der Lungen, welche hierbei weniger gefüllt werden als bei der Bauchatmung. Darüber hinaus ist diese Atmung schneller und flacher und wird automatisch in Stresssituationen, bei Nervosität und Anspannung angewandt. Dieser erhöhte Spannungszustand wird durch die unbewusst einsetzende, beschleunigte Atmung verstärkt und bleibt erhalten. Die tiefe und langsame Bauchatmung ist eine gute Abhilfe, um diesen ungünstigen Regelkreis zu unterbrechen.

3) Schlüsselbeinatmung (Sanskrit: Adhama Svasana)
Bei dieser Art der Atmung strömt die Luft gezielt und vermehrt in die selten belüfteten Lungenspitzen. Beim Einatmen hebt sich nur der obere Teil des Brustkorbs mit den beiden Schlüsselbeinen, und beim Ausatmen senkt er sich wieder. Eine Bewegung von Brustkorb und Bauch sollte vermieden werden. Diese Variante der Atmung ist sehr flach und noch schneller als die Brustatmung und kommt in extremen Stress-, Angst- und Atemnotsituationen vor. Die Luft wird in den oberen Teil der Lungen geatmet und durchlüftet die oberen Lungenflügel und versorgt diese mit ausreichend frischer Atemluft und Sauerstoff.

Übung: Yogische Vollatmung (Poorna Svasana)

Bei einem gesunden, natürlichen Atemschema kommen Bauch-, Brust- und Schlüsselbeinatmung in einem Atemzug vor und vereinen sich zu einer fließenden Welle, die beim Einatmen von unten nach oben und beim Ausatmen von oben nach unten verläuft. Beim Einatmen wölbt sich der Bauch nach vorn und der Brustkorb wird weiter, beim Ausatmen kehren Brustkorb und Bauch in ihre ursprüngliche Lage zurück. Die Yoga-Vollatmung praktiziert alle drei beschriebenen Atemvarianten auf eine natürliche Art und Weise, um die volle Lungenkapazität auszunutzen und zu verbessern.

Die Ausgangsposition für diese Atemübung ist die Haltung Shavasana (→ Kapitel 14.3.22 Gelenkbefreiende Übungen sowie → Kapitel 14.5.25 Haltungsverbessernde Yoga-Asanas).

Bild Nr. 3

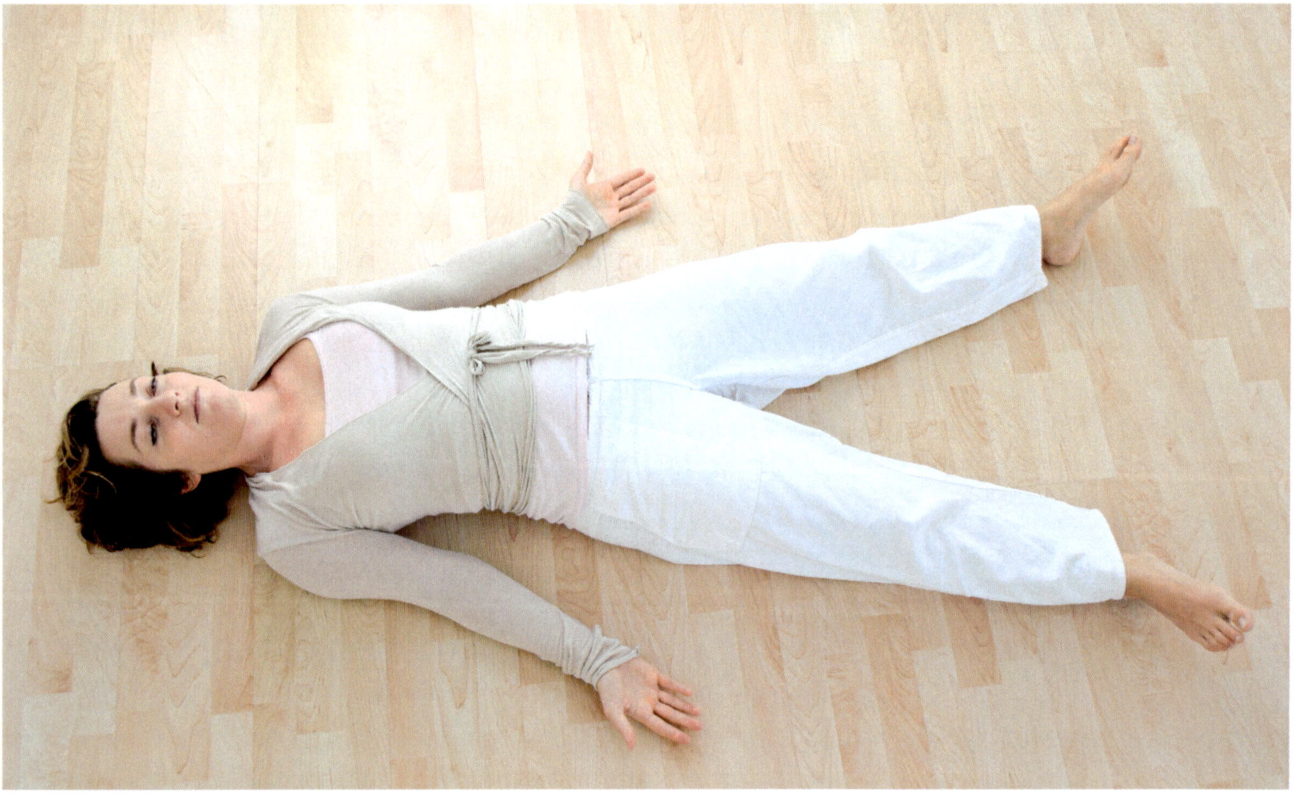

Beginnen Sie diese Übung, indem Sie sich auf eine Decke auf den Boden legen. Legen Sie sich auf den Rücken, strecken Ihre Arme und Beine aus und spreizen diese vom Körper ab. Die Achselhöhlen sind leicht geöffnet, die Handflächen zeigen nach oben und die Finger sind entspannt und unverkrampft. Entspannen Sie alle Muskeln im Körper einschließlich Ihres Gesichts, auf dem ein kleines Lächeln liegt. Lockern Sie Ihren ganzen Körper, und lassen Sie sich in den Boden sinken; denn erste Voraussetzung für diese Atmung ist die vollkommene Entspannung. Atmen Sie tief und ruhig, bis Sie vollständig zur Ruhe gekommen sind. Die Augen sind und bleiben während der ganzen Übung geschlossen und sinken tief in ihre Höhlen.

Konzentration ist auch für diese Atmung die zweite Voraussetzung. Konzentrieren Sie sich jetzt auf den Atem und folgen diesem gedanklich für einige Züge, ohne ihn zu beeinflussen.

Bild Nr. 4

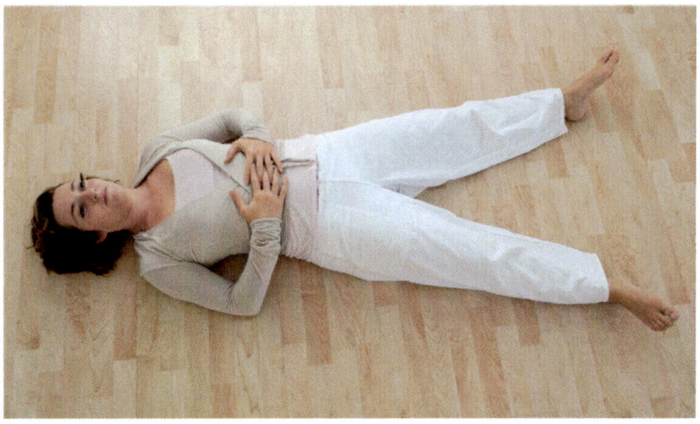

Legen Sie nun die Hände auf den Bauch und beobachten die Bewegung der Bauchdecke bei der Ein- (**In**) und Ausatmung (**Ex**).

Bild Nr. 5

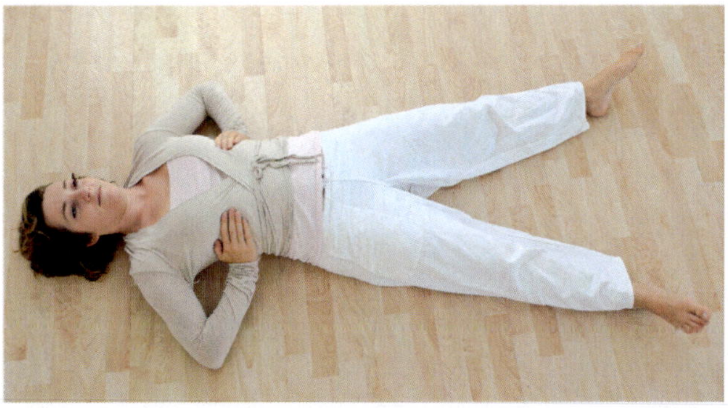

Legen Sie nun die Hände seitlich auf die Rippen (die Finger sind zum Brustbein gerichtet) und beobachten Sie, ob und in welchem Ausmaß sich die Rippen unter den Händen heben und senken bzw. der Brustkorb sich zur linken und rechten Seite ausdehnt.

Bild Nr. 6

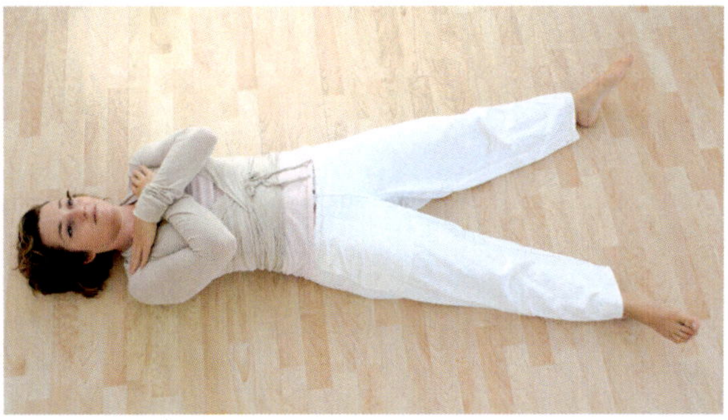

Bild Nr. 7

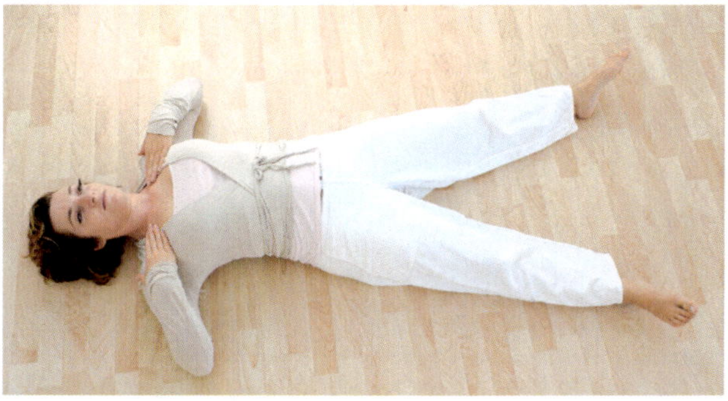

Legen Sie die Hände jetzt knapp unter das Schlüsselbein und achten Sie auf die Bewegung des Brustkorbs in diesem Bereich.

Übung I:

Bild Nr. 8

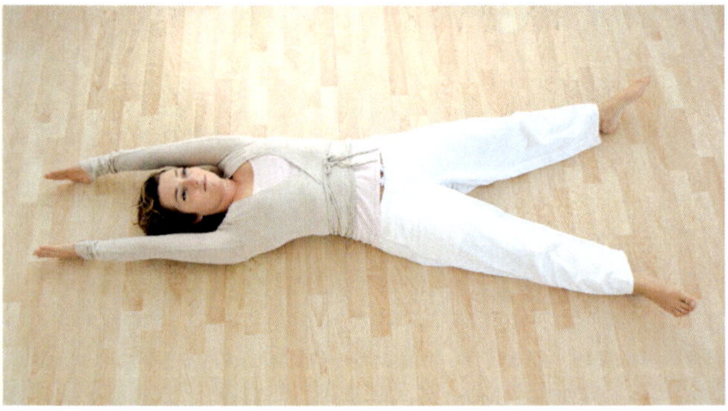

Mit der nächsten Einatmung (**In**) bewegen Sie die gestreckten Arme auf dem Boden langsam zur Seite und hinauf, bis sie neben dem Kopf bzw. bis die Innenseiten der Oberarme neben dem jeweiligen Ohr liegen. Die Übung beginnt mit der Bauchatmung und geht gleichmäßig fließend, den Bewegungen der Arme folgend zur Brustatmung und zur Schlüsselbeinatmung über.

Bild Nr. 9

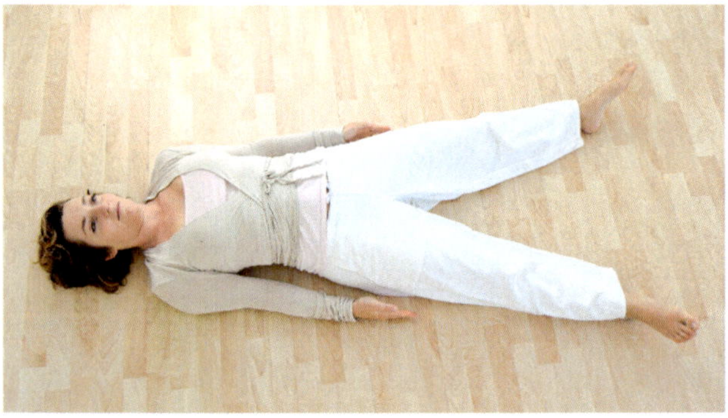

Mit der nächsten Ausatmung (**Ex**) bringen Sie die Arme langsam wieder nach unten neben den Körper, so dass sich die Hände der ausgestreckten Arme neben den Oberschenkeln befinden. Auch hier erfolgt die Armbewegung analog zur Atmung, nur in umgekehrter Reihenfolge, d. h., Sie beginnen mit der bewussten Ausatmung im Schlüsselbeinbereich, setzen den Atemvorgang im Brustkorb fort und lassen zum Schluss bei der Bauchatmung die Bauchdecke entspannt nach unten sinken.

Wiederholen Sie diese Übung für fünf bis zehn Minuten (zumindest aber 20 Mal) mit voller Konzentration auf die Atmung. Halten Sie den Atem nicht an, sondern lassen Sie ihn konstant und gleichmäßig fließen. Fühlen Sie bewusst den Atemvorgang, so dass die Atmung möglichst tief und vollkommen ist.

Alternativ-Übung Yogische Vollatmung (Poorna Svasana)

Vorbereitung Übung II: Konzentration

Bild Nr. 10

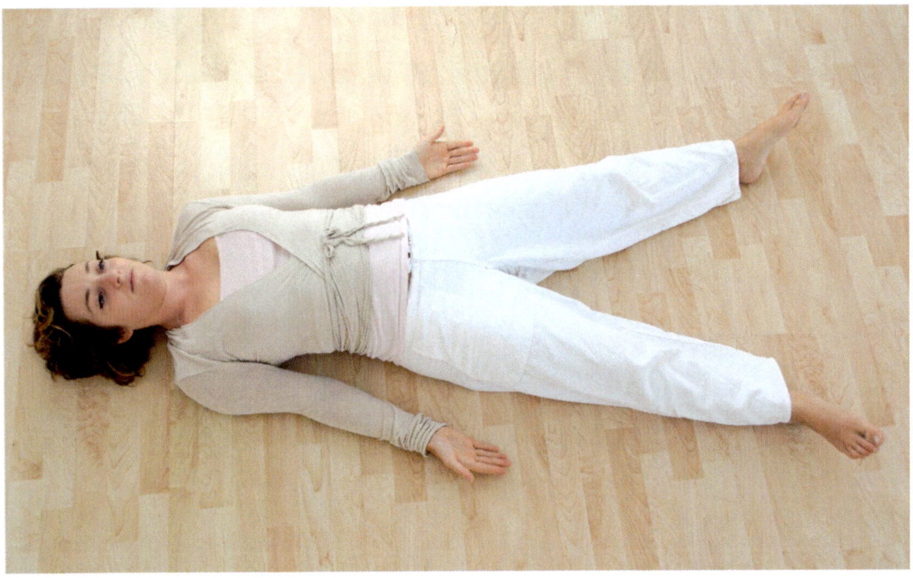

Atmen Sie mehrere Male ruhig und noch etwas tiefer ein **(In)** und aus als zuvor und nehmen Sie alle mit dem Atem verbundenen Empfindungen wahr. Atmen Sie in gleicher Weise weiter und bewegen nun mit jeder weiteren Einatmung die gestreckten Arme langsam auf dem Boden in Richtung Kopf. Bei jeder Veränderung der Lage der Arme nehmen Sie wahr, wie die mit der Atmung gekoppelten Empfindungen sich verändern und wie das Atemvolumen zunimmt.

Bild Nr. 11

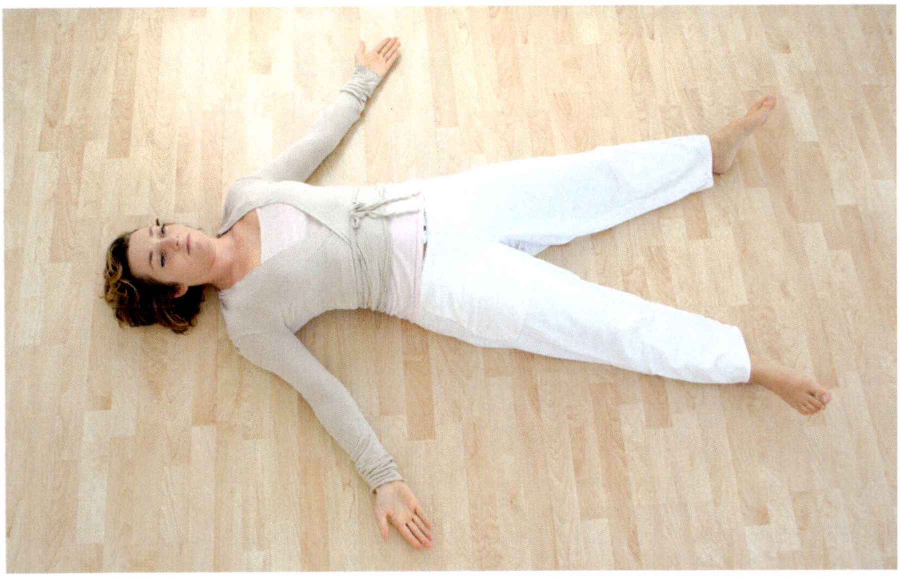

Wenn die Arme auf dem Boden etwa 45 Grad zur Seite ausgestreckt sind, halten Sie in dieser Position zum ersten Mal kurz inne, atmen langsam weiter ein **(In)** und aus und beobachten bewusst diese Stufe der Atmung.

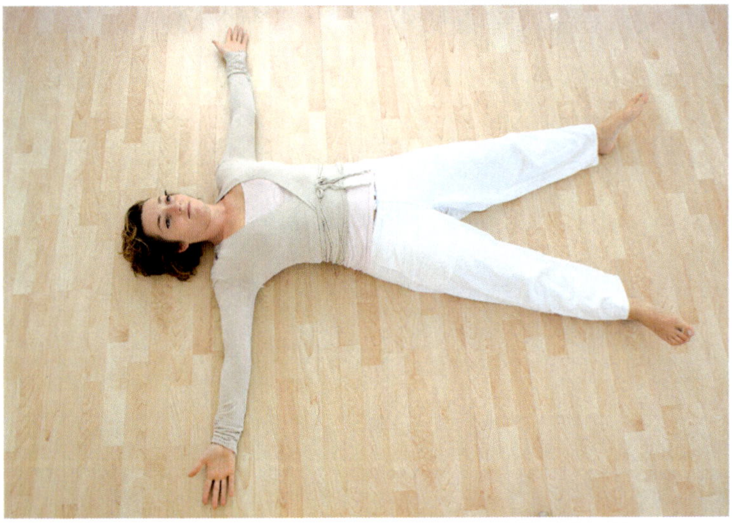

Bild Nr. 12

Bewegen Sie mit der nächsten Einatmung (**In**) die Arme auf dem Boden um weitere 45 Grad (Sie haben jetzt also 90 Grad erreicht), so dass die Arme in Schulterhöhe waagerecht zur Seite ausgestreckt sind. Halten Sie hier zum zweiten Mal kurz inne und nehmen diese Stufe der Atmung wahr.

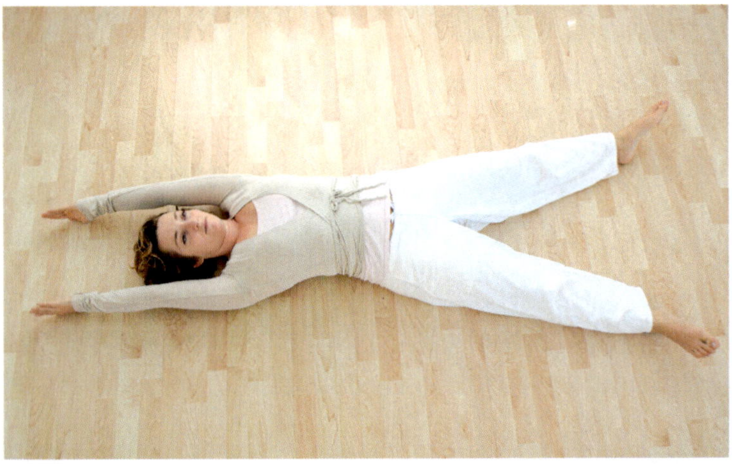

Bild Nr. 13

Setzen Sie dann die Bewegung der Arme einatmend (**In**) (bis zur 180-Grad-Position) fort, bis jene neben dem Kopf auf dem Boden bzw. bis die Innenseiten der Oberarme neben dem jeweiligen Ohr liegen.

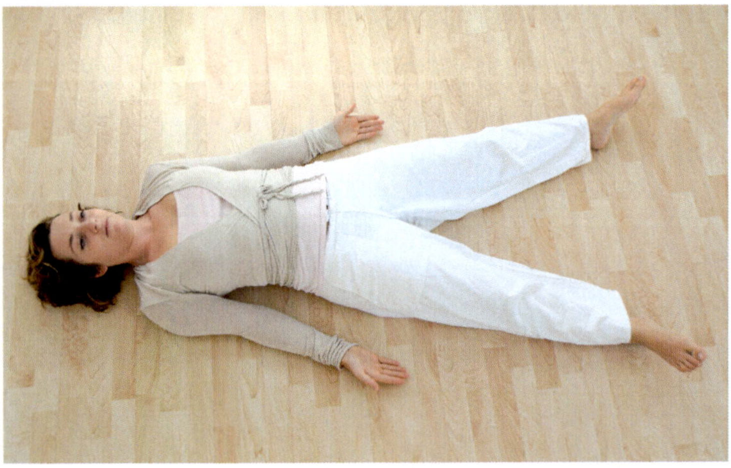

Bild Nr. 14

Mit der nächsten Ausatmung (**Ex**) führen Sie die gestreckten Arme langsam über dem Boden zurück neben den Körper und bleiben noch einige Zeit entspannt liegen.

Übung II

Bild Nr. 15

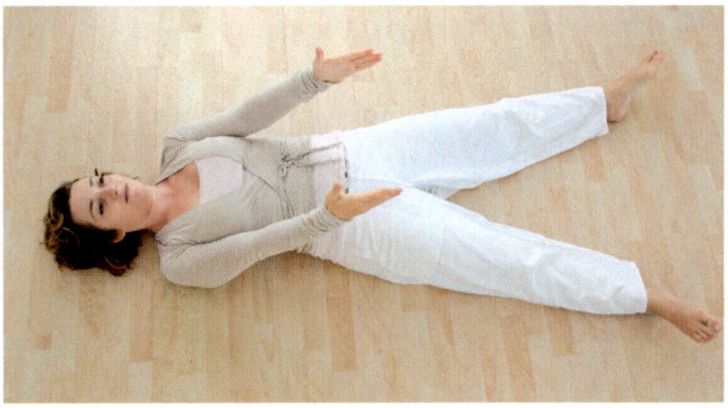

Bild Nr. 16

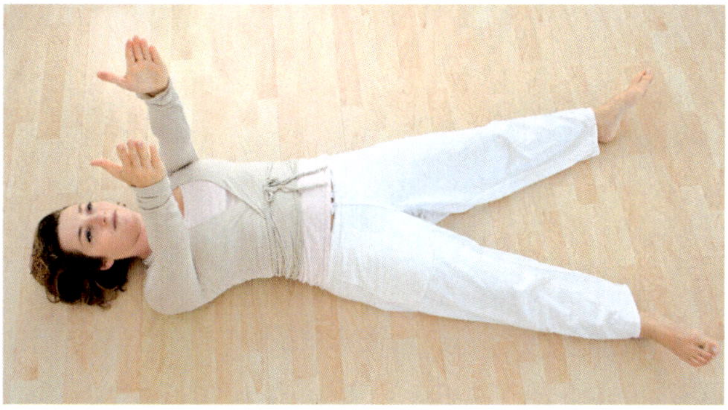

Bild Nr. 17

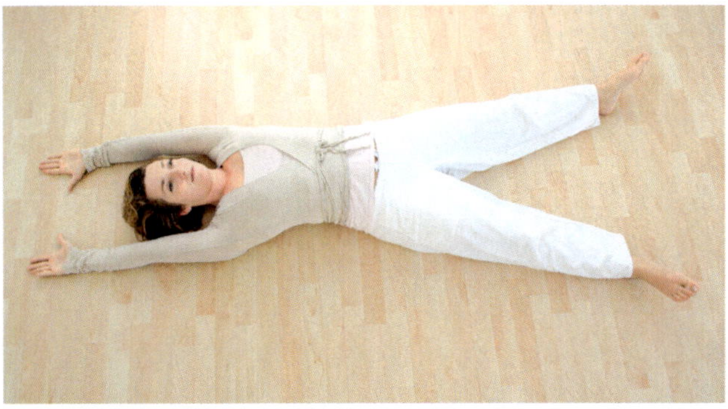

Mit der nächsten Einatmung (**In**) heben Sie die gestreckten Arme langsam aus der Ausgangsposition (Shavasana) parallel in einem hohen Bogen nach oben und legen jene neben den Kopf auf den Boden, so dass die Innenseiten der Oberarme neben den Ohren liegen und die Handflächen nach oben gerichtet sind.

Bild Nr. 18

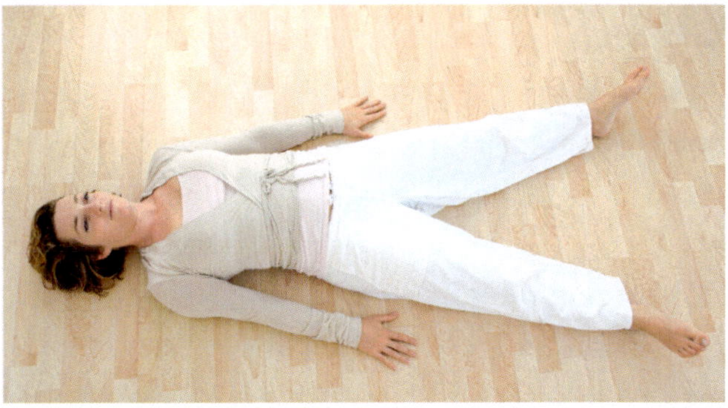

Mit der nächsten Ausatmung (**Ex**) bewegen Sie die Arme in der gleichen Weise neben den Körper zurück und achten darauf, dass die Handflächen auf dem Boden liegen. Spüren und beobachten Sie achtsam und bewusst alle drei Atmungsarten (Bauch-, Brust- und Schlüsselbeinatmung).
Wiederholen Sie diese Übung für fünf bis zehn Minuten (zumindest aber 20 Mal) mit voller Konzentration auf die Atmung. Halten Sie den Atem nicht an, sondern lassen ihn konstant und gleichmäßig fließen. Fühlen Sie bewusst den Atemvorgang, so dass die Atmung möglichst tief und vollkommen ist.

14.1.4 Wechselatmung (Sanskrit: Nadi Shodana)

Die Atmung durch das rechte Nasenloch hat Auswirkungen auf die linke Körperseite und jene durch das linke Nasenloch hat Auswirkungen auf die rechte Körperseite. Im Yoga werden den beiden Nasengängen unterschiedliche Energieformen zugeordnet; dementsprechend werden im feinstofflichen Bereich positive und negative Strömungen in ein stabiles Gleichgewicht gebracht. Während der rechte Nasengang für die solare Energie (Wärme, Aktivität, männliche Energie) steht, ist der linke Nasengang der lunaren Energie (Kühle, Passivität, Ruhe, weibliche Energie) zugeordnet. Die Übung des Nadi Shodhana stellt einen erfolgreichen Ausgleich dieser beiden Pole her und befreit die Nadis von Blockaden. Diese Auswirkungen beziehen sich nicht nur auf den Körper, sondern auch auf die Psyche; denn die geistigen Funktionen werden signifikant erhöht und die Achtsamkeit gesteigert.

Ferner wirkt sich das Praktizieren der Wechselatmung positiv auf das Gehirn und das autonome Nervensystem aus. Es gibt inzwischen zahlreiche wissenschaftliche Untersuchungen und Studien (→ u. a. Kapitel 6.2, Der Einfluss von Nadi Shodana auf das Gehirn), die sich mit dieser Thematik im Rahmen der Psychophysiologie beschäftigt haben. Nadi Shodana reinigt nicht nur das Netzwerk der Energiekanäle, sondern harmonisiert die rechte und linke Gehirnhälfte bzw. deren Aktivitäten. Die Gehirne westlicher Menschen neigen, durch Kultur und Lebensstil bedingt, zu einer verstärkten Aktivität der linken Gehirnhälfte. Beide Hirnhälften sind symmetrisch zueinander, spiegelbildlich angeordnet und arbeiten über Kreuz, was bedeutet, dass die rechte Hirnhälfte die linke Seite des Körpers kontrolliert und die linke Hirnhälfte die rechte Seite des Körpers. Beide Hirnhälften sind unterschiedlich spezialisiert und ergänzen sich in ihrer Aufgabenverteilung. Die linke Hirnhälfte gilt als logisch, abstrakt, analytisch und ihr sind Funktionen wie z. B. das Hören, Sprechen, Schreiben und Lesen zuzuordnen. Der rechten Hirnhälfte hingegen wird alles Bildhafte, Gefühlsbetonte, Schöpferische, also der kreative Bereich und die Intuition zugeordnet, und sie ist u. a. zuständig für das Sehen, Fühlen, Deuten, Verstehen und das räumliche Vorstellungsvermögen. Das Verhältnis der Rechts- / Links-Aktivität der Gehirnhälften liegt bei psychisch gesunden Menschen idealerweise bei 1,05 bis 1,10. Durch regelmäßiges Üben von Yoga, insbesondere der Atemtechniken und der Meditation, wird die Anzahl der Alphawellen im rechten Hirn verstärkt, was zu einem allmählichen Ausgleich der Aktivität der beiden Gehirnhälften führt. Im Zustand tiefer Entspannung, welche u. a. mit der Wechselatmung im Yoga erreicht wird, kann der Praktizierende sogar in der Lage sein, einen Ausgleich von 1.00 zwischen beiden Gehirnhälften zu erreichen.

Die Ausgangsposition für diese Atemübung ist eine bequeme Meditationshaltung, wie z. B. der einfache Schneidersitz (Sanskrit: Sukhasana), eine bequeme Sitzposition mit überkreuzten Beinen und den Füßen unter dem jeweils gegenüberliegenden Knie, oder eine sitzende Position Ihrer Wahl, bei Beschwerden auch auf einem Stuhl.

Es ist sehr wichtig, zu Beginn die richtige Haltung für sich zu finden; denn eine unbequeme Haltung, welche über einen längeren Zeitraum ausgeführt wird, führt zu Schmerzen, zu Folgeproblemen in anderen Körperteilen sowie zu Unkonzentriertheit und verhindert ein wirksames Pranayama.

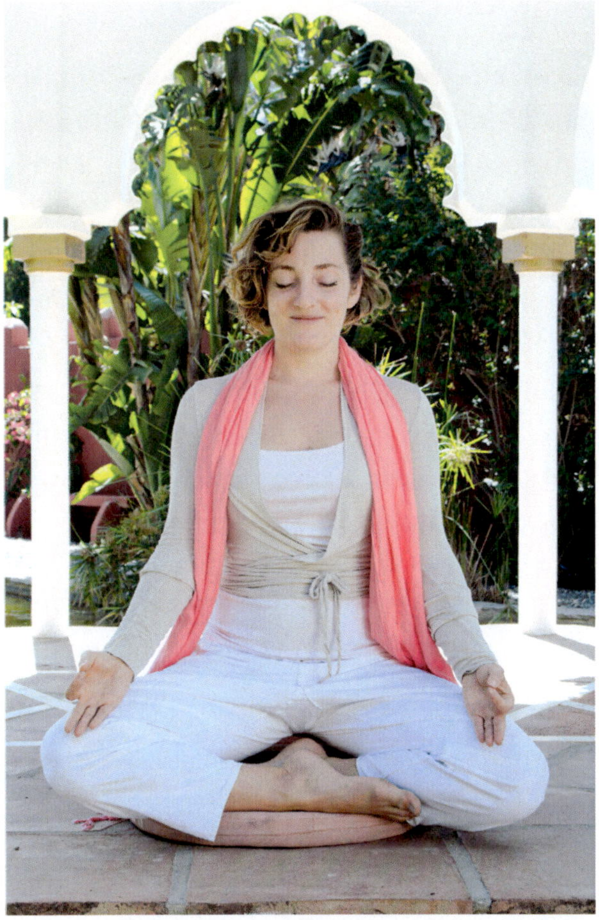

Bild Nr. 19

Die beiden Grundvoraussetzungen für Sukhasana sind, dass Sie sich in der Sitzhaltung auf dem Boden wohlfühlen und Ihre Wirbelsäule ohne Mühe aufrecht halten können. Pranayama auf dem Boden macht nur Sinn, wenn die dafür erforderliche Leichtigkeit und Festigkeit (→ Kapitel 4.2, sthiram sukham asanam) vorhanden sind.

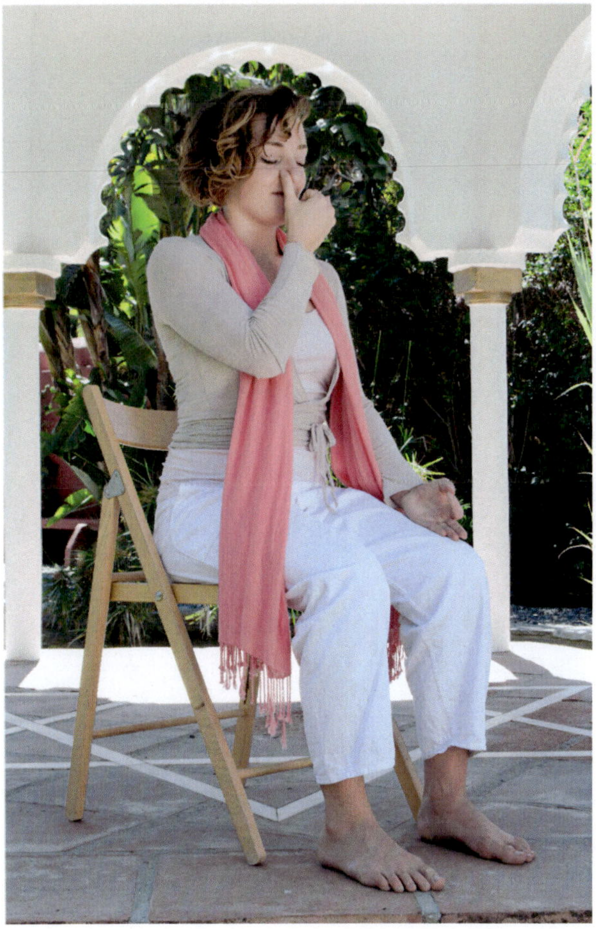

Bild Nr. 20

Variation:

1) Mit Hilfsmittel: Bei Knieproblemen oder Schmerzen im unteren Rücken setzen Sie sich mit aufgerichteter Wirbelsäule auf einen Stuhl und führen die Übung ansonsten wie beschrieben durch. Achten Sie darauf, dass die Füße den Boden berühren.

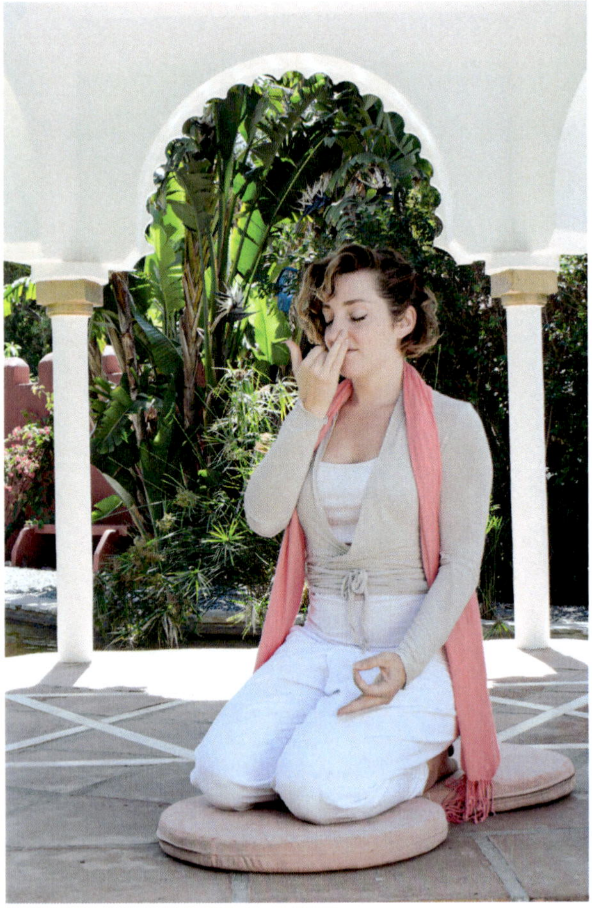

Bild Nr. 21

2) Falls Sie keine Knie- oder Fuß(gelenk)probleme haben, können Sie sich in den Fersensitz setzen, wenn diese Position Ihnen angenehmer ist als der Schneidersitz. Der Fersensitz ähnelt der Heldenposition (→ Virasana, Kapitel 14.5.21, Haltungsverbessernde Yoga-Asanas), in der man auf den Schienbeinen sitzt. Bei Bedarf kann der Druck auf die Knie und Fußgelenke mit einer Decke abgemildert werden. Im Fersensitz ist es einfach, die Wirbelsäule aufrecht zu halten, da die Fersen als Kissen und Stütze fungieren.

In jedem Fall liegen die Hände locker auf den Knien, die linke Hand ist zum Chin-Mudra und die rechte Hand zum Vishnu-Mudra geformt.

Bild Nr. 22

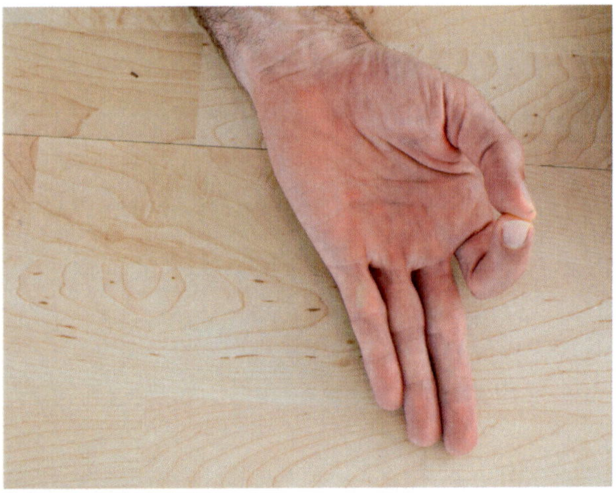

linke Hand

Bild Nr. 23

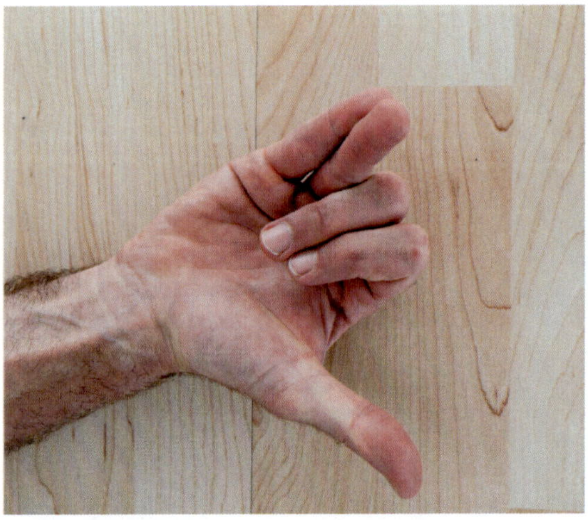

rechte Hand

Chin-Mudra

Die Spitzen des linken Daumens und des linken Zeigefingers berühren sich. Die linke Hand liegt mit dem Handrücken auf dem linken Knie und die Handfläche zeigt nach oben. Die anderen drei Finger (Mittel-, Ring- und kleiner Finger) sind gestreckt und liegen locker nebeneinander.

Vishnu-Mudra

Die Zeige- und Mittelfinger der rechten Hand sind einwärts zur Handinnenseite gebeugt, kleiner Finger, Ringfinger sowie der Daumen sind leicht abgespreizt. Der Daumen wird benutzt, um das rechte Nasenloch zu verschließen, den kleinen Finger und Ringfinger benötigt man, um das linke Nasenloch während der Übung zu verschließen.

Beginnen Sie diese Übung, indem Sie im Schneidersitz die Wirbelsäule aufrichten.
Atmen Sie ruhig, konzentrieren sich auf Ihren Atem und schließen die Augen. Strecken Sie die ganze Wirbelsäule und den Scheitel des Kopfes senkrecht nach oben. Machen Sie die ganze Wirbelsäule so lang wie möglich. Die linke Hand liegt im Chin-Mudra auf dem linken Knie (die Handfläche zeigt nach oben), und die rechte Hand führen Sie im Vishnu-Mudra langsam in Richtung Nase, der Arm wird während der ganzen Übung eng am Oberkörper gehalten.
Führen Sie die rechte Hand zur Nase und verschließen Sie mit dem rechten Daumen das rechte Nasenloch. Atmen Sie tief und langsam durch das linke Nasenloch circa vier Sekunden lang ein (**In**). Dabei geht der Bauch nach vorne. Füllen Sie die Lungen zu etwa drei Vierteln.
Dann verschließen Sie das linke Nasenloch mit dem Ringfinger und kleinen Finger. Öffnen Sie jetzt das rechte Nasenloch und atmen durch das rechte Nasenloch circa vier Sekunden langsam und komplett aus (**Ex**). Dabei geht der Bauch nach innen. Leeren Sie die Lungen dabei (fast) vollständig.
Atmen Sie dazu tief und langsam durch das rechte Nasenloch circa vier Sekunden lang ein (**In**). Dabei geht der Bauch nach vorne. Dann verschließen Sie das rechte Nasenloch mit dem Daumen. Öffnen Sie jetzt das linke Nasenloch und atmen durch das linke Nasenloch circa vier Sekunden langsam und komplett aus (**Ex**). Dabei geht der Bauch nach innen. Leeren Sie die Lungen dabei (fast) vollständig.

Wiederholen Sie diese Übung für fünf bis zehn Minuten (zumindest aber 20 Mal) mit voller Konzentration auf den Atem. Halten Sie den Atem nicht an, sondern lassen ihn konstant und gleichmäßig fließen.

Kontraindikationen

- Keine.

Positive Wirkungen der Wechselatmung

1) Körperlich
- Erhöht die Lungenkapazität.
- Hilft, die Atmung unter Kontrolle zu bringen.
- Hilft, die Nasendurchgänge zu öffnen.
- Lindert Allergien und Heuschnupfen.
- Lindert Asthma.
- Wirkt prophylaktisch gegen Erkältungen.
- Wirkt harmonisierend auf alle Körpersysteme.

2) Geistig
- Harmonisiert beide Gehirnhälften.
- Beruhigt den Geist.
- Fördert die Konzentrationsfähigkeit.
- Verleiht innere Ruhe.
- Gibt innere Kraft.
- Beseitigt emotionale Ungleichgewichte.
- Bereitet den Geist auf die Meditation vor.

3) Energetisch
- Reinigt die Nadis (Nadi Shodana bedeutet im Sanskrit »Reinigung der Nadis«).
- Öffnet alle 72.000 subtilen Energiekanäle, so dass die Lebensenergie Prana besser oder überhaupt erst wieder fließen kann.

Besonders die drei Haupt-Nadis, Ida, Pingala und Sushumna, werden geöffnet und die Sonnen- und Mondenergie (→ Kapitel 3, Hatha-Yoga) in Ida und Pingala werden harmonisiert. Durch die Öffnung der Sushumna kann das Prana in die höheren Chakras fließen und ferner durch Konzentration die Lebensenergie dorthin geschickt werden, wo man sie benötigt bzw. haben möchte.

Exkurs: Mudras

Oft wird die Anwendung von Mudras als Finger-Yoga bezeichnet, was eine zutreffende Beschreibung ist. Die Mudras umfassen Hand- und Fingergesten, die eine Vielzahl von Wirkungen entfalten können, wie z. B. die Linderung und Heilung von körperlichen und seelischen Beschwerden. Mudras sind in den unterschiedlichsten Kulturen bekannt und werden u. a. in der traditionellen chinesischen, japanischen und indischen Medizin für das allgemeine Wohlbefinden sowie zur Unterstützung von körperlichen Heilungsprozessen, aber auch zur Anhebung der Gemütsverfassung und zur Stimulierung der Hirntätigkeit praktiziert.
Die Bedeutung des Wortes Mudra ist ursprünglich »Siegel« und stellt eine symbolische Handgeste dar. Die Fingerhaltungen wirken aber über die rein symbolische Bedeutung hinaus auf den Organismus ein; denn die Fingerspitzen sind von circa 4.000 Nervenfasern umgeben. Deshalb kann sich das regelmäßige Praktizieren des Finger-Yogas wie die Aktivierung einer Kraftquelle für unsere inneren Organe und damit den ganzen Körper auswirken, diesen bewusst beeinflussen, beruhigen, harmonisieren und wieder in Einklang bringen.
Beim ersten Mudra der Wechselatmung, dem Chin-Mudra, wird u. a. der Energiefluss aktiviert und positiv beeinflusst. Bei diesem Mudra werden Zeigefinger und Daumen der linken Hand leicht zusammengedrückt, der linke Handrücken liegt auf dem linken Knie und die Handfläche zeigt nach oben. Jeder Finger hat beim Praktizieren der Mudras eine eigene Bedeutung. Hier stehen der Daumen für das kosmische (göttliche) und der Zeigefinger für das individuelle (menschliche) Bewusstsein. Das Wort Yoga bedeutet u. a. Vereinigung, welche sich hier sehr anschaulich in Form der Einheit des Menschen mit dem kosmischen Bewusstsein darstellt durch eine Geste der Sehnsucht und durch den Wunsch nach Vereinigung.

In der traditionellen chinesischen Medizin (TCM) repräsentieren die Berührungspunkte dieser beiden zum Chin-Mudra geformten Finger die Metallpunkte aus der chinesischen Fünf-Elemente-Lehre. Metall ist das Element, welches am besten leitet. In diesem Fall leitet es die Energie und stellt darüber hinaus die Verbindung mit dem Kosmischen her. Ferner wohnen diesem Element Inspiration und Intuition inne. Auf das Mudra bezogen, steht der Zeigefinger für Inspiration (Energie von außen), der Daumen für Intuition (innere Energie), und durch diese Geste bilden Intuition und Inspiration eine geschlossene Einheit. Alles ist eins – die Kräfte des Mikro- und Makrokosmos sind verbunden und bedingen sich gegenseitig.

Für die Fingerhaltung des zweiten Mudras bei der Wechselatmung, des Vishnu-Mudras, gibt es sowohl körperliche als auch energetische Gründe. Bei diesem Mudra werden der Zeige- und Mittelfinger der rechten Hand einwärts zur Handinnenseite gebeugt und der kleine Finger, der Ringfinger sowie der Daumen leicht abgespreizt. Diese Art der Fingeranordnung ist körperlich die entspannendste; denn zum Strecken der Finger wäre Muskelspannung nötig, gebeugt hingegen sind die Finger entspannt. Energetisch hat jeder Finger eine Bedeutung. So steht der kleine Finger für Rajas (Aktivität), der Ringfinger für Sattva (Gleichgewicht), der Mittelfinger für Tamas (Trägheit), der Zeigefinger für das Ego und der Daumen für Brahman (das Göttliche).

Für die Wechselatmung werden nur die beiden reinsten Finger, nämlich der Ringfinger und der Daumen genutzt, um die Nase zu öffnen bzw. zu verschließen. Energetisch entspricht der rechte Daumen der Energie von Pingala Nadi (rechtes Nasenloch) und der rechte Ringfinger der von Ida Nadi (linkes Nasenloch). Einer yogischen Haltung angemessen, wird der Ego-Finger gebeugt gehalten, weil das Ego sich verneigen und man dadurch Demut ausdrücken soll. Dasselbe gilt für den Mittelfinger, der Trägheit repräsentiert, die es zu zügeln gilt. Weder der Zeige-, noch der Mittelfinger der rechten Hand sollen während der Wechselatmung auf den Punkt zwischen den Augenbrauen, das Ajna Chakra, gerichtet sein, da sie ihm dadurch Energie entziehen könnten. Manche Yoga-Stile lehren zwar, den Zeigefinger auf das Ajna Chakra zu setzen, um dem Anfänger die Konzentration zu erleichtern, aber energetisch ist es wirkungsvoller, den Mittel- und Zeigefinger zu beugen.

Achten Sie darauf, wenn Sie die beiden Mudras üben, dass Sie die Finger so platzieren und formen, wie es auf der jeweiligen Abbildung der Mudras dargestellt ist. Der Druck der Finger sollte dabei ganz leicht und fein und die Hände sollten entspannt sein. Es ist wichtig, dass Sie und Ihre Hände / Finger locker und entspannt sind; denn jede Verspannung behindert die inneren Energieströme und Sie wollen mit den Mudras etwas zum Fließen bringen.

Vielleicht bemerken Sie, dass es gar nicht so einfach ist, die Mudras zu formen und zu halten; denn die Finger sind eventuell steif, unbeweglich, nicht gezielt einzeln zu bewegen oder die Finger und Hände ermüden schnell. Die Beweglichkeit der Hände steht in direktem Zusammenhang mit der Beweglichkeit des ganzen Körpers und ist nicht isoliert zu betrachten. Wenn Sie an einer bestimmten Stelle im Körper verspannt sind, äußert sich diese Spannung auch an der entsprechenden Stelle Ihrer Hände. Durch regelmäßiges Praktizieren der Mudras werden Sie schnell mehr Kraft in den Händen und Fingern verspüren und beweglicher und flexibler werden in den Händen und, falls Sie noch andere Mudras üben sollten, auch im ganzen Körper. Mudras können Ihre Wirkung sofort oder nach einer gewissen Zeit entfalten. Dies ist von Ihnen zu beobachten, wenn z. B. ein Kribbeln in einem Körperteil auftaucht, ein Wärmegefühl aufsteigt, Unwohlsein oder Schmerzen vergehen, sich die Stimmung hebt oder der Geist leicht und frisch wird.

14.2 Meditation (Sanskrit: Dhyana)

Meditation ist die Loslösung von der Identifikation mit dem Verstand und dem Leiden; sie ist die Einsicht in unser wahres Wesen, das unendlich liebevoll und ewig frei ist.

(Remo Rittiner)

Das Wort Meditation kommt vom lateinischen »meditatio« und bedeutet »das Nachdenken über«, aber auch »zur Mitte ausrichten«, was vom lateinischen »medius« (die Mitte) hergeleitet wird. Im älteren deutschen Sprachgebrauch bezeichnet Meditation ein Nachdenken über ein Thema oder die Resultate eines Denkprozesses.

Meditative Praktiken sind ein wesentlicher Bestandteil und eine spirituelle Praxis in vielen Religionen und Kulturen. Die Meditation wird in westlichen Ländern aber auch unabhängig von religiösen Aspekten oder spirituellen Zielen zur Unterstützung des allgemeinen Wohlbefindens, der geistigen Beruhigung und Zentrierung oder im Rahmen der Psychotherapie praktiziert. Meditation als spirituelle Praxis ist immer in religiöse, psychologische und ethische Lehrschemata eingebunden.

Durch die verschiedenen Achtsamkeits- oder Konzentrationsübungen soll sich der Geist beruhigen, sammeln und fokussieren. In östlichen Kulturen gilt die Meditation als eine grundlegende bewusstseinserweiternde Übung. Je nach Tradition werden die angestrebten Bewusstseinszustände unterschiedlich beschrieben und mit Begriffen wie Stille, Leere, Eins-Sein, Im-Hier-und-Jetzt-Sein oder Frei-von-Gedanken-Sein beschrieben.

Das höchste Ziel der meditativen Praxis im Buddhismus, Hinduismus und Jainismus ist die Erleuchtung oder das Erreichen des sog. Nirvana, in christlichen, islamischen und jüdischen Traditionen geht es hingegen um das unmittelbare Erfahren des Göttlichen.

Besonders im Buddhismus, Hinduismus und Taoismus besitzt die Meditation eine ähnliche Bedeutung wie das Gebet im Christentum oder im Islam. Als strukturierte, dokumentierte Überlieferung lässt sich die Meditation am weitesten bis zu den Schriften der Upanischaden in Indien zurückverfolgen. Als »Dhyana« werden verschiedene Zustände der Versenkung beschrieben, worauf sich heute u. a. das chinesische Chan und das japanische Zen zurückführen lassen. Eine vielfältige und traditionsreiche Form der Meditation entwickelte sich daneben im indischen Yoga und ist in den Sutras des Patanjali dokumentiert. Innerhalb dieser Traditionen werden mit der Meditation ausnahmslos spirituelle Ziele verfolgt.

Aus dem mittelalterlichen Christentum sind die geistlichen Übungen »meditatio«, die gegenständliche Betrachtungen »contemplatio« sowie die gegenstandfreien Anschauungen und Kontemplationen zur Sammlung des Geistes überliefert. Besonders in den mystischen Traditionen sollten damit der Verstand und das Denken zur Ruhe kommen, um den »einen Urgrund« freizulegen. In den christlichen Traditionen spielt aber das Gebet als spirituelle Praxis eine sehr viel größere Rolle als Meditation und Kontemplation.

Die Vielfalt der Meditationstechniken ist nahezu unüberschaubar. Die Techniken unterscheiden sich nicht nur nach ihrer traditionellen religiösen Herkunft, sondern auch nach den unterschiedlichen Richtungen oder Schulen innerhalb der Religionen und oft auch noch nach einzelnen Leh-

rern innerhalb solcher Schulen. In vielen Schulen werden zudem abhängig vom Fortschritt der Meditierenden unterschiedliche Techniken gelehrt. Die Meditationstechniken lassen sich grob in zwei Gruppen einteilen, nämlich in die passive (kontemplative) Meditation, die im stillen Sitzen praktiziert wird, und in die aktive Meditation, bei der körperliche Bewegung (z. B. meditatives Gehen), achtsames Handeln oder lautes Rezitieren (z. B. von Mantras) zur Meditationspraxis gehören. Im allgemeinen Sprachgebrauch wird unter Meditation oft nur die passive Form verstanden, so wie sie in Abbildungen des meditierenden Buddhas symbolisiert wird. Neben den traditionellen Meditationstechniken werden, vor allem seit den 1970er Jahren, im Westen viele von fernöstlichen Lehren inspirierte und an westliche Bedürfnisse angepasste Meditationsformen der unterschiedlichsten Art angeboten.
Doch alle Meditationstechniken haben gemeinsam, einen vom Alltagsbewusstsein abweichenden Bewusstseinszustand zu üben, in dem das gegenwärtige Erleben im Vordergrund steht, frei von gewohntem Denken, vor allem von Bewertungen und von der subjektiven Bedeutung der Vergangenheit (Erinnerungen) und der Zukunft (Pläne, Ängste usw.). Nur das fokussierte Verweilen im Hier und Jetzt ist entscheidend und das angestrebte Ziel. Darüber hinaus sollen viele Meditationstechniken dabei helfen, einen Bewusstseinszustand zu erreichen, in dem ein klares, hellwaches Bewusstsein mit gleichzeitiger und zutiefst möglicher Entspannung herrscht.

An dieser Stelle ist es angebracht, den Weisen Patanjali aus seinem Yoga-Sutra I, 2 auf Sanskrit zu zitieren: »Yogas citta vrtti nirodhah«, was übersetzt heißt: »Yoga ist das Zur-Ruhe-Bringen der Gedanken(wellen) im Geist«. In den alten indischen Schriften wird der Geist mit dem Wasser eines Sees verglichen, auf dessen Grund ein Schatz liegt. Wenn das Wasser unruhig ist und sich bewegt, entstehen Wellen und wir können den Schatz auf dem Boden des Sees nicht erkennen. Nur wenn die Wellen des Sees sich gelegt haben, können wir bis nach unten schauen und den Schatz erkennen. Der Schatz ist unser Selbst und wenn wir die Gründe für die Bewegung der Gedankenwellen und diese selbst ausschalten, dann ruhen wir in unserer wahren Natur. Wir sind weder der Geist, noch sind wir die Gedanken – wir sind reines Bewusstsein, und zwar jenseits der Gedanken, was wir im Zustand des »Sat Chit Ananda« (Sanskrit: Sein-Wissen-Glückseligkeit) erfahren können. Dafür bedienen wir uns des Atems und der Meditation bzw. der nachstehend beschriebenen Atem-Meditation. Um es auf den Punkt zu bringen: Yoga ist mehr Atmen und weniger Denken.

14.2.1 Atem-Meditation (Sanskrit: Svasana Dhyana)

Die Atem-Meditation zur Heranführung ist relativ einfach umzusetzen und erzielt einen sehr guten Erfolg. Ferner ist der Atem ihr zentrales Wesensmerkmal, welches bei der gesamten Übungsreihe der Magischen Fünf eine zentrale Rolle spielt. Wenn man die Herrschaft über den Atem gewonnen hat, kann man auch die Herrschaft über den Geist und die Emotionen gewinnen. Um »Svasana Dhyana« zu erfahren, muss man das eigene Atemmuster nicht nur erkennen und kennen, sondern auch zu seinem eigenen Vorteil nutzen können. Der Atem ist dabei eine Brücke zwischen dem Wach- und dem Unterbewusstsein und der Atemrhythmus bestimmt die Veränderungen im Unterbewusstsein. Nur wenn Sie sich des Atemrhythmus und der Schwankungen des Atems bewusst sind, können Sie die tieferen Ebenen des Unterbewusstseins erforschen. Die Energie, die Sie normalerweise zum pausenlosen Denken aufwenden, wird durch den Atem bei der Atem-Meditation nach innen gelenkt. Dieser Atem, Ihr Atem, führt Sie zu der inneren Stille, in der Sie Ihre innere Kraft und Wonne erfahren können.

Die Ausgangsposition für diese Atemübung ist der einfache Schneidersitz (Sanskrit: Sukhasana), eine bequeme Sitzposition mit überkreuzten Beinen, oder eine sitzende Position Ihrer Wahl, bei Beschwerden oder Schmerzen auf einem Stuhl. Die meisten Praktizierenden benötigen ein Sitzkissen oder eine gefaltete Decke, um die Wirbelsäule in der überkreuzten Sitzposition aufzurichten. Nur in einer vollständig aufgerichteten Wirbelsäule kann das Prana ungehindert fließen, ist die Atmung nicht beeinträchtigt und sind die positiven Wirkungen der Atem-Meditation gewährleistet.

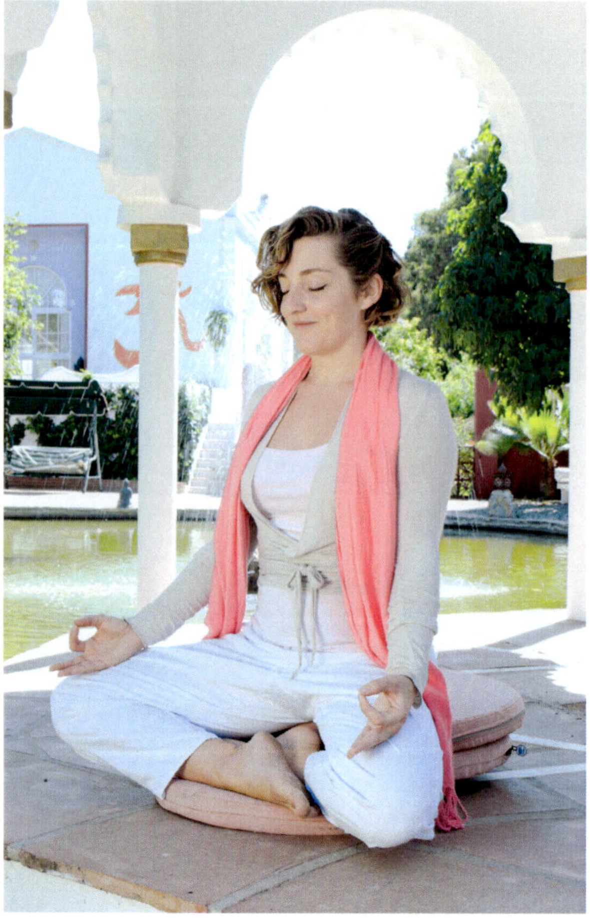

Bild Nr. 24

Schritt 1: Beginnen Sie diese Übung, indem Sie im Schneidersitz die Wirbelsäule aufrichten. Machen Sie diese lang und strecken den Scheitel des Kopfes senkrecht nach oben. Machen Sie die ganze Wirbelsäule so lang wie möglich. Beide Hände liegen locker im Chin-Mudra (→ Bild Nr. 22) auf den Knien, die Handflächen zeigen nach oben.

Schritt 2: Atmen Sie ruhig, konzentrieren Sie sich auf Ihren Atem und schließen Sie die Augen (oder halten sie alternativ geöffnet und blicken vor sich auf den Boden) und lassen Ihre Aufmerksamkeit sanft auf dem Atem ruhen, ohne ihn zu beeinflussen. Versuchen Sie also nicht, möglichst tief oder in einem bestimmten Rhythmus zu atmen. Lassen Sie stattdessen den Atem los, akzeptieren Sie ihn, wie er von selbst fließen will, und beobachten Sie nur. Ziel ist es, so fokussiert zu sein, dass Sie nichts anderes mehr wahrnehmen als den Atem und an nichts mehr denken.

Schritt 3: Nach einer Weile werden Sie feststellen, dass allein durch die Konzentration auf den Atem sich dieser verändert. Sie atmen jetzt langsam, tief, ungezwungen und rhythmisch auf eine entspannte Weise ein und aus. Genießen Sie dieses Atmen, wie Sie z. B. schöne Musik, die Geräusche eines Wasserfalls oder beruhigende Naturgeräusche genießen.

Schritt 4: Nehmen Sie jetzt den Atem in Ihren Nasenöffnungen wahr, den Unterschied der Lufttemperatur beim Ein- und Ausatmen. Beim Einatmen (**In**) fließt kühle Luft in die Nase hinein. Beim Ausatmen (**Ex**) strömt warme, feuchte Luft durch die Nase hinaus.

Schritt 5: Beobachten Sie den Atem tief im Atmungssystem. Beim Einatmen (**In**) fließt Luft durch die Luftröhre nach unten, die Lungen dehnen sich aus und der Bauch bewegt sich nach vorn. Beim Ausatmen (**Ex**) ziehen sich Bauch und Lunge zusammen, der Bauch geht nach innen und die Luft strömt durch die Luftröhre nach oben. Atmen Sie weiter und weiter und erfahren Ihren Atem.

Schritt 6: Nehmen Sie nun den Atem tiefer in Körper und Geist wahr. Beim Einatmen (**In**) energetisieren und erfrischen Sie Ihren Körper und Geist mit Prana. Beim Ausatmen (**Ex**) befreien Sie Ihren Körper und Geist von negativem Stress, Schmerz, Giften, Anspannungen sowie negativen Gedanken und Ballast jeglicher Art.

Schritt 7: Üben Sie nun die Wechselatmung (Nadi Shodana), ohne dass Sie die rechte Hand verwenden, sondern ausschließlich die Kraft des Geistes dazu benutzen. Stellen Sie sich vor und spüren Sie, wie Sie durch das linke Nasenloch langsam und rhythmisch einatmen (**In**) und durch das rechte Nasenloch langsam und vollständig ausatmen (**Ex**). Atmen Sie sodann rechts ein (**In**) und links aus (**Ex**) und fahren für eine Weile mit Nadi Shodana (im Geiste) fort.

Schritt 8: Beobachten Sie den Atem und folgen Sie ihm. Beim Ausatmen (**Ex**) folgen Sie dem Luftstrom, auch außerhalb des Körpers. Visualisieren Sie, wie sich der Atem nach dem Verlassen der Nasenlöcher vor Ihnen ausbreitet und sich langsam verteilt und aufzulösen scheint. Beim Einatmen (**In**) folgen Sie dem Luftstrom von der Berührung des Atems der Nasenlöcher über das Hinabströmen des Atems in die Lunge und bis in jede Zelle. Die Einatmung (Puraka) führt Sie zu »Jeevathma«, der Seele des Menschen, und die Ausatmung (Rechaka) zu »Paramathma«, dem höchsten Selbst. »Kevalakumbhaka« ist die Vereinigung von beiden.

Schritt 9: Beenden Sie dann die Atem-Meditation mit ein paar tiefen Atemzügen, öffnen dabei langsam wieder die Augen und lassen die Atmung wieder natürlich werden.
Spüren und erfahren Sie den Rhythmus, die Tiefe und die Stille Ihres Atems. Er trägt Sie fort von den Gedankenwellen.

Dauer: zehn bis 30 Minuten
Erhöhen Sie nur allmählich die Verweildauer.

Eventuelle Probleme / Hindernisse

Es kann sein, dass es Ihnen auf Anhieb nicht gelingt, völlig auf den Atem konzentriert zu bleiben. Eventuell werden Gedanken aufsteigen oder Gefühle Sie beschäftigen, ohne dass Sie es wollen bzw. unterbinden können. Die Gründe dafür sind vielfältig, aber wahrscheinlich haben diese Geistesinhalte mit den Erlebnissen der letzten Tage zu tun, um deren Verarbeitung Ihr Geist genau jetzt bemüht ist, oder Sie versinken in Träumereien oder Fantasien, die nichts mit der unmittelbaren Vergangenheit oder Ihrem derzeitigen Lebensumfeld zu tun haben. Es bietet sich Ihnen eine gute Gelegenheit, Ihren Geist und womit er »unbewusst« beschäftigt ist, genauer kennen zu lernen.

Verzweifeln oder hadern Sie deshalb nicht, sobald Sie feststellen, dass der Atem nicht mehr im Mittelpunkt Ihrer Aufmerksamkeit steht, sondern nehmen Sie dies ohne Wertung und akzeptierend zur Kenntnis und richten die Aufmerksamkeit wieder ruhig und gelassen auf den Atem, ohne diesen beeinflussen zu wollen. Es bringt nichts, sich über Ihre abwandernden Gedanken zu ärgern; denn auch langjährig Meditierende schaffen es nicht, ständig auf den Atem konzentriert zu bleiben. Ein Abschweifen ist also in gewisser Weise normal. Versuchen Sie, nichts mit Nachdruck zu wollen, sondern Sie lassen Ihre Gedanken einfach los, genau wie auch alle anderen Versuche, sich selbst zu beeinflussen oder Ihren Geist bzw. dessen Inhalte und Denkmuster.

Positive Wirkungen

- Führt zu höherer Konzentrationsfähigkeit.
- Erhöht die geistige Klarheit.
- Schafft innere Ruhe.
- Beruhigt das Nervensystem.
- Entspannt den Körper.
- Erhöht die Lebensenergie (Prana).
- Lindert Atembeschwerden.
- Senkt den Blutdruck.
- Bewirkt langfristig eine Integration der verschiedenen Teile unseres Selbst.
- Verbindung mit der inneren Weisheit.
- Führt zu glücklichen Zuständen bis hin zur vollständigen Erleuchtung und Freiheit.

14.3 Gelenkbefreiende Übungen (Sanskrit: Parvanmuktasana)

Idealerweise sollte man, bevor mit der täglichen Yoga-Praxis begonnen wird, in den Körper hineinspüren und schauen, wie der Status quo des individuellen Tempels ist, und erst danach anfangen, in diesem zu wirken. Ein Auto wird auch erst warm gefahren, bevor man »auf die Tube drückt«.

Die dynamische Praxis dieser gelenkbefreienden Übungen wird Sie dazu befähigen, sich stabiler und rhythmisch zu bewegen, und zwar in Harmonie mit Ihrem Atem und ohne jegliche Anstrengung. Dies wird in der Folge Ihren Blutkreislauf verbessern und schließlich mittels der im Atem und Körper enthaltenen Lebenskraft Prana helfen, die Muskeln besser auf Veränderung vorzubereiten. Ferner wird das Energiepotential des Körpers erhöht.

Ein weiterer Vorzug dieser gelenklösenden Übungen ist der positive Effekt auf das Lymphsystem, dessen Lymphgefäße in den äußeren Bereichen des Körpers als offenes Sammelsystem beginnen, sich zu immer größeren Einheiten vereinigen und schließlich in zwei großen Gefäßen enden. Die Lymphflüssigkeit der unteren Körperabschnitte und der linken oberen Körperhälfte sammelt sich im sogenannten Milchbrustgang, dem Ductus Thoracicus. Diese größte Lymphbahn verläuft entlang der Wirbelsäule und mündet links oberhalb des Herzens in eine Vene, nämlich die linke Unterschlüsselbeinvene. Die Lymphe der rechten oberen Körperhälfte wird in der rechten Lymphbahn, die keine besondere Bezeichnung hat, gesammelt und mündet in die rechte Unterschlüsselbeinvene. Diese beiden Venen vereinigen sich zur oberen Hohlvene, die direkt ins Herz führt. Durch die gelenköffnenden Übungen wird der Lymphfluss der gesamten unteren und linken oberen Körperhälfte durch den Ductus Thoracicus angekurbelt, was einen erhöhten Abtransport von Schlackenstoffen bedeutet und sich auf den ganzen Körper positiv auswirkt. Darüber hinaus wird das Immunsystem gestärkt und die Praxis jener Asanas verbessert, die ihren Schwerpunkt auf der Wirbelsäule haben.

Die folgende gelenkbefreiende Übungsserie umfasst 22 Asanas und bewegt jedes Gelenk sanft, systematisch und vollständig durch seinen natürlichen Bewegungswinkel. Diese Übungen haben den Zweck, die Gelenke geschmeidig zu machen und von Blockaden zu lösen sowie deren Bewegungsbandbreite allmählich zu erhöhen. Des Weiteren werden durch das regelmäßige Üben die Zusammenhänge des Muskel- und Skelettsystems und die Freisetzung eines subtilen, fein(stofflich)en Energieflusses erfahren, der in den Nadis erfolgt, den feinstofflichen Energiekanälen. Diese Energie steht dann u. a. für die (Selbst-)Heilung zur Verfügung bzw. ermöglicht diese.

Die Serie beginnt mit den Füßen und Fußgelenken, geht über die Knie, Hüften, den Oberkörper, die Arme, Schultern und Wirbelsäule und endet beim Nacken. Die beschriebenen Übungen repräsentieren alle grundlegenden Bewegungen des Körpers.

14.3.1 Fußgelenk (Plantare Flexion, Dorsale Flexion)

A) Plantare Flexion – B) Dorsale Flexion [oberes Sprunggelenk (OSG)]
In Richtung der Sohle (mit Inspiration) – in Richtung des Rückens (mit Exspiration).

Bei der plantaren Fußgelenk-Flexion (A) sind folgende Muskeln beteiligt: Tibialis anterior, Peroneus fibularis longus, Peroneus fibularis brevis.
Bei der dorsalen Fußgelenk-Flexion (B) sind folgende Muskeln beteiligt: Gastrocnemius, Soleus.

Bild Nr. 25 A)

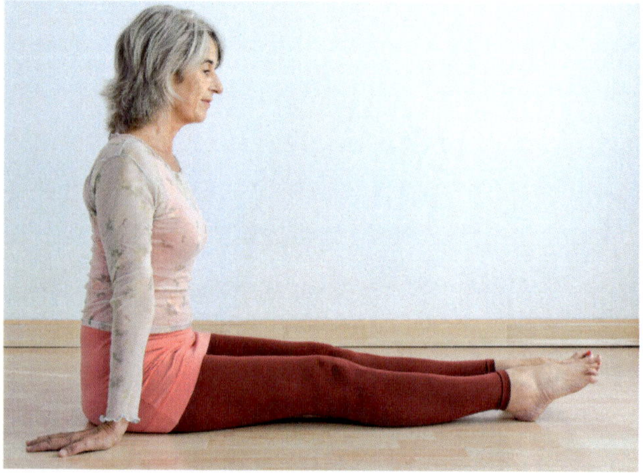

Bild Nr. 26 B)

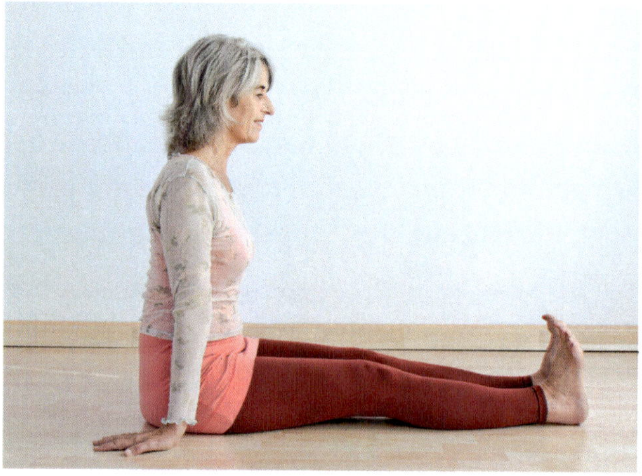

Die Ausgangsposition der ersten Übung ist die Stabstellung (Dandasana).
Sitzen Sie dazu auf dem Boden, halten Sie die Beine geschlossen und ausgestreckt, die Zehen zeigen zur Decke, die Arme sind gestreckt mit den Handflächen flach und den Fingern nach hinten zeigend hinter oder neben den Hüften platziert. Die Arme werden gerade und der Rücken aufrecht gehalten.
Atmen Sie ein (**In**), während Sie die Zehen nach vorn strecken (Plantare Flexion) und diese nach vorn »zusammenkrallen«.
Atmen Sie aus (**Ex**), während Sie die Zehen zum Körper hinziehen und spreizen (Dorsale Flexion) sowie die Fersen nach vorn strecken.

Wiederholung: sechs bis zwölf Mal.

14.3.2 Fußgelenk (Eversion, Inversion)

A) Eversion – B) Inversion [unteres Sprunggelenk (USG)]
Die Fußaußenseite dreht nach außen (Inspiration) – die Fußaußenseite dreht nach innen (Exspiration).

Eversion = gleichzeitige Pronation (Einwärtsdrehung / Heben des lateralen Fußrandes bei gleichzeitiger Senkung des medialen Fußrandes), Abduktion (vom Körper abspreizen) und Dorsal-Extension / Beugung des Fußes (in Richtung des Rückens).
Bei der Fußgelenk-Eversion (A) sind folgende Muskeln beteiligt: Peroneus fibularis longus, Peroneus fibularis brevis.

Inversion = gleichzeitige Supination (Auswärtsdrehung / Heben des medialen Fußrandes bei gleichzeitiger Senkung des lateralen Fußrandes). Adduktion (zum Körper hin) und Plantar-Flexion / Beugung (in Richtung der Fußsohle) des Fußes.
Bei der Fußgelenk-Inversion (B) ist folgender Muskel beteiligt: Tibialis posterior.

Bild Nr. 27.1 A)

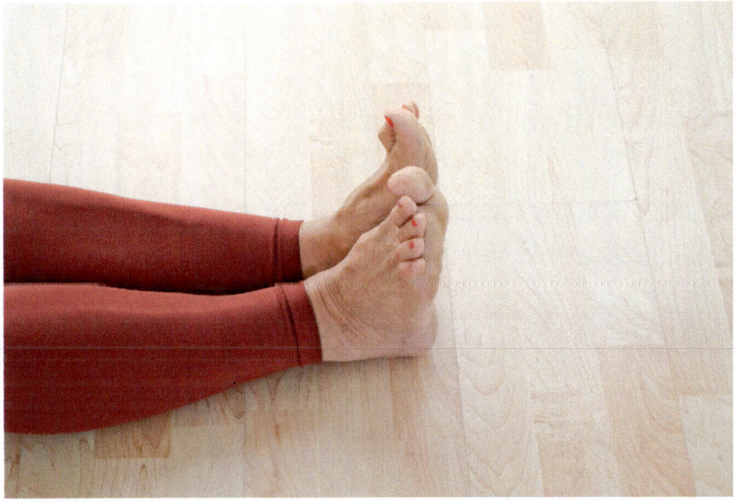

Bild Nr. 28.1 B)

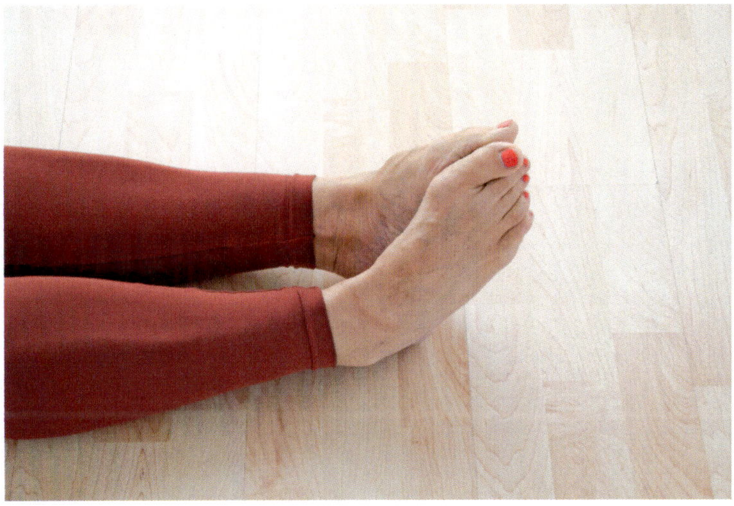

Bild Nr. 27.2

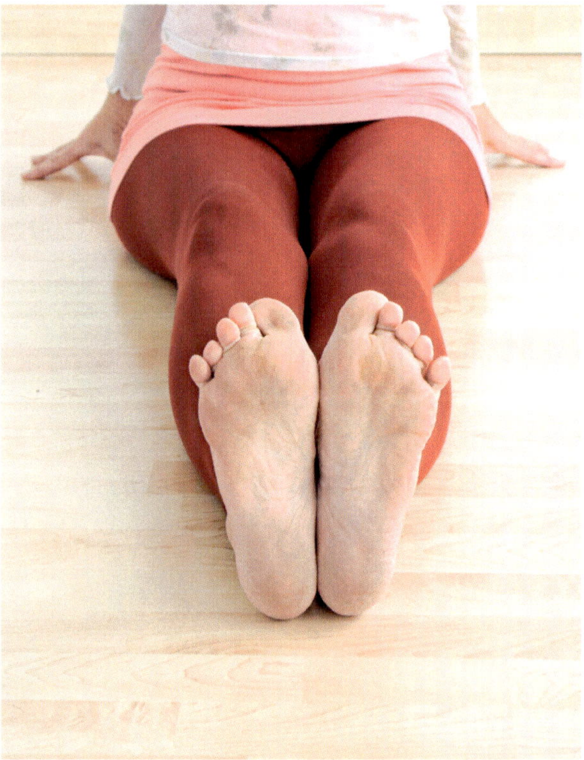

Bild Nr. 28.2

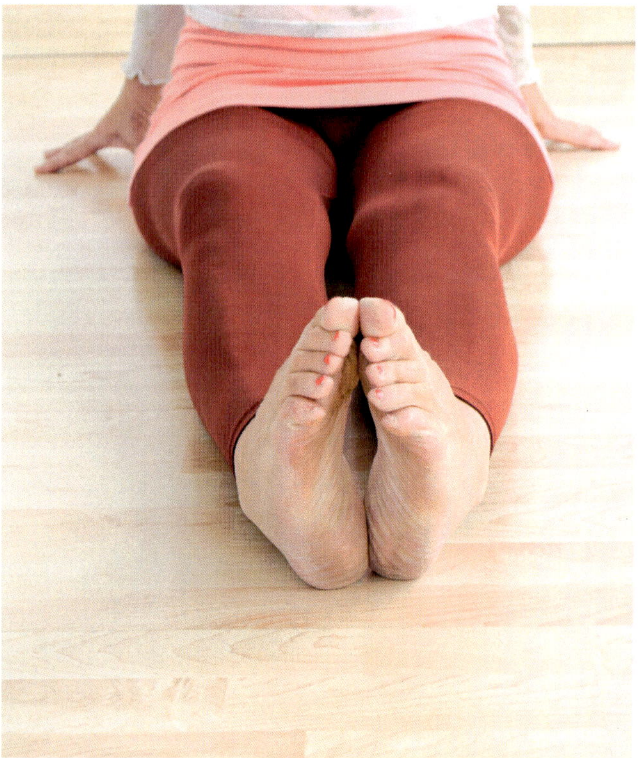

Die Ausgangsposition der zweiten Übung ist die Stabstellung (Dandasana).
Die Beine sind gestreckt und geschlossen.
Atmen Sie ein (**In**), während Sie die Sohlen Ihrer Füße nach außen drehen. Ziehen Sie die kleinen Zehen in Richtung des Kopfes, die Innenseiten der Knöchel können / dürfen sich berühren. Dies wird Eversion genannt.
Atmen Sie aus (**Ex**), während Sie die Sohlen beider Füße zueinander bewegen / ziehen, so dass beide Großzehen in Richtung des Kopfes bewegt werden, die inneren Fußgelenkknochen / Fußknöchel sind so weit wie möglich gespreizt. Dies wird Inversion genannt.
Führen Sie die Übung abwechselnd aus. Achten Sie auf die Einhaltung des Atemschemas und bewegen Sie nur die Fußgelenke und die Füße. Reduzieren Sie die Bewegung / Drehung Ihrer Beine auf ein Minimum. Die Füße werden aufrecht gehalten und die Zehen zeigen zur Decke.

Wiederholung: sechs bis zwölf Mal.

14.3.3 Fußgelenk (Rotation)

Rotation (Drehung, Kreisen)

A) Außenrotation (Inspiration) – B) Innenrotation (Exspiration)

Die Außen- und Innenrotation des Fußgelenks ist eine Kombination von Dorsaler / Plantarer Flexion und von Fußgelenk-Eversion / -Inversion, und es sind folgende Muskeln beteiligt: Tibialis anterior, Tibialis posterior, Gastrocnemius, Soleus, Peroneus fibularis longus, Peroneus fibularis brevis.

Bild Nr. 29 A

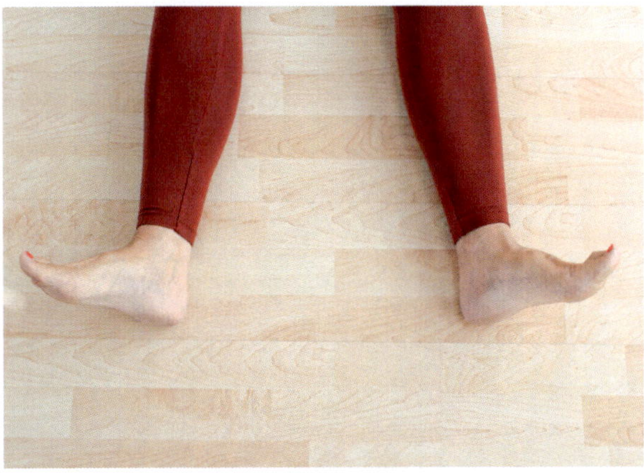

Bild Nr. 30 B

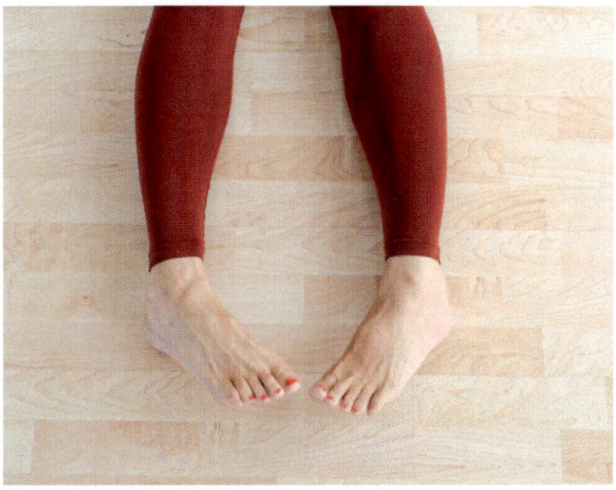

Die Ausgangsposition der dritten Übung ist die Stabstellung (Dandasana).
Die Beine sind gestreckt und liegen circa 30 cm auseinander.
Atmen Sie ein (**In**), während Sie beide Füße nach außen drehen (den linken Fuß nach links, den rechten Fuß nach rechts). Dann strecken Sie die Zehen nach vorn.
Atmen Sie aus (**Ex**), während Sie beide Füße nach innen drehen (den linken Fuß nach rechts, den rechten Fuß nach links). Dann ziehen Sie die Zehen wieder in Richtung Oberkörper heran.
Fahren Sie mit gleichmäßigem und sanftem Kreisen der Zehen mit der Übung fort und achten dabei auf das Atemmuster. Begrenzen Sie die Bewegung der Fußgelenke auf ein Minimum und versuchen Sie, die Knie und Hüften ruhig zu halten und nicht mitzubewegen.

Wiederholung: sechs bis zwölf Mal.

14.3.4 Knie (Flexion, Extension)

A) Flexion – B) Extension

Kniebeugung (Exspiration) – Kniestreckung (Inspiration)

Bei der Knie-Flexion (A) sind folgende Muskeln beteiligt: die ischiocrurale, rückseitige Oberschenkelmuskulatur bzw. die Hüftgelenksextensoren, auch Hamstrings genannt, (Biceps femoris, Semitendinosus, Semimembranosus) sowie Gastrocnemius, Gracilis, Sartorius.
Bei der Knie-Extension (B) sind folgende Muskeln beteiligt: Quadrizeps (Rectus femoris, Vastus intermedius, Vastus medialis, Vastus lateralis), Tensor fascia latae.

Bild Nr. 31 A)

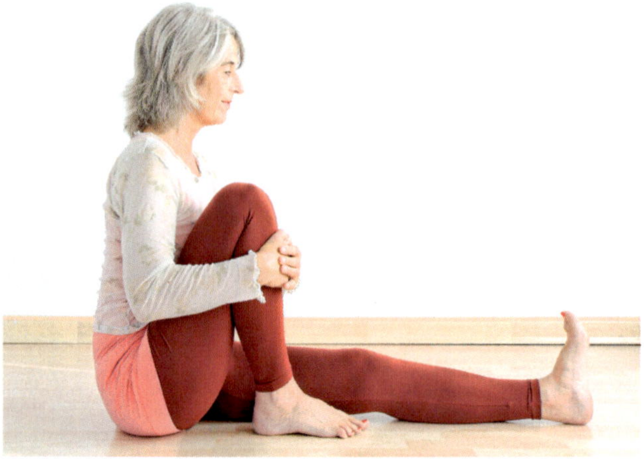

Bild Nr. 32 B)

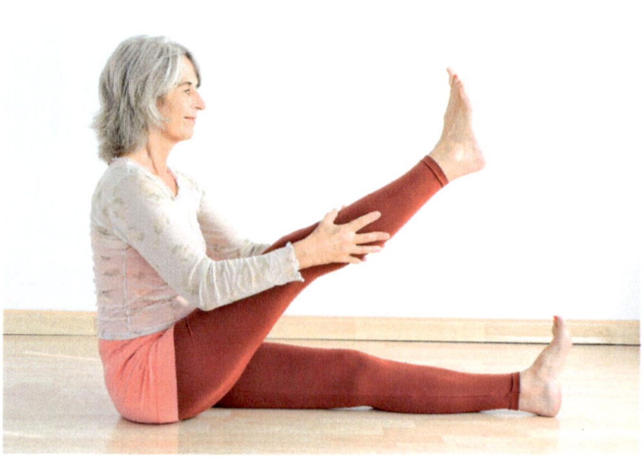

Die Ausgangsposition der vierten Übung ist die Stabstellung (Dandasana).
Die Beine sind gestreckt und geschlossen.
Atmen Sie aus (**Ex**), während Sie den rechten Unterschenkel mit beiden Händen umfassen. Beugen Sie dazu das rechte Knie und ziehen Sie die rechte Ferse so nah wie möglich zum Zentrum Ihrer rechten Gesäßhälfte. Dies ist die rechte Kniebeugung.
Atmen Sie ein (**In**), während Sie Ihr rechtes Knie strecken, Ihr rechtes Bein dabei heben und leicht die Mitte der rechten Wade mit beiden Händen halten. Dies ist die rechte Kniestreckung.
Fahren Sie fort und achten dabei auf das Atemmuster. Nach Beendigung der Übung, wiederholen Sie die Übung analog mit der linken Körperseite.

Wiederholung: sechs bis zwölf Mal je Seite.

14.3.5 Hüfte (Externe, Interne Rotation)

A) Externe – B) Interne Rotation (Drehung, Kreisen)
Bein auswärts drehen (Inspiration) – Bein einwärts drehen (Exspiration)

Bei der externen Hüft-Rotation (A) sind folgende Muskeln beteiligt: Psoas, die externen Hüft-Rotatoren (Piriformis, Gemellus superior, Obturator internus, Gemellus inferior, Quadratus femoris, Obturator externus), Gluteus maximus, Gluteus medius.
Bei der internen Hüft-Rotation (B) sind folgende Muskeln beteiligt: Gluteus minimus, Tensor fasciae latae, Gluteus medius anterior.

Bild Nr. 33 A

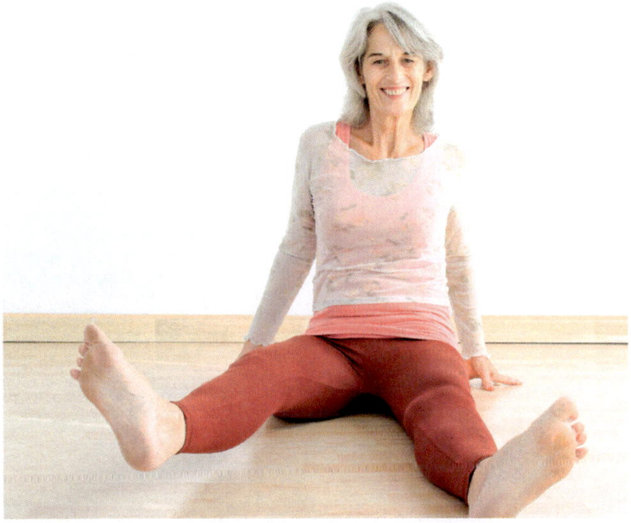

Bild Nr. 34 B

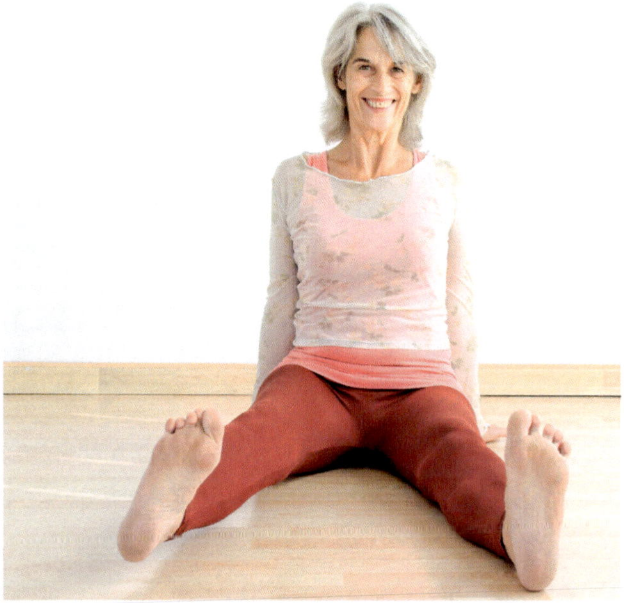

Die Ausgangsposition der fünften Übung ist auch die Stabstellung (Dandasana).
Platzieren Sie nun aber die Hände weiter auseinander und so weit nach hinten, dass Ihre Arme den Rücken (unter-)stützen. Die Beine sind gestreckt und liegen circa eine Handbreit auseinander.
Atmen Sie ein (**In**), während Sie Ihr rechtes Bein nach rechts außen drehen (die rechte Fußspitze und das rechte Knie zeigen nach rechts) und dadurch eine externe Hüftrotation ausführen. Heben Sie dann Ihr rechtes Bein leicht an (circa zehn bis 15 cm) und schwingen es langsam nach rechts.
Atmen Sie aus (**Ex**), während Sie Ihr rechtes Bein nach links innen drehen (die rechte Fußspitze und das rechte Knie zeigen nach links) und dadurch eine interne Hüftrotation ausführen. Schwingen Sie dann langsam das Bein zurück nach links bis zur Höhe des linken Beins und legen es danach in der Ausgangsposition ab.
Fahren Sie gleichmäßig mit der Übung der rechten Körperseite fort und achten dabei auf das Atemmuster. Nach Beendigung der rechten Seite, wiederholen Sie diese Übung analog mit der linken Körperseite.

Wiederholung: sechs bis zwölf Mal je Seite.

14.3.6 Wirbelsäule (Extension, Flexion)

A) Extension – B) Flexion

Kopf heben, Wirbelsäule senken (Inspiration) – Wirbelsäule heben, Kopf senken, Bauch einziehen (Exspiration).

Bei der Wirbelsäulen-Extension (A) sind folgende Muskeln beteiligt: Erector spinae (Semispinalis capitis, Splenius capitis, Splenius cervicis, Iliocostalis, Longissimus, Spinalis), Lattissimus dorsi. Bei der Wirbelsäulen-Flexion (B) ist folgender Muskel beteiligt: Rectus abdominis.

Bild Nr. 35 A)

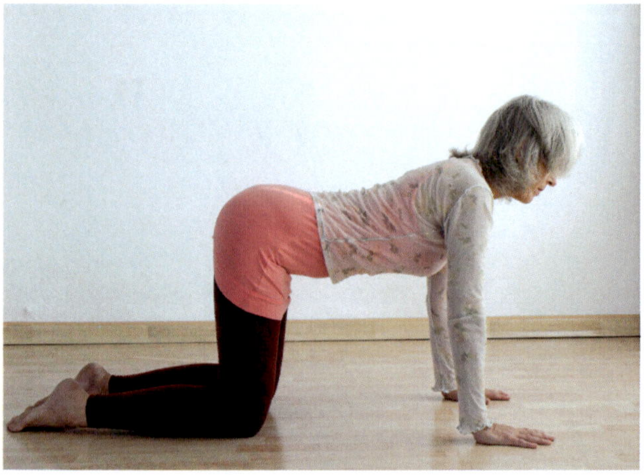

Bild Nr. 36 B)

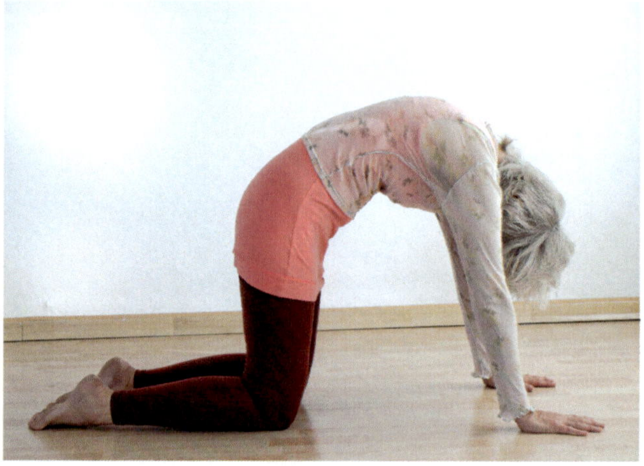

Die Ausgangsposition der sechsten Übung ist die Katzenposition (Marjarasana).
Dazu werden die Knie hüftbreit auseinander gestellt und die Hände etwas weiter als schulterbreit. Die Arme befinden sich senkrecht gestreckt direkt unter den Schultern.
Atmen Sie ein (**In**), während Sie Ihre Wirbelsäule in Richtung Boden sinken lassen, den Bauch entspannen und den Kopf heben, den Bereich zwischen den Schulterblättern zusammenziehen und die Wirbelsäule noch mehr in Richtung Boden ziehen.
Atmen Sie aus (**Ex**), während Sie den Bauch anspannen und den Rücken rund, also einen »Katzenbuckel« machen, den Kopf leicht nach unten senken, den oberen Rücken strecken und den Bereich zwischen den Schulterblättern öffnen.
Fahren Sie gleichmäßig mit der Übung fort und achten Sie dabei auf das Atemmuster sowie auf weiche und fließende Bewegungen.

Wiederholung: sechs bis zwölf Mal.

14.3.7 Hüfte (Extension, Flexion)

A) Extension – B) Flexion

Bein zurückstrecken, Wirbelsäule gerade halten (Inspiration) – Knie zur Brust bringen, einen Rundrücken machen (Exspiration).

Bei der Hüft-Extension (A) sind folgende Muskeln beteiligt: Gluteus maximus, die iIschiocrurale, rückseitige Oberschenkelmuskulatur bzw. die Hüftgelenksextensoren, auch Hamstrings genannt, (Biceps femoris, Semitendinosus, Semimembranosus).
Bei der Hüft-Flexion (B) sind folgende Muskeln beteiligt: Iliopsoas (Psoas, Iliacus), Rectus femoris, die Bein-Adduktoren (Pectineus, Adductor longus, Adductor brevis, Adductor magnus, Adductor minimus, Gracilis), Sartorius, Tensor fascia latae.

Bild Nr. 37 A)

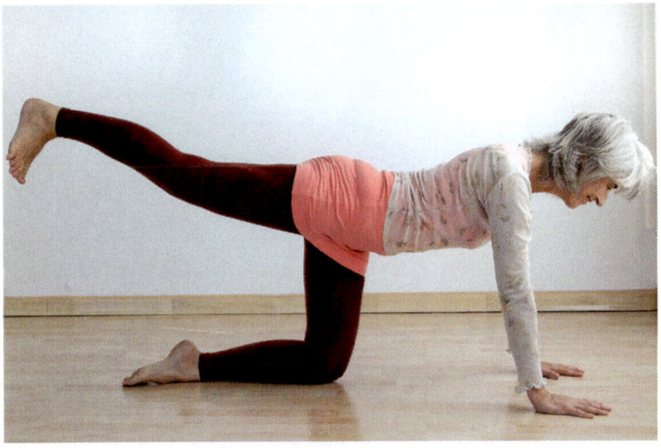

Bild Nr. 38 B)

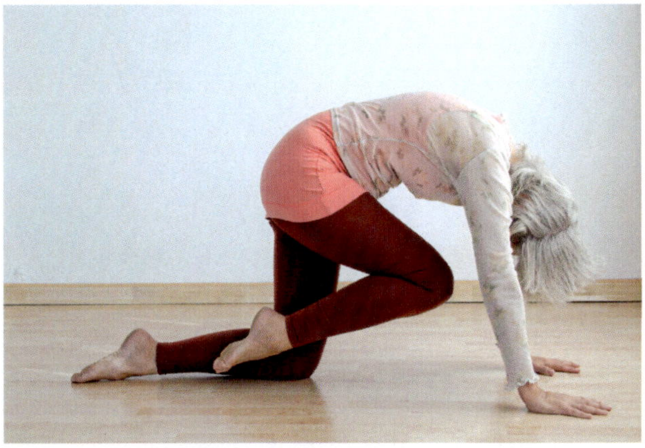

Die Ausgangsposition der siebten Übung ist die Katzenposition (Majarasana).
Atmen Sie ein (**In**), während Sie den Kopf heben und das rechte Bein gerade nach hinten ausstrecken, bis der Fuß leicht über Hüfthöhe ist (bei Lendenwirbelsäulenbeschwerden das Bein nicht höher als waagerecht heben!). Dies ist die Hüft-Extension. Achten Sie darauf, dass das Knie nicht gebeugt wird. Diese Position wird auch Sonnenvogel oder Rotkopfgans (Chakravakasana) genannt.
Atmen Sie aus (**Ex**), während Sie das Kinn und das gebeugte rechte Knie zueinander und zum Brustkorb bewegen, den rechten Oberschenkel dicht an den Bauch ziehen und einen Rundrücken machen. Dies ist die Hüft-Flexion.
Fahren Sie gleichmäßig mit der Übung der rechten Seite fort und achten dabei auf das Atemmuster. Nach Beendigung der rechten Seite wiederholen Sie diese Übung analog mit der linken Körperseite.

Wiederholung: sechs bis zwölf Mal je Seite.

14.3.8 Hüfte (Adduktion, Abduktion)

A) Adduktion – B) Abduktion

Hüfte zur Mitte bewegen (Inspiration) – Hüfte zur Seite und die Füße zur entgegengesetzten Seite bewegen (Exspiration).

Bei der Hüft-Adduktion (A) sind folgende Muskeln beteiligt: die Bein-Adduktoren (Pectineus, Adductor longus, Adductor brevis, Adductor magnus, Adductor minimus, Gracilis), Gracilis (gleichzeitig ein Knie-Flexor).
Bei der Hüft-Abduktion (B) sind folgende Muskeln beteiligt: Gluteus medius, Iliopsoas, Sartorius, Gluteus minimus, Tensor fascia latae.

Bild Nr. 39 A)

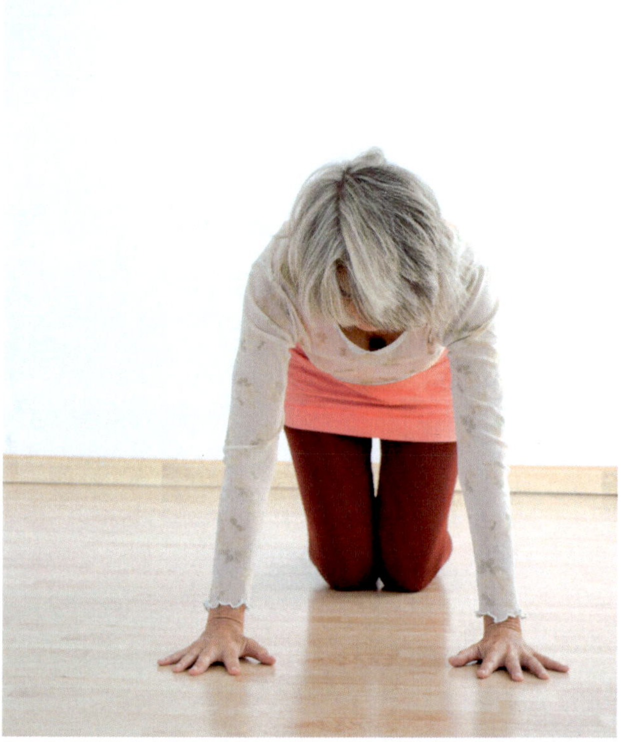

Bild Nr. 40 B)

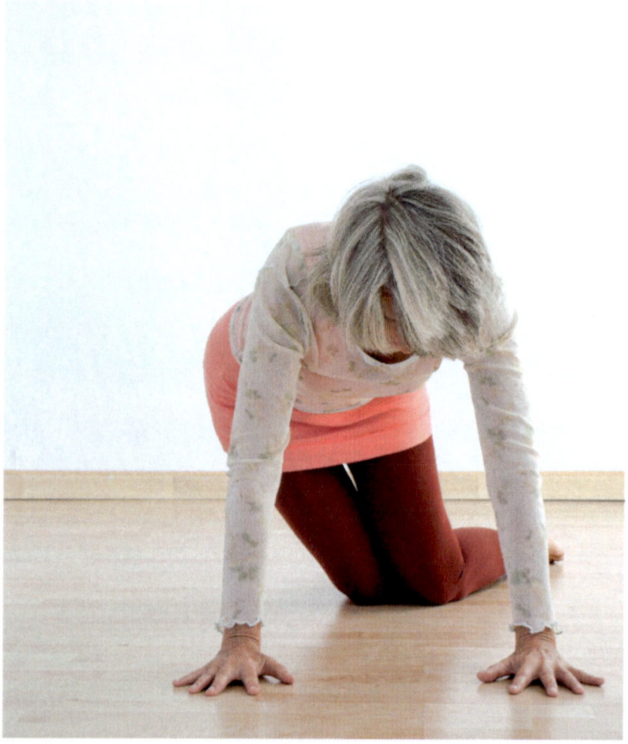

Die Ausgangsposition der achten Übung ist auch die Katzenposition (Majarasana).
Die Knie sind geschlossen und leicht zusammengepresst, die Hände sind breiter als schulterbreit, die Hüften werden sanft von der einen zu anderen Seite bewegt.
Atmen Sie aus (**Ex**), während Sie die Hüften aus der Mittelposition zur rechten Seite bewegen und die Füße dabei leicht zur gegenüberliegenden linken Seite. Dies ist eine Hüft-Abduktion.
Atmen Sie ein (**In**), während Sie zurück zur Mitte kommen. Dies ist eine Hüft-Adduktion.
Atmen Sie aus (**Ex**), während Sie die Hüften aus der Mittelposition zur linken Seite bewegen und die Füße dabei leicht zur gegenüberliegenden rechten Seite. Dies ist die erneute Hüft-Abduktion.
Fahren Sie aus der Mittelposition abwechselnd zur rechten und linken Seite fort und achten Sie dabei auf das Atemmuster.

Wiederholung: sechs bis zwölf Mal je Seite.

14.3.9 Handgelenk (Flexion, Extension)

A) Flexion – B) Extension

Handflächen in Richtung Unterarme bewegen (Exspiration) – Handrücken in Richtung Unterarme bewegen (Inspiration).

Bei der Handgelenk-Flexion (A) sind folgende Muskeln beteiligt: Flexor carpi radialis, Flexor carpi ulnaris, Palmaris longus.
Bei der Handgelenk-Extension (B) sind folgende Muskeln beteiligt: Extensor carpi radialis brevis, Extensor carpi radialis longus, Extensor carpi ulnaris.

Bild Nr. 41 A

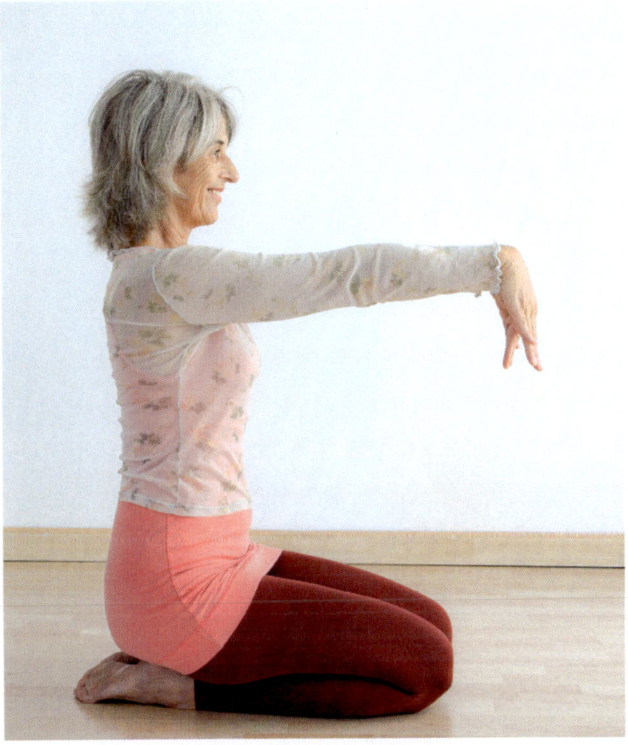

Bild Nr. 42 B

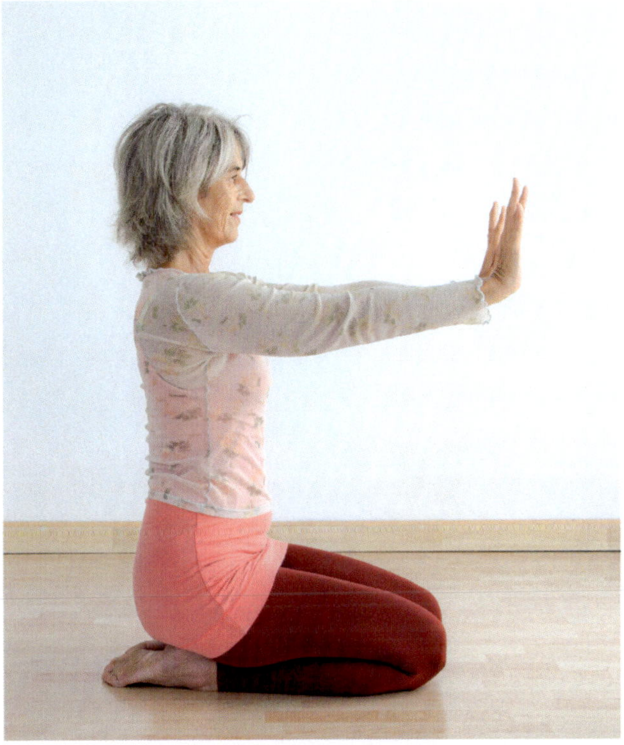

Die Ausgangsposition der neunten Übung ist die Heldenposition (Virasana), auf den Schienbeinen sitzend. Bei Bedarf kann der Druck auf Knie und Fußgelenke mit einer Decke abgemildert werden. Wenn auch dies zu beschwerlich sein sollte, kann man für die Durchführung in den Schneidersitz (Sukhasana) oder eine sitzende Position seiner Wahl, ggf. auch auf einen Stuhl kommen. Die Übung ist auch im Stehen durchführbar.
Beginnen Sie mit Ihren Armen und Handflächen parallel vor sich ausgestreckt, die Handflächen zeigen nach unten.
Atmen Sie aus (**Ex**), während Sie die Handflächen nach unten bewegen, in Richtung Ihres Körpers, die Finger sind zusammen und die Fingerspitzen zeigen nach unten. Dies ist die Handgelenk-Flexion.
Atmen Sie ein (**In**), während Sie die Handrücken nach oben bewegen, in Richtung Ihres Kopfes, die Finger sind zusammen und die Fingerspitzen zeigen nach oben. Dies ist die Handgelenk-Extension.

Fahren Sie gleichmäßig mit der Übung fort, indem Sie abwechselnd die Hände nach oben und unten bewegen und dabei auf das Atemmuster achten.

Variation:
Eine Möglichkeit, um mit dieser Übung die Finger- und Handrückenmuskulatur zusätzlich zu stärken, ist, bei der Einatmung die Hände mit gespreizten Fingern zu heben und bei der Ausatmung die Hände, wie gewohnt, mit geschlossenen Fingern nach unten zu bewegen.
Wiederholung: sechs bis zwölf Mal je Richtung.

14.3.10 Handgelenk (Radiale Deviation, Ulnare Deviation)

A) Radiale Deviation – B) Ulnare Deviation

Handflächen nach außen bewegen (Inspiration) – Handflächen nach innen bewegen (Exspiration).

Bei der radialen (Radialis = Speiche) Handgelenk-Deviation (A) sind folgende Muskeln beteiligt: Flexor carpi radialis, Extensor carpi radialis.

Bei der ulnaren (Ulnaris = Elle) Handgelenk-Deviation (B) sind folgende Muskeln beteiligt: Flexor carpi ulnaris, Extensor carpi ulnaris.

Bild Nr. 43 A

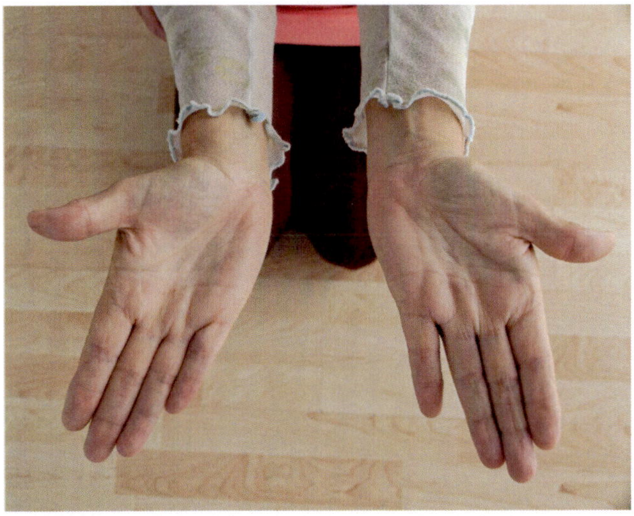

Bild Nr. 44 B

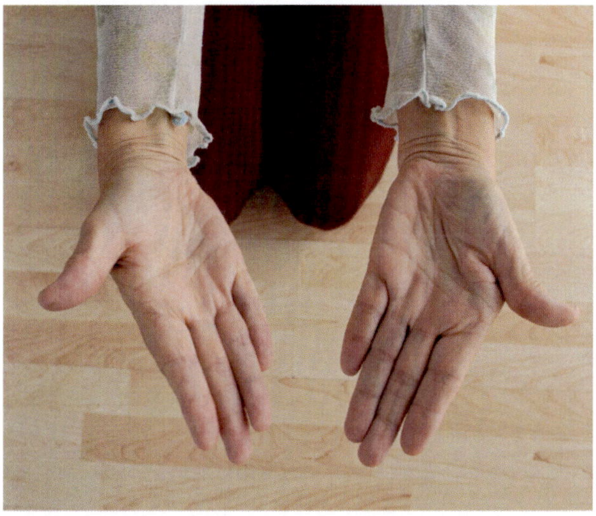

Die Ausgangsposition der zehnten Übung ist auch die Heldenposition (Virasana) oder ggf. eine Variation davon.

Beginnen Sie mit Ihren Armen parallel vor sich ausgestreckt, die Handflächen zeigen nach oben und beide Daumen nach außen.

Atmen Sie ein (**In**), während Sie Ihre Hände / Handflächen von der Mittelposition nach außen bewegen. Dies ist die radiale Handgelenk-Deviation.

Atmen Sie aus (**Ex**), während Sie Ihre Hände / Handflächen wieder zur Mitte und dann nach innen bewegen. Dies ist die ulnare Handgelenk-Deviation.

Fahren Sie gleichmäßig mit der Übung fort, indem Sie abwechselnd die Hände nach außen und nach innen bewegen und dabei auf das Atemmuster achten.

Wiederholung: sechs bis zwölf Mal je Richtung.

14.3.11 Handgelenk (Rotation)

Rotation (Drehen, Kreisen)

A) Faust nach oben bewegen plus Drehung (Inspiration) – B) Faust nach unten bewegen plus Drehung (Exspiration).

Die Handgelenk-Rotation ist eine Kombination von Handgelenk-Flexion und -Extension und radialer / ulnarer Handgelenk-Deviation, und es sind folgende Muskeln beteiligt: Flexor carpi radialis, Flexor carpi ulnaris, Palmaris longus, Extensor carpi radialis brevis, Extensor carpi radialis longus, Extensor carpi ulnaris.

Bild Nr. 45.1 A

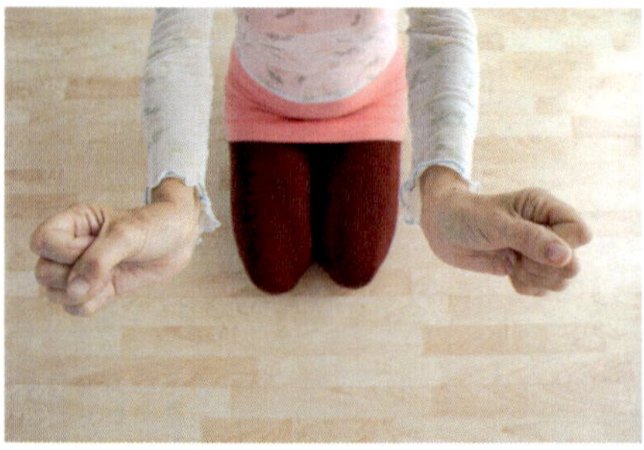

Bild Nr. 45.2

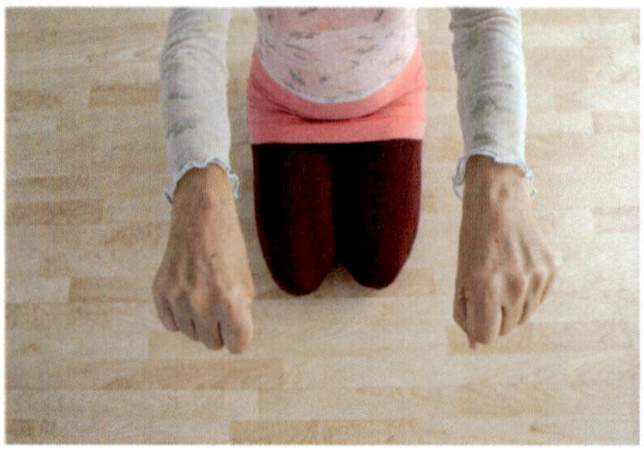

Bild Nr. 46 B

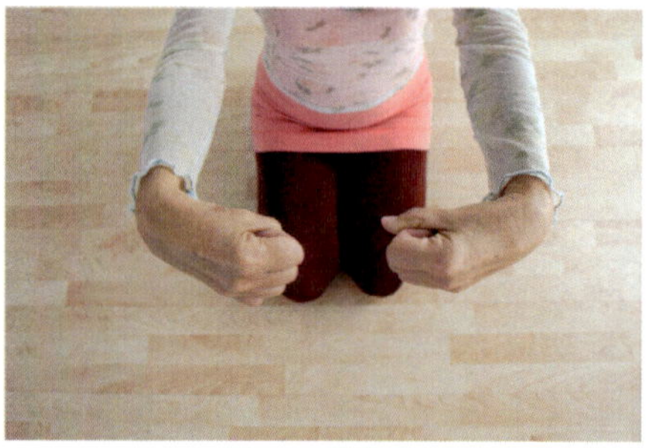

Die Ausgangsposition der elften Übung ist auch die Heldenposition (Virasana) oder ggf. eine Variation davon.

Beginnen Sie mit Ihren Armen parallel und waagerecht vor sich ausgestreckt, die Hände zu Fäusten geballt, die Handrücken zeigen nach oben und beide Daumen nach innen, die Handrücken sind in einer Ebene mit den Unterarmen.

Atmen Sie ein (**In**), während Sie die Fäuste nach oben bringen und dann nach außen drehen (die rechte nach rechts und die linke nach links).

Atmen Sie aus (**Ex**), während Sie die Fäuste nach unten bringen und dann nach innen drehen (die rechte nach links und die linke nach rechts).

Fahren Sie gleichmäßig mit der Übung fort, indem Sie die Fäuste in langsamen Kreisen rotieren und dabei auf das Atemmuster achten. Bewegen Sie beide Fäuste gleichzeitig, rhythmisch und ohne die Unter- oder Oberarme zu bewegen.

Wenn Sie mit den Wiederholungen zur Faustdrehung nach außen fertig sind, beginnen Sie die Übung zur Faustdrehung nach innen.

Dazu atmen Sie ein (**In**), während Sie die Fäuste nach oben bringen und dann nach innen drehen (die rechte nach links und die linke nach rechts).

Atmen Sie aus (**Ex**), während Sie die Fäuste nach unten bringen und dann nach außen drehen (die rechte nach rechts und die linke nach links).

Wiederholung: sechs bis zwölf Mal je Richtung.

14.3.12 Ellbogen (Extension, Flexion)

A) Extension – B) Flexion

Arme gerade und Handflächen nach oben halten (Inspiration) – Fäuste auf die Schultern legen (Exspiration).

Bei der Ellbogen- / Unterarm-Extension (A) ist folgender Muskel beteiligt: Trizeps brachii.
Bei der Ellbogen- / Unterarm-Flexion (B) sind folgende Muskeln beteiligt: Biceps brachii, Brachioradialis.

Bild Nr. 47 A

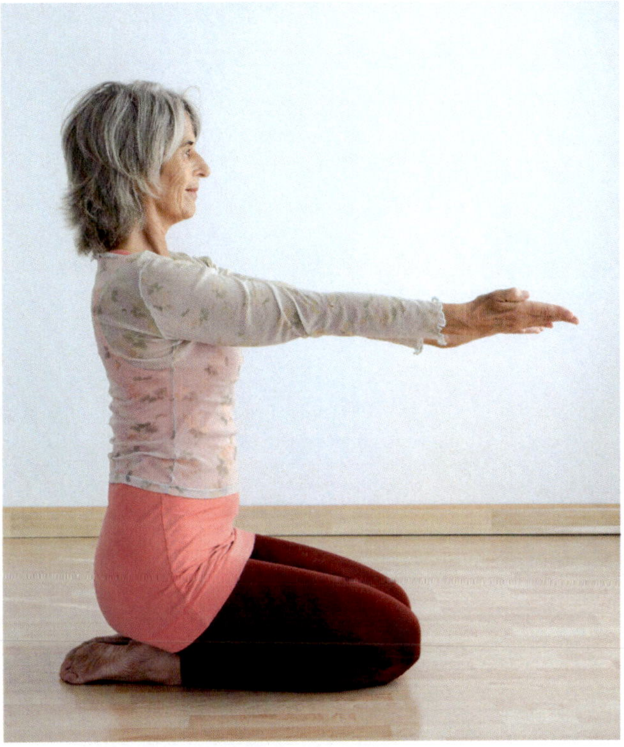

Bild Nr. 48 B

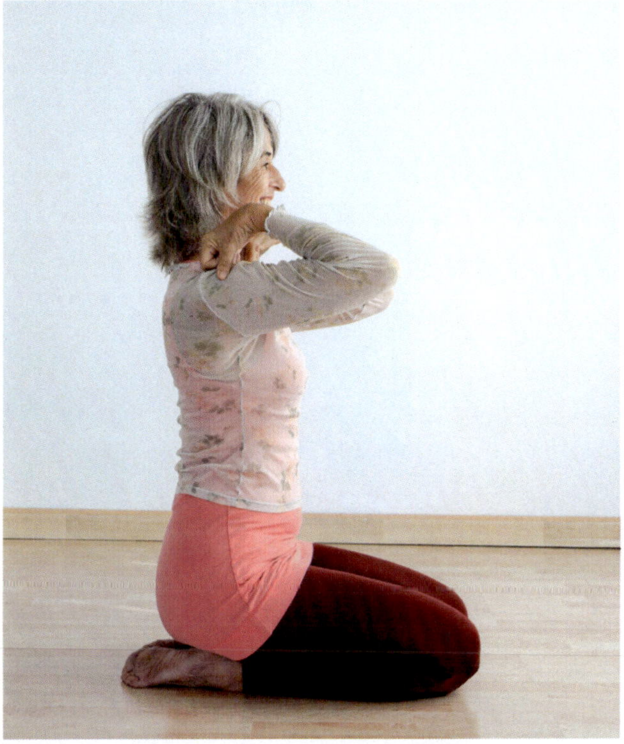

Die Ausgangsposition der zwölften Übung ist auch die Heldenposition (Virasana) oder ggf. eine Variation davon.
Beginnen Sie mit Ihren Armen parallel und waagerecht vor sich ausgestreckt, die Handflächen zeigen nach oben und beide Daumen nach außen, die Handflächen sind in einer Ebene mit den Unterarmen.
Atmen Sie ein (**In**), während Sie die Arme, Ellbogen und Finger strecken. Dies ist die Ellbogen-Extension.
Atmen Sie aus (**Ex**), während Sie die Hände zu Fäusten ballen, die Arme beugen und die Fingerknöchel an die Schultern führen (linke Fingerknöchel an die linke Schulter, rechte Fingerknöchel an die rechte Schulter). Dies ist die Ellbogen-Flexion.
Fahren Sie gleichmäßig mit der Übung fort, indem Sie abwechselnd die Unterarme beugen und strecken und dabei auf das Atemmuster achten.

Wiederholung: sechs bis zwölf Mal.

14.3.13 Schulter (Abduktion, Adduktion)

A) Abduktion – B) Adduktion

Ellbogen weit auseinander führen (Inspiration) – Ellbogen zusammenführen (Exspiration).

Bei der Schulter-Abduktion (A) ist folgender Muskel beteiligt: Deltoideus posterior.
Bei der Schulter-Adduktion (B) sind folgende Muskeln beteiligt: Deltoideus anterior, Pectoralis major, Biceps brachii, Coracobrachialis.

Bild Nr. 49 A)

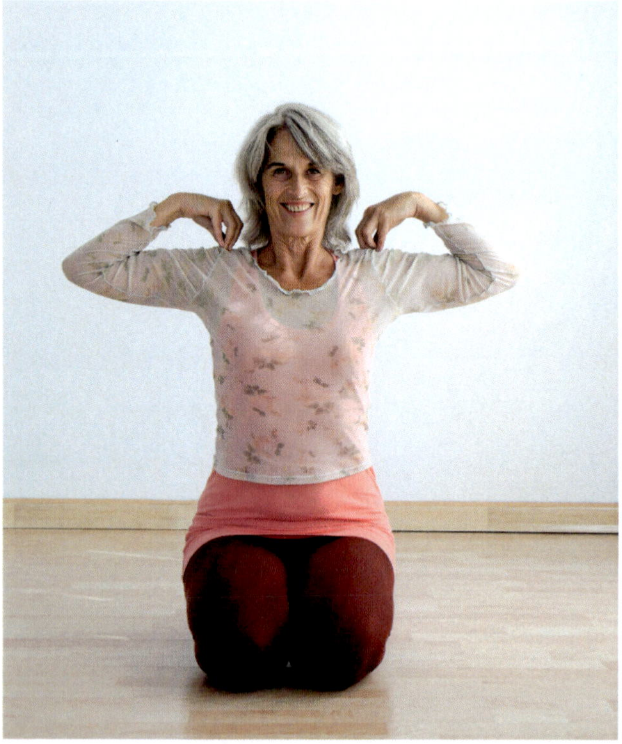

Bild Nr. 50 B)

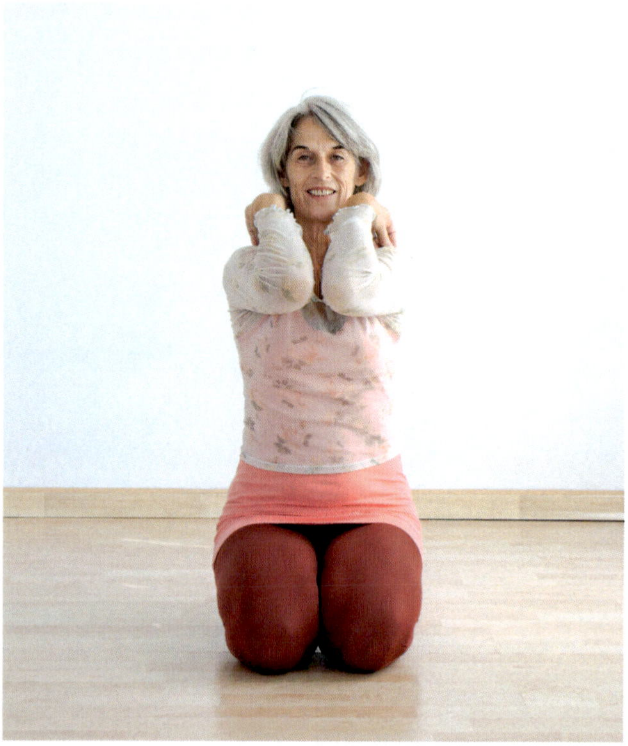

Die Ausgangsposition der 13. Übung ist die Heldenposition (Virasana) oder ggf. eine Variation davon.
Beginnen Sie mit Ihren Fingerspitzen platziert auf den Schultern (die Fingerspitzen der linken Hand auf der linken Schulter, die Fingerspitzen der rechten Hand auf der rechten Schulter). Wenn es Ihnen möglich ist, können Sie alternativ die Fingerknöchel auf den Schultern platzieren.
Atmen Sie ein (**In**), während Sie die Ellbogen öffnen und nach hinten bis hinter die Schultern führen. Heben Sie dabei die Arme so weit, dass Ellbogen und oberer Schulterknochen auf einer Ebene sind. Dies ist die Schulter-Abduktion.
Atmen Sie aus (**Ex**), während Sie die Ellbogen nach vorn bewegen und zusammenführen. Dies ist die Schulter-Adduktion.
Fahren Sie gleichmäßig mit der Übung fort, indem Sie die Ellbogen abwechselnd nach hinten bewegen und dann wieder zusammenführen und dabei auf das Atemmuster achten.

Wiederholung: sechs bis zwölf Mal.

14.3.14 Schulter (Externe Rotation, Interne Rotation)

A) Externe – B) Interne Rotation

Unterarme heben, Handflächen (zeigen) nach vorn (Inspiration) – Unterarme senken, Handflächen (zeigen) nach hinten (Exspiration).

Bei der externen Schulter-Rotation (A) sind folgende Muskeln beteiligt: Deltoideus posterior, Infraspinatus, Teres minor.

Bei der internen Schulter-Rotation (B) sind folgende Muskeln beteiligt: Deltoideus anterior, Pectoralis major, Latissimus dorsi, Teres major.

Bild Nr. 51 A

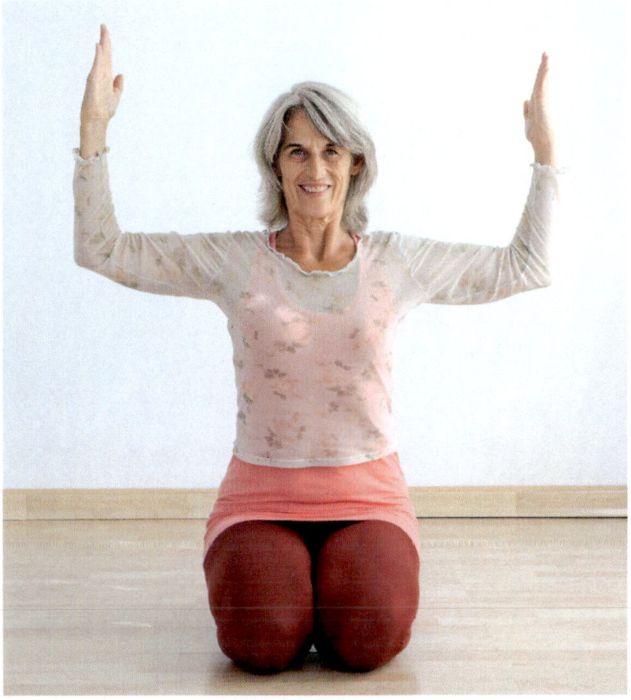

Bild Nr. 52 B

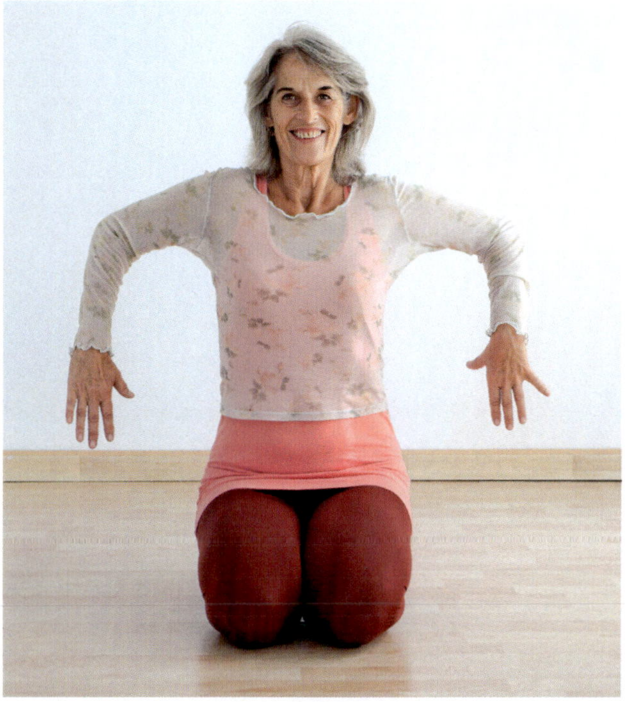

Die Ausgangsposition der 14. Übung ist auch die Heldenposition (Virasana) oder ggf. eine Variation davon.

Beginnen Sie diese Übung, indem Sie die Arme waagerecht zur Seite ausstrecken, die Handflächen zeigen nach vorn. Winkeln Sie nun die Unterarme rechtwinklig an, so dass die Fingerspitzen senkrecht nach oben zeigen.

Atmen Sie ein (**In**), während Sie die Unterarme rechtwinklig anwinkeln und die Fingerspitzen senkrecht nach oben strecken. Dies ist die externe Schulter-Rotation.

Atmen Sie aus (**Ex**), während Sie nur die Unterarme nach unten neben die Hüfte schwingen, indem Sie die Oberarme im Schultergelenk drehen. Die Handflächen zeigen jetzt nach hinten, die Fingerspitzen senkrecht nach unten. Dies ist die interne Schulter-Rotation. Achten Sie darauf, dass die Oberarme parallel zum Boden bleiben und die Unterarme sich nicht bewegen, da die Bewegung allein aus dem Schultergelenk kommen soll.

Fahren Sie gleichmäßig mit der Übung fort, indem Sie die Ellbogen abwechselnd nach oben und unten rotieren lassen, und achten Sie dabei auf das Atemmuster.

Wiederholung: sechs bis zwölf Mal.

14.3.15 Schulter (Flexion, Extension)

A) Flexion – B) Extension

Arme heben, Handflächen zeigen zueinander (Inspiration) – Arme senken und zurück bis hinter den Rücken führen (Exspiration).

Bei der Schulter-Flexion (A) sind folgende Muskeln beteiligt: Deltoideus anterior, Biceps brachii, Coracobrachialis, Pectoralis major.
Bei der Schulter-Extension (B) sind folgende Muskeln beteiligt: Deltoideus posterior, Triceps brachii, Latissimus dorsi, Teres major.

Bild Nr. 53 A

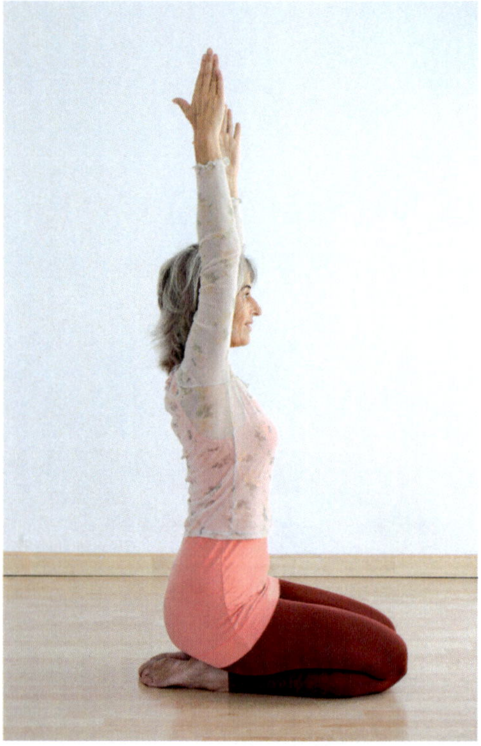

Bild Nr. 54 B

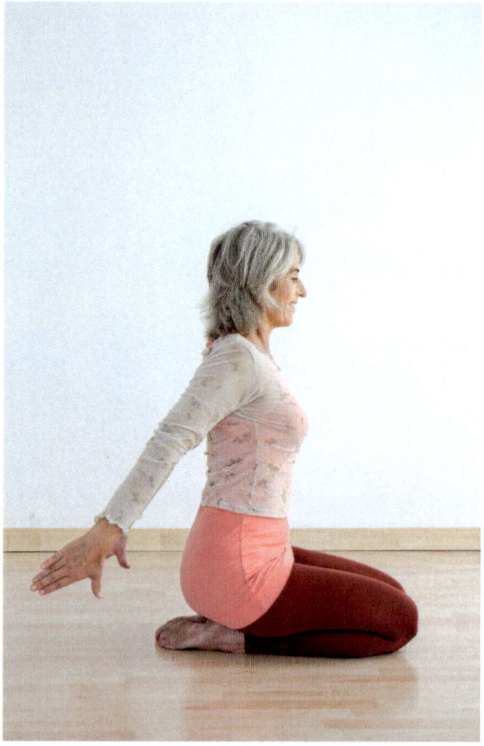

Die Ausgangsposition der 15. Übung ist die Heldenposition (Virasana) oder ggf. eine Variation davon.
Beginnen Sie diese Übung, indem Sie die Arme senkrecht und gerade nach oben ausstrecken. Die Innenseiten der Oberarme befinden sich neben den Ohren, die Handflächen zeigen zueinander, die Fingerspitzen zeigen nach oben.
Atmen Sie ein (**In**), während Sie die Arme senkrecht und gerade nach oben ausstrecken. Dies ist die Schulter-Flexion.
Atmen Sie aus (**Ex**), während Sie die gestreckten Arme senken und bis hinter den Rücken führen. Die Handflächen zeigen auch hier zueinander; diese Position ist die Schulter-Extension.
Fahren Sie gleichmäßig mit der Übung fort, indem Sie die gestreckten Arme abwechselnd nach oben und unten rotieren lassen sowie dabei auf das Atemmuster achten. Es ist außerdem wichtig, dass die Wirbelsäule sich nicht bewegt und die Bewegung nur aus den Schultern kommt.

Wiederholung: sechs bis zwölf Mal.

14.3.16 Wirbelsäule und Scapula (Schulterblatt)

A1) WS Extension – A2) WS Flexion   B1) Scapula Adduktion – B2) Scapula Abduktion

1. Teil: A1) Wirbelsäulen-Extension zum Hohlkreuz und B1) Schulterblätter zusammenführen (Inspiration).

2. Teil: A2) Wirbelsäulen-Flexion zum Rundrücken und B2) Schulterblätter auseinanderführen (Exspiration).

An der Wirbelsäulen-Extension (A1) sind folgende Muskeln beteiligt: Erector spinae (Semispinalis capitis, Splenius capitis, Splenius cervicis, Iliocostalis, Longissimus, Spinalis), Lattissimus dorsi.
Bei der Wirbelsäulen-Flexion (A2) ist folgender Muskel beteiligt: Rectus abdominis.
Bei der Schulterblatt-Adduktion (B1) sind folgende Muskeln beteiligt: mittlerer Trapezius, oberer Trapezius, unterer Trapezius, Rhomboideus.
Bei der Schulterblatt-Abduktion (B2) ist folgender Muskel beteiligt: Serratus anterior (dieser ist zusätzlich Atemmuskel für Brustatmung).

Bild Nr. 55 A1 / B1 [1. Teil]

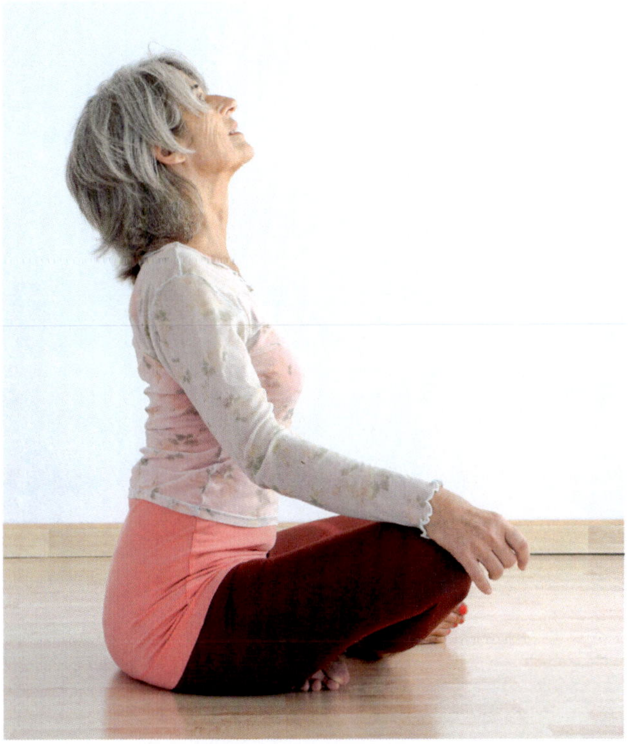

Bild Nr. 55 A2 / B2 [2. Teil]

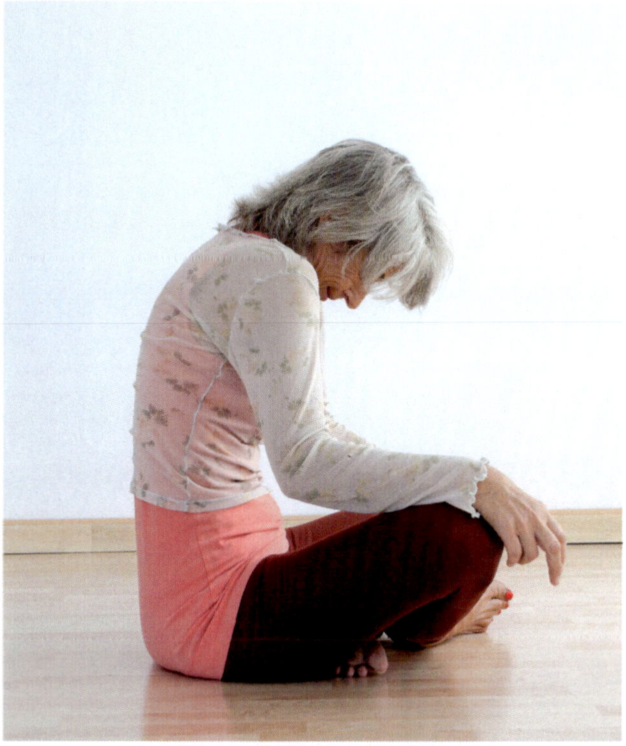

Die Ausgangsposition der 16. Übung ist der Schneidersitz (Sukhasana), eine bequeme Sitzposition mit überkreuzten Beinen, oder eine sitzende Position Ihrer Wahl, bei Beschwerden auch auf einem Stuhl. Die Hände liegen locker auf den Knien. Die Übung ist, wenn Sitzen unmöglich ist, auch im Stehen durchführbar.
Beginnen Sie diese Übung, indem Sie im Schneidersitz die Wirbelsäule aufrichten. Machen Sie diese lang und strecken den Scheitel des Kopfes senkrecht nach oben. Machen Sie die ganze Wirbelsäule so lang wie möglich.

Atmen Sie ein (**In**), während Sie den Rücken nach vorn wölben (ein Hohlkreuz machen), den Brustkorb anheben und die Schulterblätter zusammenführen / -pressen. Dies sind die Wirbelsäulen-Extension und die Schulterblatt-Adduktion [= 1. Teil].
Atmen Sie aus (**Ex**), während Sie die Bewegung umkehren, einen Rundrücken machen, die Schulterblätter weit auseinander bringen und ihnen dadurch Raum geben sowie die Bauchmuskulatur anspannen. Dies sind die Wirbelsäulen-Flexion und die Schulterblatt-Abduktion [= 2. Teil].
Fahren Sie, wie beschrieben, mit der Übung fort, indem Sie abwechselnd ein Hohlkreuz und einen Rundrücken machen und dabei auf das Atemmuster achten.

Wiederholung: sechs bis zwölf Mal.

14.3.17 Wirbelsäule (Laterale Flexion)

Laterale Flexion

A) Aufrecht sitzen (Inspiration) – B) Beugung des Oberkörpers zur Seite (Exspiration).

Bei der lateralen Wirbelsäulen-Flexion sind folgende Muskeln beteiligt: Rectus abodminis oblique externus, Rectus abodminis oblique internus, Quadratus lumborum, Erector spinae, Latissimus dorsi.

Bild Nr. 57 A

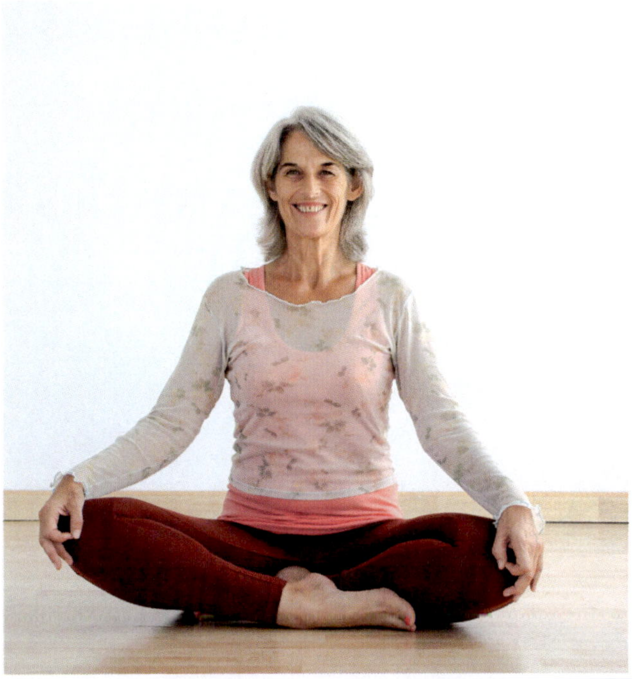

Bild Nr. 58 B

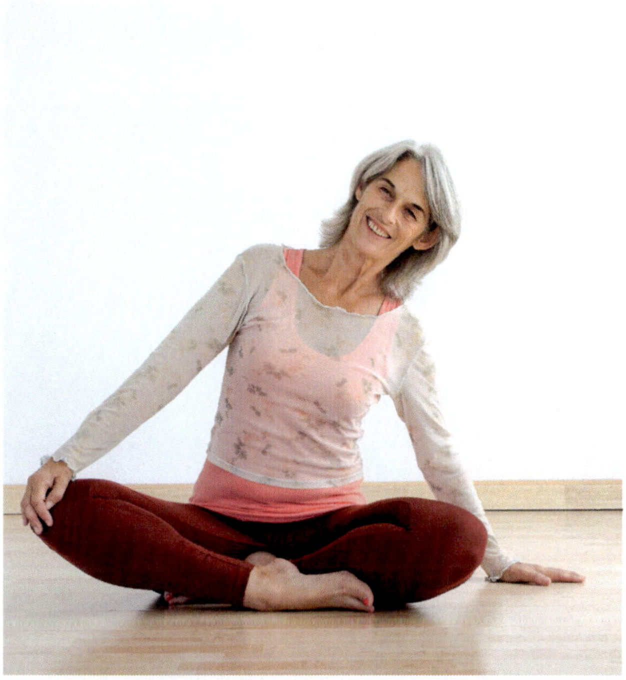

Die Ausgangsposition der 17. Übung ist der Schneidersitz (Sukhasana) oder ggf. bei Beschwerden eine alternative Haltung.

Beginnen Sie diese Übung, indem Sie im Schneidersitz die Wirbelsäule aufgerichtet haben.

Atmen Sie ein (**In**), während Sie die Wirbelsäule aufrichten, diese lang machen und den Scheitel senkrecht nach oben strecken. Machen Sie die ganze Wirbelsäule vom Steißbein bis zum Scheitel so lang wie möglich.

Atmen Sie aus (**Ex**), während Sie sich zur rechten Seite beugen und mit der rechten Hand den Boden berühren. Wenn es möglich ist, kann der Boden auch mit dem rechten Ellbogen berührt werden. Dies ist die laterale Flexion zur rechten Seite.

Atmen Sie ein (**In**), während Sie zurück zur Mitte kommen, die Wirbelsäule aufrichten, diese lang machen und den Scheitel senkrecht nach oben strecken. Machen Sie erneut die ganze Wirbelsäule vom Steißbein bis zum Scheitel so lang wie möglich.

Atmen Sie aus (**Ex**), während Sie sich nun zur linken Seite beugen und mit der linken Hand (dem linken Ellbogen) den Boden berühren. Dies ist die laterale Flexion zur linken Seite.

Fahren Sie gleichmäßig mit der Übung fort, indem Sie sich aufgerichtet aus der Mittelposition abwechselnd zur rechten und linken Seite beugen sowie dabei auf das Atemmuster achten.

Wiederholung: sechs bis zwölf Mal je Seite.

Ergänzungsübung / Variation:

Die Ausgangsposition bei dieser »Berg« genannten Variante ist der Schneidersitz (Sukhasana) bzw. bei Beschwerden eine alternative Haltung. Heben Sie die Arme über den Kopf und bringen Sie die Handflächen zusammen.

Atmen Sie tief ein (**In**) und führen Sie eine maximale Streckung der Wirbelsäule und der Arme herbei. Verharren Sie für circa eine Minute in dieser Position, bevor Sie die oben beschriebene Übung (falls möglich) mit gestreckten Armen ausführen.

Diese Variation ist anspruchsvoller und kraftzehrender als die Basisübung. Sie hat dieselbe Wirkung, stärkt aber zusätzlich die Schultermuskulatur und festigt das Gewebe der Hüften.

Bild Nr. 59

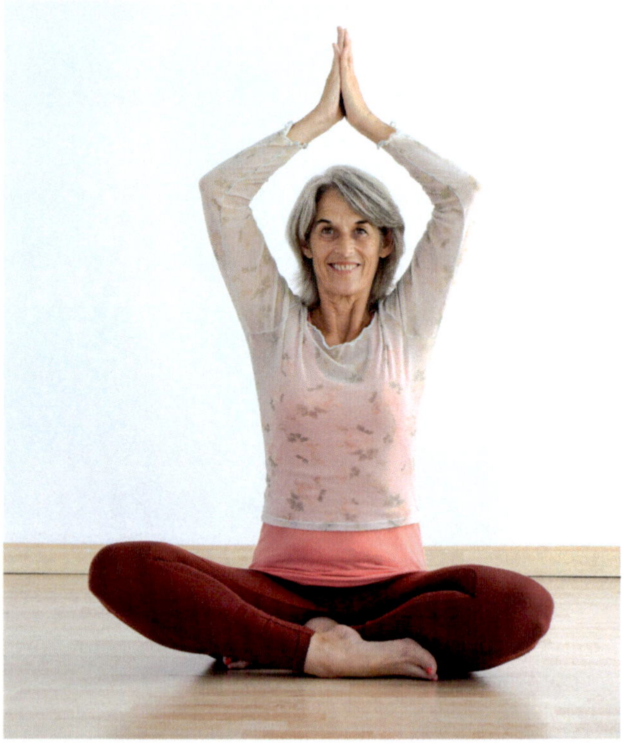

Bild Nr. 60

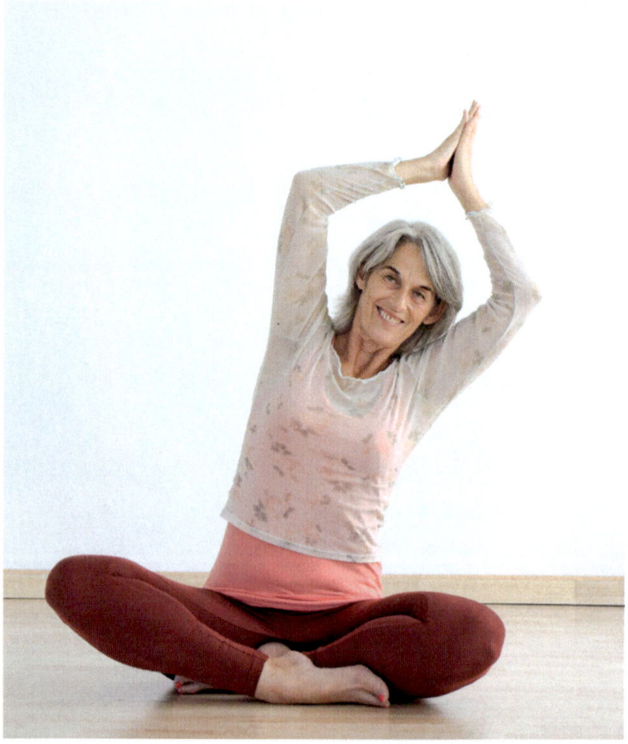

14.3.18 Wirbelsäule (Rotation)

Rotation

A) Aufrecht sitzen (Inspiration) – B) Drehung des Oberkörpers zur Seite (Exspiration).

Bei der Wirbelsäulen-Rotation zur rechten Seite sind folgende Muskeln beteiligt: linker Rectus abodminis oblique externus, rechter Rectus abodminis oblique internus, rechter Latissimus dorsi. Bei der Wirbelsäulen-Rotation zur linken Seite sind folgende Muskeln beteiligt: rechter Rectus abodminis oblique externus, linker Rectus abodminis oblique internus, linker Latissimus dorsi.

Bild Nr. 61 A)

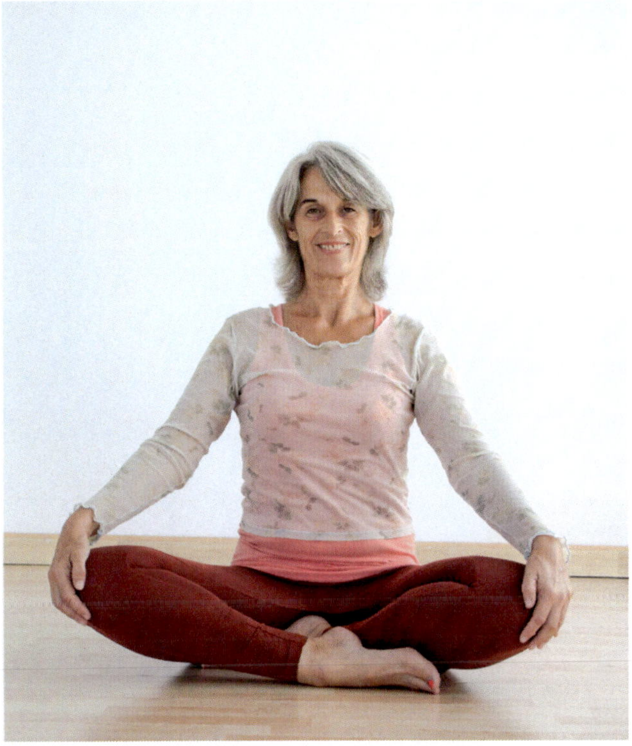

Bild Nr. 62 B)

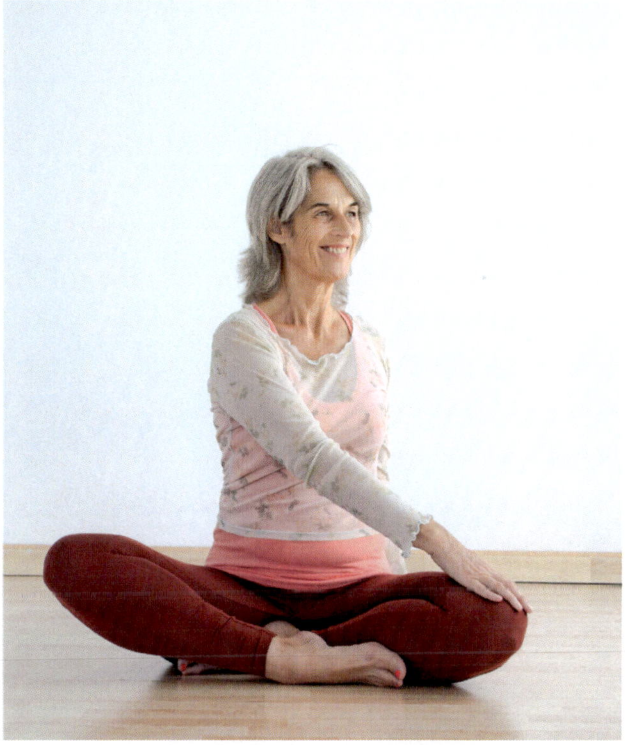

Die Ausgangsposition der 18. Übung ist der Schneidersitz (Sukhasana), bei Beschwerden eine alternative Haltung.

Beginnen Sie diese Übung, indem Sie im Schneidersitz die Wirbelsäule aufrichten und nach vorn schauen.

Atmen Sie ein (**In**), während Sie die Wirbelsäule aufrichten, diese lang machen, den Scheitel senkrecht nach oben strecken und die ganze Wirbelsäule vom Steißbein bis zum Scheitel so lang wie möglich machen.

Atmen Sie aus (**Ex**), während Sie sich mit aufgerichteter Wirbelsäule aus der Hüfte hinaus nach rechts drehen, die linke Hand auf dem rechten Knie und die rechte Hand hinter der rechten Gesäßhälfte ablegen.

Atmen Sie ein (**In**), während Sie wieder zurück zur Mitte kommen, die Wirbelsäule aufrichten, diese lang machen, den Scheitel senkrecht nach oben strecken und erneut die ganze Wirbelsäule vom Steißbein bis zum Scheitel so lang wie möglich machen.

Atmen Sie aus (**Ex**), während Sie sich mit aufgerichteter Wirbelsäule aus der Hüfte hinaus nach links drehen, die rechte Hand auf dem linken Knie und die linke Hand hinter der linken Gesäßhälfte ablegen.
Fahren Sie gleichmäßig mit der Übung fort, indem Sie sich aufgerichtet aus der Mittelposition abwechselnd zur rechten und linken Seite drehen sowie dabei auf das Atemmuster achten

Wiederholung: sechs bis zwölf Mal je Seite.

14.3.19 Nacken (Flexion, Extension)

A) Flexion – B) Extension

Blick nach vorn richten, Kopf gerade halten (Inspiration) – A) Kinn zur Brust senken, B) Kopf in den Nacken legen (Exspiration).

Bei der Nacken-Flexion (A) ist folgender Muskel beteiligt: Sternocleidomastoideus.
Bei der Nacken-Extension (B) ist folgender Muskel beteiligt: oberer Trapezius.

Bild Nr. 63

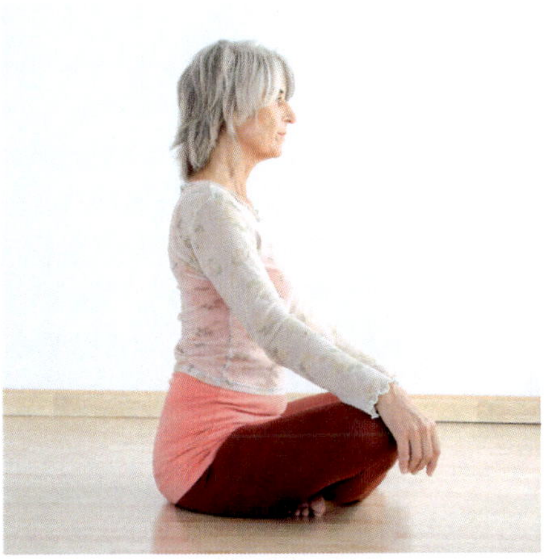

Bild Nr. 64 A

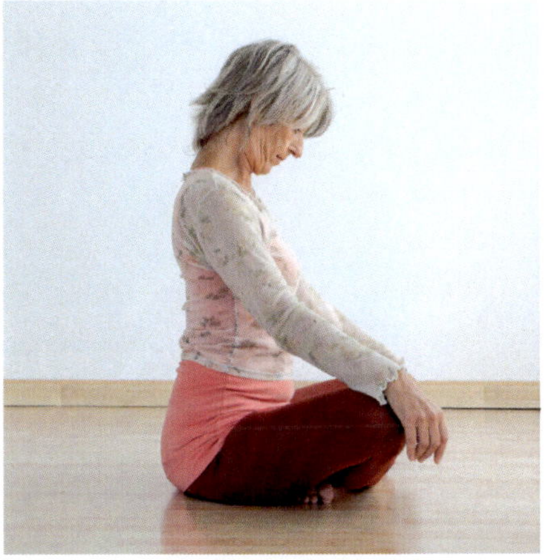

Bild Nr. 65 B

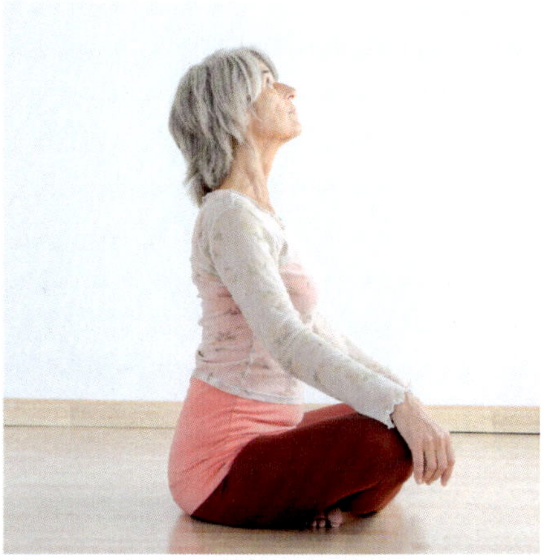

Die Ausgangsposition der 19. Übung ist der Schneidersitz (Sukhasana) oder bei Beschwerden eine alternative Haltung.
Beginnen Sie diese Übung, indem Sie im Schneidersitz die Wirbelsäule aufrichten, den Kopf gerade halten und nach vorn schauen.
Atmen Sie ein (**In**), während Sie die Wirbelsäule lang machen und den Scheitel senkrecht nach oben strecken. Machen Sie die ganze Wirbelsäule vom Steißbein bis zum Scheitel so lang wie möglich.
Atmen Sie aus (**Ex**), während Sie den Kopf langsam nach vorn beugen und das Kinn zur Brust senken. Dies ist die Nacken-Flexion.
Atmen Sie ein (**In**), während Sie wieder zur Mitte zurückkehren und die Wirbelsäule lang machen und den Scheitel senkrecht nach oben strecken. Machen Sie die ganze Wirbelsäule erneut vom Steißbein bis zum Scheitel so lang wie möglich.
Atmen Sie aus (**Ex**), während Sie den Kopf langsam nach hinten bewegen und den Kopf in den Nacken legen. Dies ist die Nacken-Extension.
Fahren Sie mit der Übung fort, indem Sie die aufgerichtete Wirbelsäulenposition während der ganzen Übung beibehalten und aus der Mittelposition hinaus, den Kopf abwechselnd nach vorn und hinten bewegen und dabei auf das Atemmuster achten.

Wiederholung: sechs bis zwölf Mal je Richtung.

14.3.20 Nacken (Laterale Flexion)

Laterale Flexion

A) Blick nach vorn richten, Kopf gerade halten und mittig (Inspiration) – B) Kopf zur Seite neigen (Exspiration).

Bei der lateralen Nacken-Flexion zur rechten Seite sind folgende Muskeln beteiligt: rechter Sternocleidomastoideus und rechter oberer Trapezius.
Bei der lateralen Nacken-Flexion zur linken Seite sind folgende Muskeln beteiligt: linker Sternocleidomastoideus und linker oberer Trapezius.

Bild Nr. 66 A)

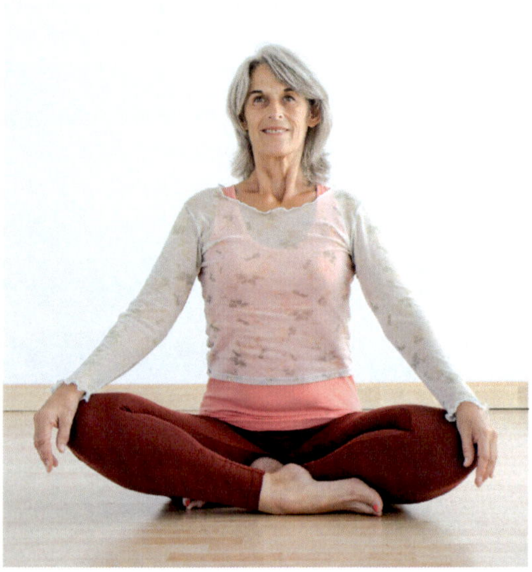

Bild Nr. 67 B)

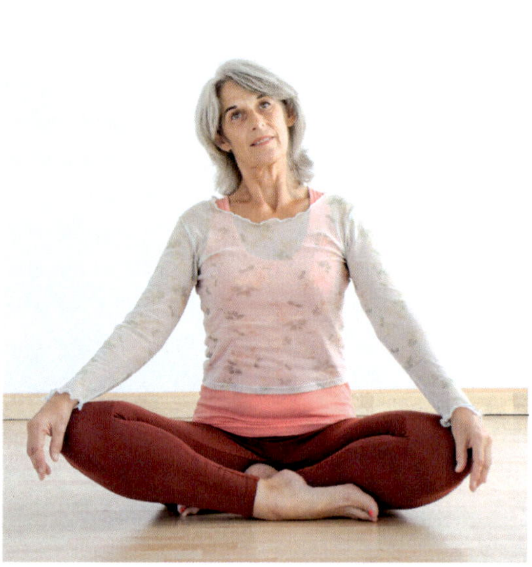

Die Ausgangsposition der 20. Übung ist der Schneidersitz (Sukhasana) oder bei Beschwerden eine alternative Haltung.
Beginnen Sie diese Übung, indem Sie im Schneidersitz die Wirbelsäule aufrichten, den Kopf gerade halten und nach vorn schauen.
Atmen Sie ein (**In**), während Sie die Wirbelsäule aufrichten, diese lang machen und den Scheitel senkrecht nach oben strecken. Machen Sie die ganze Wirbelsäule vom Steißbein bis zum Scheitel so lang wie möglich.
Atmen Sie aus (**Ex**), während Sie den Kopf langsam nach rechts beugen (das rechte Ohr geht in Richtung der rechten Schulter). Dies ist die laterale Nacken-Flexion zur rechten Seite.
Atmen Sie ein (**In**), während Sie wieder zur Mitte zurückkehren und die Wirbelsäule aufrichten, diese lang machen und den Scheitel senkrecht nach oben strecken. Machen Sie erneut die ganze Wirbelsäule vom Steißbein bis zum Scheitel so lang wie möglich.
Atmen Sie aus (**Ex**), während Sie den Kopf langsam nach links beugen (das linke Ohr geht in Richtung der linken Schulter). Dies ist die laterale Nacken-Flexion zur linken Seite.
Fahren Sie, wie oben beschrieben, mit der Übung fort, indem Sie die aufgerichtete Wirbelsäule während der ganzen Übung beibehalten und aus der Mittelposition hinaus, den Kopf abwechselnd nach rechts und links neigen und dabei auf das Atemmuster achten.

Wiederholung: sechs bis zwölf Mal je Seite.

14.3.21 Nacken (Laterale Rotation)

Laterale Rotation

A) Blick nach vorn richten, Kopf gerade halten und mittig (Inspiration) – B) Kopf zur Seite drehen (Exspiration).

Bei der lateralen Nacken-Rotation zur rechten Seite sind folgende Muskeln beteiligt: linker Sternocleidomastoideus und rechter oberer Trapezius.
Bei der lateralen Nacken-Rotation zur linken Seite sind folgende Muskeln beteiligt: rechter Sternocleidomastoideus und linker oberer Trapezius.

Bild Nr. 68 A)

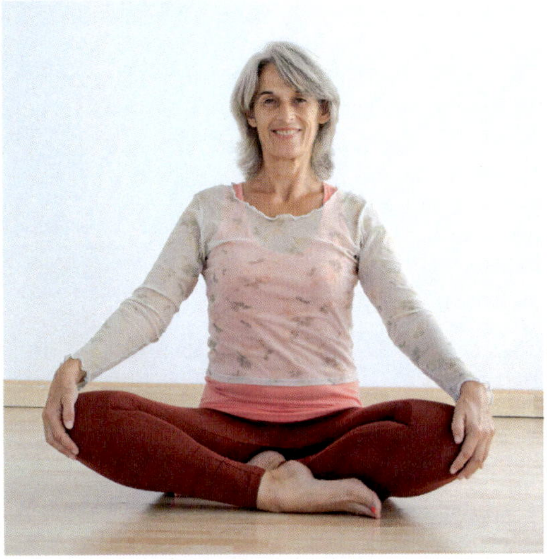

Bild Nr. 69 B)

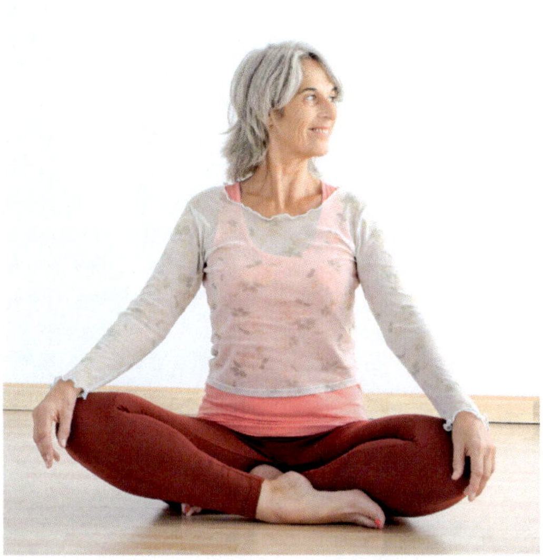

Die Ausgangsposition der 21. Übung ist der Schneidersitz (Sukhasana) oder bei Beschwerden eine alternative Haltung.
Beginnen Sie diese Übung, indem Sie im Schneidersitz die Wirbelsäule aufrichten, den Kopf gerade halten und nach vorn schauen.
Atmen Sie ein **(In)**, während Sie die Wirbelsäule lang machen und den Scheitel senkrecht nach oben strecken. Machen Sie die ganze Wirbelsäule vom Steißbein bis zum Scheitel so lang wie möglich.
Atmen Sie aus **(Ex)**, während Sie den Kopf langsam nach rechts drehen (der Blick geht über die rechte Schulter). Dies ist die laterale Nacken-Rotation zur rechten Seite.
Atmen Sie ein **(In)**, während Sie zur Mitte zurückkehren und die Wirbelsäule lang machen und den Scheitel senkrecht nach oben strecken. Machen Sie die ganze Wirbelsäule erneut vom Steißbein bis zum Scheitel so lang wie möglich.
Atmen Sie aus **(Ex)**, während Sie den Kopf langsam nach links drehen (der Blick geht über die linke Schulter). Dies ist die laterale Nacken-Rotation zur linken Seite.
Fahren Sie mit der Übung fort, indem Sie die aufgerichtete Wirbelsäule während der ganzen Übung beibehalten und aus der Mittelposition hinaus den Kopf abwechselnd zur rechten und linken Seite drehen. Dabei achten Sie auf das Atemmuster.

Wiederholung: sechs bis zwölf Mal je Seite.

14.3.22 Shavasana (Mrtasana)

Entspannungshaltung

Bild Nr. 70

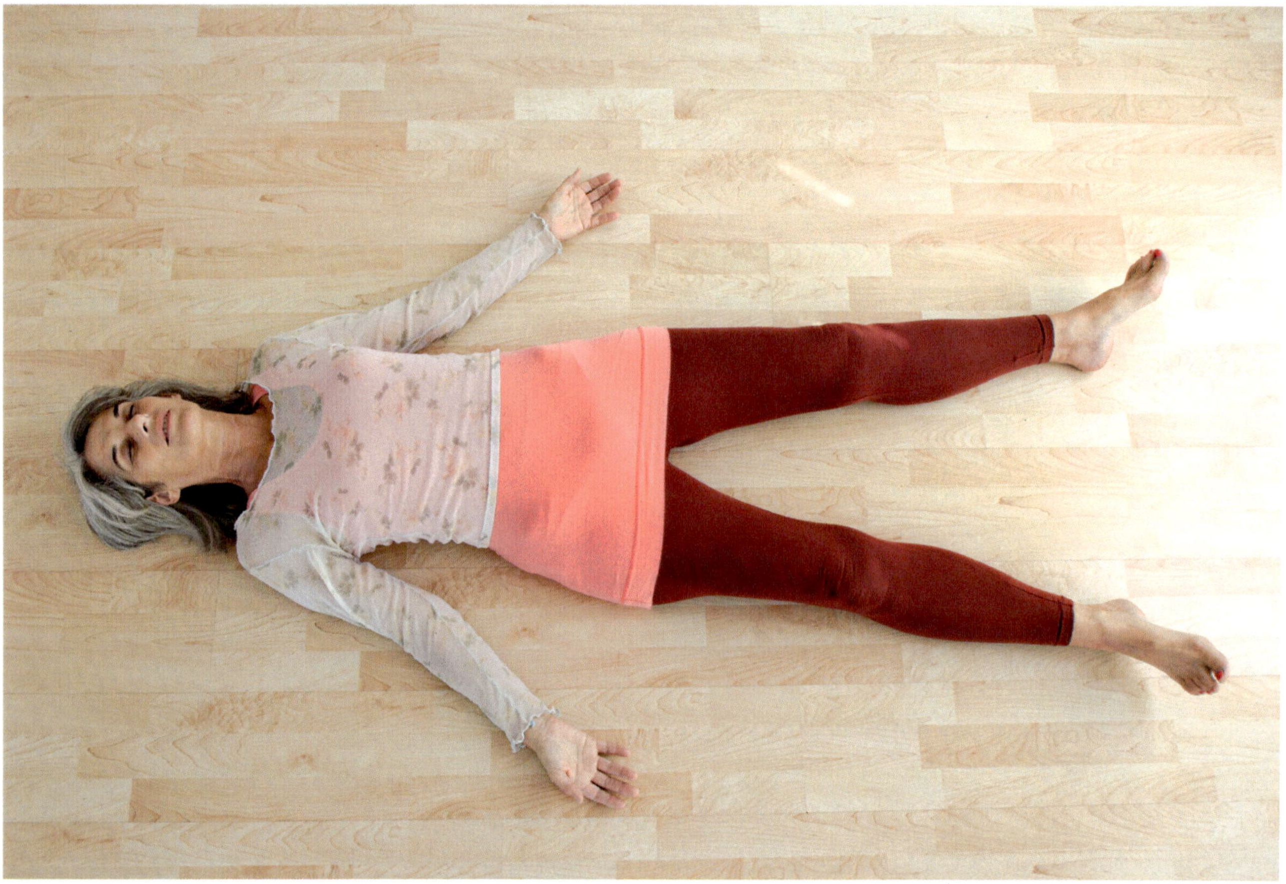

Um die Folge der 21 Übungen abzuschließen und deren positive Wirkungen auf Körper, Geist und Seele wirken zu lassen, ist diese Entspannungshaltung geeignet. Sie entfaltet eine große Wirkung und ist möglicherweise eine der schwierigsten Asanas, da man entspannen soll, ohne einzuschlafen, und sich trotz der Entspannung bewusst auf den Atem konzentrieren soll.

Legen Sie sich dazu auf den Rücken, strecken Ihre Arme und Beine aus und spreizen diese vom Körper ab. Die Handflächen zeigen nach oben und die Finger sind entspannt und unverkrampft. Entspannen Sie alle Muskeln im Körper einschließlich Ihres Gesichts, auf das sie ein kleines Lächeln zaubern und schließen Sie die Augen. (Weitere Hinweise zur Durchführung von Shavasnana → Kapitel 14.5.25)

Dauer: circa fünf Minuten.

14.4 Sonnengebet (Sanskrit: Surya Namaskar)

Der Gruß an die Sonne, auch bekannt als Sonnengebet, ist eine Abfolge von zwölf Asanas, die zusammen mit der Atmung eine fließende Bewegung (Vinyasa) bilden. Er ist über Yoga hinaus bekannt. Es gibt zahlreiche Variationen, einige davon sind akrobatisch, z. B. mit Sprüngen von einer Position zur nächsten. Diese Vartiationen haben in einzelnen Richtungen des Hatha-Yoga ihre Berechtigung, sind aber unangebracht für therapeutische Zwecke oder einen rücken- und körperschonenden Ansatz.

Viele Yoga-Praktizierende nutzen die Hitze-freisetzende Wirkung des Sonnengrußes als Aufwärmübung, bevor sie morgens mit der eigentlichen Yoga-Praxis beginnen. Für Personen mit Beschwerden ist auch dies nicht zu empfehlen; denn aus therapeutischer Sicht sollte der Körper bereits aufgewärmt sein, wenn man den Sonnengruß ausführt und von seinen Vorzügen ohne Verletzungsrisiko profitieren möchte. Daher ist zu empfehlen, die 21 gelenkbefreienden Übungen vorher durchzuführen; denn nur, wenn die Gelenke, Bänder, Muskeln und der Körper aufgewärmt sind, sollte man ihnen Leistung abverlangen.

»Surya« bedeutet im Sanskrit Sonne und als Mantra: »Wunderschönes Licht, du bist mein wahres Selbst.« Surya ist einer der zwölf Mantra-Namen für die Sonne. In der traditionellen Praxis des Sonnengebets wird die Sonne geehrt während ihres Verlaufs vom Aufgang bis zum Untergang. Auf diese Weise kann ihre Energie über das Mantra und das Pranayama aufgenommen und dem eigenen Körper zugeführt werden. Der Sonnengruß wird traditionell zwölf Mal ausgeführt, einmal für jedes Tierkreiszeichen, und man wendet sich dabei jeden Morgen bei Sonnenaufgang dem Osten zu.

Obwohl »Surya Namaskar« (der Gruß an die Sonne) nicht Bestandteil der klassischen Yoga-Übungen ist, hat er Einzug in die meisten Yoga-Schulen und -Traditionen gefunden, weil er den dort praktizierten Yoga-Übungen sehr ähnlich ist. Der Ursprung des Sonnengrußes ist weitgehend unklar, aber dessen Tradition wurde von der Familie der Rajas von Audh erhalten und bewahrt. 1928 hat der Raja von Audh (1909 - 1974) ein Buch mit dem Titel »The Ten Point Way of Health« veröffentlicht, in welchem er darlegt, dass ihm die Übungsfolge des Sonnengebets durch seinen Vater vermittelt worden sei und er diese seit frühster Kindheit praktiziere. In diesem Werk propagiert der Raja »Surya Namaskar« als eine körperliche Übung, die eine umfassende Entwicklung fördern würde und aus diesem Grund in Schulen gelehrt werden solle, was er Zeit seines Lebens versuchte, in die Tat umzusetzen. Ihm wurde infolgedessen der Ruhm zuteil, der Erfinder des modernen Sonnengrußes zu sein, obwohl er dies niemals für sich beansprucht und immer die alten Wurzeln dieser Übungsfolge hervorgehoben hat. Der Sonnengruß wird in den traditionellen Yoga-Ashrams Indiens auch heute noch früh morgens bei Sonnenaufgang und abends bei Sonnenuntergang durchgeführt, ist aber deswegen keine heidnische Anbetung eines Sonnengottes, wie man argwöhnen könnte, sondern vielmehr ein ausgezeichnetes Mittel, um den verspannten Körper zu lockern und auf die darauf folgenden Yoga-Asanas und die eigentliche Yoga-Praxis vorzubereiten.

Der Übungszyklus besteht aus zwölf Einzelpositionen. Diese Übungen sollten auf jeden Fall in einem bestimmten Atemrhythmus, wie unten beschrieben, durchgeführt werden.

14.4.1 Bergposition

(Sanskrit: Tadasana Namaskar)

In dieser Haltung wird das Brustbein gehoben, das der Sitz des Anahata, des Herz-Chakras ist. Dies hilft, ein perfektes Gleichgewicht zu erreichen, die Aufmerksamkeit zu schärfen und das Selbstbewusstsein zu stärken. In dieser Haltung kann der Yoga-Praktizierende sich geistig sammeln, sich selbst einschätzen und sich für ein erfolgreiches Üben in das dafür erforderliche Gleichgewicht bringen. In dieser »Gebetshaltung« entsteht eine Unterbrechung und Trennung der geistigen und körperlichen Aktivitäten der vorangegangenen Übungspraxis und die Aufmerksamkeit wird auf die Gegenwart gelenkt. Der Praktizierende erlangt einen Augenblick der fokussierten Integration und wird an das hohe Ziel des Yoga erinnert.

Rituale sind wichtig, hilfreich, wirksam, und aus diesem Grund begann früher die Asana-Praxis mit einem Gebet zu Gott, zu Patanjali und zum Lehrmeister des Schülers, was der Ausführung der Übungen eine Bedeutung und einen Sinn verlieh, die über die reine Abfolge der körperlichen Übungen hinausging. Tadasana (Samasthiti) ist bei vielen Yoga-Stilen die erste Haltung der Übungsreihe und wird oft mit dem Anjali Mudra (Handflächen zueinander gelegt zur Gebetshaltung) als Symbol für das Beten oder die Kontemplation begonnen.

Beginnen Sie in der Bergposition und stehen Sie dazu mit geschlossenen Beinen, oder wenn es Ihnen angenehmer ist mit den Beinen circa zehn Zentimeter auseinander, die Hände sind in der Gebetshaltung (Anjali Mudra) vor der Brust gefaltet, die Daumen berühren das Brustbein. Schließen Sie die Augen und nehmen einige tiefe Atemzüge, so dass der Fluss Ihres Atems in der Herzregion zentriert ist bzw. Sie sich auf diese konzentrieren. Stellen Sie sich vor, dass Ihre innere Sonne aufgeht, während Sie atmen und diese Wärme sich durch den ganzen Körper ausbreitet. Wenn Sie wollen, können Sie im Anjali Mudra zusätzlich innerlich die folgende oder eine Affirmation Ihrer Wahl wiederholen: »Ich verehre die Göttlichkeit meines Herzens und die Wärme und Herzlichkeit meines Geistes.«

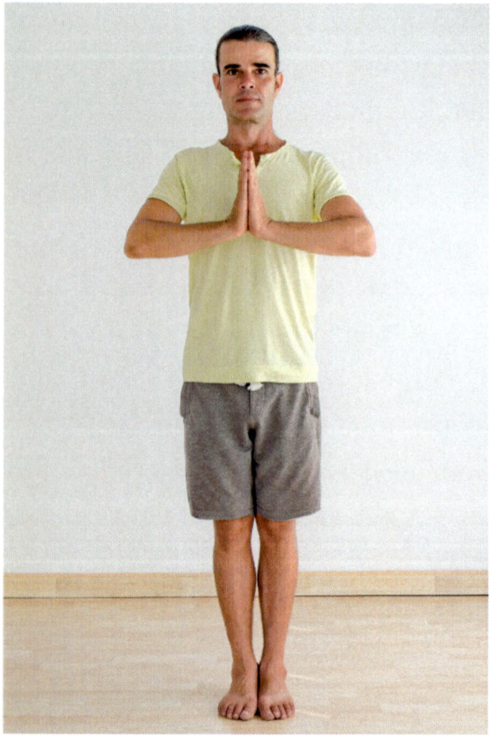

Bild Nr. 71

Atmen Sie aus (**Ex**), während Sie die Hände, wie oben beschrieben, vor der Brust halten (Namaskar).

14.4.2 Bergposition mit nach oben gestreckten Armen / Händen

(Sanskrit: Tadasana Urdhva Hastasana / Tadasana Urdhva Namaskar)

Bild Nr. 72.1

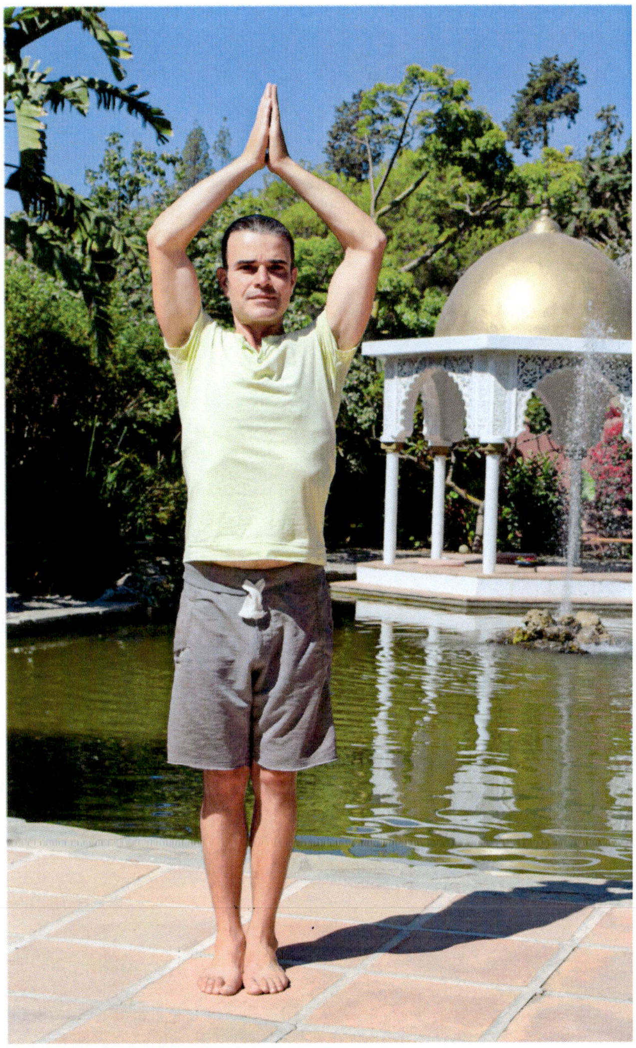

Bild Nr. 72.2

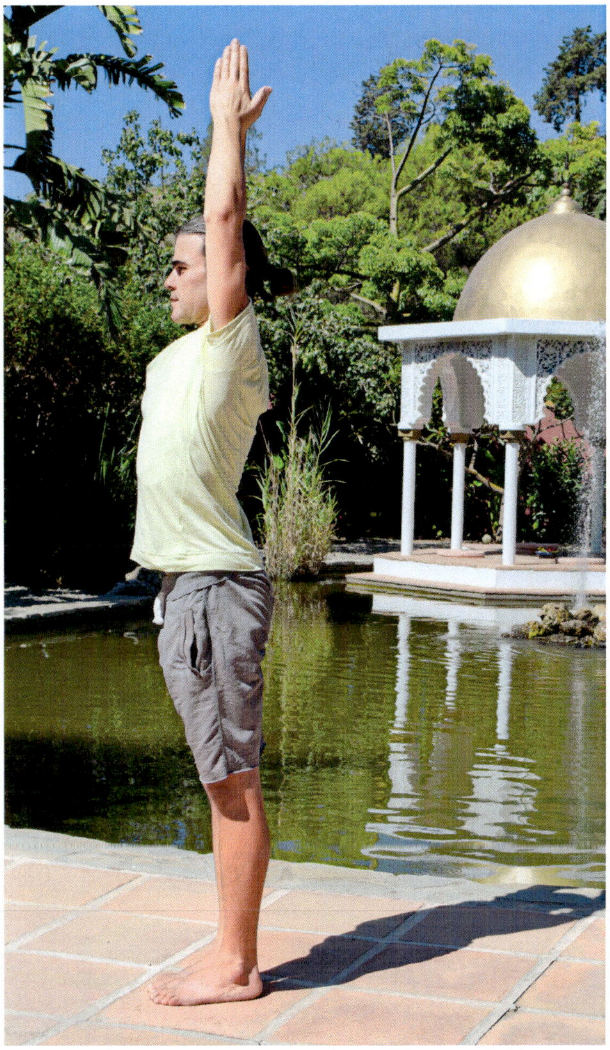

Atmen Sie ein (**In**), während Sie die Arme nach vorn ausstrecken und nach oben führen, dabei berühren sich die Handflächen. Bringen Sie die Arme ein wenig nach hinten, ziehen Sie dabei die Schulterblätter zusammen, spannen das Gesäß an und schauen zu Ihren Händen. Während Sie die Arme nach hinten bringen, achten Sie darauf, kein Hohlkreuz zu machen – die Dehnung sollte im Brustkorb und im Hüftgelenk erfolgen. Richten Sie dazu Ihr Becken auf und kippen den oberen Teil des Beckens nach hinten.

14.4.3 Stehende Vorbeuge mit geradem Rücken

(Sanskrit: Uttanasana)

Bild Nr. 73.1

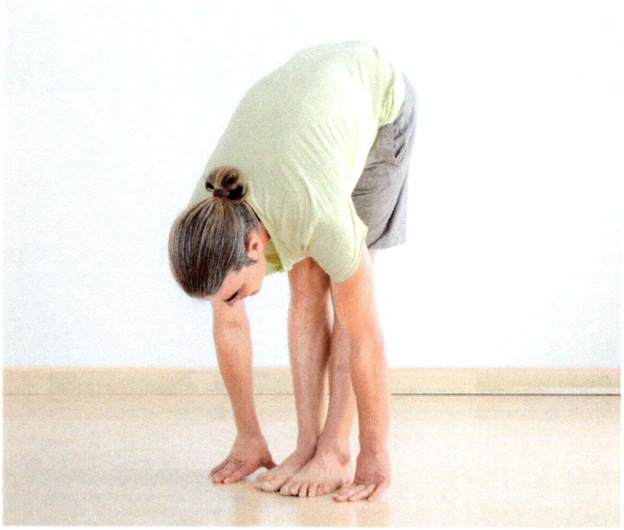

Bild Nr. 73.2

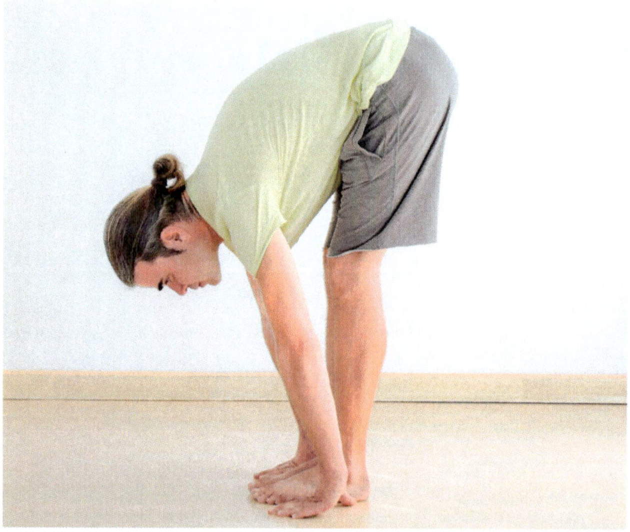

Atmen Sie aus (**Ex**), während Sie Ihre Wirbelsäule lang machen, sich aus der Hüfte sanft und gleichmäßig nach vorn und unten beugen. Am Ende dieser intensiven, gestreckten Vorwärtsbeuge hängen Ihre Arme und Ihr Kopf entspannt in Höhe Ihrer Knie. Wem es keine Probleme bereitet, der kann die Hände neben den Füßen platzieren. Personen mit weniger Flexibilität können sich an den Schienbeinen abstützen. Der Rücken ist gerade und die Knie sind so weit gestreckt wie möglich. Vermeiden Sie es, den Kopf zu den Knien zu drücken; denn dabei entsteht ein Rundrücken. Besser ist es, den Kopf locker nach unten hängen und die Wirbelsäule lang zu lassen. Schultern und Nacken sollten entspannt sein.

14.4.4 Ausfallschritt / Reiter

(Sanskrit: Ashwa Sanchalanasana)

Bild Nr. 74

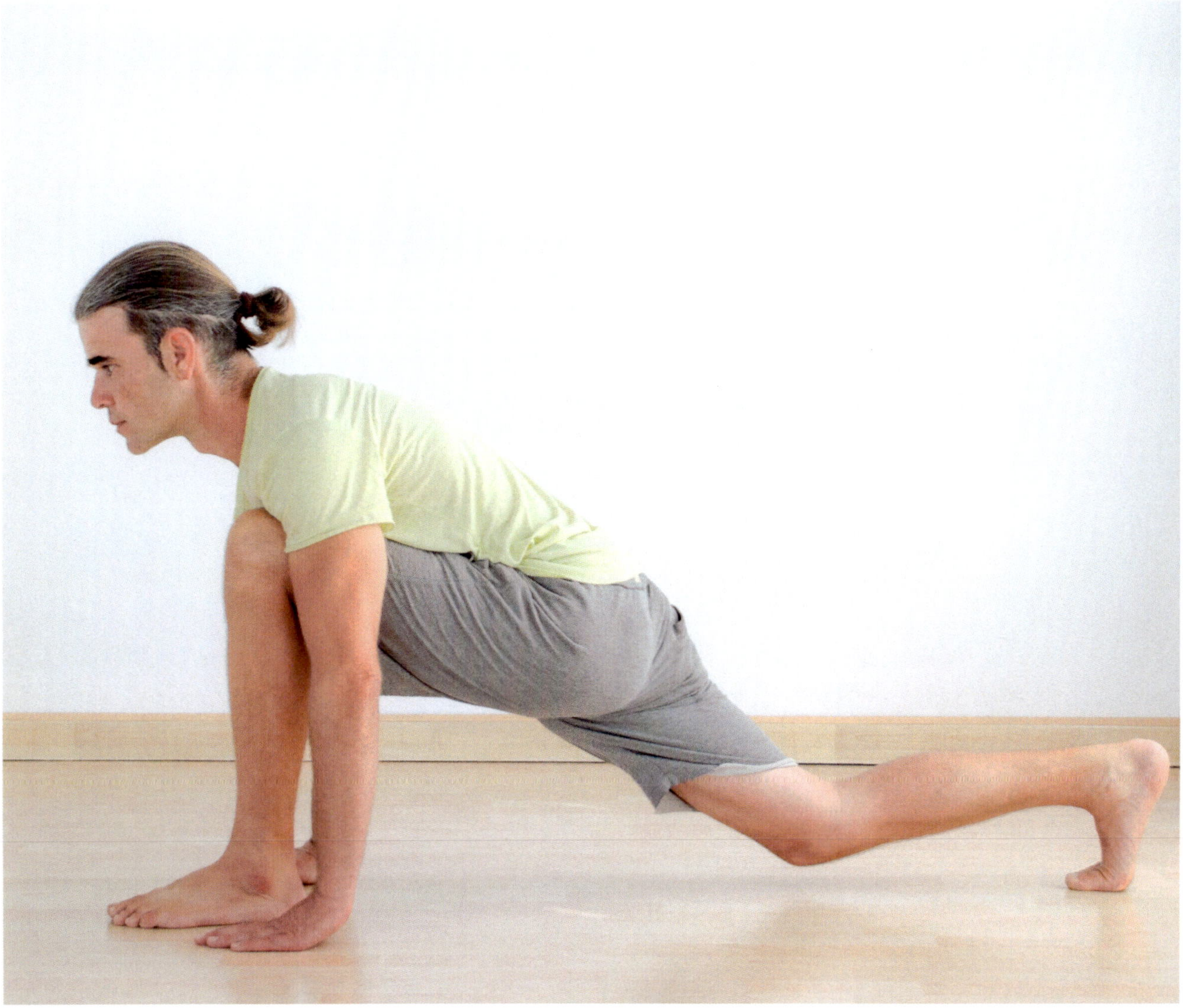

Atmen Sie ein **(In)**, während Sie die Knie beugen. Nun können Sie mit den Händen den Boden berühren und sie neben den Füßen platzieren, Ihre Finger sind in einer Linie mit Ihren Zehen. Strecken Sie nun das rechte Bein nach hinten und, falls es Ihnen möglich ist, berührt das rechte Knie nicht den Boden, sondern schwebt in der Reiterposition darüber. Ihre rechte Hüfte wird in dieser Position nach unten und nach vorn geschoben und Sie dehnen dabei Ihren rechten Quadrizeps. Heben Sie Ihren Brustkorb und Ihren Kopf, so schaffen Sie eine leichte Rückbeuge.

14.4.5 Liegestütz / Schiefe Ebene

(Sanskrit: Chatturanga Dandasana)

Bild Nr. 75

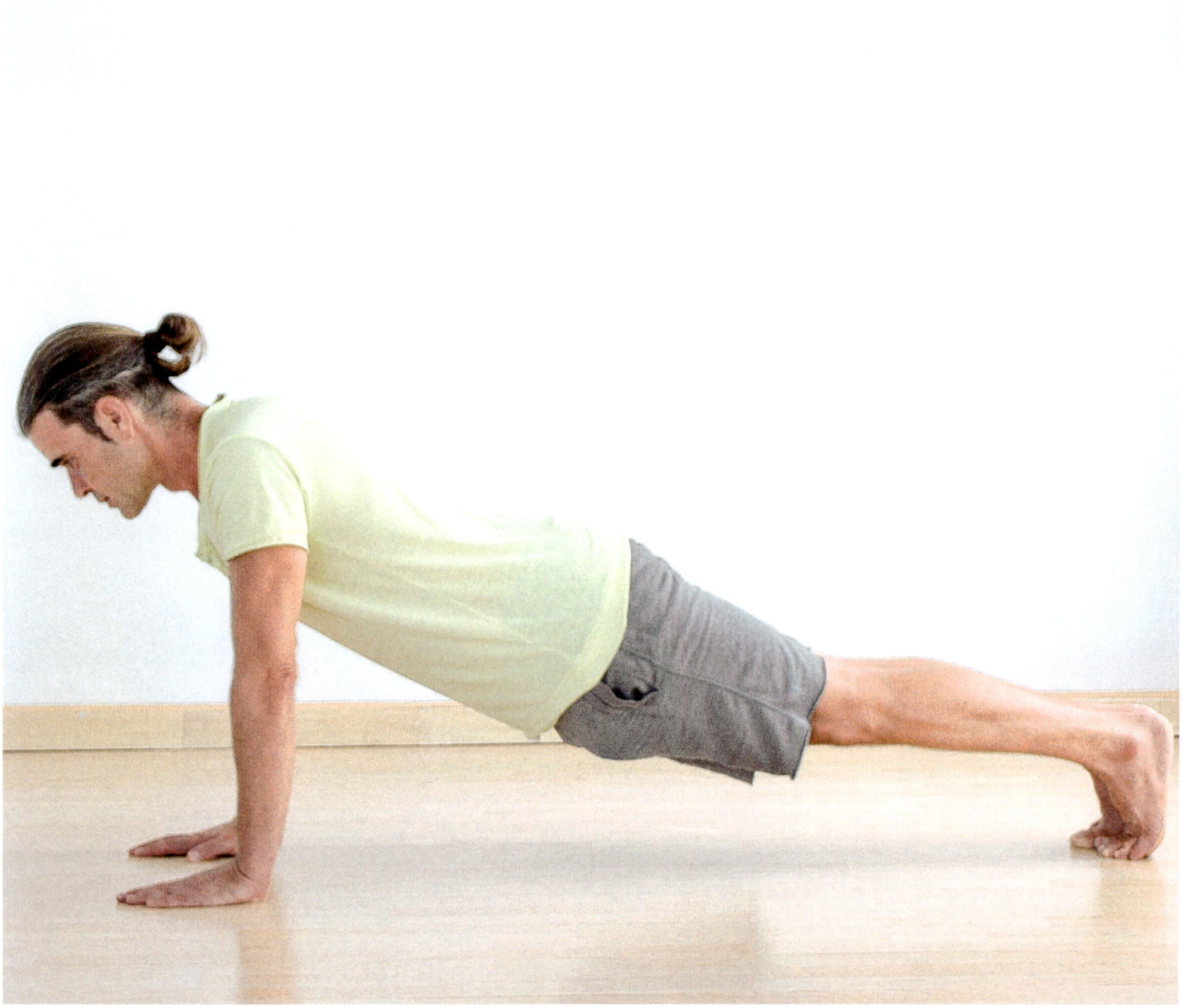

Halten Sie den Atem an, während Sie nun auch das linke Bein neben das rechte nach hinten bringen und dabei gleichzeitig die Körpermitte anheben und zu einer schiefen Ebene stabilisieren. Lassen Sie das Gesäß nicht nach unten oder oben aus der Ebene hinaus abweichen und spannen Sie den ganzen Körper wie ein Brett an. Lassen Sie auch den Kopf nicht hängen oder heben ihn zu stark an; denn der ganze Körper von den Füßen bis zum Scheitel bildet (aus der Seitenansicht) eine gerade Linie.

14.4.6 Knie-Brust-Stirn-Haltung

(Sanskrit: Ashtangasana / Ashtanganamaskar)

Bild Nr. 76

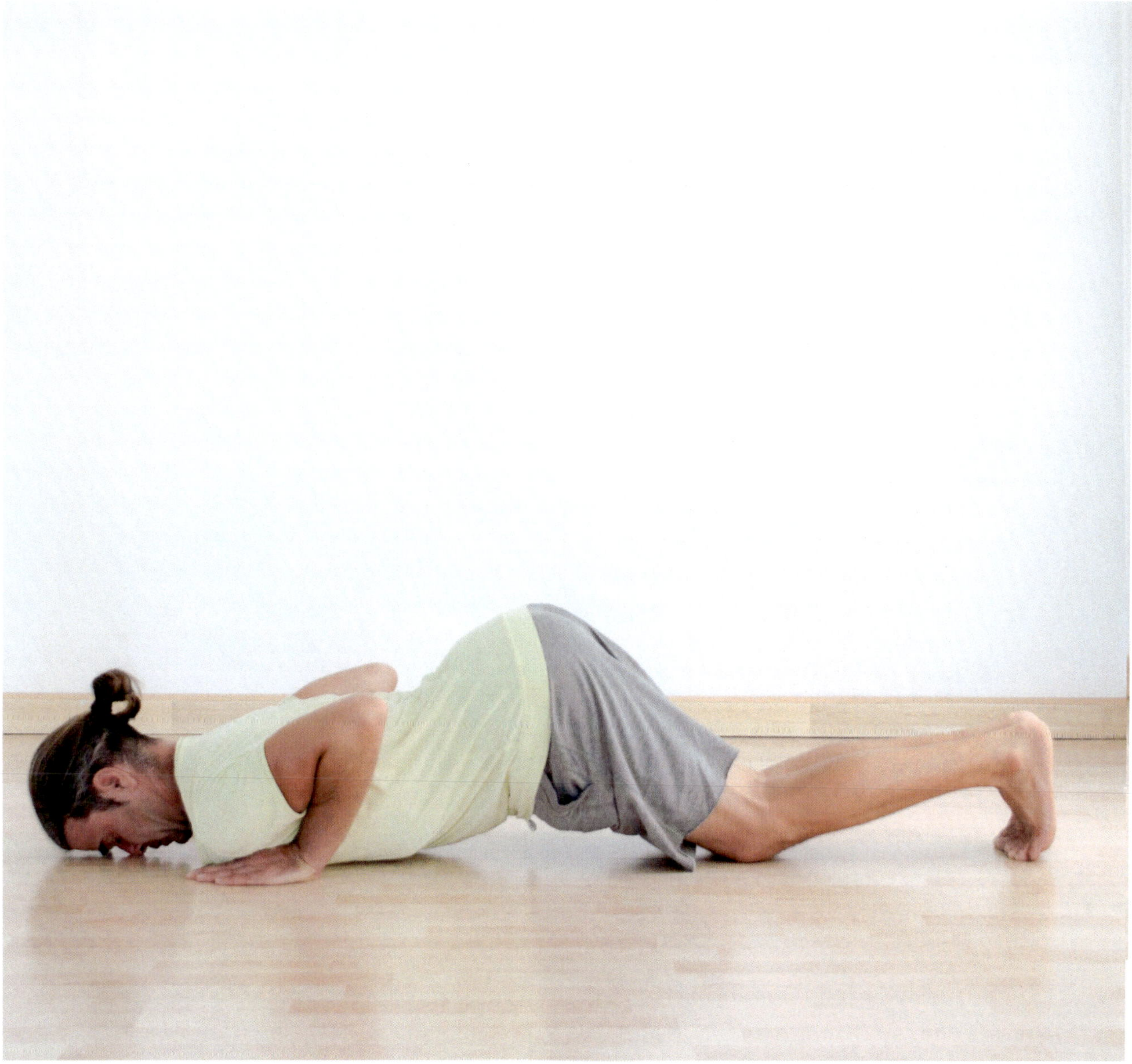

Atmen Sie aus (**Ex**), während Sie aus der schiefen Ebene hinaus nur die Knie, die Brust, und die Stirn auf den Boden legen. Zusammen mit den Füßen und Händen berühren so nur acht Punkte des Körpers den Boden – ein Umstand der namengebend für diese Übung war (Sanskrit: Ashtanga = acht). Halten Sie die Ellbogen am Ende der Übung dicht am Körper.

14.4.7 Kobra

(Sanskrit: Bhujangasana)

Bild Nr. 77

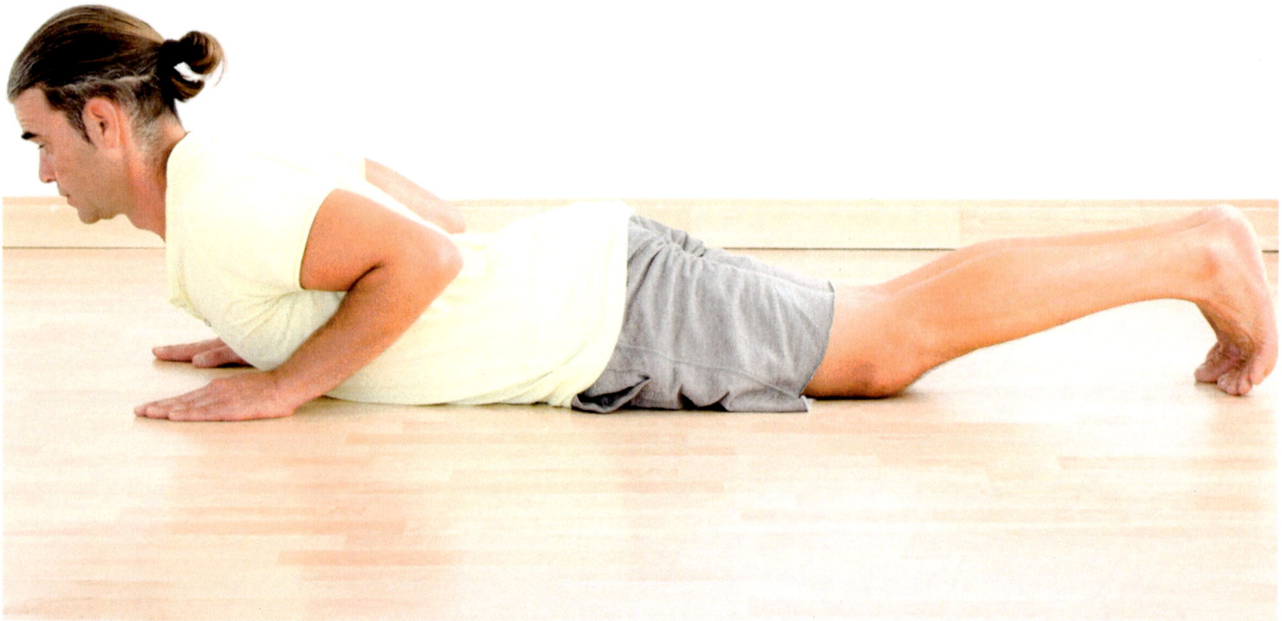

Atmen Sie ein (**In**), während Sie Ihre Schulterblätter zusammenpressen, die Beine strecken und den Brustkorb und den Kopf so weit wie möglich anheben, ohne zu stark mit den Armen nachzuhelfen. Das Gesäß ist dabei angespannt, der Nacken und Kopf sind in einer verlängerten Linie zur Wirbelsäule positioniert. Der Nacken ist somit nicht überstreckt. Strecken Sie Ihre Füße, so dass Ihre Hüften und Beine in einer festen Linie sind. Achten Sie darauf, die Arme nicht zu stark durchzudrücken, denn das führt zum Hohlkreuz, welches es zu vermeiden gilt.

14.4.8 Hinabschauender Hund

(Sanskrit: Adho Mukha Svanasana)

Atmen Sie aus (**Ex**), während Sie Ihren Brustkorb senken.
Atmen Sie ein (**In**), während Sie kurz in die Katzenposition kommen.

Bild Nr. 78

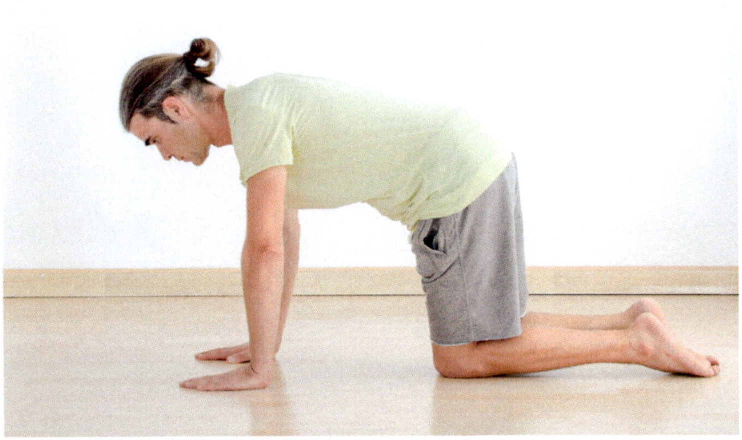

Atmen Sie aus (**Ex**), heben Ihre Hüften / Ihr Becken hoch, um in die Hundeposition zu kommen, und drücken Sie die Fersen leicht in den Boden.

Bild Nr. 79

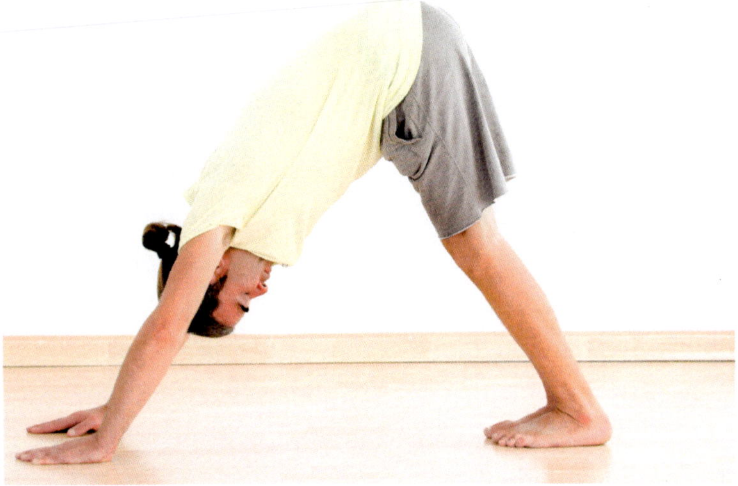

Wenn Sie genug Stärke und Koordination sowie Geschmeidigkeit entwickelt haben, können Sie direkt mit einer Ausatmung in die Hundeposition kommen und sich das Senken des Brustkorbs und die Katzenposition ersparen.

14.4.9 Ausfallschritt / Reiter

(Sanskrit: Ashwa Sanchalanasana)

Bild Nr. 80

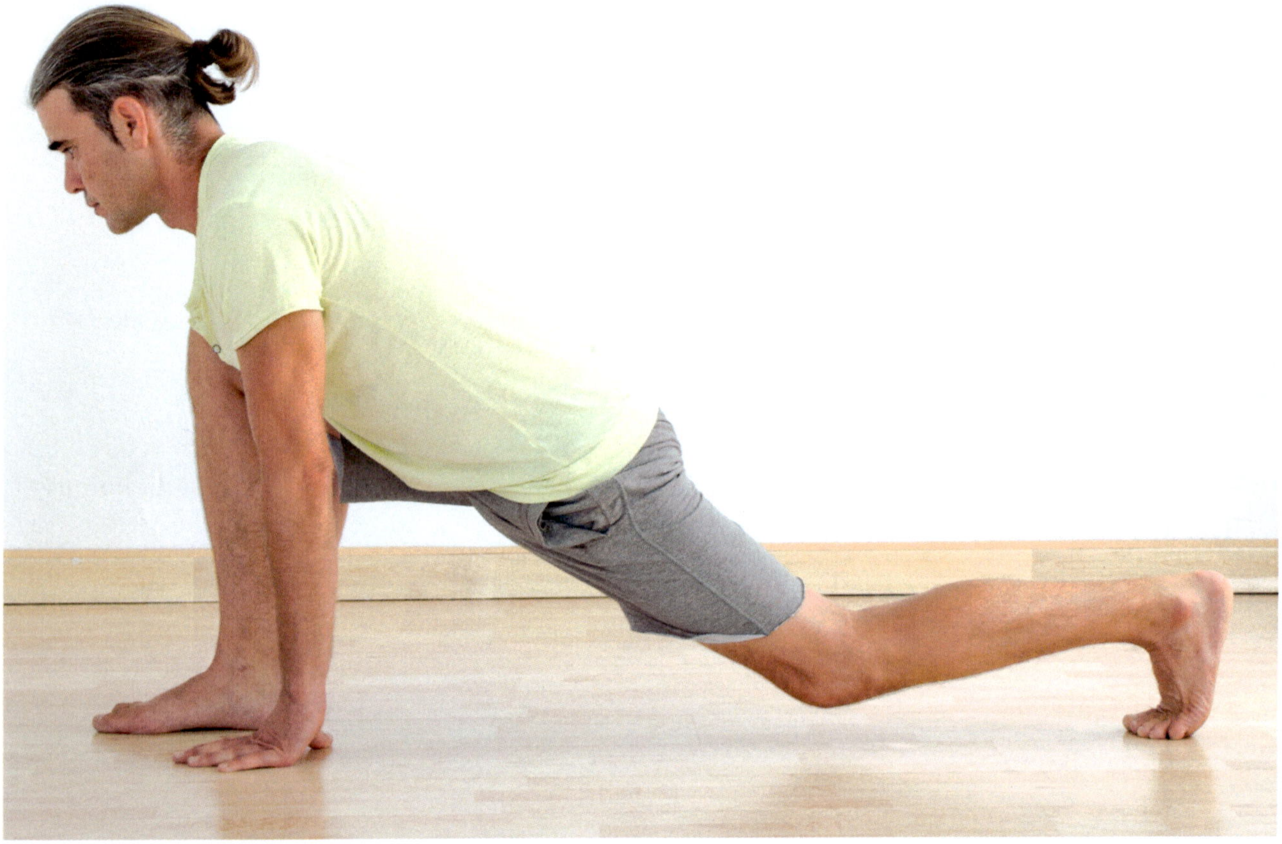

Atmen Sie ein (**In**), während Sie den rechten Fuß nach vorn holen und zwischen Ihren Händen platzieren, die Zehen sind auf einer Höhe mit den Fingerspitzen. Sie befinden sich nun erneut in der Reiterposition, aber mit dem linken Bein nach hinten gestreckt und in umgekehrter Beinhaltung zu Haltung 4), in welcher der linke Fuß vorn und das rechte Bein hinten waren. Strecken Sie das linke Bein nach hinten und, falls es Ihnen möglich ist, berührt das linke Knie nicht den Boden, sondern schwebt in der Reiterposition darüber. Ihre linke Hüfte wird in dieser Position nach unten und nach vorn geschoben, und Sie dehnen dabei Ihren linken Quadrizeps. Heben Sie Ihren Brustkorb und Ihren Kopf, schaffen so eine leichte Rückbeuge.

14.4.10 Stehende Vorbeuge mit geradem Rücken

(Sanskrit: Uttanasana)

Bild Nr. 81.1

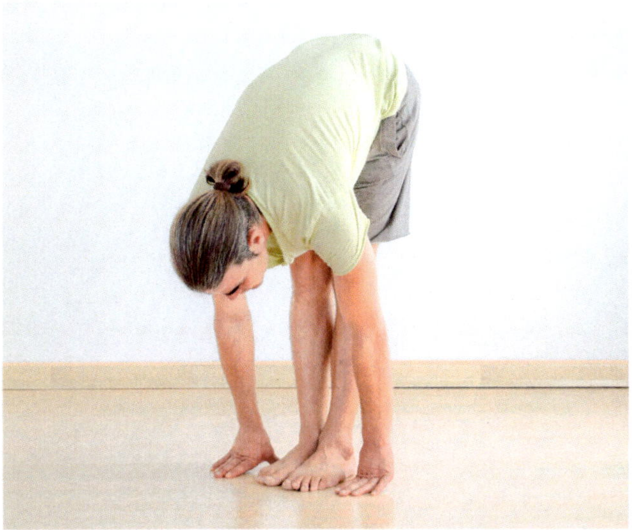

Bild Nr. 81.2

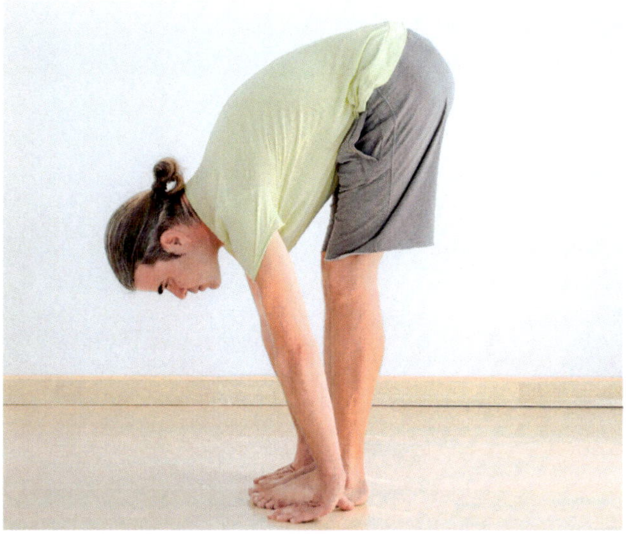

Atmen Sie aus (**Ex**), während Sie sich nach vorn beugen und Ihr linkes Bein nach vorne zwischen die Hände neben Ihr rechtes Bein und Ihren Oberkörper stellen und sich dadurch in eine Vorbeuge bringen und Ihre Wirbelsäule lang machen. Am Ende dieser intensiven, gestreckten Vorwärtsbeuge hängen Ihre Arme und Ihr Kopf entspannt in Höhe Ihrer Knie. Wem es keine Probleme bereitet, der kann die Hände neben den Füßen platzieren. Personen mit weniger Flexibilität können sich an den Schienbeinen abstützen. Der Rücken ist gerade und die Knie sind so weit gestreckt, wie möglich. Vermeiden Sie es, den Kopf zu den Knien zu drücken; denn dabei entsteht ein Rundrücken. Besser ist es, den Kopf locker nach unten hängen und die Wirbelsäule lang zu lassen. Schultern und Nacken sollten entspannt sein.

14.4.11 Bergposition mit Händen nach oben

(Sanskrit: Tadasana Urdhva Hastasana / Tadasana Urdhva Namaskar)

Bild Nr. 82

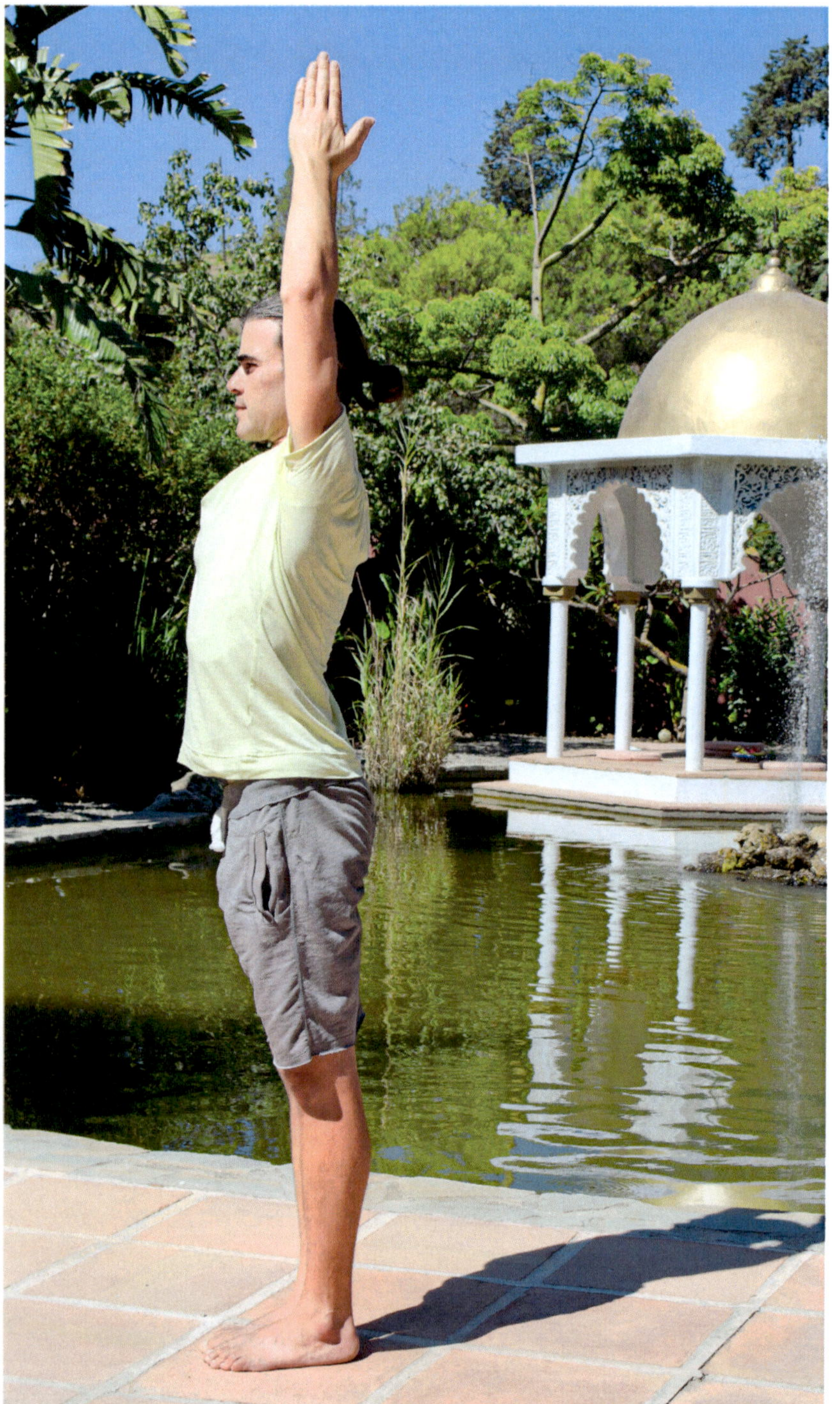

Atmen Sie ein (**In**), während Sie die Arme nach vorn ausstrecken und beginnen, den Oberkörper aufzurichten. Die Aufwärtsbewegung Ihrer Arme wird Ihren mittleren Rücken und die Brustwirbelsäule strecken. Während der Aufrichtung sind die Arme ausgestreckt und die Handflächen berühren sich. Nach erfolgter Aufrichtung bringen Sie die Arme ein wenig nach hinten, ziehen dabei die Schulterblätter zusammen, spannen das Gesäß an und schauen zu Ihren Händen.

14.4.12 Bergposition

(Sanskrit: Tadasana)

Bild Nr. 83.1

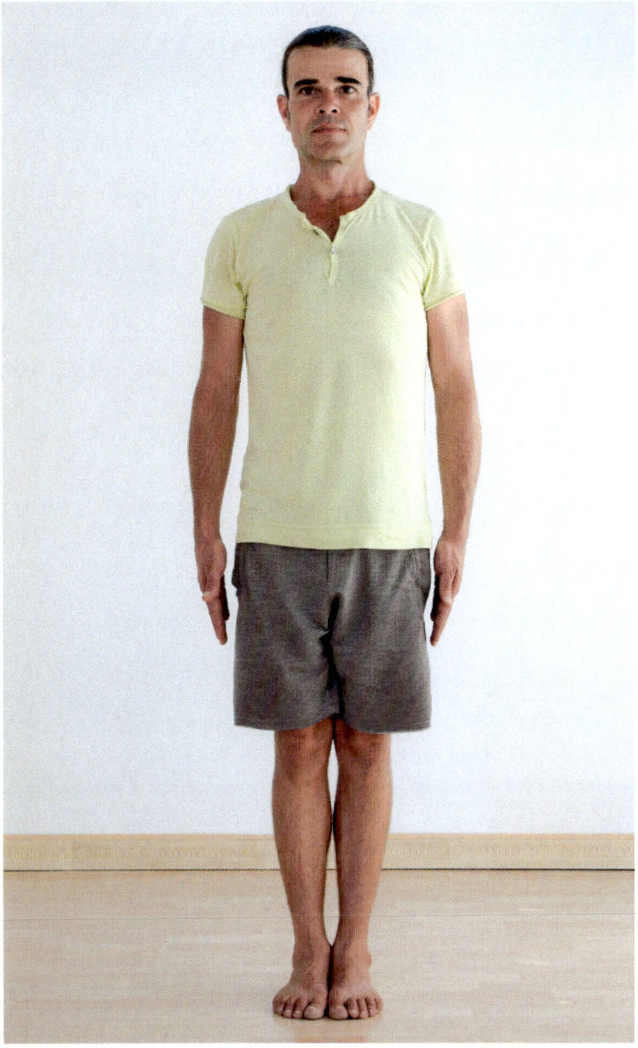

Bild Nr. 83.2

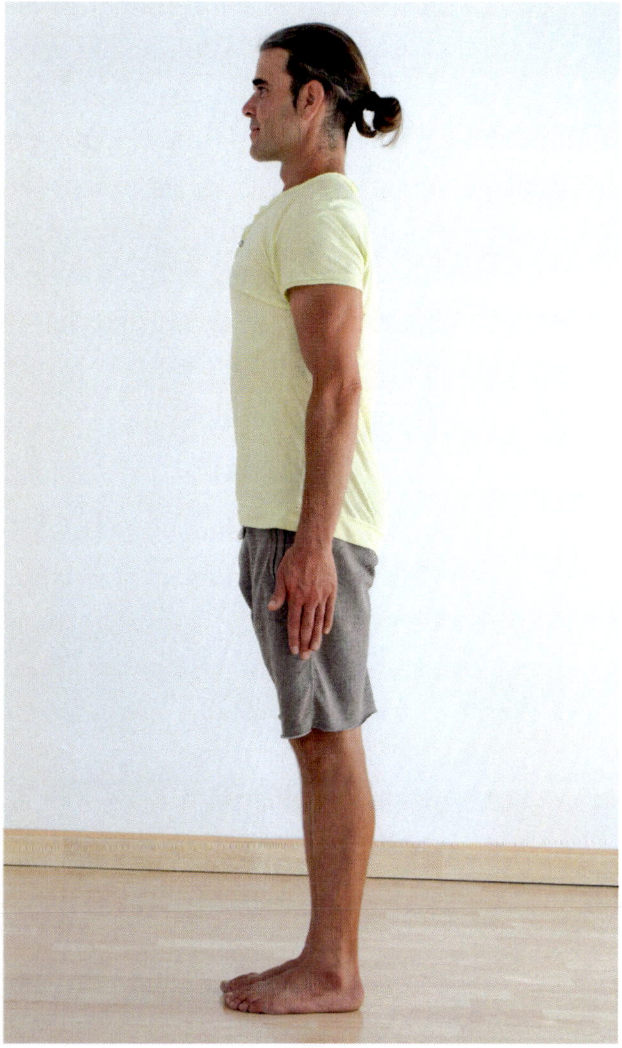

Atmen Sie aus (**Ex**), während Sie dabei die Arme senken und diese locker neben den Hüften halten, die Handflächen zeigen zu den Beinen bzw. Außenseiten der Oberschenkel.

Dies ist eine halbe Runde gewesen. Beginnen Sie den nächsten Zyklus damit, dass Sie ausatmend die Hände vor die Brust bringen (→ Position 1 Tadasana Namskar). Die Komplettierung der zweiten Runde erfolgt analog, bloß dass Sie beim Ausfallschritt in Position 4) zuerst Ihr linkes Bein nach hinten bringen und beim Ausfallschritt in Position 9) Ihren linken Fuß nach vorne zwischen die Händen stellen. Zwei Wiederholungen mit umgekehrten Beinpositionen sind eine Runde.

Versuchen Sie, trotz möglicher anfänglicher Schwierigkeiten, die Dauer der Übung allmählich auf zwölf Runden auszudehnen. Regelmäßiges Üben bringt den Erfolg. Führen Sie die Übungen langsam, rhythmisch und gleichmäßig durch und achten dabei auf das Atemmuster. Gewährleisten Sie, dass Sie jede Bewegung bewusst ausführen und in Ihren Körper hineinspüren. Kommen Sie während der Ausführung in einen kontinuierlichen Fluss ohne Anfang und Ende. Geschwindigkeit spielt bei der Ausführung keine Rolle, obwohl diese Übung auch eine hervorragende Herz-Kreislauf- und Konditionsübung ist.

Kontraindikationen / Vorsicht:
Bei akuten Rückenschmerzen sind Vorwärtsbeugen generell zu vermeiden oder zumindest mit erhöhter Vorsicht und Aufmerksamkeit durchzuführen. Vermeiden Sie in diesem Fall, die Knie bei den Positionen 3) und 10) (Vorbeuge mit geradem Rücken) durchzustrecken, und beugen diese stattdessen so weit wie nötig, um die Belastung aus dem unteren Rücken zu nehmen.
Bei der Kobra (Position Nr. 7) sollten Sie bei Rückenschmerzen darauf verzichten, sich mit Hilfe der Armkraft nach oben zu strecken. Dies würde den unteren Rücken zu sehr belasten. Heben Sie stattdessen den Rücken ohne Unterstützung der Arme nur so weit an, wie es möglich ist. Es ist nicht entscheidend, wie hoch Sie kommen, sondern nur, mit welcher inneren Haltung, Achtsamkeit und mit welchem Atemmuster Sie diese Übung ausführen.
Bei steifen Handgelenken bringen Sie nicht zu viel Gewicht auf die flachen Hände, sondern stattdessen auf Ihre Fingerspitzen oder Fingerknöchel.
Bei Knieproblemen achten Sie darauf, die Knie, z. B. durch eine Decke, bei den knienden Haltungen abzupolstern.

Indikationen:

- Trainiert das kardiovaskuläre System.
- Vergrößert die Lungenkapazität.
- Fördert die Verdauung.
- Reduziert das Gewicht.
- Verjüngt und macht vital.

Exkurs: Der Gruß an die Sonne mit Mantras

Der Sonnengruß kann auch mit gesprochenen Worten in Sanskrit, sog. Mantras, durchgeführt werden. Mantras entfalten über das Resonanzprinzip positive Wirkungen auf Körper, Geist und Seele, was inzwischen wissenschaftlich nachgewiesen ist und durch Erfahrungen der vergangenen Jahrtausende bestätigt werden kann. Traditionell wird das Sonnengebet mit einem Gebet begonnen, das der eigentlichen Übungsfolge vorausgeht:

»Om Suryam Sundaralokanathamamritam Vedatasaram Shivam, Jnanam Brahmamayam Sureshamalam Lokaikachittam Svayam; Inradityanaradhipam Suragurum Trailokyachudamanim, Bramavishnushivasvasvarupahridaya Vande Sada Bhaskaram.«

In der Übersetzung bedeutet das: »Ich bete immerzu Surya an, die Sonne, den wundervollen Weltenherrscher, den Unsterblichen, die Quintessenz des Vedanta, den Glücksverheißenden, das absolute Wissen in Form Brahmans, den Herr der Götter, immerzu rein, das eine wahre Bewusstsein der Welt selbst, den Herrn Indras, der Götter und Menschen, den Unterweiser der Götter, der Kronjuwel der drei Welten, das tatsächliche Herz der Formen Brahmas, Vishnus und Sivas, den Spender von Licht.«
Die Bewegungen des Yoga-Sonnengrußes kann man verbinden mit Mantras, die sich an die Sonne unter folgenden Namen richtet: Mitra, Ravi, Surya, Bhanu, Khaga, Pushan, Hiranyagarbha, Marichi, Aditya, Savitri, Arka und Bhaskara, wobei die Namensform des jeweiligen Mantras im Sanskrit der Form des Dativs entspricht.
Man kann die Mantras laut rezitieren, d. h. bei der Einnahme jeder Position jeweils das dazugehörende Mantra sprechen, oder die Mantras nur im Geist aufsagen und sich mehr auf die Einhaltung des Atemschemas (Ein- und Ausatmung) konzentrieren.

1) Bergposition (Tadasana)
→ Anahata Chakra
Mantra: (Exspiration) *Om Mitraya Namaha*
Ich neige mich vor dem Göttlichen in der Sonne, welches liebevoll zu allen ist.

2) Bergposition, Hände nach oben haltend (Tadasana Urdhva Hastasana, Tadasana Urdhva Namaskar)
→ Vishudda Chakra
Mantra: (Inspiration) *Om Ravaye Namaha*
Ich neige mich vor Ihm, der die Ursache allen Wandels ist.

3) Stehende Vorbeuge mit geradem Rücken (Uttanasana)
→ Svadhistana Chakra
Mantra: (Exspiration) *Om Suryaya Namaha*
Verehrung dem, der Aktivität herbeiführt.

4) Ausfallschritt / Reiter (Ashwa Sanchalanasana)
→ Ajna Chakra
Mantra: (Inspiration) *Om Bhanave Namaha*
Gruß an Ihn, der Licht verbreitet.

5) Liegestütz oder Schiefe Ebene (Chatturanga Dandasana)
→ Vishudda Chakra
Mantra: (Exspiration) *Om Kaghaya Namaha*
In Demut gebeugt vor Ihm, der sich im Himmel (über den Wolken) bewegt.

6) Knie-Brust-Stirn-Haltung / Ashtangasana (oder Ashtanganamaskar)
→ Manipura Chakra
Mantra: (Luft anhalten) *Om Pushne Namaha*
Verehrung Ihm, der alle nährt.

7) Kobra (Bhujangasana)
→ Svadhistana Chakra
Mantra: (Inspiration) *Om Hiranyagarbhaya Namaha*
In Demut gebeugt vor Ihm, der allen Wohlstand enthält.

8) Hinabschauender Hund (Adho Mukha Svanasana)
→ Vishudda Chakra
Mantra: (Exspiration) *Om Marichaye Namaha*
Verehrung Ihm, der Strahlen besitzt.

9) Ausfallschritt / Reiter (Ashwa Sanchalanasana)
→ Ajna Chakra
Mantra: (Inspiration) *Om Adityaya Namaha*
Ich neige mich vor Ihm, welcher der Sohn von Aditi ist.

10) Stehende Vorbeuge mit geradem Rücken (Uttanasana)
→ Svadhistana Chakra
Mantra: (Exspiration) *Om Savitre Namaha*
Verehrung Ihm, der verehrungswürdig ist.

11) Bergposition, Hände nach oben haltend (Tadasana Urdhva Hastasana, Tadasana Urdhva Namaskar)
→Vishudda Chakra
Mantra: (Inspiration) *Om Arkaya Namaha*
In Demut gebeugt vor Ihm, der alles von neuem erzeugt.

12) Bergposition (Tadasana)
→Anahata Chakra
Mantra: (Exspiration) *Om Bhaskaraya Namaha*
In Demut gebeugt vor Ihm, der die Ursache des Leuchtens ist.

14.5 Haltungsverbessernde Yoga-Asanas

Diese statischen Yoga-Asanas gleichen 25 Schritten auf dem Weg zum eigenen Selbst. Sie haben das Ziel, die volle Bandbreite der Bewegung und Muskelkraft zu entwickeln, und eignen sich hervorragend für therapeutische Zwecke, um u. a. die Gesamthaltung zu verbessern, den individuell erforderlichen Muskeltonus sowie Kraft und Stärke zu entwickeln und Schmerzen zu lindern oder gar zu eliminieren. Eines der Hauptziele ist aber, das Gleichgewicht (wieder) herzustellen zwischen gleichmäßig auf den Körper verteilter Muskelstärke und Flexibilität einerseits und Freiheit in den Gelenken andererseits – eine Eigenschaft, die durch die täglichen Haltungs- und Verhaltensmuster bei den meisten Menschen verlorengegangen ist. Wer diese Übungen regelmäßig und bewusst praktiziert und sich mit ihrer Wirkungsweise vertraut macht, wird zwangläufig erkennen und am eigenen Leib erfahren, dass und wie sich sein Leben positiv verändert.
Der Begriff Asana bedeutet auf Sanskrit Körperhaltung, aber auch Platz oder Unterlage, auf der diese Körperhaltung ausgeführt wird. Im Westen wird häufig angenommen, dass das Einnehmen der Haltung ein rein körperlicher, äußerer Vorgang sei. Dem ist aber nicht so, und die Weisen Indiens betonen vor allem die Innenansicht auf dem Weg zum Selbst. Die meisten Yoga-Schulen befassen sich mit Asanas, welche gemäß dem achtgliedrigen Pfad des Patanjali nach den ethisch-moralischen Faktoren der Abstinenz und Observanz, also den Yamas und Niyamas (→ Kapitel 5, Der acht-gliedrige Pfad des Patanjali), nur das dritte Glied des Weges darstellen, dem noch fünf weitere folgen. Auch der Hatha-Yoga betont die Wichtigkeit der Asanas, die Stärke, Leichtigkeit und Flexibilität des gesamten Körpers verleihen, aber auch ihre spirituelle Komponente haben. Der Körper wird als Behältnis für den Geist betrachtet und die Asanas als auf einen Punkt gerichtete Vereinigung, »Ekagrata« im Sanskrit, auf der körperlichen Ebene. Aus diesem Grund sollten die Yoga-Haltungen, sobald sie ausreichend geläufig sind, mit geschlossenen Augen geübt werden, damit die ungeteilte Achtsamkeit auf dem Körper ruhen kann.

Exkurs: Vinyasa krama

Bei der Übungsserie lege ich die einzelnen Schritte bis zur Endposition der Asana detailliert dar und weise auf Besonderheiten hin. Vielleicht empfinden Sie diese Beschreibung der Asanas am Anfang umfangreich oder mühsam zu lesen. Aber nur so ist es Ihnen mit Sicherheit möglich, die Endposition auf eine richtige, schonende Art und Weise einzunehmen. Sie erfahren, wie Sie die einzelnen Schritte dazu vornehmen sollen und erzielen den gewünschten Effekt mit der Asana. Lesen Sie zuerst die Anweisung für jede Asana vollständig durch und üben Sie diese dann in den Schritten, wie sie in der Anleitung empfohlen werden. Das Bild dient zu Ihrer Orientierung, worauf die Beschreibung haltungstechnisch abzielt, und die schriftliche Beschreibung entspricht der verbalen Anweisung, welche Ihnen ein Yoga-Lehrer in der Praxis zur Einnahme der Haltung geben würde.
Die Abfolge der einzelnen Vorbereitungshaltungen und notwendigen Zwischenschritte auf das Ziel hin, die zur Einnahme der korrekten Endhaltung befähigen, heißt Vinyasa krama. Diese muss über einen längeren Zeitraum geübt werden, bis man die verschiedenen Positionen sicher, bewusst und konzentriert einnehmen kann. Am Anfang ist es am wichtigsten, dass Sie die Asanas bewusst und aufmerksam durchführen und auf Ihren Körper und Atem achten. Machen Sie nur das, was geht, dies aber mit Achtsamkeit. Wie unter Stirham sukham asanam (→ Kapitel 4.2,

sthiram sukham asanam) dargelegt, sollten die Yoga-Haltungen in einer festen und angenehmen Weise ausgeführt werden, ohne jeglichen Anflug von Gewalt, Überwindung oder Qual.
Jede einzelne Asana der folgenden Übungsreihe besteht aus drei Phasen, nämlich einer ersten dynamischen Phase zum Einnehmen der Yoga-Haltung, einer statischen Phase in Form des Verweilens in der Endstellung und einer dynamischen Phase des Auflösens der Yoga-Haltung. Auf diese bewusste Ausführung aller drei Phasen kommt es an, da ihre Ausführung koordiniert mit dem Atem und seinem Rhythmus erfolgt und das Verweilen in der Endstellung, im Gegensatz zu anderen Yoga-Systemen des Hatha-Yoga, nur wenige Atemzüge oder Augenblicke dauert.
Alle Asanas der Übungssequenz haben neben ihren individuellen und explizit genannten Wirkungen eine bestimmte Wirkungsweise gemeinsam:

- Es werden beim Einnehmen der jeweiligen Yoga-Haltungen bestimmte Muskeln und Muskelgruppen gedehnt, während sich andere zusammenziehen, wodurch, wie beim Verweilen in der Endstellung, das Blut aus diesen Muskelgruppen gedrängt wird. Beim anschließenden Auflösen der Haltung dringt mit Sauerstoff angereichertes Blut in diese Körperregionen zurück und gleichzeitig werden die Schlacken des venösen Stoffwechsels ausgeschwemmt.
- Die Sehnen und Bänder bekommen mehr Elastizität und Spannkraft.
- Die Wirbel und Gelenke werden beweglicher und geschmeidiger.
- Die Durchblutung der inneren Organe wird erhöht, und es erfolgt eine Massage dieser Organe, die teilweise wie ein Schwamm sanft durchgeknetet werden.
- Es erfolgt eine effektive Entspannung durch die Haltungen und das seelische Gleichgewicht wird wieder hergestellt.
- Wenn die einzelnen Yoga-Haltungen richtig ausgeführt werden, kommt zu der körperlichen Komponente die spirituelle hinzu; denn gemäß der Yoga-Lehre wirken diese Übungen nicht nur auf den physischen, sondern auch auf den feinstofflichen und kausalen Körper (→Kapitel 13, Die fünf Koshas).

Bitte lesen Sie zuerst die Beschreibung der einzelnen Yoga-Haltungen vollständig durch und gehen diese dann im Geist nochmals durch, bevor Sie mit der praktischen Ausführung beginnen. Achten Sie immer auf Ihre Atmung und führen Sie alles in Achtsamkeit aus.

14.5.1 Bergstellung (Sanskrit: Tadasana Samasthiti)

Dieses Haltung wir auch nur Samasthiti genannt, welches Sillstehen bedeutet, und ist ferner die Ausgangsposition für viele weitere Asanas.
Tadasana = Bergstellung, Sama = gleich, Sthiti = bleiben

Bild Nr. 84

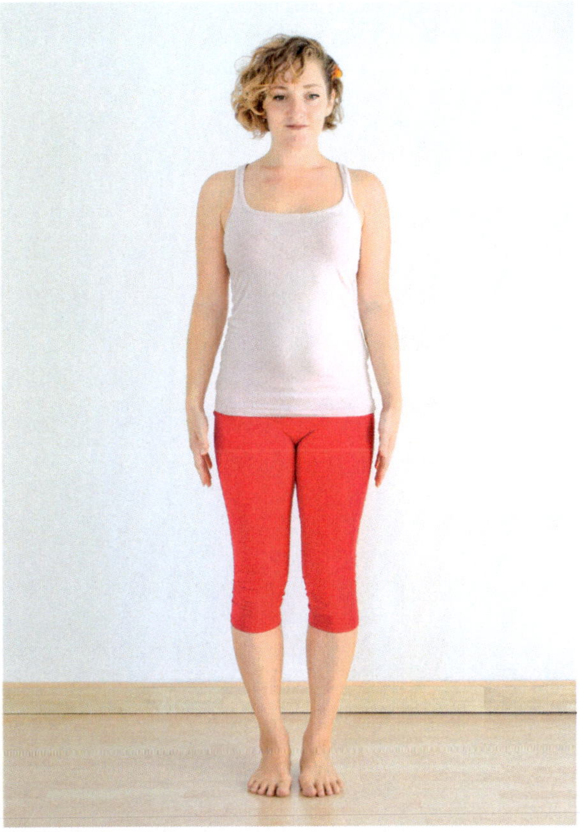

Sie beginnen diese Haltung, indem Sie aufrecht mit geschlossenen Beinen stehen, die Füße sind zusammen (Knie, Knöchel und Großzehen berühren sich), das Körpergewicht ist gleichmäßig auf beide Füße verteilt, und Sie versuchen, keinen Druck auf Ihre Zehen zu bringen. Ihre Haltung ist aufrecht, selbstsicher, beherrscht und doch bequem. Machen Sie eine entspannte und gleichmäßige Anstrengung und bleiben Sie offen und empfänglich für Ihre innere Führung. Spüren Sie nach innen. Entspannen Sie Ihre Arme. Ihre Handinnenflächen zeigen zu den Oberschenkelaußenseiten, Ihr Brustkorb ist vollständig angehoben, Ihr Becken ist leicht nach vorn gekippt, so dass sich die Bauchmuskeln anspannen. Ihr konzentrierter Blick ist gerade nach vorn ins Leere auf einen imaginären Punkt gerichtet.

Dauer: Zwölf langsame, regelmäßige, tiefe und bewusst ausgeführte Atemzüge.

Ziel: Ein Gefühl von Selbstsicherheit zu vermitteln und ein Gespürs für das »In-sich-Ruhen« und Geerdet-Sein zu schaffen.

Variation:
a) Falls Sie Probleme mit der geschlossenen Beinposition bei dieser Haltung haben sollten, können Sie die Beine ein bis zwei Handbreit auseinander positionieren und die Übung ansonsten analog ausführen. Wenn die Füße eng zusammenstehen, verändert sich die Beckenstellung und dies kann zu An- bzw. Verspannungen des Rückens, der äußeren Hüften und der Beinmuskulatur führen, was wiederum das erforderliche Gleichgewicht beeinträchtigt. Eine feste Basis ist nicht nur für die Ausführung dieser, sondern aller Haltungen erforderlich. Gerade zu Beginn sollten Sie die Haltungen so ausrichten, dass sich Festigkeit und Wohlbefinden während des Übens manifestieren.
b) Falls Sie Knieprobleme haben, ist es ratsam, die Knie nicht durchzustrecken, sondern etwas zu beugen.
c) Sie können diese Standhaltung, wie beim Sonnengebet, mit dem Anjali Mudra ausführen, was der Haltung eine andere Qualität gibt und auch Ihre Übungspraxis verändert. Das Anjali Mudra führt zu einer inneren Gebetshaltung und erhöht die Achtsamkeit, welche bei der Ausübung der Yoga-Asanas von entscheidender Bedeutung ist (→ Bild Nr. 71 / Tadasana Namaskar).

Kontraindikationen:
Führen Sie diese Übung nicht aus, wenn Sie unter folgenden Beschwerden leiden:

- Niedrigem Blutdruck
- Durchfall
- Bulimie
- Schlafstörungen, insbesondere Schlaflosigkeit
- Migräne
- Stressbedingten Kopfschmerzen
- Überanstrengung der Augen
- Kniegelenksarthrose

Indikationen:
Abgesehen von den bereits dargelegten positiven Wirkungen der gesamten Übungsreihe (→ Exkurs Vinyasa Krama, Kapitel 14.5), kann diese Übung bei folgenden Störungen hilfreich sein bzw. folgende Wirkungen erzielen:

- Belebt die Füße und korrigiert Plattfüße.
- Kräftigt die Kniegelenke.
- Verbessert die Körperhaltung.
- Hilft, ein perfektes Gleichgewicht zu bekommen.
- Verringert Ischias-Beschwerden.
- Kräftigt und strafft das Becken und den Bauch.
- Verbessert die Blasenkontrolle.
- Beugt Hämorrhoiden vor.
- Schärft die Aufmerksamkeit.
- Stärkt das Selbstbewusstsein.
- Hilft bei und gegen Depressionen.

14.5.2 Aufrechte Bergstellung (Sanskrit: Tadasana Urdhva Baddanguliasana)

Tadasana = Bergstellung, Urdhva = nach oben, Baddha = gefaltet, Anguli = Finger

Bild Nr. 85.1

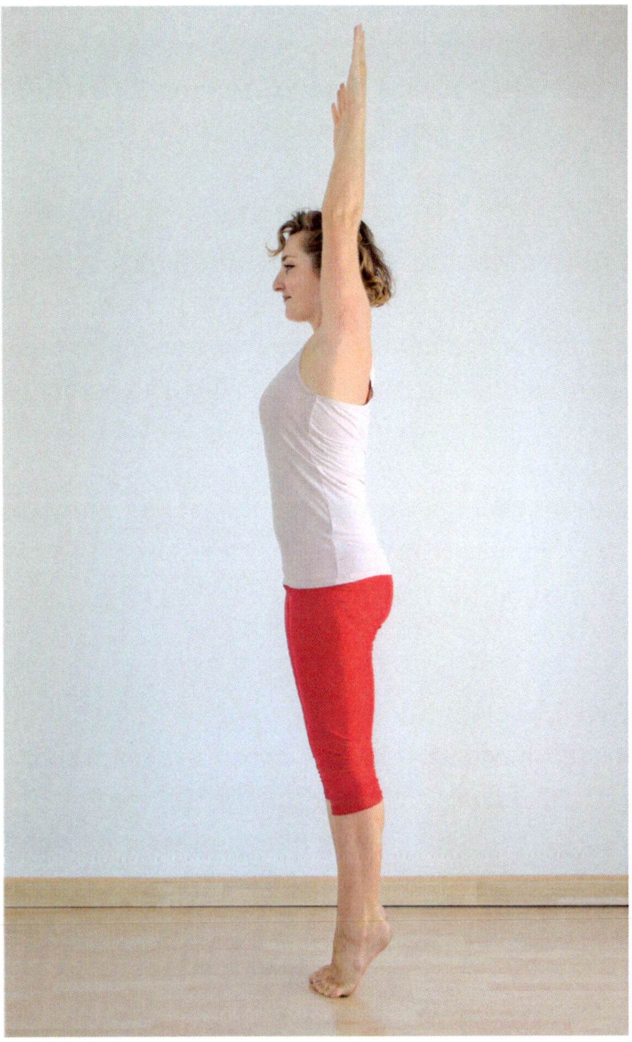

Bild Nr. 85.2

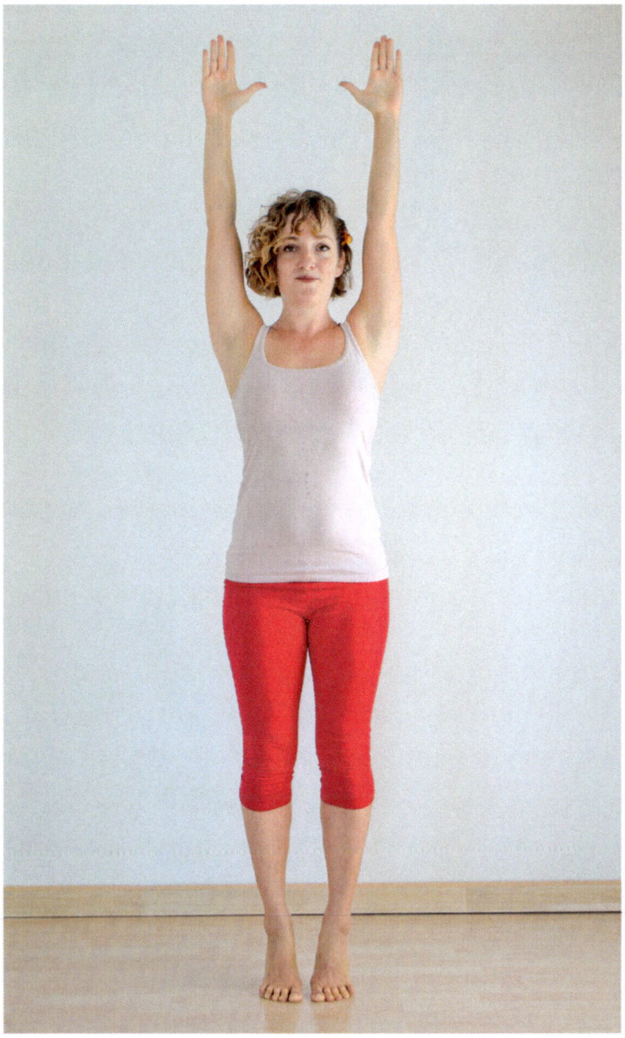

Sie beginnen diese Haltung, indem Sie aufrecht stehen, die Füße sind zusammen, das Körpergewicht ist gleichmäßig auf beide Füße verteilt, und Sie versuchen, keinen Druck auf Ihre Zehen zu bringen. Ihre Haltung ist aufrecht, selbstsicher, beherrscht und doch bequem. Machen Sie eine entspannte und gleichmäßige Anstrengung und bleiben Sie offen und empfänglich für Ihre innere Führung. Spüren Sie nach innen. Entspannen Sie Ihre Arme, Ihre Handinnenflächen zeigen zu den Oberschenkelaußenseiten, Ihr Brustkorb ist vollständig angehoben, Ihr Becken ist leicht nach vorn gekippt, damit sich die Bauchmuskeln anspannen. Dies ist die Ausgangsposition (Tadasana Samasthiti) für die weitere Übung. Ihr konzentrierter Blick ist gerade nach vorn ins Leere auf einen imaginären Punkt gerichtet.

Atmen Sie ein (**In**), während Sie die Arme, mit den Händen zur Brust zeigend, vor die Brust nehmen, die Finger so verschränken, dass sich der kleine Finger der linken Hand unter dem der rechten Hand befindet. Merken Sie sich, welcher Finger unten ist, damit Sie bei Wiederholungen, der Harmonie und Symmetrie wegen, die Fingerposition wechseln können.

Atmen Sie aus (**Ex**), während Sie die Handflächen der verschränkten Hände nach außen, also von sich weg drehen, so dass nun die Handrücken der Brust zugewendet sind, und Sie die Arme ausstrecken und bis auf Schulterhöhe anheben.
Atmen Sie ein (**In**), während Sie die ausgestreckten Arme mit gestreckten Ellbogen und mit verschränkten Händen (Handflächen zeigen zur Decke) senkrecht über den Kopf heben und dabei auf die Zehenspitzen kommen oder dies zumindest versuchen. Strecken Sie den gesamten Körper, drücken hierzu die Kniescheiben durch, bringen die Brust nach vorne, ziehen den Bauch ein und spannen die Gesäßmuskulatur an. Bleiben Sie für sechs bis zwölf langsame, bewusste Atemzüge in dieser Position.
Atmen Sie aus (**Ex**), während Sie die Hände wieder voneinander lösen (→Bild Nr. 85.2), die Arme senken, die Füße wieder komplett den Boden berühren lassen und in die Ausgangsposition (Tadasana Samsthiti) zurückkehren und in dieser Haltung noch einige Atemzüge verharren.
Sollte Ihnen die Ausführung dieser Übung mit verschränkten Händen zu fordernd sein, dann führen Sie einfach einatmend und auf die Zehenspitzen kommend die Arme aus der Ausgangsposition ausgestreckt senkrecht nach oben.

Ziel: Ein bewusstes Erleben der intensiven Streckung, welche von den Füßen bis zu den Fingern reicht, soll erreicht werden sowie das Spüren des Energieflusses von den Füßen zu den Fingern und eine Entspannung des zentralen Nervensystems bei simultaner Achtsamkeit.

Variation:

a) Bei Problemen mit einer korrekten Ausrichtung in der Haltung, können Sie als Hilfsmittel eine Wand verwenden, an die Sie sich mit der gesamten Rückseite Ihres Körpers stellen. Auf diese Weise wird der Körper stabilisiert, mögliche Korrekturen werden erleichtert und Sie bekommen das Gefühl für diese Haltung, die Sie zukünftig ohne die Unterstützung einer Wand ausführen können.
b) Bei Gleichgewichtsproblemen, X-Beinen sowie durchlebter Kinderlähmung ist es ratsam, diese Übung nicht mit geschlossenen Füßen, sondern mit einem Fußabstand von 20 bis 25 cm (ein bis zwei Handbreit) durchzuführen, um eine stabile Standposition zu gewährleisten.
c) Generell bei Rückenproblemen und insbesondere bei einem Bandscheibenvorfall oder auch Gebärmuttervorfall ist es ratsam, die Fersen nicht geschlossen, sondern etwas auseinander zu halten. Nur die Großzehen sollten sich in diesem Fall berühren.
d) Bei niedrigem Blutdruck verbleiben Sie maximal 15 Sekunden oder drei bis vier Atemzüge in dieser Haltung.

Kontraindikationen:
Führen Sie diese Übung nicht aus, wenn sie unter folgenden Beschwerden leiden:

- Niedrigem Blutdruck (maximal Variation d)
- Herzbeschwerden
- Durchfall
- Bulimie
- Schlafstörungen, insbesondere Schlaflosigkeit
- Migräne
- stressbedingten Kopfschmerzen
- Überanstrengungen der Augen
- Kniegelenksarthrose

Indikationen:
Abgesehen von den positiven Wirkungen der gesamten Übungsreihe kann diese Übung besonders bei folgenden Störungen hilfreich sein bzw. folgende Wirkungen erzielen:

- Lindert Atemprobleme (und durchlüftet die Lungenspitzen).
- Beseitigt Verstopfung.
- Schmerzlindernd bei Krampfadern.
- Lindert Arthritis.
- Dehnt verspannte Schultern, Arme, Handgelenke und Finger.
- Hilft bei Wirbelsäulenproblemen.
- Belebt die Füße und korrigiert Plattfüße.
- Kräftigt die Kniegelenke.
- Verbessert die Körperhaltung.
- Hilft, ein perfektes Gleichgewicht zu bekommen.
- Verringert Ischias-Beschwerden.
- Kräftigt und stimuliert die Muskulatur von Rücken, Oberkörper, Bauch und Becken.
- Stärkt das Selbstbewusstsein.
- Hilft bei und gegen Depressionen.

14.5.3 Krieger I (Sanskrit: Virabhadrasana I)

Virabhadra = einer von Shivas Kriegern

Bild Nr. 86

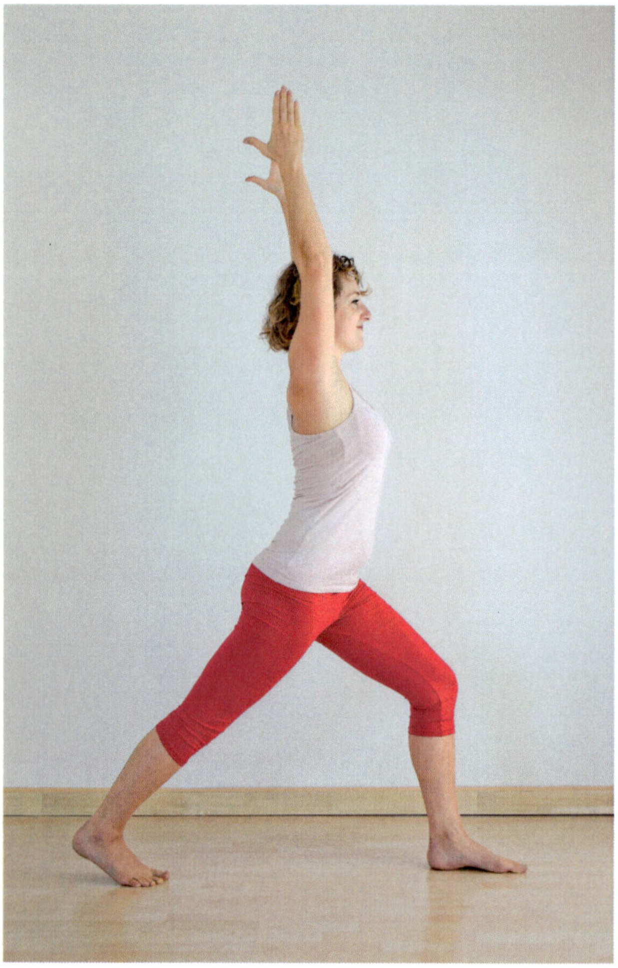

Sie beginnen diese Haltung in der Bergstellung (Tadasana). Mit Ihrem rechten Fuß machen Sie einen Schritt nach vorn und richten Ihre Füße so aus, dass Ihr rechter Fuß direkt nach vorn zeigt und Ihr linker Fuß nach außen zeigt im Winkel von 45 bis 60 Grad.

Atmen Sie ein (**In**), während Sie beide Arme heben, die Innenseiten der Oberarme sind neben den Ohren und die Handflächen zeigen zueinander. Strecken Sie Ihre Finger, die Sie geschlossen zusammen halten, mit Ausnahme der Daumen, welche Sie 90 Grad von den Fingern abspreizen.

Atmen Sie aus (**Ex**), während Sie Ihr rechtes Knie so beugen, dass der Unterschenkel senkrecht zum Boden steht und das Knie sich direkt über dem Fußknöchel befindet. Das linke Bein ist gestreckt.

Atmen Sie ein (**In**), während Sie Ihren Oberkörper aufrichten und Ihre Hüften und Schultern so ausrichten, dass diese genau nach vorne zeigen. Der Rücken geht dabei in eine leichte Rückbeuge, bleibt aber senkrecht. Bleiben Sie für sechs bis zwölf langsame, bewusste Atemzüge in dieser Position.

Atmen Sie aus (**Ex**), während Sie Ihr rechtes Knie wieder gerade machen und zur Ausgangsposition (Tadasana) zurückkehren.

Wiederholen Sie die Übung zu der anderen Seite, also mit dem linken Knie vorn.

Ziel: Hüft-Adduktion und Schulter-Flexion.
Fühlen Sie die Stärke Ihrer inneren Oberschenkel (Adduktoren-Muskeln) und die Spitze Ihrer Schultern (Deltadoid-Muskeln).
Fühlen Sie ferner die Dehnung Ihrer Wadenmuskulatur (Gastrocnemius-Muskel) in Ihrem hinteren Bein.
Dies ist eine geschlossene Hüfthaltung, da sie die inneren Oberschenkelmuskeln anspannt und stärkt, welche die Innenseite der Hüften schließen.

Kontraindikationen:
Führen Sie diese Übung nicht aus, wenn sie unter folgenden Beschwerden / Indikationen leiden:

- Hohem Blutdruck
- Herzbeschwerden
- Menstruation

Indikationen:
Abgesehen von den positiven Wirkungen der gesamten Übungsreihe, kann diese Übung besonders bei folgenden Störungen hilfreich sein bzw. folgende Wirkungen erzielen:

- Stimuliert Lunge und Herz.
- Vergrößert das Lungenvolumen.
- Dehnt einen verspannten Brustkorb.
- Stärkt die Wirbelsäule.
- Kräftigt die Kniegelenke.
- Stärkt die Oberschenkelmuskulatur.
- Kräftigt die Bauchmuskulatur.
- Kräftigt die Rückenmuskulatur.
- Lindert Rückenschmerzen, Ischias-Beschwerden und Hexenschuss durch die Stärkung der Hüft-Extensoren (hinterer Oberschenkelmuskel, Gluteus-maximus-Muskel).
- Fördert die Verdauung.
- Lindert Sodbrennen.
- Stärkt die Blase.
- Korrigiert Gebärmuttersenkung.
- Lindert Menstruationsbeschwerden (schwächt starke Regelblutung ab).

14.5.4 Pyramide (Sanskrit: Parsvottanasana oder Parshva Uttanasana)

Parshva = eine Seite, Uttana = dehnen, strecken

Bild Nr. 87.1

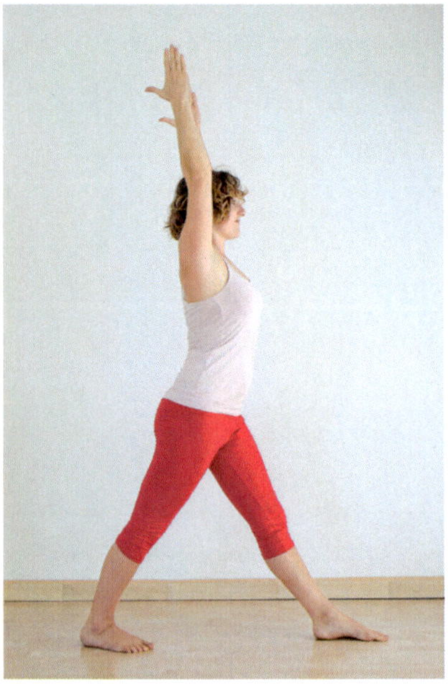

Bild Nr. 87.1

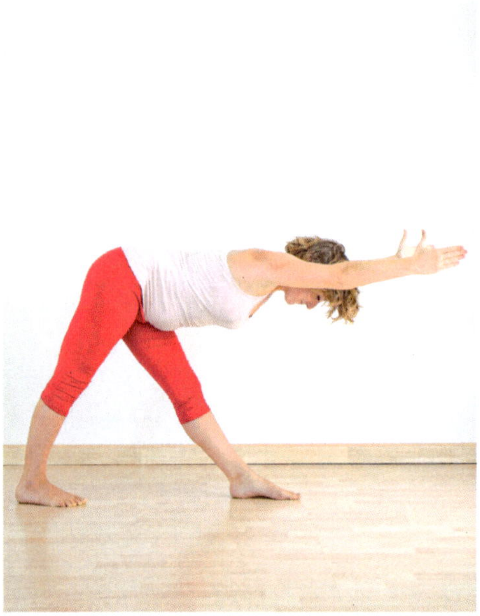

Bild Nr. 88

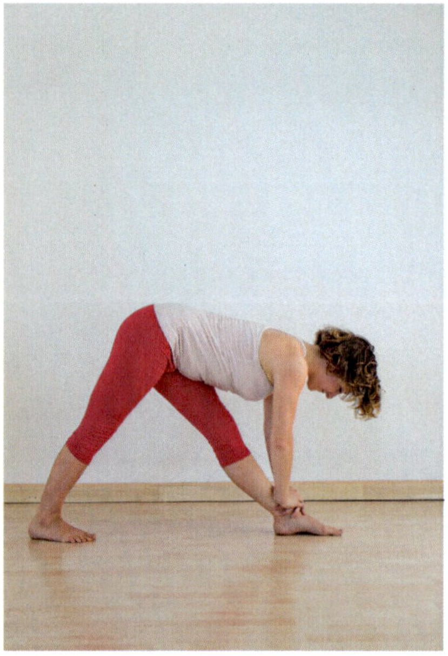

Sie beginnen diese Haltung, eine asymmetrische Vorwärtsbeuge, in der Bergstellung (Tadasana). Mit Ihrem rechten Fuß machen Sie einen Schritt nach vorn. Ihren Oberkörper und Ihre Hüften halten Sie nach vorn ausgerichtet. Ihr rechter Fuß zeigt in Richtung zwölf Uhr und Ihren linken Fuß drehen Sie in Richtung zehn Uhr (45 bis 60 Grad).

Atmen Sie ein (**In**), während Sie beide Arme senkrecht nach oben heben, die Handflächen zeigen zueinander und die Innenseiten der Oberarme befinden sich neben den Ohren.

Atmen Sie aus (**Ex**), während Sie sich aus den Hüften nach vorn und unten beugen, Ihre Beine und Ihr Oberkörper bleiben gerade. Wenn Sie Schmerzen oder Probleme im unteren Rücken haben, können Sie das rechte Knie ein wenig beugen. Ihre Arme sind nach vorn gestreckt und Sie versuchen, so weit hinunter zu kommen, dass Sie die Hände an beiden Seiten des unteren Schienbeins bzw. des Knöchels ablegen können.

Atmen Sie ein (**In**), während Sie Ihren Rücken gerade machen und dabei nach vorn schauen. Überstrecken Sie den Nacken / die Halswirbelsäule hierbei nicht.

Atmen Sie aus (**Ex**), während Sie sich ein wenig tiefer nach unten bewegen und versuchen, den Brustkorb in Richtung des rechten Oberschenkels zu bringen bzw. dort abzulegen.

Wiederholen Sie die letzten beiden Schritte der Übung sechs bis zwölf Mal und versuchen Sie, mit der Ausatmung immer ein wenig tiefer in die Übung hineinzugehen. Das Ziel ist, dass die Hände immer weiter den Unterschenkel hinunterwandern und neben den Füßen abgelegt werden können, Ihr Oberkörper immer weiter in Richtung des Oberschenkels geht und diesen irgendwann berührt und Ihr Kopf locker zwischen Ihren Armen hängt und sich nah am Schienbein befindet.

Nachdem Sie die Übung in Ihrem Rhythmus und so oft, wie es gut für Sie ist, ausgeführt haben, verbleiben Sie nach der letzten Ausatmung sechs bis zwölf Atemzüge statisch unten in der Hal-

tung und genießen langsam und tief ein- und ausatmend die Wirkung der Asana, die weit über die Dehnung hinausgeht. Erhöhen Sie nur allmählich die Verweildauer.
Atmen Sie ein (**In**), während Sie die Arme anheben, nach vorne ausstrecken und den Oberkörper gerade halten beim Aufrichten in die Ausgangsposition.
Atmen Sie aus (**Ex**), während Sie die Fußstellung wechseln, d. h., jetzt zeigt der linke Fuß in Richtung zwölf Uhr und der rechte ist in Richtung zehn Uhr gedreht, und Sie sich bereit machen, die Übung zur anderen Seite auszuführen.

Ziel: Hüft-Adduktion und Hüft-Flexion.
Fühlen Sie die Stärke tief in Ihren Lenden (Psoas-Muskel) und in Ihren inneren Oberschenkeln (Adduktoren-Muskeln).
Fühlen Sie ferner die Dehnung Ihres hinteren Beins (hinterer Oberschenkelmuskel) und der Hüften (Gluteus-medius-Muskel am Gesäß).

Wie Übung 14.5.3 ist diese Übung eine geschlossene Hüfthaltung, da sie die inneren Oberschenkelmuskeln anspannt und stärkt, welche die Innenseite der Hüften schließen.

Variation:

Bild Nr. 89

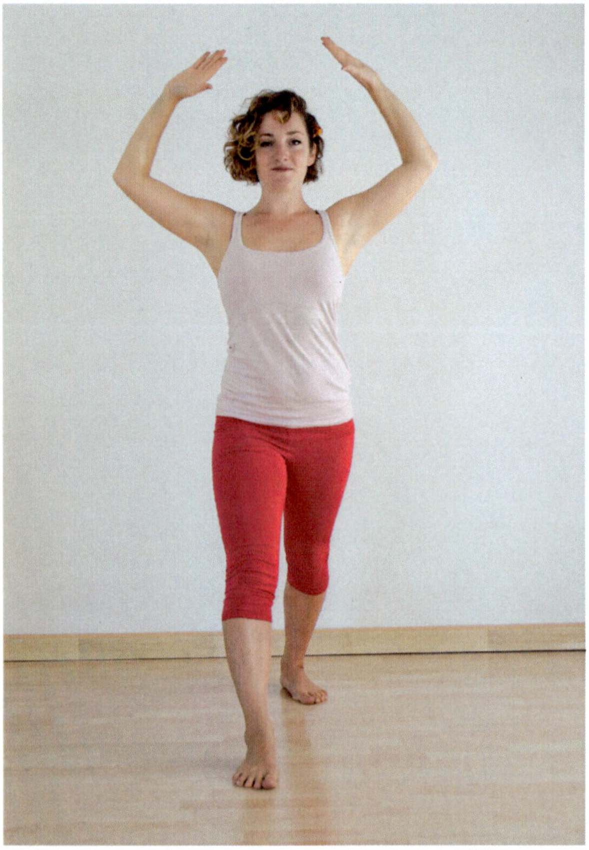

a) Bei Schmerzen in den Schultern oder Problemen mit dem Nacken können Sie die Armbewegung einschränken, indem Sie die Arme nur so hoch heben, wie es Ihnen ohne Schwierigkeiten möglich ist, und dabei die Ellbogen leicht beugen sowie die Handflächen nach oben drehen. Führen Sie den Rest der Übung, wie oben beschrieben, durch.

Bild Nr. 90

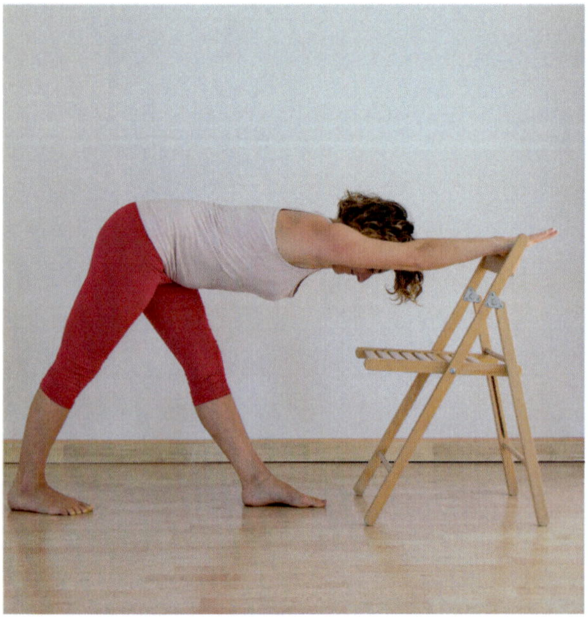

b) Bei Ischias-Beschwerden oder Schmerzen im unteren Rücken können Sie für diese Übung einen Stuhl (oder einen Tisch) verwenden, damit Sie den Oberkörper nicht zu weit nach vorn beugen müssen, und ihn dadurch entlasten. Dabei ruhen die Hände nicht auf dem Boden, sondern auf dem Stuhl und das vordere Bein ist gebeugt. Führen Sie den Rest der Übung, wie oben beschrieben, durch.

Bild Nr. 91

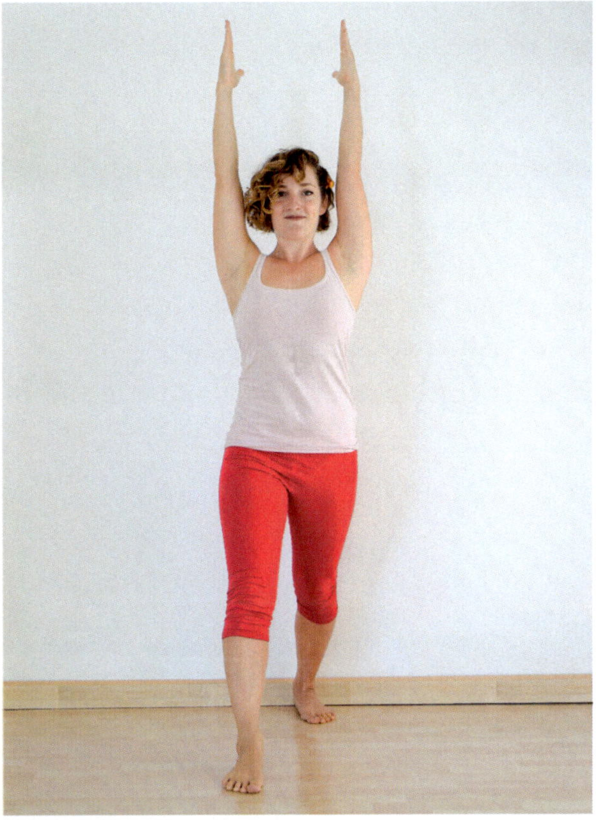

c) Um stabiler zu stehen und das Gleichgewicht besser halten zu können, ist es ratsam, den hinteren Fuß zur Unterstützung gegen eine Wand stellen. Das vordere Knie kann in dieser asymmetrischen Übung nachgeben und muss nicht durchgestreckt werden. Diese Anpassung lässt sich für viele Haltungen im Stehen anwenden.

Empfehlung / Vorsicht:
In dieser asymmetrischen Vorwärtsbeuge ist es besonders wichtig, wie Sie in die Haltung hineingehen; denn dies entscheidet darüber, ob Sie eine solide Basis für die erforderlichen Bewegungen aufbauen und das Gleichgewicht halten oder überhaupt erreichen können. Vermeiden Sie es, einen zu kleinen oder zu großen Fußabstand zu wählen – der vordere Fuß sollte vom hinteren durch einen großen Schritt getrennt sein. Wenn Ihr Fußabstand zu gering ist, lässt dies nicht genug Dehnung zu. Ist er hingegen zu groß, wird die Stellung unsicher und Sie können das Gleichgewicht nicht oder nur mit großer Mühe halten. Das Gewicht verlagert sich dann vermehrt auf den vorderen Fuß und die Unterstützung des hinteren Fußes beginnt zu schwinden oder fehlt. Optimal ist es, wenn das Gewicht auf beide Füße gleichmäßig verteilt ist und die Hände nur leicht aufliegen.

Kontraindikationen:
Führen Sie diese Übung nicht aus, wenn sie unter folgenden Beschwerden leiden:

- Akuten Ischias-Beschwerden
- Akuten Schmerzen im unteren Rücken
- Hohem Blutdruck
- Herzbeschwerden
- Leistenbruch
- Durchfall

Indikationen:

Abgesehen von den positiven Wirkungen der gesamten Übungsreihe kann diese Übung besonders bei folgenden Störungen hilfreich sein bzw. folgende Wirkungen erzielen:

- Eingeschränkte Hüft-Flexibilität, deren Ursache in einer verspannten Muskulatur der hinteren Oberschenkel liegt. Die Freiheit wird verbessert, was sich auf die ganze Wirbelsäule positiv auswirkt.
- Die Lösung der Verspannungen in den Hüften und der inneren sowie hinteren Oberschenkelmuskulatur setzt die dort angestaute Energie frei und macht diese für den ganzen Körper wieder verfügbar. Sie verspüren ein allgemeines Gefühl der Energetisierung.
- Mildert Skoliose, wenn die Übung über einen langen Zeitraum und achtsam durchgeführt wird.
- Stimuliert die Nieren.
- Beruhigt und nährt Gehirn und Nerven.
- Lindert Arthritis im Nacken und Schultern.
- Stärkt die Bauchorgane.
- Verbessert die Verdauung.
- Stärkt Leber und Milz.
- Verringert Menstruationsbeschwerden.

14.5.5 Baum (Sanskrit: Vrksasana)

Vrks = Baum

Bild Nr. 92

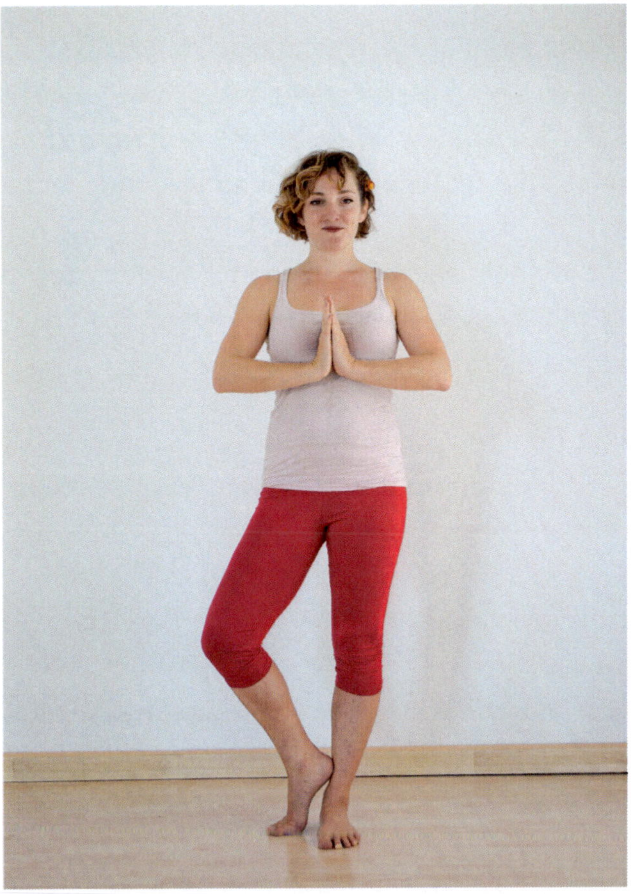

Bild Nr. 93

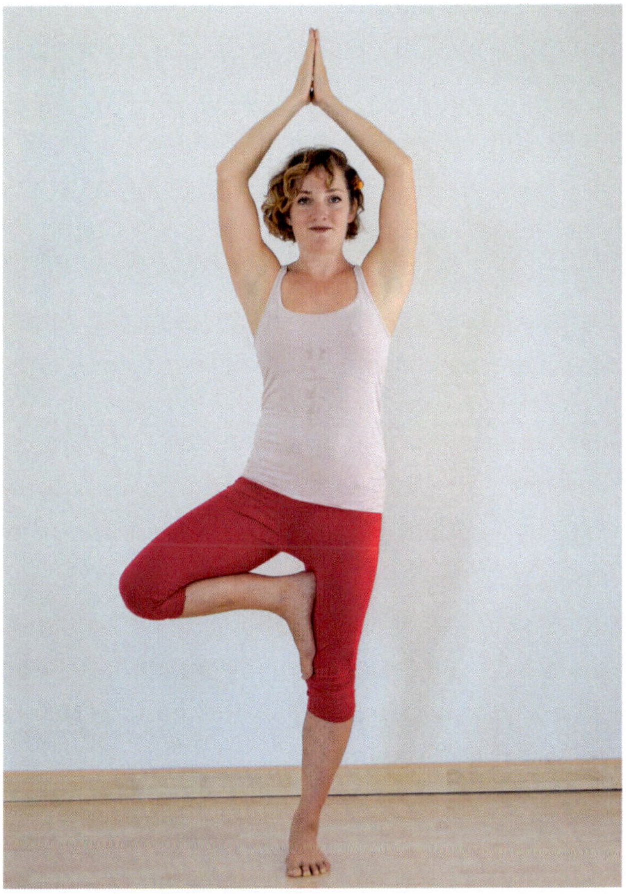

Sie beginnen diese Haltung in der Bergstellung (Tadasana), stehen dazu mit den Beinen circa zehn Zentimeter auseinander, die Hände sind in der Gebetshaltung (Anjali Mudra) vor der Brust gefaltet, die Daumen berühren das Brustbein. Schließen Sie die Augen und nehmen Sie einige tiefe Atemzüge, so dass der Fluss Ihres Atems in der Herzregion zentriert ist bzw. Sie sich auf diese konzentrieren. Stellen Sie sich vor, dass Ihre innere Sonne aufgeht, während Sie atmen, und diese Wärme sich durch den ganzen Körper ausbreitet. Öffnen Sie die Augen und schauen geradeaus auf einen imaginären Punkt ins Leere und behalten Sie diesen Blick während der ganzen Übung bei. Spannen Sie die inneren Oberschenkelmuskeln an und kontrahieren Sie so Ihre Adduktoren.

Atmen Sie ein (**In**), während Sie Ihren Brustkorb anheben, die Wirbelsäule so lang wie möglich strecken und sich zur vollen Größe aufrichten.

Atmen Sie aus (**Ex**), während Sie Ihr rechtes Knie zuerst nach vorn beugen und dann Ihren Oberschenkel dabei so hoch wie möglich heben und das ohne Unterstützung durch die Arme. Stabilisieren Sie das Knie des Standbeins, indem Sie den Quadrizeps (vordere Oberschenkelmuskulatur) anspannen und das Knie nicht zurückschieben.

Atmen Sie ein (**In**), während Sie nun Ihren rechten Oberschenkel nach rechts außen drehen, und legen Sie die rechte Fußsohle gegen die Innenseite Ihres rechten Oberschenkels. Vermeiden Sie es, das rechte Bein mit Unterstützung der Arme zu heben, zu beugen oder an die Innenseite des

linken Beins in die Lendenregion zu legen, da sich hierbei sowohl Ihre Hüften, als auch Ihre Wirbelsäule verdrehen können, was zu einem Schulterschiefstand in der Haltung führen würde.
Atmen Sie aus (**Ex**), während Sie die Balance halten, in eine stabile Position finden und geradeaus auf einen imaginären Punkt ins Leere schauen. Durch den stetigen, festen Blick erhalten Sie das Gleichgewicht aufrecht.
Atmen Sie ein (**In**), während Sie die Arme senkrecht und parallel zueinander nach oben ausstrecken, die Handflächen zeigen zueinander, die Innenseiten der Oberarme befinden sich neben den Ohren, und Sie heben Ihren Brustkorb dabei vollständig an. Bleiben Sie sechs bis zwölf Atemzüge »fest wie ein Baum« in dieser Haltung und »genießen« langsam und tief ein- und ausatmend die Wirkung der Asana.
Atmen Sie aus (**Ex**), während Sie die Arme und das rechte Bein wieder senken und zur Ausgangsposition zurückkehren. Entspannen Sie einen Augenblick in dieser Haltung, bevor Sie diese Übung analog zur anderen Seite fortsetzen und dazu das linke Bein anheben.

Ziel: Schulter-Flexion und Hüft-Abduktion mit externer Rotation (Drehung).
Fühlen Sie die Stärke Ihres inneren Oberschenkels (Adduktor) und der oberen Gesäßmuskeln (Gluteus medius) im Standbein sowie tief in den Hüften (externe Rotatoren) im angewinkelten Bein.
Fühlen Sie ferner die Dehnung beim Langmachen der Wirbelsäule, während der Bereich zwischen den Schultern und dem Nacken entspannt wird.
Diese Übung ist eine offene Hüfthaltung, da diese die äußeren Oberschenkelmuskeln anspannt und stärkt und die Innenseite der Oberschenkel dehnt.

Kontraindikationen:

- Bei schwachen Fußgelenken bzw. Fußgewölbemuskulatur ist darauf zu achten, dass man nicht um- / einknickt.

Indikationen:
Abgesehen von den positiven Wirkungen der gesamten Übungsreihe, kann diese Übung besonders bei folgenden Störungen hilfreich sein bzw. folgende Wirkungen erzielen:

- Stärkt die Muskeln, welche die Körperhaltung stabilisieren und für eine gute Körperhaltung verantwortlich sind (Gluteus medius / maximus, Hüft-Beuger, Tibialis anterior).
- Verbessert die Atmung (u. a. durch volle Anhebung / Streckung des Brustkorbs).
- Stärkt den Musculus sartorius, welcher das anzuwinkelnde Bein hoch- und wieder hinunterbringt.
- Hilft, Stabilität und Flexibilität auf geistiger Ebene wiederzuerlangen. Wie alle Gleichgewichtsübungen ist auch diese geeignet, Ruhe und Gelassenheit zu schaffen.

14.5.6 Gestrecktes Dreieck (Sanskrit: Utthita Trikonasana)

Utthita = stehen, Trikona = Dreieck

Bild Nr. 94

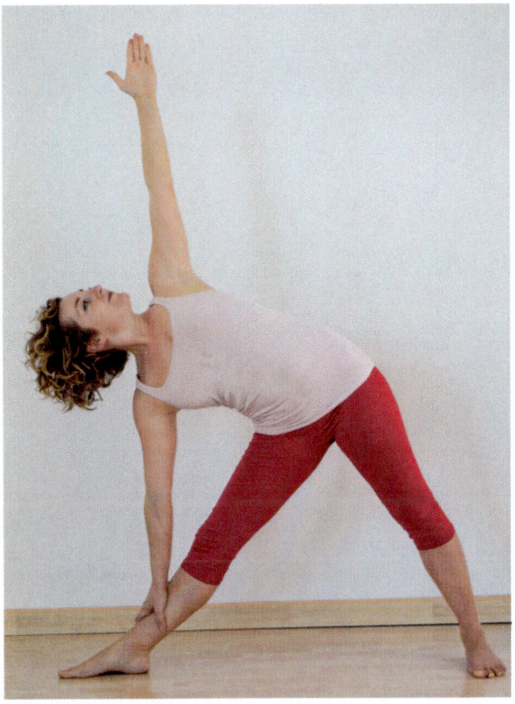

Sie beginnen diese Haltung in der Bergstellung (Tadasana), verteilen Ihr Gewicht gleichmäßig auf beide Beine, die Innenseiten der Füße berühren sich. Sie halten den Rücken aufrecht und atmen gleichmäßig. Machen Sie mit dem rechten Fuß einen Schritt zur Seite (ca. einen Meter), die Füße sind parallel nach vorn ausgerichtet.

Atmen Sie ein (**In**), während Sie die ausgestreckten Arme seitlich bis auf Schulterhöhe heben und in einer Linie halten, den Brustkorn heben und gerade nach vorn schauen. Drehen Sie den rechten Fuß etwas nach innen (nach links) und danach den linken Fuß 90 Grad nach außen (nach links). Sie sollten sich immer an diese Reihenfolge halten, um das Gleichgewicht nicht zu verlieren.

Atmen Sie aus (**Ex**), während Sie den Oberkörper aus der Hüfte hinaus zur Seite nach links und unten beugen, gleichzeitig die rechte Körperseite strecken, mit der linken Hand das linke Schienbein (oder falls möglich den Boden) berühren und die linke Ferse in den Boden drücken, um das Gewicht auf der linken Ferse halten.

Atmen Sie ein (**In**), während Sie den rechten Arm nach oben in eine verlängerte Linie mit dem linken bringen, den Kopf nach rechts oben zum rechten Daumen drehen und den Blick fest darauf gerichtet halten. Die Handfläche der rechten Hand zeigt nach vorn, die Finger sind zusammen und gestreckt, der Daumen ist rechtwinklig abgespreizt. Halten Sie Ihre Beine gerade und fest, stehen Sie stabil, atmen Sie langsam, tief und ruhig für sechs bis zwölf Atemzüge in dieser Haltung und »genießen« die Wirkung der Asana. Erhöhen Sie nur allmählich die Verweildauer.

Atmen Sie ein (**In**), während Sie die untere Hand vom Schienbein (oder vom Boden) nach oben nehmen, den rechten Armen seitlich ausgestreckt nach unten führen, dabei den Oberkörper allmählich aufrichten, nach vorn blicken, die Arme seitlich an den Körper legen, beide Füße parallel nach vorn drehen und so in die in die Ausgangsposition (Tadasana) zurückkehren. Entspannen Sie einen Augenblick in dieser Haltung, bevor Sie die Übung analog zur rechten Seite fortsetzen.

Ziel: Hüft-Flexion und laterale Wirbelsäulen-Flexion mit externer Hüft-Rotation.

Fühlen Sie die Stärke der Vorderseiten Ihrer Oberschenkel (Quadrizeps, Rectus femoris), der Seiten Ihrer Bauchmuskeln (Abdominis oblique) und der Seiten Ihres Nackens (Sternocleidomastoideus).

Des Weiteren wird der untere Trapezius-Muskel gestärkt, da die geöffneten Arme sich auseinander bewegen und von den Schultern aus nach unten gezogen werden.

Fühlen Sie ferner die Dehnung der inneren (Hüft-)Adduktoren und der hinteren, rückseitigen, ischiocruralen Oberschenkelmuskulatur bzw. der Hüftgelenksextensoren, auch Hamstrings genannt.
Diese Übung ist eine offene Hüfthaltung, da sie die äußeren Oberschenkelmuskeln anspannt und stärkt und die Innenseiten der Oberschenkel dehnt.

Variation:

Bild Nr. 95

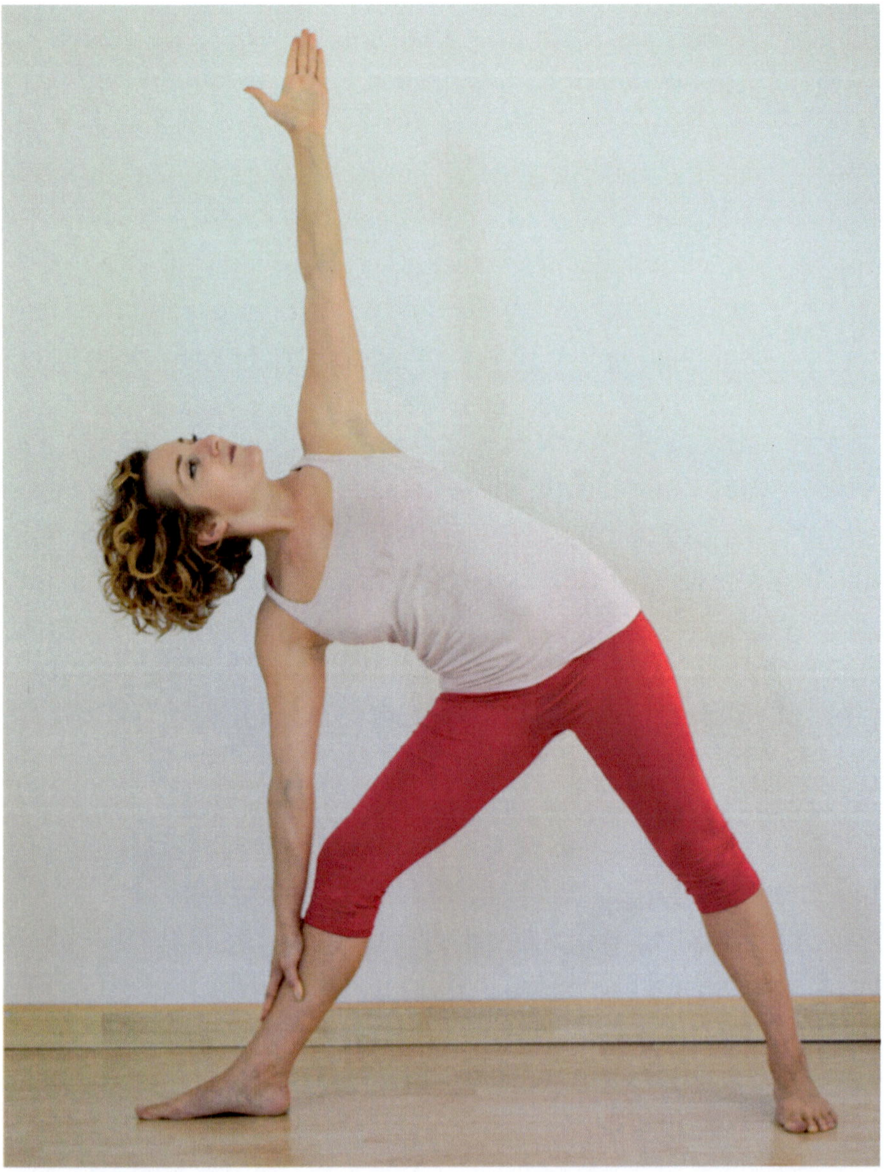

a) Bei Ischias-Beschwerden oder Schmerzen im unteren Rücken ist es ratsam, sich nicht zu zwingen, eine Kniestreckung herbeizuführen, sondern das vordere Knie sollte auf eine natürliche Weise leicht gebeugt sein und zusätzlich der Quadrizeps (vordere Oberschenkelmuskulatur) dieses Beins kräftig angespannt werden, um das Knie zu stützen.

Bild Nr. 96.1

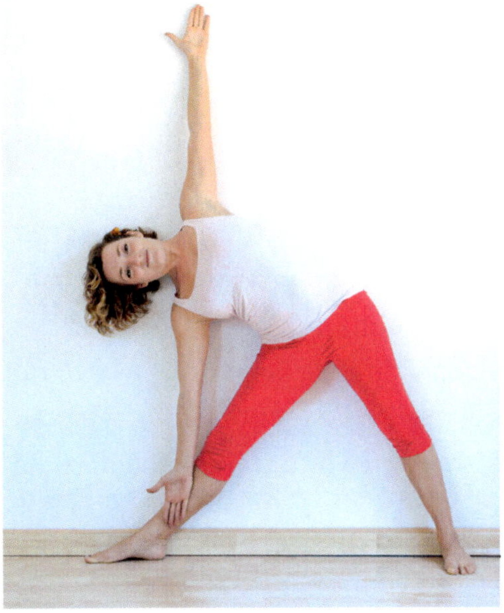

Bild Nr. 96.2

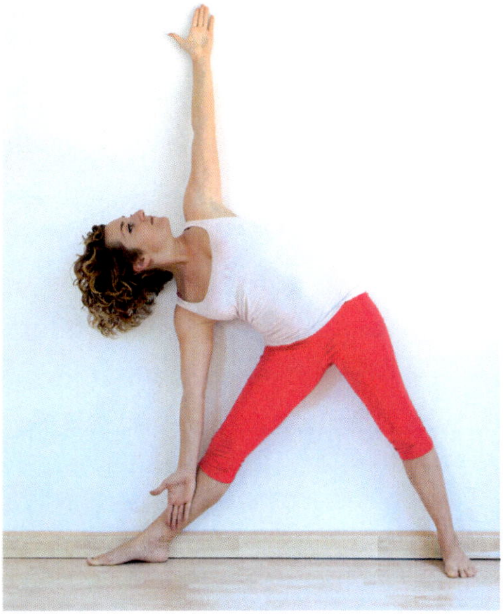

b) Um die korrekte, seitliche Ausführung der Übung zu gewährleisten und um diese zu erleichtern, kann sie mit dem Rücken, den unteren Hüften und den Schultern an eine Wand gelehnt ausgeführt werden.

Bild Nr. 97.1

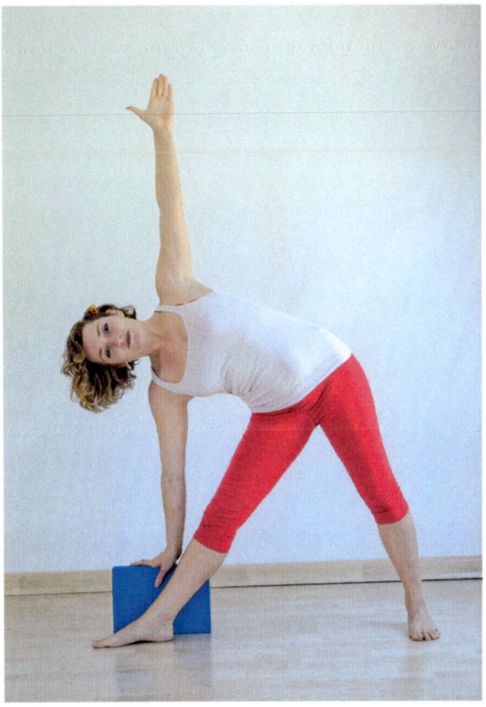

Bild Nr. 97.2

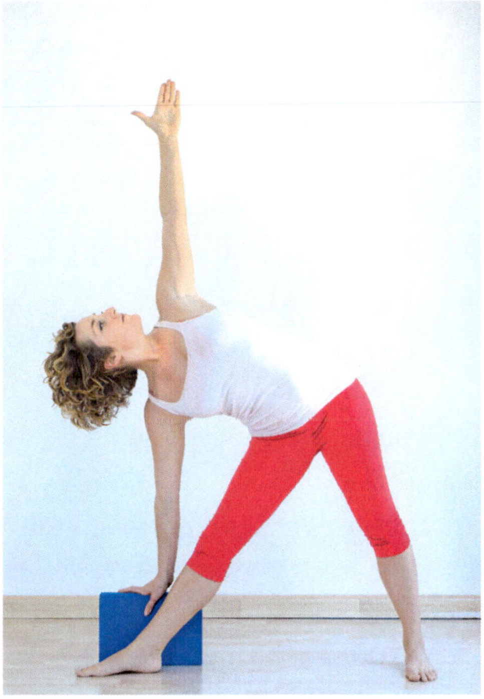

c) Falls Sie mit der unteren Hand nur mit großen Problemen das Schienbein und nicht den Boden berühren können, ist es möglich, als Hilfsmittel einen Block neben der Außenseite des Fußes zu platzieren und die Hand darauf abzulegen.

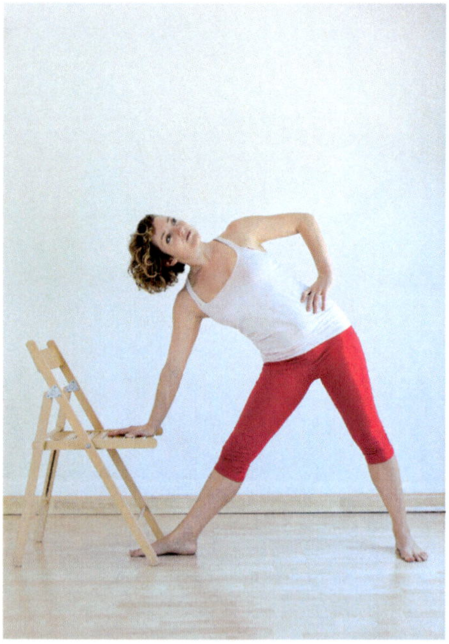

Bild Nr. 98

d) Personen mit einem verspannten Rücken, Hüftproblemen, Ischias-Problemen oder Menschen, die aufgrund mangelnder Flexibilität die Übung auch in abgewandelter Form (Variation a, b, c) nicht durchführen können, haben die Möglichkeit, eine gemilderte Version unter Zuhilfenahme eines Stuhls auszuführen, um von den positiven Wirkungen der Übung zu profitieren. Dazu beugen Sie moderat den Oberkörper so weit aus der Hüfte hinaus zur Seite nach links und nach unten in Richtung des Stuhls (oder der Stuhllehne), dass Sie sich mit der linken Hand darauf abstützen können. Legen Sie die Hand des angewinkelten rechten Arms in die rechte Hüfte, schauen Sie falls möglich nach oben rechts und führen ansonsten die Übung analog aus.

Kontraindikationen:
Führen Sie diese Übung nicht aus, wenn sie unter folgenden Beschwerden leiden:

- Schwindel
- Bluthochdruck
- Akuten Herzproblemen
- Künstlichem Hüftgelenk (oder nur nach Absprache mit dem behandelnden Arzt)

Indikationen:
Abgesehen von den positiven Wirkungen der gesamten Übungsreihe, kann diese Übung besonders bei folgenden Störungen hilfreich sein bzw. folgende Wirkungen erzielen:

- Stärkt die Fußknöchel.
- Stärkt die inneren Oberschenkelmuskeln.
- Stärkt die tiefe, externe Rotation der Hüften.
- Verbessert die Sitzposition.
- Gute Vorbereitungsübung für Umkehrstellungen, wie z. B. Viparita Karani (→ Position 14.5.11).
- Verbessert die Beweglichkeit der Wirbelsäule.
- Lindert Rückenschmerzen.
- Korrigiert die Ausrichtung der Schultern (Schulterschiefstand).
- Hilft bei Nackenproblemen.
- Massiert und stärkt den Beckenbereich.
- Hilft bei Gastritis (Magenschleimhautentzündung).
- Hilft bei Verdauungsproblemen.
- Hilft bei Blähungen.
- Hilft bei Magenübersäuerung.
- Lindert Menstruationsbeschwerden.

14.5.7 Krieger II (Sanskrit: Virabhadrasana II)

Virabhadra = einer von Shivas Kriegern

Bild Nr. 99

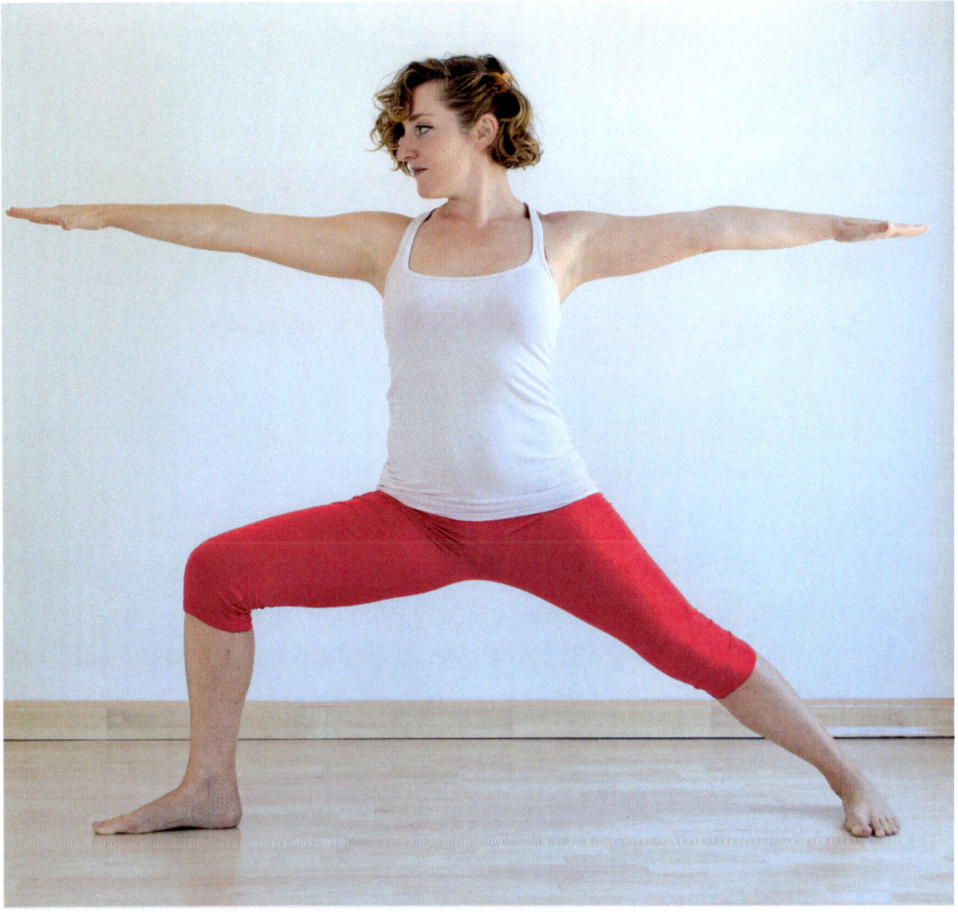

Sie beginnen diese Haltung in der Bergstellung (Tadasana), verteilen Ihr Gewicht gleichmäßig auf beide Beine, die Innenseiten der Füße berühren sich, Sie halten den Rücken aufrecht und atmen gleichmäßig. Machen Sie mit dem rechten Fuß einen Schritt zur Seite (circa einen Meter), die Füße sind parallel nach vorn ausgerichtet und der Oberkörper zeigt ebenfalls nach vorn.
Atmen Sie ein (**In**), während Sie die ausgestreckten Arme seitlich bis auf Schulterhöhe anheben, und darauf achten, dass die Arme eine Linie bilden, die Handflächen nach unten zeigen, die Finger gestreckt und die Daumen rechtwinklig abgespreizt sind. Heben Sie den Brustkorb und schauen Sie nach vorn. Drehen Sie den rechten Fuß etwas nach innen (nach links) und danach den linken Fuß 90 Grad nach außen (nach links). Sie sollten sich immer an diese Reihenfolge halten, um das Gleichgewicht zu halten. Sie ziehen beide Arme nach außen, voneinander und vom Oberkörper weg. Sie spüren die Dehnung über Ihre Handgelenke hinaus bis in die Finger.
Atmen Sie aus (**Ex**), während Sie das linke Knie beugen, den linken Oberschenkel (falls möglich) parallel zum Boden halten, den linken Unterschenkel senkrecht zum Boden und direkt über dem Knöchel positionieren, die Muskeln der linken Wade nach oben ziehen, den Kopf nach links drehen und die Zehen und den Rist beider Füße strecken.

Atmen Sie ein (**In**), während Sie Ihren Brustkorb heben und Ihre Schultern direkt über Ihren Hüften und Ihre Schulterblätter nach hinten und abwärts gerichtet halten.
Atmen Sie aus (**Ex**), während Sie den Kopf nach links zum linken Daumen drehen und den Blick fest darauf gerichtet halten. Halten Sie Ihre korrekte Beinposition, stehen Sie fest und stabil, atmen langsam, tief und ruhig für sechs bis zwölf Atemzüge in dieser Haltung und »genießen« Sie die Wirkung der Asana. Erhöhen Sie nur allmählich die Verweildauer.
Atmen Sie ein (**In**), während Sie das linke Bein ausstrecken, beide Arme seitlich nach unten führen, dabei den Oberkörper nochmals aufrichten, nach vorn blicken, die Arme wieder seitlich an den Körper legen, beide Füße parallel nach vorn drehen und so in die Ausgangsposition zurückkehren. Entspannen Sie einen Augenblick in dieser Haltung, bevor Sie diese Übung analog zur rechten Seite fortsetzen.

Ziel: Externe Hüftrotation mit Abduktion, dorsale Fußgelenks-Flexion mit dem äußeren Fuß und Adduktion der Schulterblätter.
Fühlen Sie die Stärke in Ihren tiefen, externen Hüft-Rotatoren und den angrenzenden Hüft-Abduktoren (Gluteus medius) des ausgestreckten Beins.
Durch die Stabilisierung der Knieausrichtung werden beide Quadrizeps gestärkt.
Fühlen Sie ferner die Dehnung der inneren Oberschenkel (Hüft-Adduktoren) und der äußeren Wade (Gastrocnemius) und des Fußknöchels (Musculus soleus) des ausgestreckten Beins.
Diese Übung ist eine offene Hüfthaltung, da sie die äußeren Oberschenkelmuskeln anspannt und stärkt und die Innenseiten der Oberschenkel dehnt.

Kontraindikationen:
Führen Sie diese Übung nicht aus, wenn sie unter folgenden Beschwerden leiden:

- Herzbeschwerden
- Durchfall
- Sodbrennen
- Verstärkter Menstruation
- Künstlichem Hüftgelenk (oder nur nach Absprache mit dem behandelnden Arzt)

Indikationen:
Abgesehen von den positiven Wirkungen der gesamten Übungsreihe, kann diese Übung besonders bei folgenden Störungen hilfreich sein bzw. folgende Wirkungen erzielen:

- Erhöht und erfrischt physische und emotionale Kraft.
- Mindert Verspannungen im unteren Rücken durch die Öffnung der Hüfte / Lende.
- Mindert Fettpolster an der Hüfte.
- Grundübung für ein Rücken-Rehabilitationsprogramm.
- Lindert Schmerzen im unteren Rücken.
- Hilft bei der Behandlung von Bandscheibenproblemen / -vorfällen.
- Mildert Beschwerden bei gebrochenem oder missgebildetem Steißbein.
- Dehnt den Brustkorb und vergrößert das Lungenvolumen.

14.5.8 Hinabschauender Hund (Sanskrit: Adho Mukha Shvanasana)

Adho = unten, Mukha = Gesicht, Shvana = Hund

Bild Nr. 100

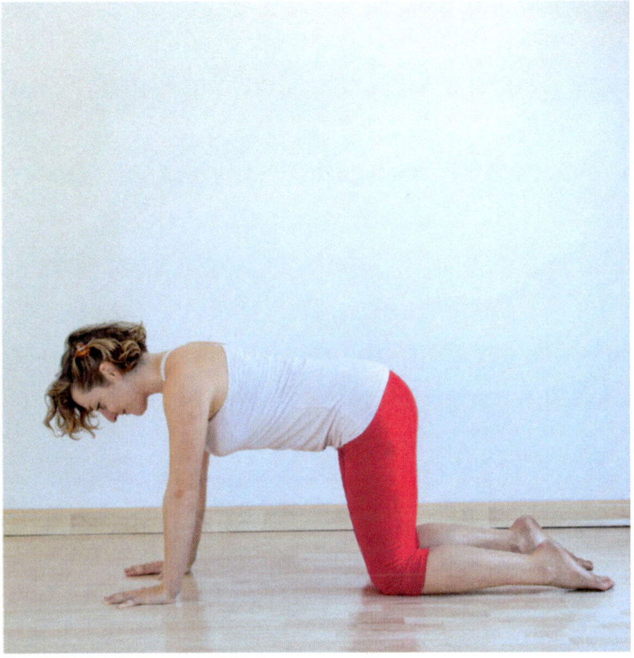

Bild Nr. 101

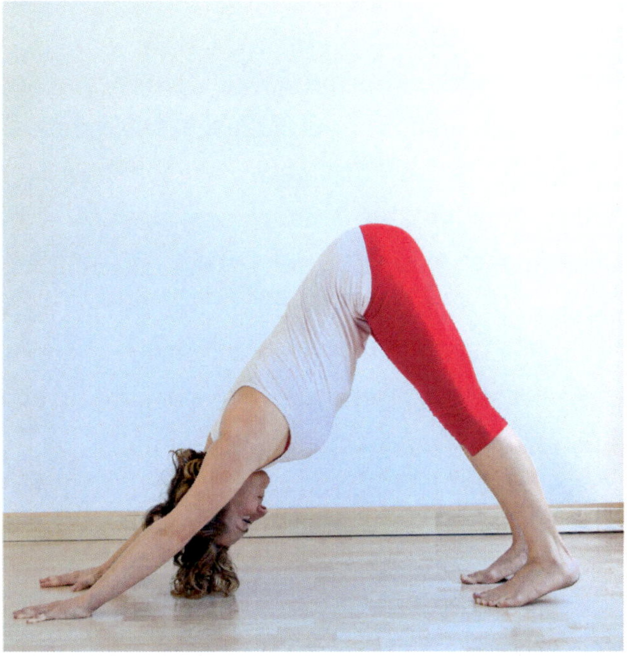

Beginnen Sie diese Haltung in der Katzenposition (Majarasana), also auf Füße und Hände gestützt. Dazu werden die Knie hüftbreit auseinander gestellt und die Hände etwas weiter als schulterbreit. Die Arme befinden sich eine Handlänge vor den Schultern platziert, die Hüften sind direkt über den Knien, die Oberschenkel senkrecht zum Boden positioniert und die Zehen sind nach vorn gezogen. Lassen Sie Ihre Wirbelsäule in Richtung Boden sinken, entspannen den Bauch und heben den Kopf, ziehen den Bereich zwischen den Schulterblättern zusammen und bringen die Wirbelsäule noch mehr in Richtung Boden.

Atmen Sie ein **(In)**, während Sie Ihren oberen Rücken nach unten und zwischen Ihre Schulterblätter drücken.

Atmen Sie aus **(Ex)**, während Sie Ihre Hüften nach oben und zurück heben, Ihr Brustkorb in Richtung Ihrer Knie geht und Sie langsam Ihre Beine strecken, von den Fersen bis zu den Sitzbeinen. Fahren Sie damit fort, Ihren Brustkorb so weit in Richtung der Knie zu bringen, bis Ihre Arme auf Höhe der Ohren sind. Heben Sie Ihre Hüften an, um die Taille zu verengen, drücken Sie Ihre Fersen langsam in Richtung Boden, ohne dass diese den Boden berühren.

Halten Sie diese Position stabil und fest, atmen langsam, tief, rhythmisch und ruhig für sechs bis zwölf Atemzüge in dieser Haltung und »genießen« die Wirkung der Asana. Erhöhen Sie nur allmählich die Verweildauer.

Atmen Sie aus **(Ex)**, während Sie die Knie anwinkeln, die Hüfte senken, den Oberkörper anheben, und wieder in die Ausgangsposition zurückkehren.

Entspannen Sie kurz in der Entspannungshaltung (Savasana oder Mrtasana, → Kapitel 14.3.22, Gelenklösende Übungen). Legen Sie sich dazu auf den Rücken, strecken Ihre Arme und Beine aus und spreizen diese ab. Die Handflächen zeigen nach oben und die Finger sind entspannt und unverkrampft. Entspannen Sie alle Muskeln im Körper einschließlich Ihres Gesichts, auf das sie ein kleines Lächeln zaubern.

Ziel: Hüft-Flexion, Schulter-Flexion und dorsale Fußgelenk-Flexion.
Fühlen Sie die Stärke der unteren Rückenmuskulatur beim Bewegen des Brustkorbs in Richtung Knie / Oberschenkel durch die Anspannung des Psoas-Muskels. Nehmen Sie die Muskelarbeit der Spitzen der Schultermuskeln (Deltoideus) sowie des Bereichs zwischen den Schulterblättern (Trapezius) wahr während dieses Bewegungsablaufs.
Indem die Beine durchgestreckt gehalten werden, erfolgt eine kraftvolle Festigung der Oberschenkelmuskulatur (Quadrizeps).
Zusätzlich wird ein Teil der Vorderseite der Schienbeinmuskulatur (Tibialis anterior) gestärkt.
Fühlen Sie ferner die Dehnung der Rückseite Ihrer Beine, der ischiocruralen Oberschenkelmuskulatur bzw. der Hüftgelenksextensoren, auch Hamstrings genannt, und eine Ausdehnung in der Längsachse Ihrer gesamten Wirbelsäule (Erector spinae) nach oben. Zusätzlich wird die Wadenmuskulatur (Gastrocnemius) gedehnt.

Variation:

Bild Nr. 102

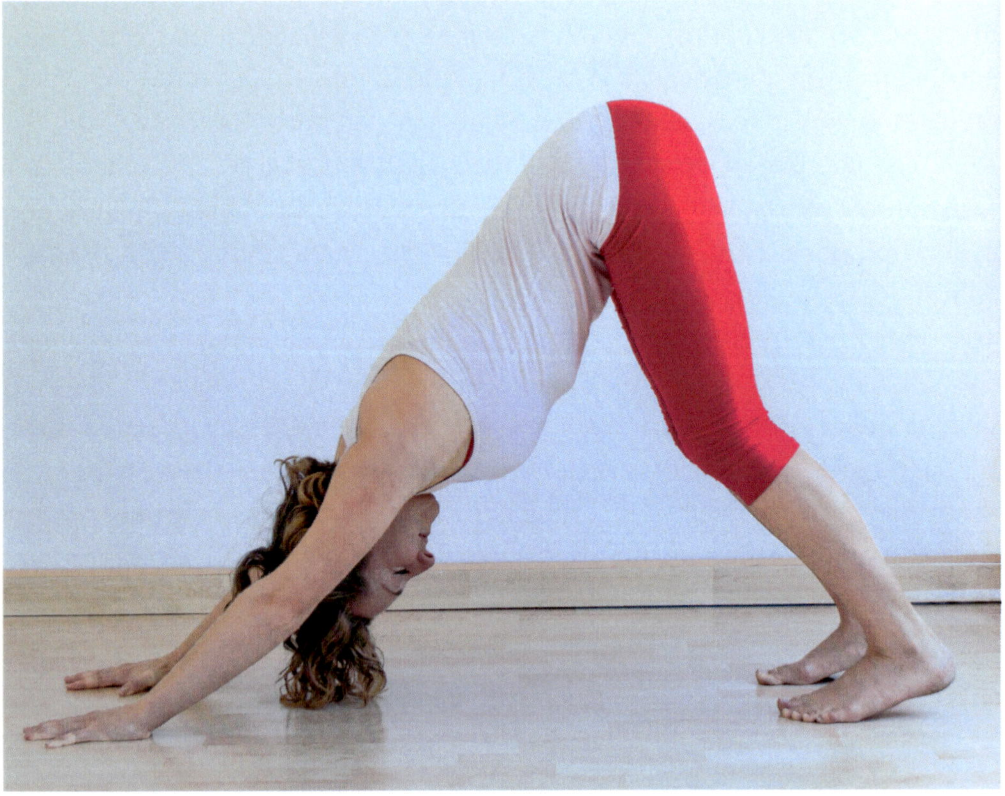

a) Bei Ischias-Beschwerden oder Schmerzen im unteren Rücken ist es ratsam, sich nicht zu zwingen, eine Kniestreckung bzw. eine durchgestreckte Beinhaltung herbeizuführen, sondern die Knie leicht gebeugt zu halten.

Bild Nr. 103

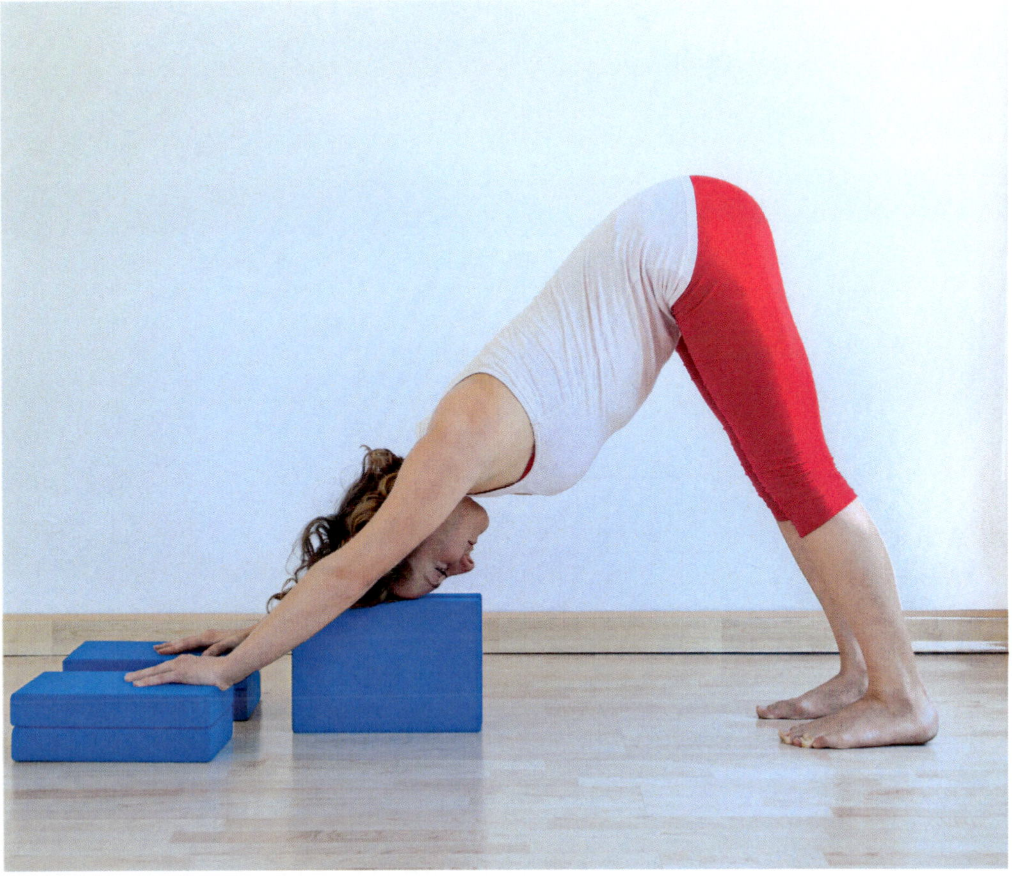

b) Personen mit einem verspannten Rücken, Schulterproblemen, häufigen Kopfschmerzen oder Bluthochdruck sollten die Übung nur sehr vorsichtig und unter Zuhilfenahme von drei Klötzen ausführen. Dazu werden zwei *Klötze* in einem schulterweiten Abstand mit der schmalen Seite vor eine Wand gelegt und der dritte Klotz circa 40 bis 60 Zentimeter von der Wand entfernt, hochkant zwischen den beiden anderen Klötzen positioniert. Beide Hände werden auf die Klötze an der Wand gelegt, die Übung dann entsprechend der Beschreibung ausgeführt und die Stirn in der Endhaltung zur Entlastung auf dem dritten Klotz abgelegt.

Kontraindikationen:
Führen Sie diese Übung nicht aus, wenn sie unter folgenden Beschwerden leiden:

- Durchfall
- Krampfadern

Indikationen:
Abgesehen von den positiven Wirkungen der gesamten Übungsreihe, kann diese Übung besonders bei folgenden Störungen hilfreich sein bzw. folgende Wirkungen erzielen:

- Fördert Durchblutung von Herz und Lunge.
- Öffnet den Brustkorb.
- Hilft bei Kurzatmigkeit und Herzrasen.
- Beruhigt den Geist.
- Stärkt und entspannt die Nerven.
- Hilft bei Angst und Depressionen.
- Lindert Müdigkeit und Erschöpfung.
- Stärkt das Selbstbewusstsein.
- Stabilisiert den Blutdruck und die Herzfrequenz.
- Lindert Verdauungsbeschwerden und Verstopfung; denn durch diese Umkehrhaltung, werden die inneren Organe in umgekehrter Richtung positioniert und bekommen so die Möglichkeit, sich wieder richtig anzuordnen, was u. a. die Verdauung verbessern kann.
- Reguliert übermäßige Gallenproduktion.
- Streckt die Wirbelsäule vollkommen.
- Korrigiert / mindert extreme Wirbelsäulenkrümmungen.
- Stärkt den oberen Rücken.
- Verbessert die Haltung des oberen Rückens.
- Stärkt die Arme.
- Lindert Arthritis in Fingern, Handgelenken und Schultern.
- Stärkt die Fußmuskulatur.
- Beugt Fersensporn vor (aufgrund der Dehnung der Achillessehne).
- Lindert verschleißbedingte Schäden an Kniesehnen und -knorpeln.
- Erhöht Flexibilität von Hüfte, Knie und Fußgelenken.
- Kräftigt die Sehnen und Bänder in den Beinen.

Exkurs: Gravitation und Asana

Es gibt sechs Yoga-Asanas, in denen der Körper anatomisch in derselben Haltung angeordnet, aber hinsichtlich der Schwerkraft unterschiedlicher Abhängigkeit ausgesetzt ist.

Vier dieser Asanas sind Bestandteil dieser Übungsreihe:

→ 14.5.8 **Hinabschauender Hund** (Adho Mukha Svanasana)
→ 14.5.10 **Aufwärts gestreckte Beinhaltung** (Urdhva Prasarita Padasana)
→ 14.5.14 **Stabposition** (Dandasana)
→ 14.5.18 **Vollständiges Boot** (Paripurna Navasana)

Nicht Bestandteile dieser Übungsreihe sind:

→ **Pflug** (Halasana)

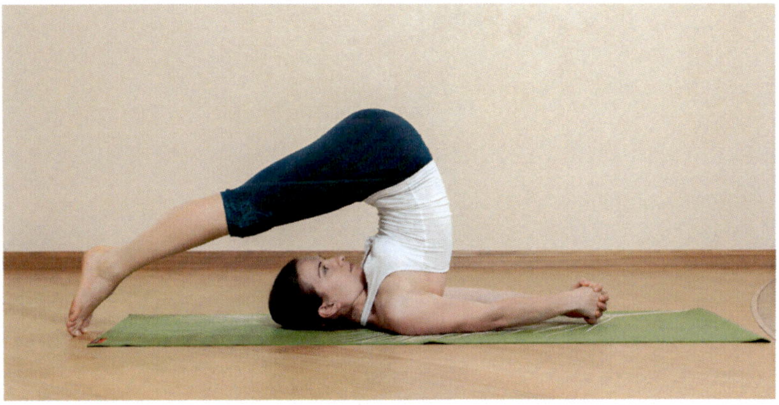

→ **Stehende Vorbeuge mit geradem Rücken** (Urdhva uttanasana)

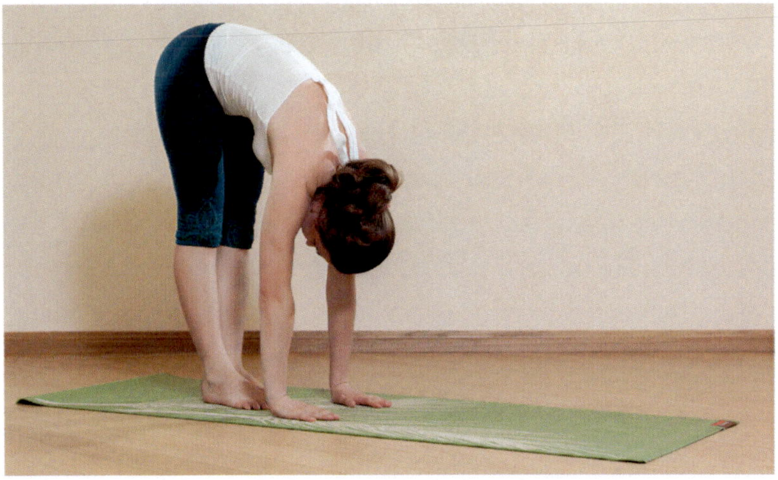

Fotos: © Maygutyak / Fotolia.com

In diesen sechs Haltungen werden die gesamte Wirbelsäule und die Beine gedehnt, und der Oberkörper befindet sich in einem rechten Winkel zu den Beinen / Oberschenkeln. Diese Bewegung ist sehr ähnlich einer täglich praktizierten Grundhaltung, nämlich dem Sitzen und Aufstehen danach. Die vier in dieser Übungsreihe praktizierten Variationen ermöglichen es dem Körper, von der Bewegung zu profitieren.

14.5.9 Schulterbrücke (Sanskrit: Dvipada Pitham oder Setubandhasana)

Dvi = zwei, Pada = Füße, Pitham = Pult, Schreibtisch

Setu = Brücke, Bandha = Verschluss, stabile Konstruktion

Bild Nr. 104

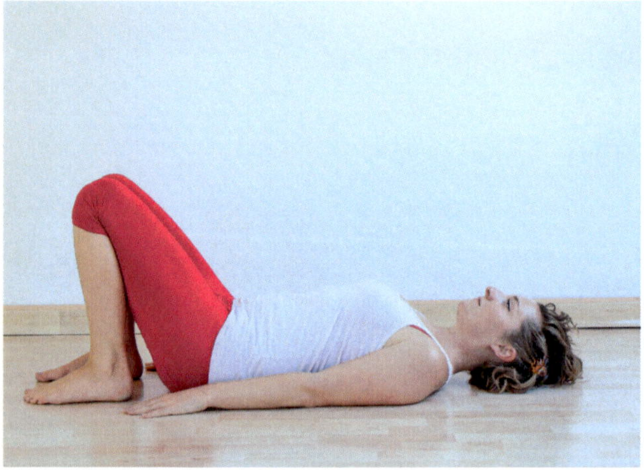

Bild Nr. 105

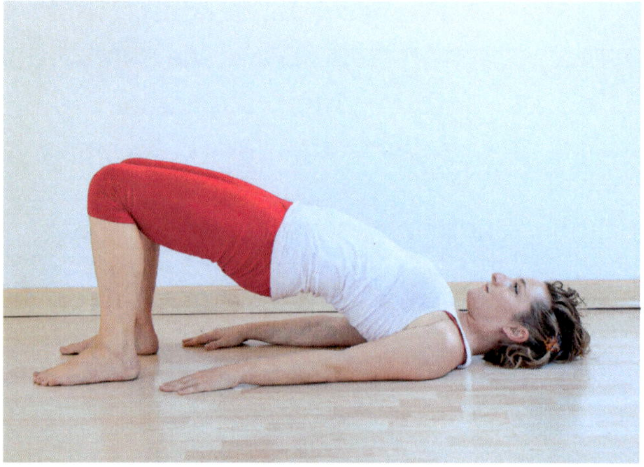

Sie beginnen diese Haltung in der Entspannungshaltung (Savasana oder Mrtasana → Übung 22 der gelenklösenden Übungen), die Arme liegen locker neben den Hüften.
Atmen Sie aus (**Ex**), während Sie die Handflächen zum Boden drehen, die Knie beugen und Ihre Füße und Knie hüftbreit auseinander dicht zu Ihrem Gesäß ziehen.
Atmen Sie ein (**In**), während Sie Ihren Brustkorb weiten, Ihre Schulterblätter zueinander ziehen, Ihre Hüften anheben sowie den Rücken allmählich Wirbel für Wirbel, beginnend mit der unteren Lendenwirbelsäule, bis zur oberen Halswirbelsäule anheben, um eine Brücke aufzubauen, welche einen sanften Bogen von den Schultern bis zu den Knien spannt.
Atmen Sie aus (**Ex**).
Dann atmen Sie ein (**In**), während Sie Ihre gestreckten Arme nach außen drehen, so dass nun die Handflächen nach oben zeigen.
Atmen Sie aus (**Ex**), während Sie das Körpergewicht auf den äußeren Schultern halten.
Atmen Sie ein (**In**), während Sie Ihren Brustkorb noch weiter nach oben heben, diese Position stabil und fest halten und langsam, tief und rhythmisch sechs bis zwölf Atemzüge in dieser Haltung die Wirkung der Asana »genießen«. Erhöhen Sie nur allmählich die Verweildauer.
Atmen Sie aus (**Ex**), während Sie Ihr unteres Becken nach oben strecken, um dann Ihren Rücken Wirbel für Wirbel, wie eine Perlenkette, beginnend mit der oberen Halswirbelsäule bis zur unteren Lendenwirbelsäule absenken und zum Schluss die Hüften auf den Boden zu bringen.
Entspannen Sie kurz in der Entspannungshaltung (Savasana oder Mrtasana, → Kapitel 14.3.22, Gelenklösende Übungen). Legen Sie sich dazu auf den Rücken, strecken Ihre Arme und Beine aus und spreizen diese vom Körper ab. Die Handflächen zeigen nach oben und die Finger sind entspannt und unverkrampft. Entspannen Sie alle Muskeln im Körper einschließlich Ihres Gesichts, auf das sie ein kleines Lächeln zaubern.

Ziel: Hüft-Extension, Knie-Flexion und Schulterblatt-Adduktion und Schulterblatt-Depression (Senkung).

Fühlen Sie die Stärke der Gesäßmuskulatur (Gluteus maximus), Ihrer hinteren, rückseitigen, ischiocruralen Oberschenkelmuskulatur bzw. der Hüftgelenksextensoren, auch Hamstrings genannt.
Ferner bemerken Sie die Kraft Ihres oberen Rückens, welche ein Zusammenziehen und Absenken der Schulterblätter (des mittleren und unteren Trapezius) ermöglicht.
Fühlen Sie ferner die Dehnung der Vorderseite Ihrer oberen Oberschenkelmuskulatur (Hüft-Flexoren) und der unteren Brustmuskulatur (Pectoralis).

Bild Nr. 106

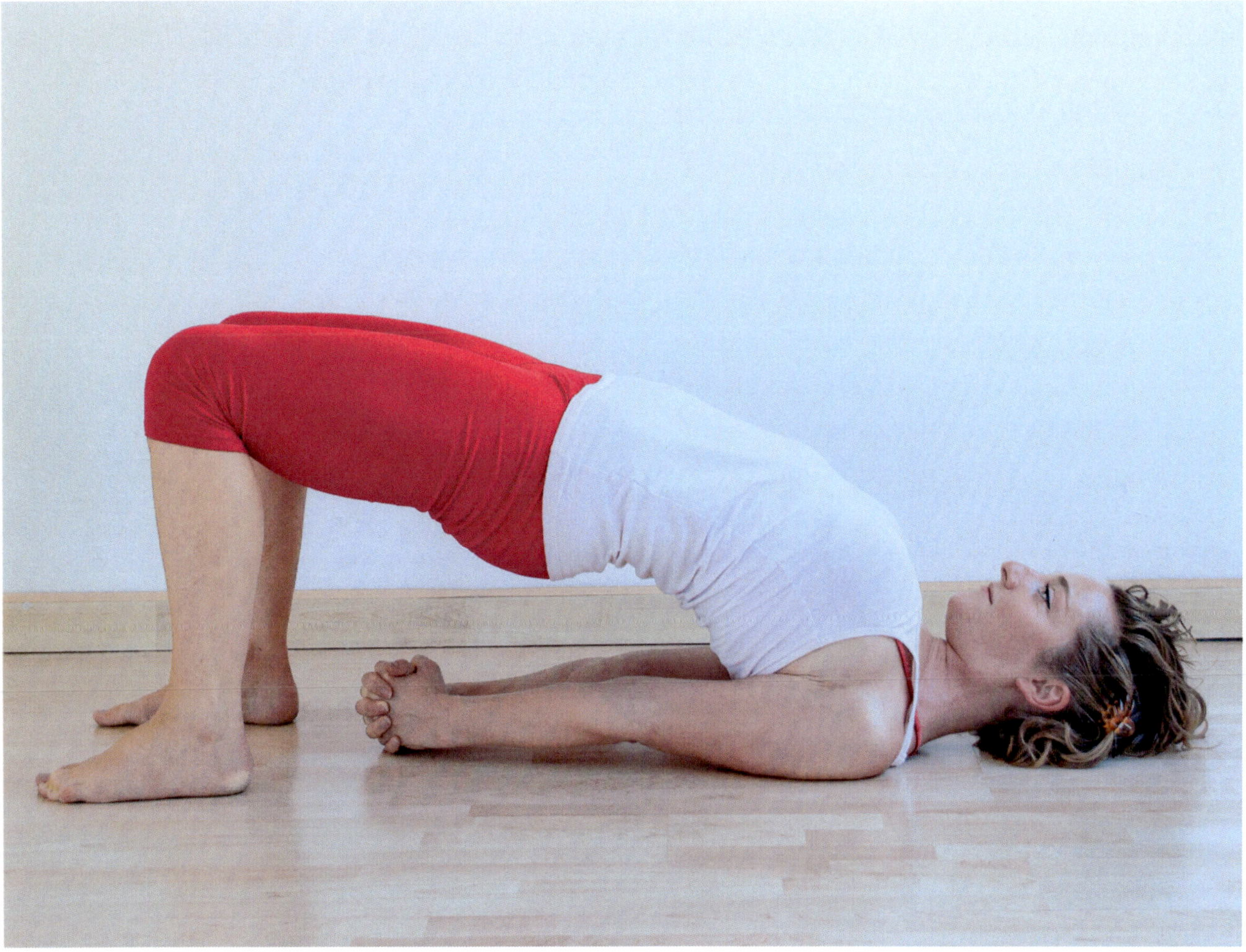

Variation: Asana Karmasana
Hierbei wird der Brustkorb noch höher gehoben und es erfolgt eine veränderte Armposition, bei der die Schultern nach außen gedreht, aber zusätzlich die Hände zusammengebracht und verschränkt werden. Diese Übung ist eine gute Vorbereitung für Viparita Karani, den Schulterstand.

Kontraindikationen:

- Bei gravierenden Nackenproblemen, schweren Schilddrüsenproblemen oder starken Beschwerden im unteren Rücken sollte diese Übung nur nach Absprache mit einem Yoga-Lehrer, -therapeuten, Heilpraktiker oder Arzt durchgeführt werden.
- Die Schulterbrücke gilt als halbe Umkehrstellung, da der Bauch höher positioniert ist als das Herz. Menschen, die z. B. unter Netzhautablösungen, Augenkrankheiten, gravierenden Herzbeschwerden und starkem Bluthochdruck leiden, dürfen eventuell keine Umkehrstellungen machen.

Indikationen:

Abgesehen von den positiven Wirkungen der gesamten Übungsreihe, kann diese Übung besonders bei folgenden Störungen hilfreich sein bzw. folgende Wirkungen erzielen:

- Lindert Kopfschmerzen.
- Lindert Nackenschmerzen.
- Lindert Verdauungsprobleme.
- Positive Wirkung auf die inneren Organe durch die moderate Umkehrhaltung sowie Verbesserung des venösen Rückflusses vom Blut zum Herzen.
- Steigert die Versorgung der Blutgefäße.
- Stärkt die gesamte Rückenmuskulatur bzw. die gesamte Rückseite von den Schultern über das Gesäß bis zu den Oberschenkeln.
- Normalisiert die Funktion der Schilddrüse und dadurch den Metabolismus im ganzen Körper.

14.5.10 Aufwärts gestreckte Beinhaltung (Sanskrit: Urdhva Prasarita Padasana)

Urdhva = aufwärts, Prasarita = ausgestreckt, Pada = Beine

Bild Nr. 107

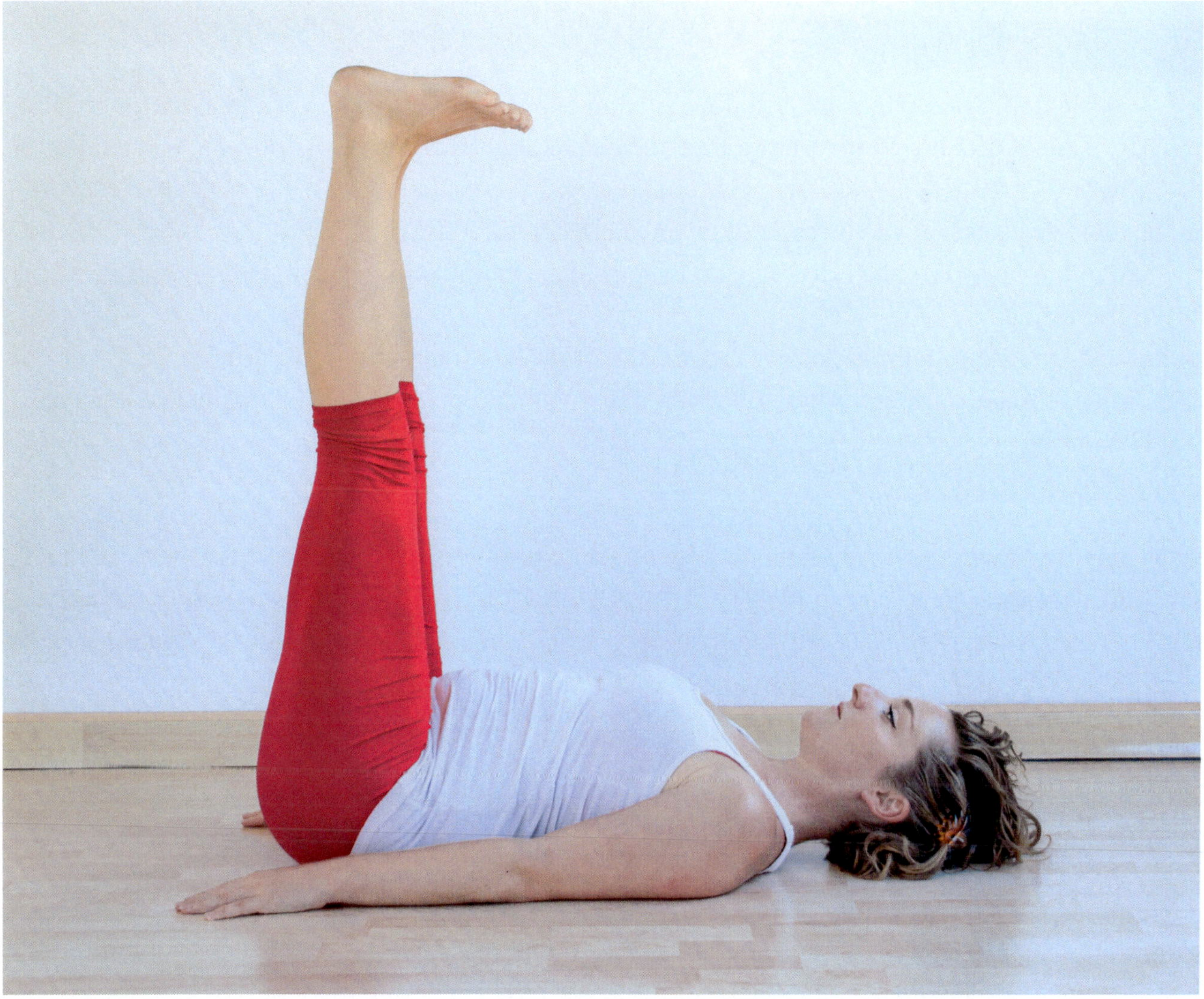

Sie beginnen diese Haltung in der Entspannungshaltung (Savasana oder Mrtasana, → Kapitel 14.3.22, Gelenklösende Übungen), die Arme liegen locker neben den Hüften.

Atmen Sie aus (**Ex**), während Sie die Füße zusammenbringen, die Hände um 180 Grad drehen, so dass die Handflächen zum Boden zeigen, Sie die Knie beugen, diese zur Brust bringen und in die Knie-zum-Kinn-Position (Apanasana → Bild Nr. 111) kommen.

Atmen Sie ein (**In**), während Sie Ihre Beine senkrecht nach oben ausstrecken (die Beine bilden einen rechten Winkel zum Oberkörper), die Beine dabei geschlossen halten, die Fersen nach oben strecken und diese direkt über Ihren Hüften positionieren. Die Beine werden genau so gehalten, als ob diese in der Bergstellung wären.

Atmen Sie aus (**Ex**), während Sie Ihre Bauchmuskeln nach hinten ziehen und Ihre komplette Wirbelsäule auf den Boden drücken. Vermeiden Sie ein Hohlkreuz.

Atmen Sie ein (**In**), während Sie Ihre gestreckten Arme hinter den Kopf bewegen, sie dort mit den Handflächen nach oben ablegen, die Schultern an den Boden drücken und von Ihrem Nacken

wegziehen, diese Position stabil und fest halten und langsam, tief, rhythmisch sechs bis zwölf Atemzüge in dieser Haltung die Wirkung der Asana »genießen«. Erhöhen Sie nur allmählich die Verweildauer.
Atmen Sie aus (**Ex**), während Sie die Beine beugen, die Knie zur Brust bringen und dann die Beine und die Arme wieder auf dem Boden ablegen und zurück in die Ausgangposition (Savasana oder Mrtasana) kommen.

Ziel: Hüft-Flexion, Knie-Extension, Schulter-Flexion
Fühlen Sie die Stärke der Vorderseiten Ihrer Oberschenkel (Quadrizeps), der quer von den unteren Spitzen Ihrer Oberschenkel bis nach oben zur Hüfte verlaufenen Muskeln (Hüft-Flexoren / Rectus femoris, Psoas) sowie Ihrer Schultermuskeln (Deltoideus).
Darüber hinaus werden auch die Bauchmuskeln angespannt und gestärkt, um Stabilität in die Haltung zu bringen.
Fühlen Sie ferner die Dehnung der Wadenmuskulatur (Gastrocnemius), der Rückseite Ihrer hinteren, rückseitigen, ischiocruralen Oberschenkelmuskulatur bzw. der Hüftgelenksextensoren, auch Hamstrings genannt sowie Ihrer Achillessehne.

Variation:
Bei Ischias-Beschwerden oder Schmerzen im unteren Rücken ist es ratsam, sich nicht zu zwingen, eine Kniestreckung bzw. eine durchgestreckte Beinhaltung herbeizuführen, sondern die Knie leicht gebeugt zu halten. Falls Sie dennoch Probleme haben sollten, vermeiden Sie die Haltung ganz.

Kontraindikationen:
Führen Sie diese Übung nicht aus, wenn sie unter folgenden Beschwerden leiden:
- Akuten Ischias-Beschwerden

Indikationen:
Abgesehen von den positiven Wirkungen der gesamten Übungsreihe, kann diese Übung besonders bei folgenden Störungen hilfreich sein bzw. folgende Wirkungen erzielen:
- Lindert Verdauungsbeschwerden.
- Vorbereitungsübung, um den Körper für alle Umkehrhaltungen zu trainieren.
- Schafft Ausgleich zwischen der Bauchmuskulatur als Protagonisten (Spieler) und der Lendenwirbelsäulen-Muskulatur als Antagonisten (Gegenspieler) und somit Harmonie in der Nutzung derselben.
- Kräftigung der Bein- und Rückenmuskulatur und Mobilisierung von Schulter- und Kniegelenk.
- Sensibilisiert für den gleichmäßigen, gleichzeitigen Gebrauch aller Rückenmuskeln.

14.5.11 Halber Schulterstand (Sanskrit: Viparita Karani)

Dieser ist die rückenschonende Variante des gestützten Schulterstandes (Ardha Shalamba Sarvangasana).
Viparita = umgekehrt, entgegengesetzt, Karani = Prozess
Ardha= halb, shalamba= unter- / abgestützt, Sarvangasana = der ganze Körper / alle Gliedmaßen

Diese auf den ersten Blick unscheinbare Übung ist gemäß der Hatha-Yoga Pradipika eines der zehn wichtigsten Mudras überhaupt. Mudra bedeutet Siegel, und dies sind Haltungen und Mittel, um bestimmte Bereiche des Körpers zu verschließen und dadurch Unreinheiten wirkungsvoller entfernen zu können. Wie bei Apanasa (→ Kapitel 14.5.13) erwähnt, lagern sich gemäß dem indischen Gesundheitssystem des Yoga und Ayurveda Unreinheiten im Bauch ab, der deshalb als Sitz von Krankheiten angesehen wird. Agni ist das Verdauungsfeuer, welches über diesem Bereich seinen Sitz hat und die Unreinheiten verbrennt, sobald sie in seine Nähe kommen. Dieses Verbrennen der Unreinheiten, diee ansonsten zu Krankheiten führen, kann man durch die nachstehend beschriebene Übung verstärken.

In der normalen, aufrechten Haltung des Menschen werden sowohl der Bauch als auch die Unreinheiten durch die Schwerkraft nach unten gezogen, aber sobald die Füße über dem Kopf gehalten werden, kehrt sich dieser Prozess um und die Schwerkraft zieht nun die Unreinheiten zum Agni. In diesem Gegen- oder Umkehrprozess ist richtiges Atmen von entscheidender Bedeutung; denn es sorgt dafür, dass die Unreinheiten wirkungsvoller verbrannt bzw. eliminiert werden.
Auch die alten Griechen legten, ähnlich wie die Inder, große Bedeutung auf diesen Bauchbereich, und Hippokrates konstatierte bereits 300 v. Chr.: »*Der Tod steckt im Darm.*« Sie können etwas dagegen tun.

Bild Nr. 108

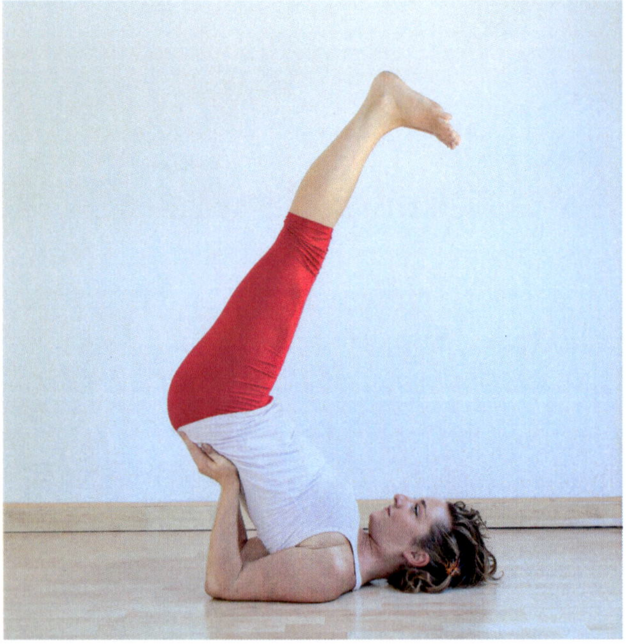

Sie beginnen diese Haltung in der Rückenlage, in welcher Ihre Knie gebeugt sind, die geschlossenen Füße nah am Gesäß ruhen, die Arme ausgestreckt neben dem Körper liegen und die Handflächen geöffnet nach oben zeigen.

Atmen Sie aus **(Ex)**, während Sie Ihre Knie beugen, diese in Richtung Brustkorb ziehen und die Handrücken dabei neben den Hüften an den Boden drücken.

Atmen Sie zuerst tief ein **(In)** ...

und dann atmen Sie aus **(Ex)**, während Sie Ihre gestreckten, geschlossenen Beine nach oben und hinten strecken, so dass diese nicht senkrecht, sondern hinter Ihrem Kopf positioniert sind, und drücken Sie dabei gleichzeitig Ihre Hände an den Boden, um die Aufwärtsbewegung der Beine zu erleichtern.

Atmen Sie ein **(In)**, während Sie Ihre Schultern nach außen drehen, die Ellbogen dicht an den Körper führen und mit den Oberarmen von den Schultern bis zu den Ellbogen Druck auf den Boden ausüben. Sie brauchen in dieser Variante die Ellbogen nicht unbedingt parallel zu halten, so wie es im normalen Schulterstand üblich ist; denn das würde Spannung im Nacken erzeugen und diesen zu sehr belasten.

Atmen Sie aus **(Ex)**, während Sie Ihre Ellbogen beugen und das Becken in die Hände sinken lassen.

Atmen Sie ein **(In)**, während Sie die Höhe Ihrer Beine an ein Ihnen angenehmes Maß anpassen (Ihre Knie sind über Ihrem Kopf), diese Position stabil und fest halten und langsam, tief, rhythmisch und ruhig für sechs bis zwölf Atemzüge in diese Haltung hineinatmen und die Wirkung der Asana »genießen«. Erhöhen Sie nur allmählich die Verweildauer.

Atmen Sie aus **(Ex)**, während Sie die Knie bis dicht vor Ihrem Gesicht beugen und die Arme zurück zum Boden bringen.

Atmen Sie ein **(In)**, während Sie in dieser Position innehalten und sich bequem ausrichten.

Atmen Sie aus (**Ex**), während Sie Ihre Wirbelsäule wie eine Perlenkette langsam und achtsam abrollen, beginnend mit der Halswirbelsäule, wobei Sie den Kopf leicht vom Boden abheben, um den Druck auf den Rücken abzumildern.
Danach entspannen Sie kurz in der Knie-zum-Kinn-Position (Apanasana → Kapitel 14.5.13).
Atmen Sie ein (**In**), während Sie in die für diese Übung notwendige Ausgleichshaltung kommen, die Aufwärts-gestreckte-Beine-Haltung (Urdhva Prasarita Padasana → Kapitel 14.5.10).
Atmen Sie aus (**Ex**), während Sie die gestreckten Beine langsam und gleichmäßig senken und dabei die Fersen strecken. Entspannen Sie kurz in der Entspannungshaltung (Savasana oder Mrtasana → Position 22 der gelenklösenden Übungen)

Ziel: → Thorakale (Brustwirbelsäulen-) Extension, Schulter-Extension, Hüft-Flexion, Ellbogen-Flexion und Schulterblatt-Adduktion.
Fühlen Sie die Stärke des oberen Rückens, wenn sich dieser nach vorn beugt (thorakale Extension) und Ihre Schultern heranzieht (Trapezius), um Ihren Brustkorb anzuheben, während Sie die Ellbogen fest in den Boden drücken (Latissimus + Trizeps).
Fühlen Sie ferner die Dehnung des Nackens.

Bild Nr. 109

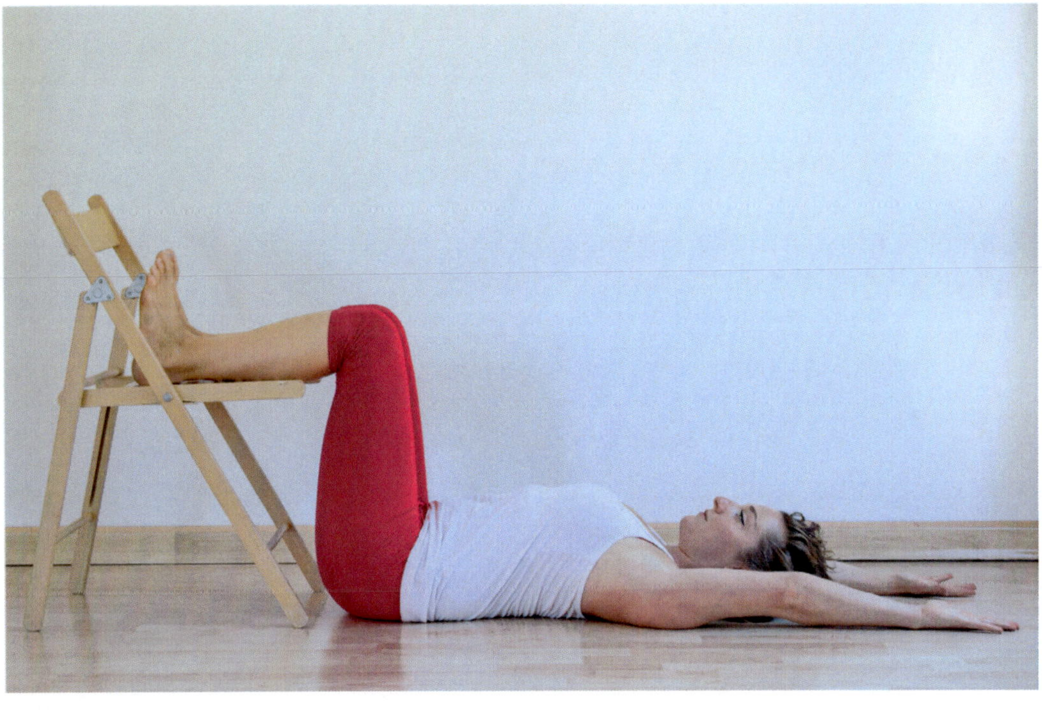

Variation:
Wenn es Ihnen aufgrund eines Mangels an Kraft oder Beweglichkeit, wegen Schmerzen oder Kontraindikationen nicht möglich ist, die oben beschriebene Übung auszuführen, können Sie aus der Rückenlage hinaus die Unterschenkel auf einem Stuhl oder Hocker ablegen. Achten Sie auf die angemessene Höhe des Stuhls: Die Unterschenkel sollten parallel zum Boden sein.

Diese Variante, wenn auch gemäßigt, wird Sie an den Vorzügen der Übung teilhaben lassen, denn Viparita karani ist streng genommen jede Position, in welcher die Füße / Beine höher positioniert sind als der Kopf.

Kontraindikationen:
Führen Sie diese Übung nicht aus, wenn sie unter folgenden Beschwerden / Indikationen leiden:

- Nackenverletzungen, wie z. B. Bandscheibenvorfall
- Diabetes
- Glaukom
- Unregelmäßigem Blutdruck oder Bluthochdruck
- Menstruation

Indikationen:
Als Ganzkörperübung (Sanksrit: Sarvanga = ganzer Körper) und »Mutter aller Asanas« nährt und verjüngt Viparita Karani den ganzen Körper und hilft darüber hinaus besonders zur / bei:

- Regulierung der Schilddrüsenfunktion
- Stimulierung sämtlicher endokriner Drüsen
- Regulierung des Blutdrucks
- Herzrasen
- Migräne und stressbedingten Kopfschmerzen
- Krampfadern
- Verdauungsbeschwerden und Durchfall
- Behandlung von Nierenkrankheiten
- Arthritis und Erkrankungen der Halswirbelsäule
- Asthma, Bronchitis
- Nervenschwäche
- Depression
- Angst und Furcht

Ein weiterer Vorteil dieser Umkehrungsübung ist die Erhöhung des venösen Blutrückflusses, weil das Heben der Füße über den Kopf der Tendenz des Blutes, sich in den Beinen zu sammeln, entgegengewirkt, wodurch die allgemeine Blutzirkulation verbessert wird.

14.5.12 Abdominale Drehung mit einem Bein (Sanksrit: Jathara Parivaratanasana / Jathara Parivritti)

Jathara = abdominal, Pari = anders als, Vritti = Bewegung (eine andere als die normale Bewegung des Unterleibs)

Bild Nr. 110.1

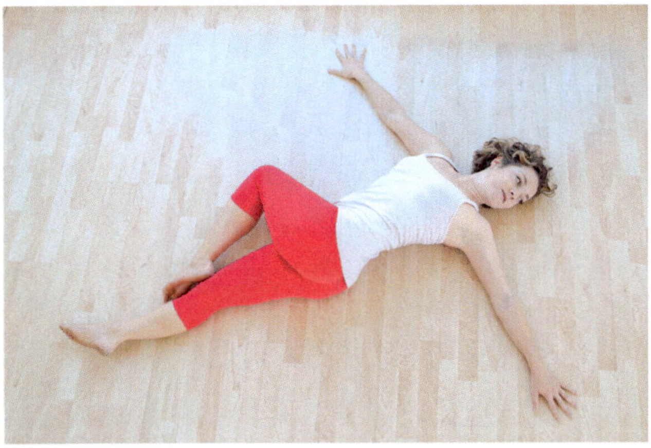

Bild Nr. 110.2

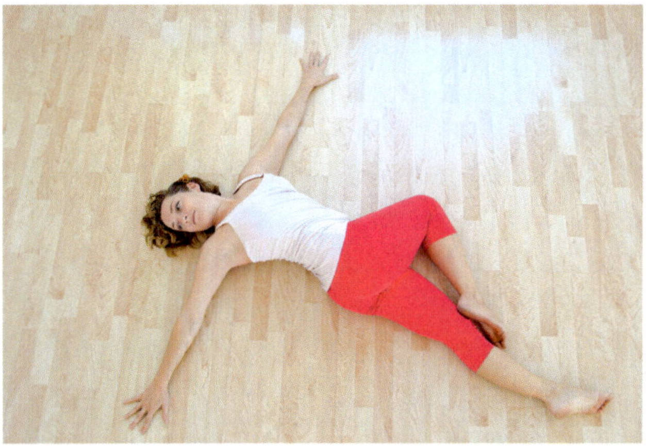

Sie beginnen diese Haltung in der Rückenlage, die Beine sind geschlossen und ausgestreckt und die Arme liegen 90 Grad abgewinkelt vom Körper, die Handflächen sind geöffnet und zeigen nach oben.

Atmen Sie aus (**Ex**), während Sie Ihr linkes Knie anwinkeln und den linken Fuß an der Innenseite des rechten Knies ablegen.

Atmen Sie ein (**In**), während Sie Ihre Hüfte vom Boden heben.

Atmen Sie aus (**Ex**), während Sie Ihr Becken circa 15 Zentimeter zur linken Seite schieben und sich zur äußeren rechten Hüfte drehen, während Sie versuchen, das linke Knie rechts auf den Boden bzw. in Richtung des Bodens neben das rechte Bein zu bringen. Bei Bedarf kann die rechte Hand zur Hilfe genommen werden, ansonsten verbleibt diese am Boden.

Atmen Sie ein (**In**), während Sie sich in der Haltung von der Ferse bis zum Kopf so lang wie möglich machen.

Atmen Sie aus (**Ex**), während Sie Ihren Kopf in Richtung der linken Hand drehen, d. h. der Kopf dreht sich weg von dem Knie, welches am Boden liegt. Halten Sie diese Position locker, aber stabil, atmen Sie langsam, tief und ruhig für sechs bis zwölf Atemzüge in diese Haltung hinein und »genießen« die Wirkung der Asana. Erhöhen Sie nur allmählich die Verweildauer.

Atmen Sie ein (**In**), während Sie zur Mittelposition zurückkehren, die Beine ausstrecken und einen Augenblick in dieser Haltung entspannen, bevor Sie die Übung zur linken Seite fortsetzten.

Ziel: → Hüft-Adduktion und Wirbelsäulen-Rotation.

Fühlen Sie die Stärke des inneren, angespannten und angewinkelten Oberschenkels (Hüft-Adduktoren-Muskeln) während der Bewegung in Richtung des Bodens sowie der unteren, seitlichen Bauchmuskulatur (Abdominus oblique), während Sie Ihren Bauch zurückziehen und gleichzeitig die entgegengesetzte Seite dehnen.

Fühlen Sie ferner die Dehnung der oberen, seitlichen Bauchmuskulatur (Abdominus oblique), während Sie Ihren Bauch einziehen und gleichzeitig die entgegengesetzte Seite stärken.

Ferner dehnen Sie Ihre äußere Hüftregion (Hüft-Abduktoren = Gluteus maximus und Gluteus medius) und den Latissismus durch Herunterziehen Ihres Knies zum Boden.

Variation:
Bei Ischias-Beschwerden, Schmerzen im unteren Rücken oder Problemen mit dem Ilio-Sakral-Gelenk ist es ratsam, sich nicht zu einer zu starken Drehung zu zwingen, um das Knie auf den oder in Richtung Boden zu bringen, und beide Schultern und Arme fest am Boden zu lassen. Falls Sie auch bei mäßiger Ausführung Probleme haben sollten, vermeiden Sie die Haltung ganz.

Kontraindikationen:
Bei Nackenproblemen sollte diese Übung nicht gemacht werden, da die Drehlage sehr anstrengend für den Nacken ist.

Indikationen:
Abgesehen von den positiven Wirkungen der gesamten Übungsreihe, kann diese Übung besonders bei folgenden Störungen hilfreich sein bzw. folgendermaßen unterstützen:

- Stress
- Asthma und anderen Atemproblemen, da die unteren Lungen und die obere Bauchmuskulatur geöffnet werden
- Fehlender Flexibilität der Lenden- und Brustwirbelsäule
- Vergrößert / stärkt die Darmperistaltik durch eine Rotation des unteren Abdomens (Bauch) weg vom oberen Abdomen.
- Fördert die Durchblutung des Magens, der Bauchspeicheldrüse und der Milzbiegung des Darms (obere linke Ecke des Darms) und öffnet den unteren, linken Brustkorb durch Drehung des angewinkelten Beins nach rechts.
- Fördert die Durchblutung der Leber, der Gallenblase, der Leberbiegung des Darms (obere rechte Ecke des Darms) und öffnet den unteren, rechten Brustkorb durch Drehung des angewinkelten Beins nach links.
- Fördert die Verdauung.
- Blähungen
- Kann verschobene Wirbel wieder richtig positionieren.
- Dient als Ausgleichsübung zum Schulterstand.

14.5.13 Knie-zum-Kinn-Position (Sanskrit: Apanasana)

Apana = unterer Bauch

Apana ist eine Unterart von Prana (→ Kapitel 14.1) und ist die Kraft, die sich abwärts und aus dem Körper hinaus bewegt. Sie ist ferner die Prana-Energie, die für die Ausscheidung der Stoffwechselendprodukte in Form von Fäkalien und Urin verantwortlich und an den Vorgängen bei der Menstruation, bei der Geburt und beim Orgasmus beteiligt ist. All diese Funktionen bereiten keinerlei Probleme, solange Apana ausgewogen und balanciert ist. Um es wieder ins Gleichgewicht zu bringen bzw. aufrecht zu erhalten, ist diese Übung sehr zu empfehlen. Ferner enthält der untere Bauch, gemäß der Wissenschaft des Ayurveda, Unreinheiten und wird als Sitz von Krankheiten im Körper angesehen. Apanasana entfernt die Blockaden durch die dort angesammelten Unreinheiten und stellt den gleichmäßigen Fluss der Ausatmung wieder her, von der angenommen wird, dass er für die Ausscheidung der Unreinheiten verantwortlich ist.

Bild Nr. 111

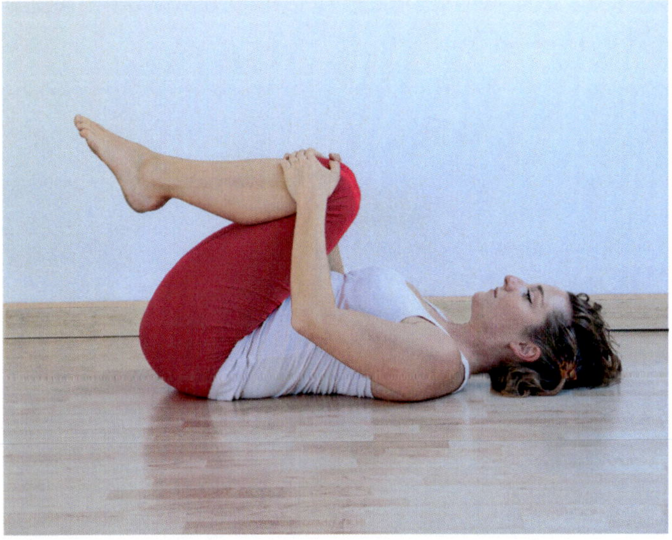

Sie beginnen diese Haltung in der Rückenlage, in welcher Ihre Knie gebeugt sind, die geschlossenen Füße nah am Gesäß ruhen, die Arme ausgestreckt neben dem Körper liegen und die Handflächen geöffnet nach oben zeigen.
Atmen Sie aus (**Ex**), während Sie Ihre Knie beugen, diese in Richtung Brustkorb ziehen und die Handrücken neben den Hüften an den Boden drücken.

Atmen Sie ein (**In**), während Sie Ihre Arme in Richtung der Unterschenkel anheben und diese in der Mitte mit geschlossenen Händen umfassen.
Atmen Sie aus (**Ex**), während Sie Ihre untere Bauchmuskulatur anspannen und nach innen und oben und somit von den Hüften wegziehen.
Atmen Sie ein (**In**), während Sie den Zug Ihrer Arme reduzieren, diese locker lassen, es den Oberschenkeln ermöglichen, sich ein wenig von der Bauchregion zu entfernen, aber dabei die Unterschenkel weiterhin umfasst halten.
Atmen Sie aus (**Ex**), während Sie den Zug Ihrer Arme wieder intensivieren, die Schultern ein wenig zurück, die Ellbogen seitlich an den Oberkörper und die Oberschenkel wieder näher zur Bauchregion ziehen.
Wiederholen Sie abwechselnd und rhythmisch die letzten beiden Schritte: Zug der Arme intensivieren und reduzieren, circa sechs bis zwölf Mal, wie beschrieben.
Nach der letzten Ausatmung halten Sie diese Position statisch für circa zwölf ruhige und tiefe Atemzüge und »genießen« die Wirkung der Asana. Entspannen Sie danach kurz in der Entspannungshaltung (Savasana oder Mrtasana → Position 22 Gelenklösende Übungen).

Ziel: → Knie-Flexion, Hüft-Flexion, Wirbelsäulen-Flexion, Schulter-Adduktion (um die Anspannung der unteren Bauchmuskulatur zu unterstützen)
Fühlen Sie die Stärke der Bauchmuskulatur (Rectus abdominis) sowie der Hüft-Flexoren (= Psoas und Rectus femoris) an der Stelle, wo sich die obere Oberschenkelmuskulatur mit der Hüftmuskulatur vereinigt und sich während der Ausatmung zusammenzieht.
Beim Zurückziehen der Schultern während der Ausatmung fühlen Sie die Stärke der »breiten« Rückenmuskulatur (Latissimus) und der rückseitigen Oberarmmuskulatur (Trizeps).
Indem Sie die Ellbogen seitlich an den Oberkörper ziehen, fühlen Sie die Stärke der Brustmuskulatur (Pectoralis).
Fühlen Sie ferner die Dehnung der Gesäßmuskulatur (Gluteus maximus) und der unteren Rückenstrecker (Lumbare erector spinae).

Variation:

a) Bei Knie-Beschwerden bzw. Problemen, die Unterschenkel zu umfassen, kann alternativ der hintere Teil der Oberschenkel umfasst werden.
b) Bei Nackenschmerzen, die durch eine leichte Kopfanhebung hervorgerufen werden, kann der Kopf auf einem flachen Kissen abgelegt werden.
c) Bei Schmerzen im unteren Rücken, die eine zu enge Beinhaltung als Ursache haben, können die Beine geöffnet werden und geöffnet (die Knie sind weiter als körperbreit geöffnet) zu den Schultern anstatt zur Bauchregion gezogen werden.

Kontraindikationen:
Keine.

Indikationen:
Abgesehen von den positiven Wirkungen der gesamten Übungsreihe, kann diese Übung besonders bei folgenden Problemen oder Zielsetzungen wirken:

- Entspannt das untere Verdauungssystem.
- Stimuliert die Peristaltik.
- Lindert Blähungen.
- Lindert Verstopfung.
- Lindert Rückenschmerzen.
- Korrigiert die Fehlanordnung von Wirbeln.
- Erhöht die Flexibilität der Wirbelsäule.
- Entspannt den ganzen (unteren / mittleren / oberen) Rücken und verringert erhöhten Muskeltonus.
- Mildert Menstruationsprobleme, besonders Krämpfe.
- Erhöht die Durchblutung der gesamten unteren Bauchregion.
- Wirkt vitalisierend.

14.5.14 Stabposition (Sanskrit: Dandasana)

Danda = Stab

Bild Nr. 112

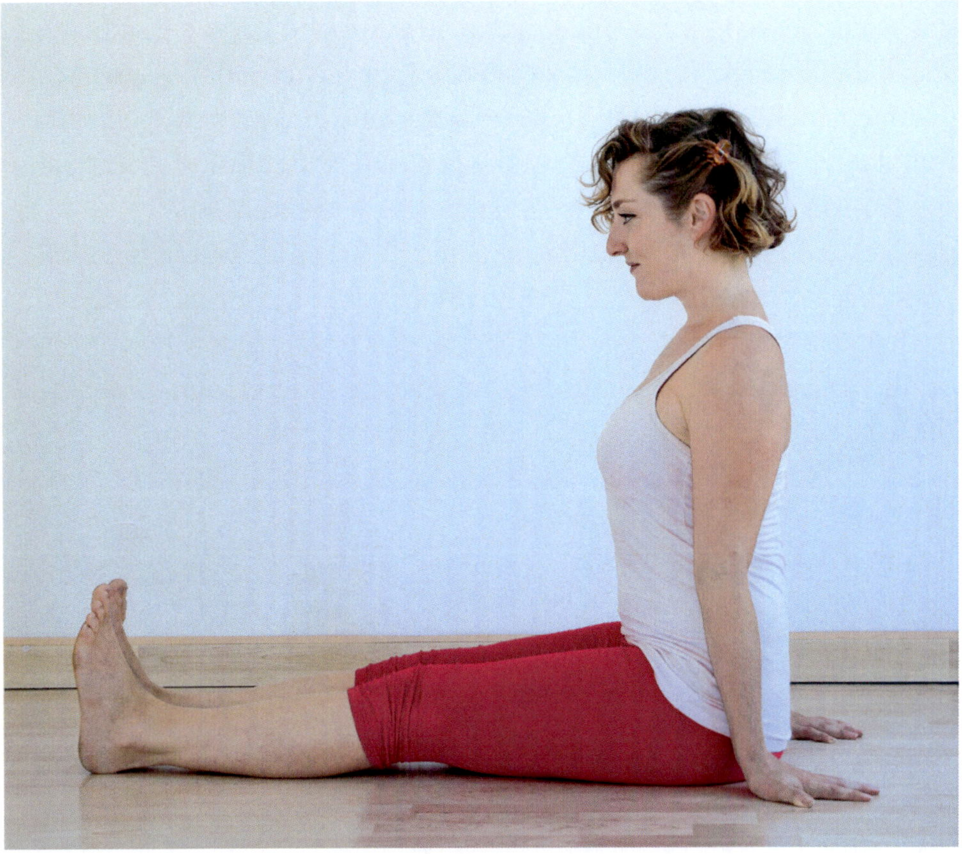

Sie beginnen diese Haltung in einer aufrechten Sitzposition, die Beine sind geschlossen und nach vorn ausgestreckt. Ihre Handflächen liegen hinter dem Gesäß auf dem Boden, die Fingerspitzen zeigen nach hinten, die Arme sind unter den Schultern platziert und fast gestreckt. Achten Sie darauf, nicht Ihr gesamtes Körpergewicht auf die Arme zu verteilen, sondern die Kraft aus dem Rücken kommen zu lassen, sowie ferner auf eine bequeme, unverkrampfte Handgelenkshaltung. Richten Sie sich auf und machen sich so lang wie möglich.

Atmen Sie ein (**In**), während Sie Ihren Brustkorb anheben, den Scheitel senkrecht nach oben ziehen, die Beine strecken und Ihre Fersen nach vorn schieben.

Atmen Sie aus (**Ex**), während Sie Ihre Schultern zurück und nach unten bringen, diese Position locker, aber stabil halten, langsam, tief und ruhig für circa sechs bis zwölf Atemzüge in diese Haltung hineinatmen und die Wirkung der Asana »genießen«. Erhöhen Sie nur allmählich die Verweildauer. Entspannen Sie danach kurz in der Entspannungshaltung (Savasana oder Mrtasana → Position 22 Gelenklösende Übungen).

Ziel: → Thorakale (Brustwirbelsäulen-)Extension, Hüft-Flexion.

Fühlen Sie die Stärke der Spitzen Ihrer Oberschenkelmuskulatur (Quadrizeps und Hüft-Flexoren) sowie Ihrer gesamten oberflächlichen (Latissimus und Trapezius) und tiefen (Erector spinae) Rückenmuskulatur.

Fühlen Sie ferner die Dehnung der Rückseite Ihrer hinteren, ischiocruralen Oberschenkelmuskulatur bzw. der Hüftgelenksextensoren / Hamstrings und Ihrer Handgelenks-Flexoren.

Variation:

a) Bei akuten Ischias-Beschwerden oder Schmerzen im unteren Rücken ist es ratsam, sich nicht zu zwingen, eine Kniestreckung bzw. eine durchgestreckte und gerade Beinhaltung herbeizuführen, sondern die Knie leicht gebeugt zu halten. Falls Sie auch dann noch Probleme haben sollten, vermeiden Sie die Haltung ganz und konzentrieren sich auf eine Stärkung der Rückenmuskulatur durch moderate Rückbeugen, wie z. B. die Kobra (Bhujangasana → Kapitel 14.5.19) oder die Heuschrecke (Salabhasana → Kapitel 14.5.20).
b) Bei verkürzten Achillessehnen ist es ebenfalls ratsam, sich nicht zu zwingen, eine Kniestreckung bzw. eine durchgestreckte und gerade Beinhaltung herbeizuführen, sondern die Knie leicht gebeugt zu halten und sich ggf. eine Decke unter das Gesäß zu legen, um dieses zu heben, und eine Rolle oder einen Block unter den Knien zu platzieren, um diese abzustützen.

Kontraindikationen:
Führen Sie diese Übung an eine Wand gelehnt aus, wenn Sie unter folgenden Beschwerden leiden:

- Asthma
- Bronchitis
- PMS (Prämenstruelles Syndrom)
- Bulimie

Indikationen:
Abgesehen von den positiven Wirkungen der gesamten Übungsreihe, kann diese Übung folgende Wirkungen erzielen:

- Wirkt entspannend.
- Wirkt vitalisierend.
- Stärkt die Rückenmuskulatur.
- Massiert und stimuliert die Bauch- und Beckenorgane.
- Verbessert die Verdauung.
- Stärkt die Nieren.
- Beugt Ischias-Beschwerden vor.
- Dehnt und kräftigt die Beinmuskulatur.
- Dehnt die Fußmuskulatur.
- Stärkt die Hüft-Flexoren, Bauchmuskeln und jene Rückenmuskeln, die für eine stabile Sitzhaltung erforderlich sind, was einen großen Alltagsnutzen hat!

14.5.15 Kopf-zum-Knie-Position (Sanskrit: Janu Sirsasana)

Janu = Knie, Shirsa = Kopf

Bild Nr. 113

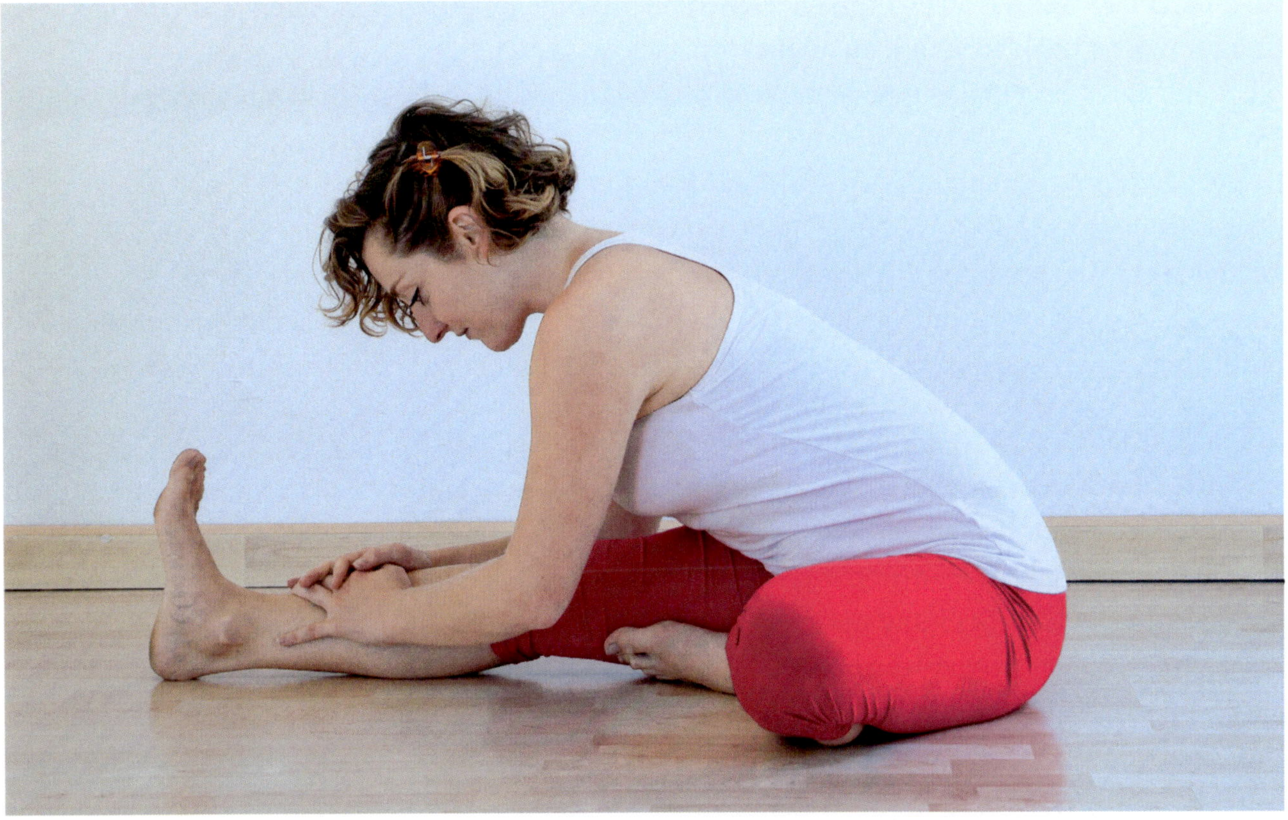

Sie beginnen diese Haltung in der Stabposition (Dandasana), Ihre Beine sind geschlossen und nach vorn ausgestreckt. Ihre Handflächen liegen hinter dem Gesäß auf dem Boden, die Fingerspitzen zeigen nach hinten, die Arme sind unter den Schultern platziert und fast senkrecht gestreckt. Achten Sie darauf, nicht Ihr gesamtes Körpergewicht auf die Arme zu verteilen, sondern die Kraft aus dem Rücken kommen zu lassen, sowie ferner auf eine bequeme, unverkrampfte Handgelenkshaltung. Heben Sie die Arme senkrecht über den Kopf nach oben, bringen Sie (ohne Unterstützung der Arme) Ihren rechten Fuß an die Innenseite des linken Oberschenkels. Ihre äußere rechte Hüfte verbleibt ruhig am Boden, und Ihr linkes Bein lassen Sie nach vorn ausgestreckt auf dem Boden liegen. Vermeiden Sie es, das rechte Bein mit Unterstützung der Arme zu beugen und an die Innenseite des linken Beins in die Lendenregion zu legen, da sich hierbei sowohl Ihr Becken als auch Ihre Wirbelsäule verdrehen können, was zu einem Schulterschiefstand in der Haltung führt.

Atmen Sie ein (**In**), während Sie Ihre Arme noch ein wenig höher nach oben strecken und die Handflächen zusammenbringen.

Atmen Sie aus (**Ex**), während Sie den Oberkörper aus der Hüfte hinaus, beginnend mit der Brust, nach vorn beugen, die Arme folgen lassen und diese dann auf dem linken Schienbein dort ablegen, wo es Ihnen angenehm und möglich ist.

Atmen Sie ein (**In**), während Sie Ihren Brustkorb anheben, Ihren mittleren Rücken (nach vorn) wölben und Ihre Schultern nach hinten bringen.

Atmen Sie aus (**Ex**), während Sie sich weiter nach vorn strecken und Ihren Kopf zwischen den Armen bzw. in diese Richtung absenken.
Wiederholen Sie rhythmisch einatmend die Anhebung des Oberkörpers und ausatmend die Absenkung des Oberkörpers sechs bis zwölf Mal und lassen Ihren Oberkörper dabei mit der Ausatmung immer weiter nach vorn sinken. Ziehen Sie mit der Einatmung Ihre Schultern zurück und hinunter, um es dem Brustkorb zu erleichtern, sich zu heben. Das Fernziel ist es, den Oberkörper vollständig über dem linken Bein auszustrecken und den Kopf dicht am Schienbein zu positionieren.
Mit der letzten Ausatmung halten Sie diese Position mit abgesenktem Oberkörper statisch für circa sechs bis zwölf ruhige und tiefe Atemzüge und »genießen« die Wirkung der Asana.
Atmen Sie ein (**In**), während Sie sich aufrichten und die Arme nach oben strecken.
Atmen Sie aus (**Ex**), während Sie die Arme absenken und wieder in die Ausgangsposition zurückkehren, dort einen Augenblick entspannen, bevor Sie die Übung zur rechten Seite fortsetzten.

Ziel: → Hüft-Flexion, Hüft-Abduktion, externe Hüft-Rotation.
Fühlen Sie die Stärke der oberen, vorderen Oberschenkelmuskulatur (Rectus femoris und Psoas) Ihres ausgestreckten Beins, während Sie das angewinkelte Knie hinunter- und zurückziehen (Gluteus medius und externe Hüft-Rotatoren).
Fühlen Sie ferner die Dehnung der Leisten- / Lendenmuskulatur (Adduktoren), der Rückseite Ihres ausgestreckten Beins (also der hinteren, ischiocruralen Oberschenkelmuskulatur bzw. Hüftgelenksextensoren oder Hamstrings) sowie der mittleren und unteren Rückenmuskulatur (Latissimus).

Variation:

a) Bei akuten Ischias-Beschwerden oder Schmerzen im unteren Rücken ist es ratsam, sich nicht zu zwingen, eine Kniestreckung bzw. eine durchgestreckte und gerade Beinhaltung herbeizuführen, sondern das Knie leicht gebeugt zu halten. Bei Knieproblemen, wie z. B. Kniegelenksarthrose, sowie steifen Knien sollten Sie das Knie des gestreckten Beins ebenfalls nicht vollständig durchdrücken, sondern es etwas angewinkelt lassen und sich dazu eine Rolle oder einen Block unter das Knie legen.
b) Bei Skoliose kann es hilfreich sein, auf einer Seite länger zu verweilen als auf der anderen, um so die verkürzten Muskeln der betroffenen Wirbelsäulenseite zu dehnen und einen Ausgleich herbeizuführen.

Kontraindikationen:
Führen Sie diese Übung nicht aus, wenn Sie unter folgenden Beschwerden leiden:

- Asthma
- Bronchitis
- Durchfall

Indikationen:
Abgesehen von den positiven Wirkungen der gesamten Übungsreihe, kann diese Übung besonders folgende Wirkungen erzielen:

- Beruhigt den Geist.
- Beruhigt das Nervensystem.
- Lindert Schlaflosigkeit.
- Lindert chronische Kopfschmerzen und Migräne (und wirkt vorbeugend bei Migräne).
- Kompensiert eine Überanstrengung der Augen.
- Belebt die Nebenniere.
- Entspannt die Schilddrüse.
- Befreit von Unruhe und Reizbarkeit.
- Senkt den Blutdruck und unterstützt eine Normalisierung des Blutdrucks.
- Senkt die Herzfrequenz.
- Mildert Schmerzen bei Angina Pectoris (Brustenge, Herzschmerz).
- Trainiert die hintere Zwischenrippenmuskulatur, d. h. verbessert die Atmung.
- Erhöht die Flexibilität der gesamten Wirbelsäule.
- Korrigiert Skoliose.
- Öffnet verspannte Hüftmuskeln.
- Entspannt eine verspannte hintere Oberschenkelmuskulatur.
- Verbessert die Blasenkontrolle.
- Reguliert die Menstruation und mildert Krämpfe.
- Unterstützt die Behandlung von Depression.

14.5.16 Intensive Streckung der Körperrückseite (Sanskrit: Paschimottanasana oder Paschimatanasana)

Paschima = Rückseite des Körpers von den Fersen bis zum Kopf, ut = intensiv, tana = dehnen, strecken

Bild Nr. 114.1

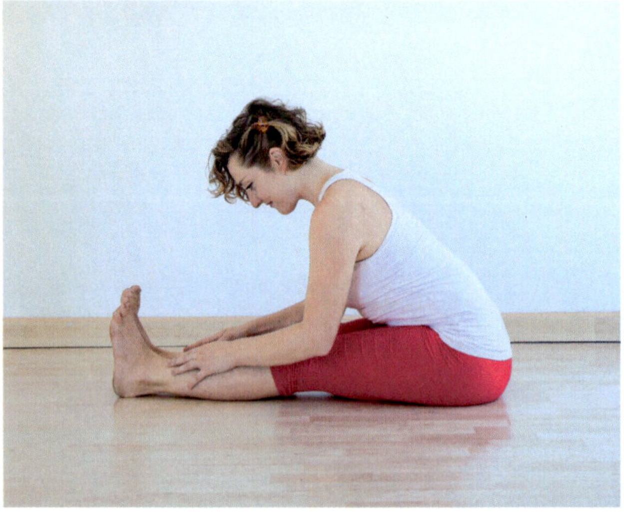

Bild Nr. 114.2

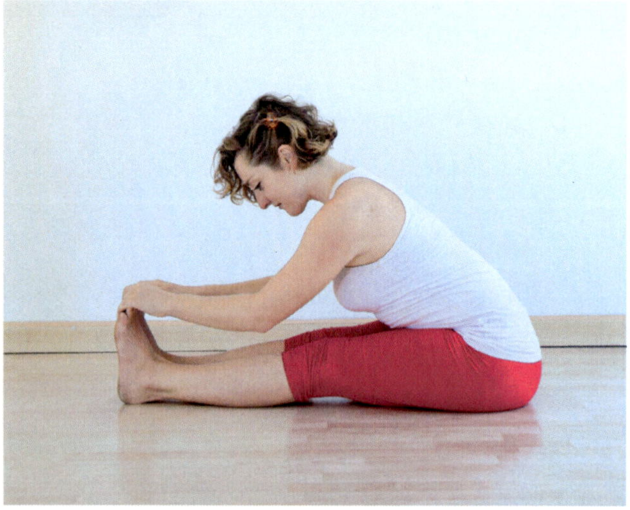

Sie beginnen diese Haltung in der Stabposition (Dandasana), Ihre Beine sind geschlossen und nach vorn ausgestreckt. Ihre Handflächen liegen hinter dem Gesäß auf dem Boden, die Fingerspitzen zeigen nach hinten, die Arme sind unter den Schultern platziert und fast senkrecht gestreckt. Achten Sie darauf, nicht Ihr gesamtes Körpergewicht auf die Arme zu verteilen, sondern die Kraft aus dem Rücken kommen zu lassen, sowie ferner auf eine bequeme, unverkrampfte Handgelenkshaltung.

Atmen Sie ein (**In**), während Sie Ihre Arme senkrecht über den Kopf nach oben heben und die Handflächen zusammenbringen.

Atmen Sie aus (**Ex**), während Sie langsam den Oberkörper aus der Hüfte hinaus, beginnend mit der Brust, nach vorn beugen, die Arme folgen lassen und diese dann auf beiden Schienbeinen, an den Fußgelenken oder an den Füßen ablegen – dort, wo es Ihnen möglich ist, ohne den Rücken zu überanstrengen. Der Kopf und Nacken befinden sich in einer Verlängerung zur Wirbelsäule, werden also weder gesenkt noch gehoben. Achten Sie darauf, dass beide Beine geschlossen sind und, wenn möglich, Knie und Fußgelenke sich berühren und Sie den Brustkorb anheben.

Atmen Sie ein (**In**), während Sie Ihren Brustkorb anheben bis zu dem Punkt, an dem die Arme gestreckt sind, Sie Ihren mittleren Rücken (nach vorn) wölben und Ihre Schultern nach hinten bringen.

Atmen Sie aus (**Ex**), während Sie sich wieder nach vorn beugen, aber dieses Mal etwas weiter als zuvor, Ihre Ellbogen anwinkeln und Ihren Kopf zwischen den Armen bzw. in diese Richtung absenken.

Wiederholen Sie rhythmisch einatmend (**In**) die Anhebung des Oberkörpers und ausatmend (**Ex**) die Absenkung des Oberkörpers circa sechs bis zwölf Mal, wobei Sie Ihre Grenze austesten, an welcher der Punkt einer gleichmäßigen Dehnung von Rücken und Beinen erreicht ist, ohne diese

zu überschreiten; denn das Gefühl dieser Haltung soll angenehm und nicht schmerzhaft sein. Lassen Sie Ihren Oberkörper mit jeder Ausatmung ein wenig weiter nach vorn gleiten. Ziehen Sie Ihre Schultern mit jeder Einatmung zurück und hinunter, um es so dem Brustkorb zu erleichtern, sich zu heben. Das Fernziel ist es, den Oberkörper vollständig über beiden Beinen auszustrecken und den Kopf dicht an den Knien zu haben.
Wenn Sie Ihre Grenze bzw. den Punkt einer gleichmäßigen Dehnung von Rücken und Beinen erreicht haben, halten Sie mit der Ausatmung diese für Sie angenehme Position mit abgesenktem Oberkörper für circa sechs bis zwölf ruhige und tiefe Atemzüge, entspannen dort und »genießen« die Wirkung dieser Asana.
Atmen Sie ein (**In**), während Sie sich mit angehobenem Brustkorb aufrichten, die Arme über den Kopf senkrecht nach oben strecken, die Handflächen zusammenbringen, die Schultern entspannen und für drei tiefe Atemzüge in dieser Haltung bleiben.
Atmen Sie aus (**Ex**), während Sie die Arme absenken, wieder in die Ausgangsposition zurückkehren und dort einen Augenblick entspannen.

Ziel: → Hüft-Flexion, Wirbelsäulen-Flexion.
Fühlen Sie in der aufgerichteten Position die Stärke der mittleren Rückenmuskulatur (Latissimus) und des Hüft-Flexors (Psoas). Der Latissimus kann nur angespannt / gestärkt werden, wenn Ihre Arme den Brustkorb nach oben und die Schultern nach hinten und zugleich nach unten ziehen.
Fühlen Sie ferner bei der nach vorn gerichteten Haltung die Dehnung der gesamten Rückseite des Körpers vom Scheitel bis zu den Fersen, speziell der Rückenmuskulatur (besonders Erector spinae und Latissimus) und der rückseitigen Beinmuskulatur (besonders der hinteren, ischiocruralen Oberschenkelmuskulatur bzw. der Hüftgelenksextensoren, auch Hamstrings genannt).

Variation:

Bild Nr. 115

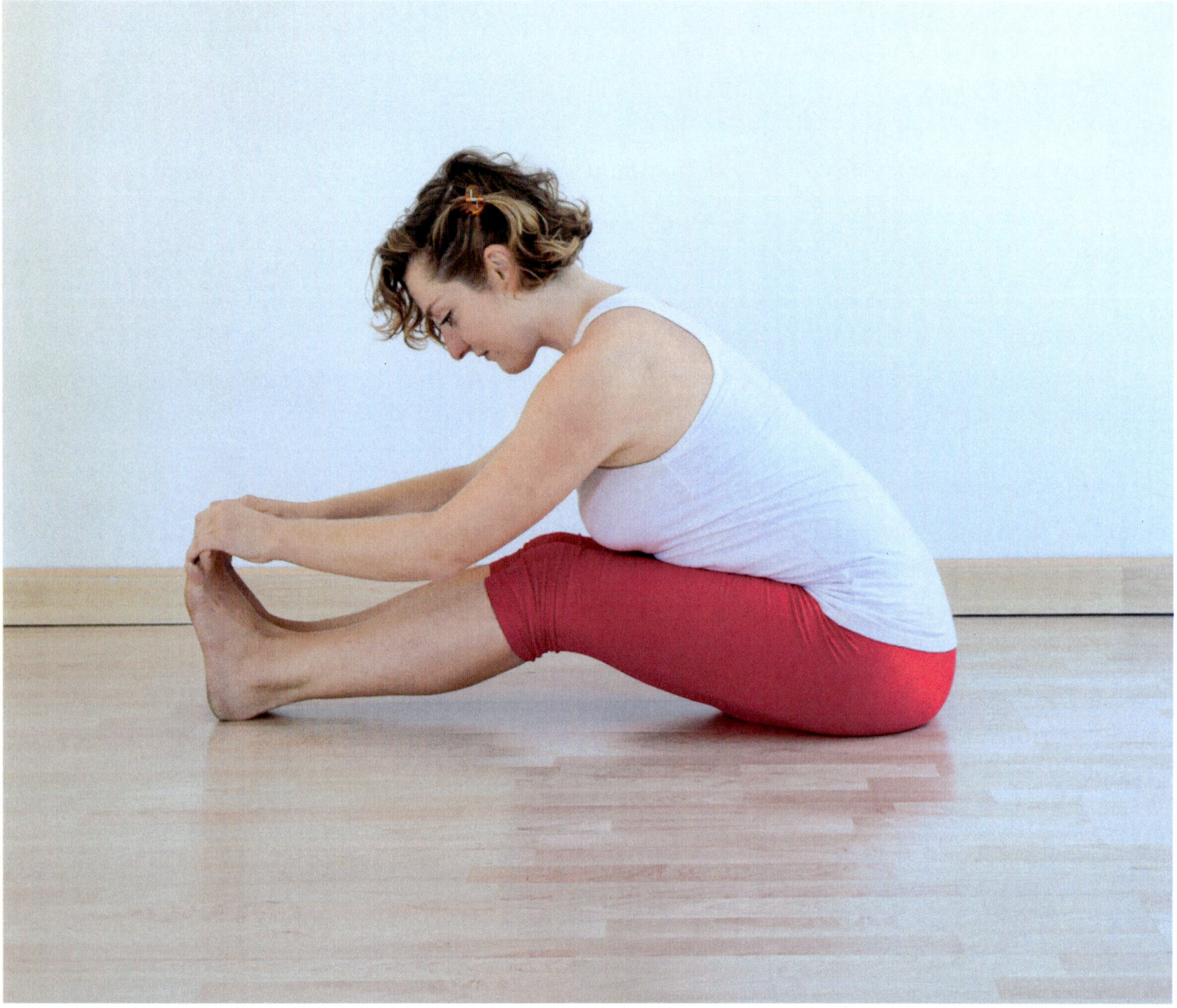

a) Bei Schmerzen im unteren Rücken ist es ratsam, sich nicht zu zwingen, eine Kniestreckung bzw. eine durchgestreckte und gerade Beinhaltung herbeizuführen, sondern die Knie leicht gebeugt zu halten. Um herauszufinden, wie weit Sie in den Knien nachgeben müssen, empfehle ich, sich erst mit durchgestreckten Beinen und geradem Rücken vorzubeugen, bis Sie einen Widerstand in Ihren Beinen spüren, und erst dann die Knie so weit anzuwinkeln, dass der Rücken ohne Probleme nach vorn bewegt werden kann. Behalten Sie diese Kniehaltung bei, widmen Ihre ganze Aufmerksamkeit nur dem Rücken und lassen Ihren Oberkörper mit jeder Ausatmung ein wenig weiter nach vorn gleiten. Sie atmen in die Haltung hinein und allein durch das Atmen und über den Atem gelingt es Ihnen, die anfänglichen Widerstände zu überwinden. Falls Sie den Oberkörper mit den Armen nach unten ziehen wollen, werden Sie An- und Verspannungen in Nacken und Schultern erzeugen.

Bild Nr. 116

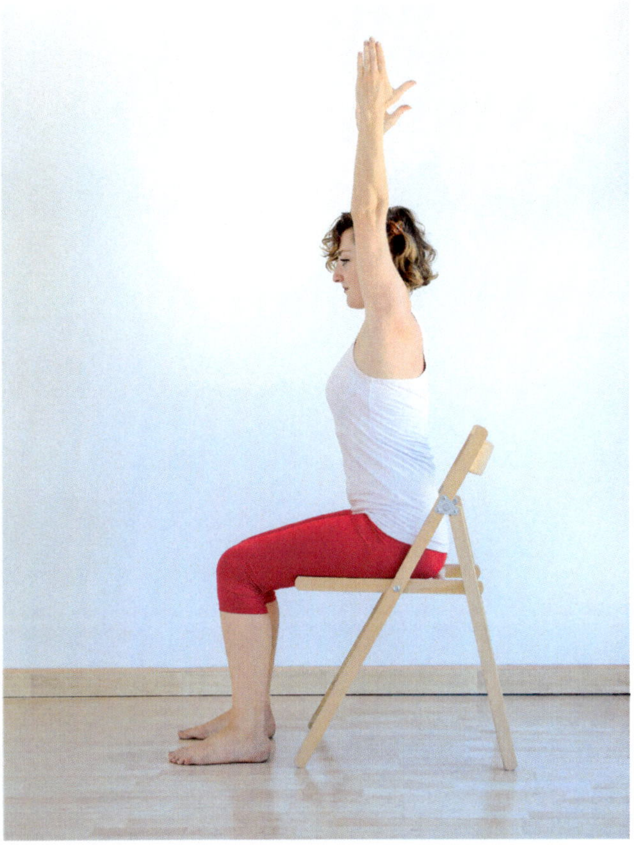

Bild Nr. 117

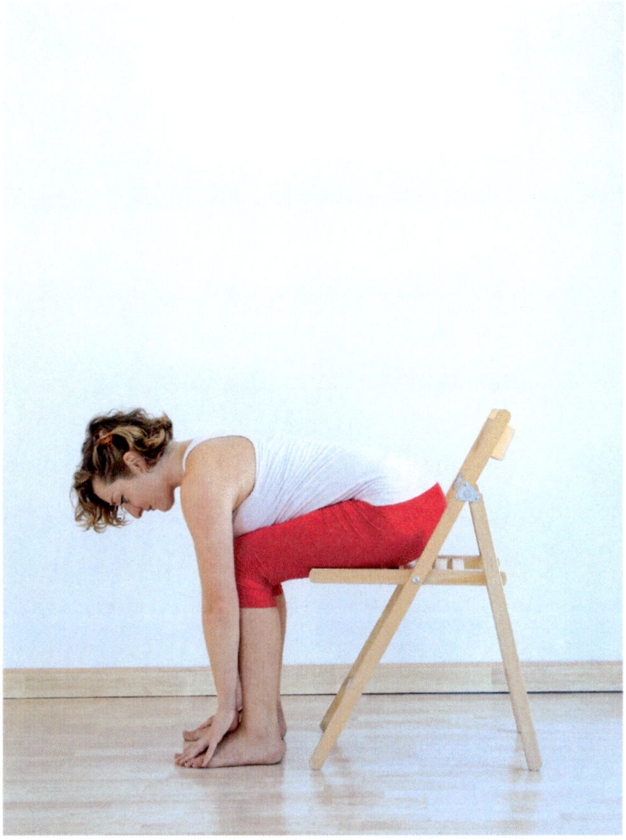

b) Bei Ischias-Beschwerden oder Schmerzen im unteren Rücken können Sie sich für diese Übung auch mit aufgerichteter Wirbelsäule auf einen Stuhl setzen und die Übung ansonsten wie beschrieben durchführen. Sitzend und in rechtwinkliger Beinposition können die angespannten Beinmuskeln genug nachgeben, damit der untere Rücken entkrampft und erfolgreich gedehnt werden kann. Achten Sie darauf, dass die Füße den Boden berühren.

Kontraindikationen:
Führen Sie diese Übung nicht aus, wenn sie unter folgenden Beschwerden leiden:

- Verletzung der Halswirbelsäule
- Asthma
- Bronchitis
- Durchfall
- Akute Ischias-Beschwerden oder Bandscheibenvorfälle / -probleme; für diese Problematik empfiehlt sich eine vorsichtige Dehnung der hinteren Oberschenkelmuskulatur, um die Anspannung aus der Lendenwirbelsäule zu nehmen.

Indikationen:
Abgesehen von den positiven Wirkungen der gesamten Übungsreihe, kann diese Übung besonders folgende Wirkungen erzielen:

- Beruhigt den Geist.
- Beruhigt das symphatische Nervensystem.
- Reguliert Blutdruck und Pulsfrequenz.
- Entspannt das Herz.
- Reguliert die Blutversorgung der endokrinen Drüsen.
- Entspannt die Schilddrüse.
- Lindert Müdigkeit und Erschöpfung.
- Lindert chronische Kopfschmerzen und Migräne / wirkt vorbeugend bei Migräne.
- Kompensiert eine Überanstrengung der Augen.
- Entspannt verkrampfte Gesichtsmuskeln.
- Stimuliert die Nebennieren.
- Verstärkt die Eigenschaft der Demut.
- Erhöht die Flexibilität der Wirbelsäule.
- Stärkt die Wirbelsäulengelenke.
- Dehnt die Bänder der Wirbelsäule.
- Entspannt und vitalisiert gleichzeitig den ganzen Körper.
- Fördert die Durchblutung des Beckenbereichs.
- Stärkt die Unterleibsorgane.

14.5.17 Rumpf- und Beinstreckung mit Wirbelsäulendrehung (Sanskrit: Marichyasana)

Marichy = ein Weiser und Sohn des Brahma (Schöpfer des Universums)

Bild Nr. 118.1

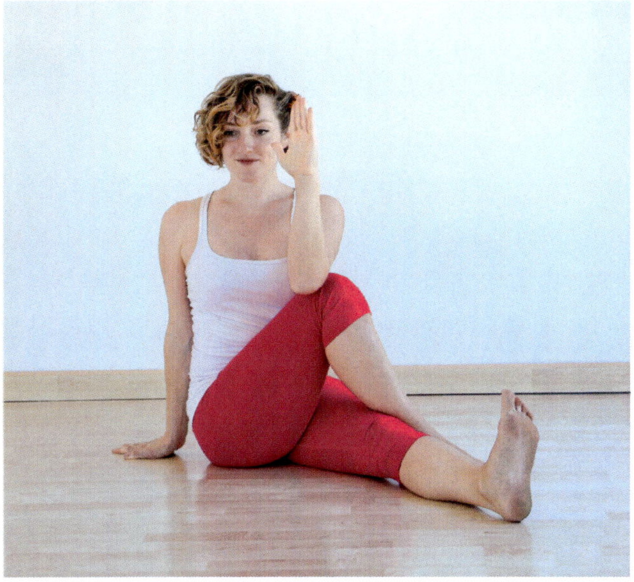

Bild 118.2

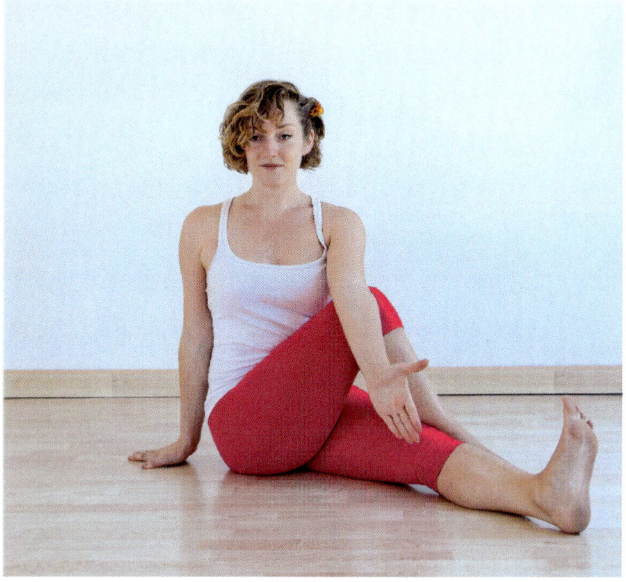

Sie beginnen diese Haltung in der Stabposition (Dandasana), Ihre Beine sind geschlossen und nach vorn ausgestreckt. Ihre Handflächen liegen hinter dem Gesäß auf dem Boden, die Fingerspitzen zeigen nach hinten, die Arme sind unter den Schultern platziert und fast senkrecht gestreckt. Achten Sie darauf, nicht Ihr gesamtes Körpergewicht auf die Arme zu verteilen, sondern die Kraft aus dem Rücken kommen zu lassen, sowie auf eine bequeme, unverkrampfte Handgelenkshaltung.

Atmen Sie ein (**In**), während Sie Ihre Arme senkrecht über den Kopf heben und die Handflächen zusammenbringen.

Atmen Sie aus (**Ex**), während Sie Ihr rechtes Bein anwinkeln, das gebeugte rechte Knie über das gestreckte linke Bein heben und Ihren rechten Fuß an der Außenseite des linken Beins in Kniehöhe absetzen. Ihre äußere rechte Hüfte sowie Ihre rechte Gesäßhälfte verbleiben am Boden, und Ihr linkes Bein lassen Sie nach vorn ausgestreckt auf dem Boden liegen.

Atmen Sie ein (**In**), während Sie Ihren Brustkorb anheben und Ihren mittleren Rücken nach vorn wölben und Ihre Schultern nach hinten bewegen.

Atmen Sie aus (**Ex**), während Sie Ihren Oberkörper nach rechts drehen, Ihre rechte Hand absenken, hinter den Rücken führen und dort nah am Gesäß in Steißbeinhöhe ablegen sowie den Ellbogen Ihres gestreckten linken Arms gegen die Außenseite des gebeugten rechten Knies bringen. Achten Sie darauf, Ihr Körpergewicht nicht auf den gestreckten rechten Arm zu verteilen, sondern die Kraft für die aufrechte, gedrehte Sitzposition aus dem Rücken kommen zu lassen.

Atmen Sie ein (**In**), während Sie beide Schultern nach hinten und unten bringen, Ihren Brustkorb weiten und anheben und Ihren mittleren Rücken nach vorn wölben.

Atmen Sie aus (**Ex**), während Sie Ihr rechtes Knie so weit hinüberziehen, dass es sich direkt über Ihrem rechten Fuß befindet. Wenn es Ihnen möglich ist, greifen Sie mit Ihrem linken Arm zu Ihrem linken Schienbein oder zu Ihrem linken Fuß.

Atmen Sie ein (**In**), während Sie Ihre Wirbelsäule noch weiter strecken, den Scheitel nach oben ziehen und sich dabei so lang wie möglich machen. Achten Sie darauf, immer zuerst in die vertikale Streckung der Wirbelsäule zu gehen, bevor Sie die Rotation der Wirbelsäule ausführen. Bei Nichtbeachtung oder in umgekehrter Reihenfolge kann es zur Kompression der Wirbelsäule kommen und die Wirbel können sich ungünstig anordnen. Die Rotationskraft der nun folgenden Drehung kommt aus dem Zurückziehen der Schultern sowie dem Weiten und Hochziehen des Brustkorbs. Diese Übung ist also vorrangig als eine Rückbeuge und erst nachrangig als eine Drehung zu betrachten.
Atmen Sie aus (**Ex**), während Sie sich mit Ihrem Oberkörper und Kopf noch weiter nach rechts drehen, diese aufrechte, gedrehte Position locker, aber stabil halten und langsam, tief und ruhig für sechs bis zwölf Atemzüge in die Haltung hineinatmen, dabei die stetige Anspannung der oberen Rückenmuskulatur aufrechterhalten und die Wirkung dieser Asana »genießen«. Erhöhen Sie nur allmählich die Verweildauer.
Atmen Sie ein (**In**), während Sie zur Ausgangsposition zurückkehren, die Beine ausstrecken und einen Augenblick in dieser Haltung entspannen, bevor Sie die Übung zur linken Seite fortsetzten.

Ziel: → Wirbelsäulen-Rotation, Hüft-Adduktion, Schulter-Extension, Schulterblatt- Adduktion.
Fühlen Sie die Stärke der mittleren Rückenmuskulatur (Latissismus), während Sie den Brustkorb anheben und die Schultern nach hinten und unten ziehen.
Ferner fühlen Sie die Stärkung Ihrer inneren Oberschenkelmuskulatur, der Hüft-Adduktoren, im angewinkelten Bein.
Darüber hinaus fühlen Sie die Stärkung der Halswendemuskulatur (Sternocleiodomastoideus) beim Kopfdrehen sowie der hinteren Oberarmmuskulatur (Trizeps) beim Armstrecken und der äußeren Bauchmuskulatur (Externus abdominis oblique) bei der Drehung zur Seite.
Fühlen Sie ferner die Dehnung der äußeren Hüftmuskulatur (Gluteus maximus und Gluteus medius) auf der Seite des angewinkelten Beins und die Dehnung der seitlichen Brustkorbmuskulatur (Serratus anterior).

Kontraindikationen:
Führen Sie diese Übung nicht aus, wenn sie unter folgenden Beschwerden leiden:

- Herzbeschwerden
- Atemwegsinfektionen
- Erkältung
- Migräne, Kopfschmerzen
- Bei akuten Iliosakralgelenks-Beschwerden ist es nicht ratsam, diese Übung sowie generell Drehübungen auszuführen, da diese zu weiterer Instabilität des ISG führen können.

Indikationen:
Abgesehen von den positiven Wirkungen der gesamten Übungsreihe, kann diese Übung besonders bei folgenden Störungen hilfreich sein bzw. folgende Wirkungen erzielen:

- Korrigiert Fehlanordnung von Wirbeln.
- Verbessert Skoliose.
- Stabilisiert die korrekte Ausrichtung der Wirbelsäule.
- Stärkt die tiefliegende Muskulatur der Rückenstrecker.
- Lindert Schmerzen an der Lendenwirbelsäule.
- Erhöht die Durchblutung der Bandscheiben und nährt diese.
- Stärkt die äußere Bauchmuskulatur.
- Erhöht die Stabilität der Hüftregion.
- Unterstützt die Behandlung von Leistenbrüchen.
- Stärkt das Zwerchfell und somit die Atmung.
- Fördert die Durchblutung der Bauchorgane.
- Stärkt Leber und Nieren.
- Verbessert die Darm-Peristaltik.
- Mildert Blähungen.
- Regt die Verdauung an und verringert Verstopfung.

14.5.18 Vollständiges Boot (Sanskrit: Paripurna Navasana)

Paripurna = ganz, Nava = Boot, Schiff

Bild Nr. 119

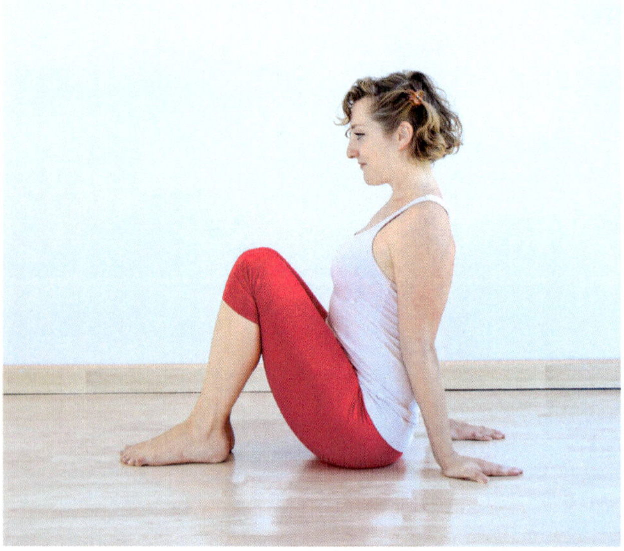

Bild Nr. 120

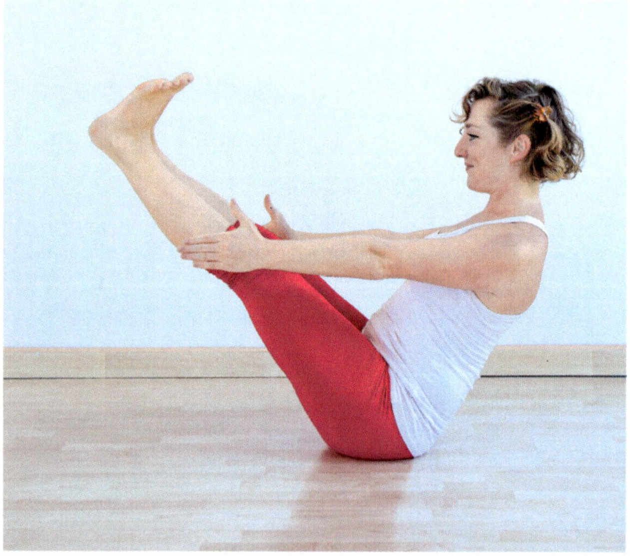

Sie beginnen diese Haltung in der Stabposition (Dandasana), Ihre Beine sind geschlossen und nach vorn ausgestreckt. Ihre Handflächen liegen hinter dem Gesäß auf dem Boden, die Fingerspitzen zeigen nach hinten, die Arme sind unter den Schultern platziert und fast senkrecht gestreckt. Achten Sie darauf, nicht Ihr gesamtes Körpergewicht auf die Arme zu verteilen, sondern die Kraft aus dem Rücken kommen zu lassen, sowie auf eine bequeme, unverkrampfte Handgelenkshaltung.

Atmen Sie ein (**In**), während Sie Ihre Wirbelsäule lang machen und den Scheitel nach oben bewegen.

Atmen Sie aus (**Ex**), während Sie beide Knie beugen und ans bzw. in Richtung Gesäß führen sowie Ihre Handflächen auf dem Boden neben den Füßen ablegen.

Atmen Sie ein (**In**), während Sie beide Schultern nach hinten und unten bringen, Ihren Brustkorb weiten und anheben und außerdem Ihren mittleren Rücken nach vorn wölben.

Atmen Sie aus (**Ex**), während Sie Ihre angewinkelten Beine langsam anheben, dabei Ihre Hüften ausbalancieren unter Zuhilfenahme der Hände, die immer noch auf dem Boden ruhen.

Atmen Sie ein (**In**), während Sie Ihren Brustkorb noch weiter und Ihre ausgestreckten Arme parallel zum Boden anheben. so dass die Handflächen zueinander zeigen. Strecken Sie langsam Ihre geschlossenen Beine – die Knie berühren sich – nach vorn aus.

Atmen Sie aus (**Ex**), während Sie die Haltung stabilisieren und locker, aber stabil darin verweilen.

Atmen Sie langsam, tief und ruhig für sechs bis zwölf Atemzüge in diese Haltung hinein und »genießen« Sie die Wirkung der Asana. Erhöhen Sie nur allmählich die Verweildauer.

Atmen Sie ein (**In**), während Sie Ihre Wirbelsäule sowie Ihre Arme und Beine strecken, sich so lang wie möglich machen und insgesamt noch höher mit Oberkörper und Beinen kommen.

Atmen Sie aus (**Ex**), während Sie Arme und Beine wieder absenken und zurückkehren zur Ausgangsposition und dort einen Augenblick entspannen.

Ziel: → Hüft-Flexion, Wirbelsäulen-Extension, Knie-Extension
Fühlen Sie die Stärke der oberen, vorderen Oberschenkelmuskulatur bis zur Hüftregion (Hüftflexoren Rectus femoris und Psoas), der Bauchmuskulatur (Rectus abdominis) und der Rückenstreckmuskulatur (Erector spinae) beim Aufrichten des Brustkorbs.
Fühlen Sie ferner die Dehnung der gesamten Rückseite der Beine, besonders der hinteren, ischiocruralen, Oberschenkelmuskulatur bzw. der Hüftgelenksextensoren / Hamstrings und der Wadenmuskulatur (Gastrocnemius), während Sie die Beine strecken und die Fersen nach vorn schieben.

Variation:

a) Bei akuten Ischias-Beschwerden oder Schmerzen im unteren Rücken sowie bei Muskelschwäche der beteiligten Muskulatur ist es ratsam, sich nicht zu einer vollständigen Kniestreckung bzw. durchgestreckter Beinhaltung zu zwingen, sondern die Knie leicht gebeugt zu halten und zum anderen den Rücken nicht kerzengerade zu halten, sondern eine leichte Beugung im Lendenwirbelsäulenbereich zu erlauben.
b) Bei Schmerzen im Steißbeinbereich oder bei einem vorstehenden Steißbein kann bei dieser Position oft Abhilfe durch ein Kissen geschaffen sowie die Stabilität in der Haltung erhöht werden.

Kontraindikationen:
Führen Sie diese Übung nicht aus, wenn sie unter folgenden Beschwerden leiden:

- Herzbeschwerden
- Bluthochdruck
- Asthma, Bronchitis, Kurzatmigkeit
- Atemwegsinfektionen, verschleimten Atemwegen
- Erkältung
- Migräne, Kopfschmerzen
- Durchfall
- Starken Rückenschmerzen
- Verletzungen des Hüftbeugemuskels
- Schweren Bandscheibenproblemen
- Menstruationsbeschwerden

Indikationen:
Abgesehen von den positiven Wirkungen der gesamten Übungsreihe, kann diese Übung besonders bei folgenden Störungen hilfreich sein und folgende Wirkungen erzielen:

- Ischias-Beschwerden
- Heckenschuss
- Kräftigt die Rückenmuskulatur und mindert Schmerzen im Rücken.
- Verbessert und stärkt die allgemeine Sitzhaltung.
- Stimuliert die Nieren.
- Regt den Stoffwechsel an.
- Kräftigt die Bauchmuskulatur und -organe.
- Fördert die Durchblutung der Bauchregion.
- Lindert Entzündungen des Dickdarms.
- Lindert Verdauungsbeschwerden und Blähungen.
- Beseitigt Verstopfung.
- Erhöht generell die Stärke und Ausdauer.
- Wirkt Trägheit entgegen.
- Mildert Menstruationsbeschwerden.

14.5.19 Kobra (ohne Stütze) (Sanskrit: Bhujangasana oder Sarpasana)

Bhujangam = Schlange

Bild Nr. 121.1

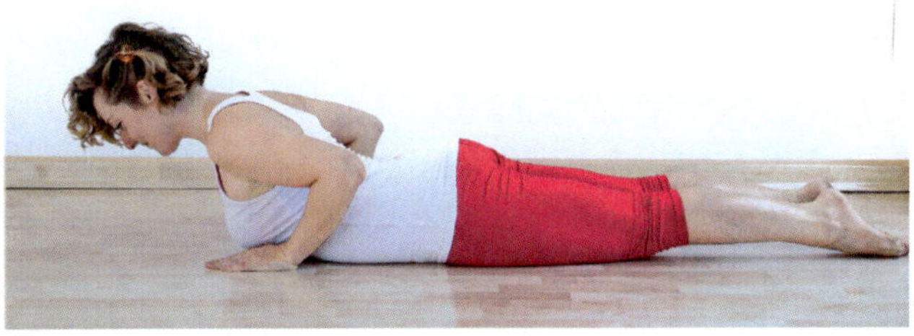

Bild 121.2

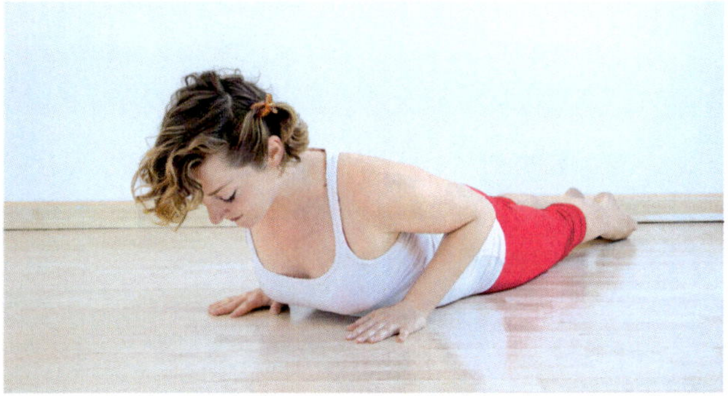

Sie beginnen diese Haltung in der Bauchlage. Ihre Beine sind ausgestreckt und geschlossen, Ihr Kopf ist gerade nach vorn ausgerichtet und das Kinn auf dem Boden abgelegt. Platzieren Sie Ihre Hände, ohne Gewicht darauf zu verteilen, direkt unterhalb der Schultern neben der äußeren, oberen Brust und halten Sie Ihre Arme eng am Körper, die Ellbogen zeigen nach oben. Ziehen Sie nun Ihre Schultern zurück und nach unten und achten Sie darauf, dass Ihre Oberarme parallel zueinander sind.

Atmen Sie ein (**In**), während Sie langsam Ihren Kopf und Ihren Brustkorb nur mit der Kraft Ihrer Rückenmuskeln, ohne Zuhilfenahme der Arme anheben, die Schultern noch weiter zurück- und nach unten bringen sowie Ihren mittleren Rücken (nach vorn) wölben. Heben Sie Ihren Oberkörper nur so weit an, wie es ohne Probleme möglich ist. Ob Sie Ihre Arme und wenn ja, in welchem Ausmaß beteiligen, können Sie erkennen, indem Sie kurz die Hände vom Boden abheben – sinkt der Oberkörper hinab, nehmen Sie die Arme zu Hilfe, was im Anfangsstadium aber toleriert werden kann.

Atmen Sie aus (**Ex**), während Sie die Position halten und die Anstrengung nur in der Rückenmuskulatur spüren. Ihre Arme sind weiterhin eng am Körper und die Ellbogen bringen Sie noch weiter zurück und nach oben. Verweilen Sie in dieser Position locker, aber stabil, machen Ihre Wirbelsäule lang, atmen Sie langsam, tief und ruhig für sechs bis zwölf Atemzüge in die Haltung hinein und »genießen« die Wirkung der Asana. Erhöhen Sie nur allmählich die Verweildauer.

Atmen Sie aus (**Ex**), während Sie Ihren Brustkorb wieder nach vorn bringen und diesen sowie den Kopf in Seitenlage (eine Wange berührt den Boden) und die Arme ausgestreckt neben dem Körper auf dem Boden ablegen. Entspannen Sie in dieser Position einen Augenblick und spüren Sie nach.

Ziel: → Thorakale (Brustwirbelsäulen-) Extension, Schulter-Extension, Schulterblatt-Adduktion. Fühlen Sie die Stärke der gesamten Rückenstreckmuskulatur (Erector spinae) beim Aufrichten des Oberkörpers sowie der mittleren Rückenmuskulatur (mittlerer und unterer Trapezius), während Sie den Brustkorb anheben und die Schultern nach hinten und unten ziehen bzw. die Schulterblätter zusammenbringen. Ferner fühlen Sie die rückseitige Oberarmmuskulatur (Trizeps) beim Armstrecken / -halten der angewinkelten Armposition.

Fühlen Sie ferner die Dehnung der Brustmuskulatur (Pectoralis) sowie des Brustbeins, wodurch Sie eine Streckung der Bauchmuskulatur (Rectus a bdominis) und des Unterleibs schaffen.

Vorsicht:

a) Vermeiden Sie es, bei akuten Ischias-Beschwerden oder Schmerzen im unteren Rücken zu weit in die Rückbeuge zu gehen, was übrigens für alle Rückbeugen gilt. Verteilen Sie die Anstrengung dieser Übung gleichmäßig von der Hüfte bis zu den Schultern auf die gesamte Wirbelsäule, ohne den Lendenwirbelsäulenbereich zu überstrecken. Der Rücken wird nicht angehoben! Dies würde die Beschwerden verstärken. Auch hier gilt: Weniger ist mehr – führen Sie die Übung achtsam und ohne falschen Ergeiz aus. Der Atem zeigt an, wenn Sie sich zu sehr anstrengen, zu lange in der Haltung verweilen – und zwar als flache und beschleunigte Atmung, die es zu vermeiden gilt.
b) Vermeiden Sie es, den Kopf beim Hochgehen in die Kobra instinktiv anzuheben. Es fühlt sich zwar so an, als ob Sie dann Ihre Wirbelsäule stärker durchbiegen bzw. anheben würden, aber tatsächlich komprimiert dieses Haltungsmuster nur die Halswirbel im Nacken. Achten Sie darauf, dass der Kopf immer nur in einer Verlängerung der Wirbelsäule gehalten wird.

Empfehlung:
Wenn Sie statisch mit angehobenem Brustkorb in der Kobra verweilen, hebt sich bei jeder Einatmung (**In**) der Körper von selbst ein klein wenig und bei jeder Ausatmung (**Ex**) senkt er sich wieder etwas – dies geschieht am Anfang der Yoga-Praxis meist ohne, dass man es bemerkt. Versuchen Sie, dieses natürliche Bewegungsmuster auszunutzen: Vermeiden Sie es, bei der Ausatmung (**Ex**) den Körper absinken zu lassen und gestatten bewusst nur mit jeder Einatmung (**In**) die Aufwärtsbewegung. Auf diese Weise kommen Sie ohne Anstrengung und ohne es zu forcieren, immer höher und tiefer in die Haltung hinein.

Kontraindikationen:
Führen Sie diese Übung nicht aus, wenn sie unter folgenden Beschwerden leiden:

- Starken Rückenschmerzen
- Akuten Ischias-Beschwerden

Indikationen:
Abgesehen von den positiven Wirkungen der gesamten Übungsreihe, kann diese Übung besonders bei folgenden Problemen hilfreich sein bzw. folgende Wirkungen erzielen:

- Lindert Ischias-Beschwerden.
- Stärkt die tiefliegenden Muskelschichten der Rückenstrecker der Wirbelsäule.
- Verringert Druck auf das Zwerchfell und fördert eine vollständig tiefe Atmung.
- Lindert Asthma und Bronchitis.
- Lindert Verdauungsbeschwerden und Blähungen.
- Beseitigt Verstopfung.

14.5.20 Heuschrecke (Sanskrit: Shalabasana)

Shalaba = Heuschrecke

Bild Nr. 122

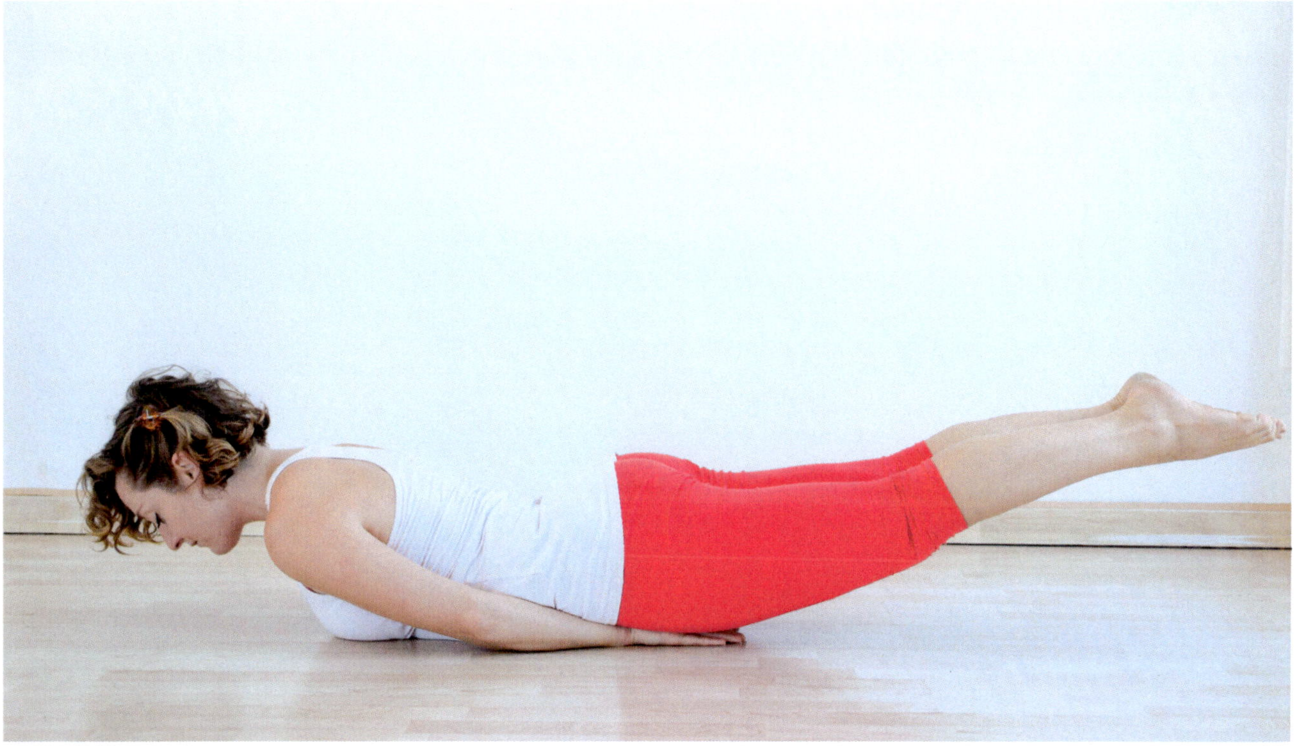

Sie beginnen diese Haltung in der Bauchlage. Ihre Beine sind ausgestreckt und bis hüftbreit geöffnet. Ihr Kopf ist gerade nach vorn ausgerichtet und das Kinn auf dem Boden abgelegt. Platzieren Sie Ihre Hände mit den Handflächen nach oben direkt neben oder unter den Oberschenkeln, alternativ auch unter den Hüften.

Atmen Sie ein (**In**), während Sie die gestreckten, geöffneten Beine vom Boden abheben. Der Oberkörper sowie das Kinn verbleiben in der klassischen Übungsweise am Boden, ich empfehle Ihnen aber, sie leicht vom Boden abzuheben, um einen Ausgleich bzw. ein Gegengewicht zu den Beinen zu schaffen. Darüber hinaus kann durch das leichte Anheben des Oberkörpers vermieden werden, dass sich der Druck auf die Brust erhöht, sich der Herzschlag beschleunigt und die Anspannung in der Halswirbelsäule verstärkt wird. Die Füße sind hüftbreit auseinander und Sie bleiben in dieser Position locker, aber stabil, strecken Ihren Nacken in Verlängerung zur Wirbelsäule und machen diese lang und Sie atmen langsam, tief und ruhig für sechs bis zwölf Atemzüge in die Haltung hinein und »genießen« die Wirkung der Asana. Erhöhen Sie nur allmählich die Verweildauer.

Atmen Sie aus (**Ex**), während Sie ggf. den Oberkörper und die Beine absenken sowie den Kopf in der Seitenlage (eine Wange berührt den Boden) und die Arme ausgestreckt neben dem Körper auf dem Boden ablegen. Entspannen Sie in dieser Position einen Augenblick und spüren Sie nach.

Ziel: → Hüft-Extension, Wirbelsäulen-Extension, Knie-Extension.

Fühlen Sie die Stärke der Gesäßmuskulatur (Gluteus maximus) und der Rückseite Ihrer hinteren, ischiocruralen Oberschenkelmuskulatur bzw. der Hüftgelenksextensoren / Hamstrings beim Anheben der Beine.
Ferner spüren Sie beim Durchstrecken der Beine nach oben die Stärkung der Knie (Quadrizeps) und des oberen Rückens (Trapezius und Erector spinae).
Fühlen Sie ferner die Dehnung in den Hüftflexoren (Rectus femoris und Psoas) bzw. eine Verlängerung Ihres Beckens und der Beine, wodurch Sie eine Streckung der Bauchmuskulatur (Rectus abdominis) und des Unterleibs schaffen.

Bild Nr. 123

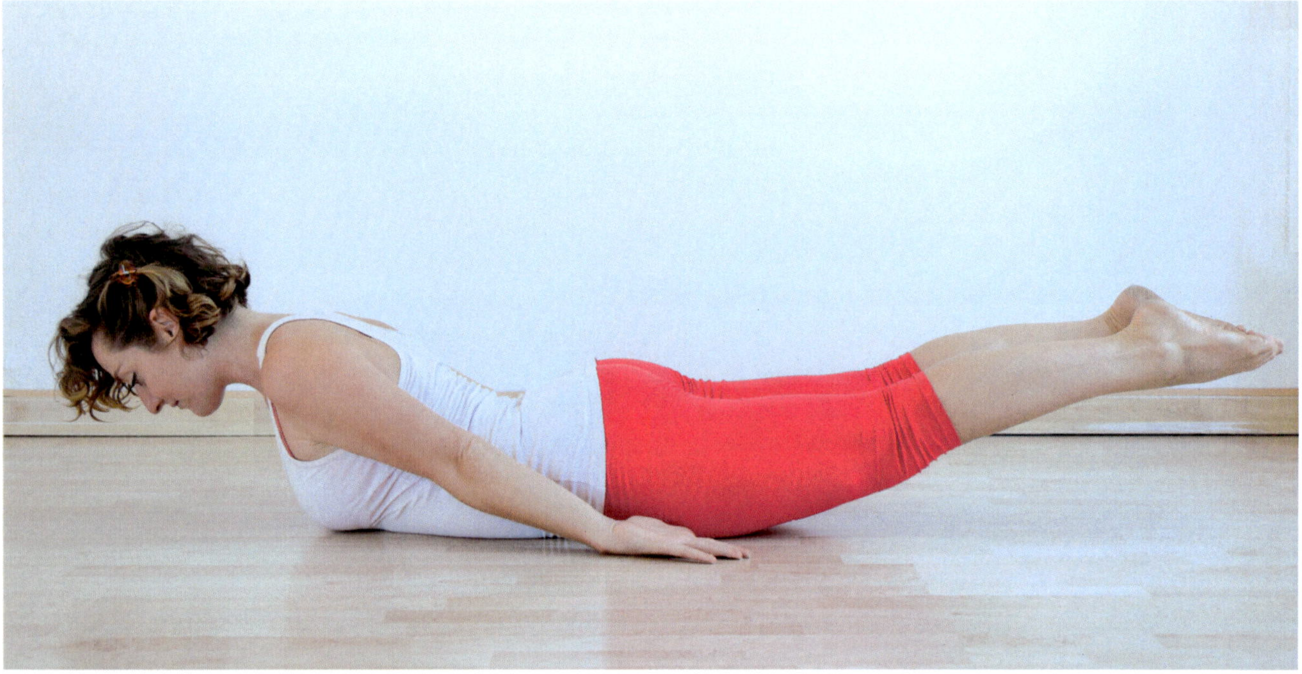

Variation: Armhaltung Heuschrecke (Shalabasana)
Wie oben, nur mit beiden Händen / Unterarmen fest gegen den Boden gedrückt, was zum einen ermöglicht, die Beine höher anzuheben bzw. mit dem Oberkörper höher in die Haltung zu gelangen, und zum anderen die mittlere Rückenmuskulatur (Latissimus dorsi) sowie die Rückseite der Oberarme (Trizeps) stärkt.

Bild Nr. 124.1

Bild Nr. 124.2

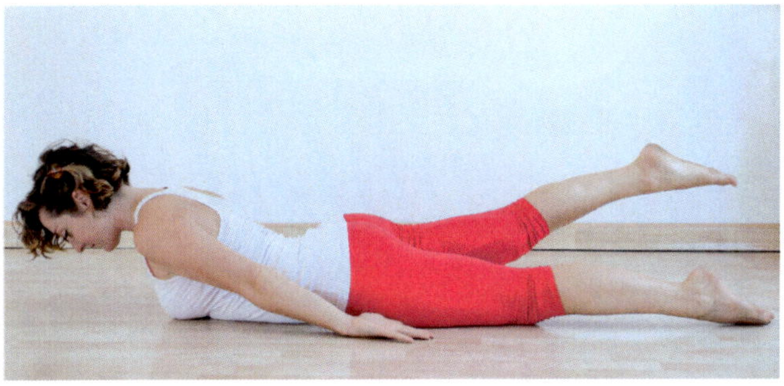

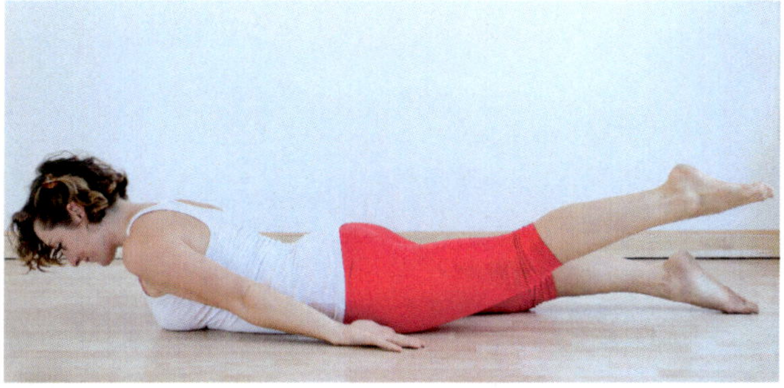

Variante: Halbe Heuschrecke (Ardha Shalabasana I)

Bei akuten Ischias-Beschwerden oder Schmerzen im unteren Rücken sowie bei Schwäche der beteiligten Muskulatur ist es ratsam, sich nicht zu zwingen, beide gestreckten Beine gleichzeitig vom Boden abzuheben, sondern jeweils nur ein Bein im Wechsel, analog der o. g. Anleitung. Diese Variante ist für die Lendenwirbelsäule leichter und weniger belastend.

Bild Nr. 125

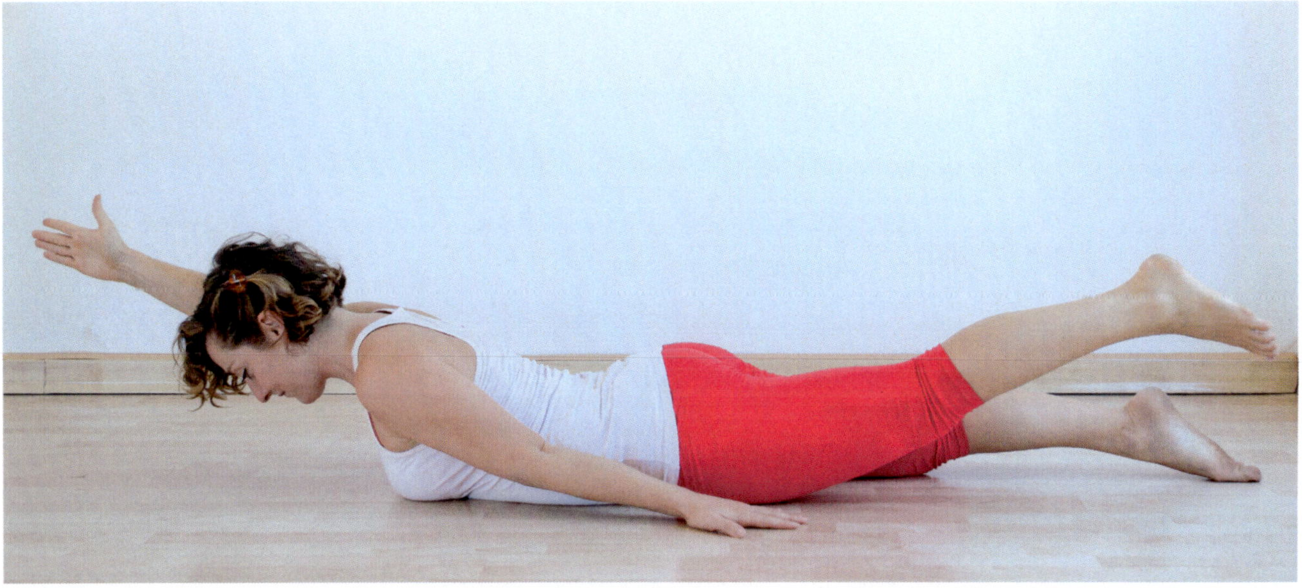

Variante: Halbe asymmetrische, diagonale Heuschrecke (Ardha Shalabasana II)

Eine andere Variante bei akuten Ischias-Beschwerden oder Schmerzen im unteren Rücken sowie bei Schwäche der beteiligten Muskulatur ist es, jeweils nur einen Arm und das gegenüber liegende Bein so weit anzuheben, wie es angenehm und ohne Probleme möglich ist. Achten Sie darauf, die Hüfte beim Heben des Beins auf dem Boden zu lassen und diese nicht anzuheben oder sogar zur Seite zu rollen. Diese Variante ist für die Lendenwirbelsäule weniger belastend und stärkt durch die asymmetrische Bein- und Armhaltung die Rückenmuskulatur auf jeder Seite isoliert. Bei Rückenbeschwerden ist dies eine hervorragende Übung – versuchen Sie achtsam, ob und wie weit Sie zur Ausführung fähig sind.

Bild Nr. 126.1

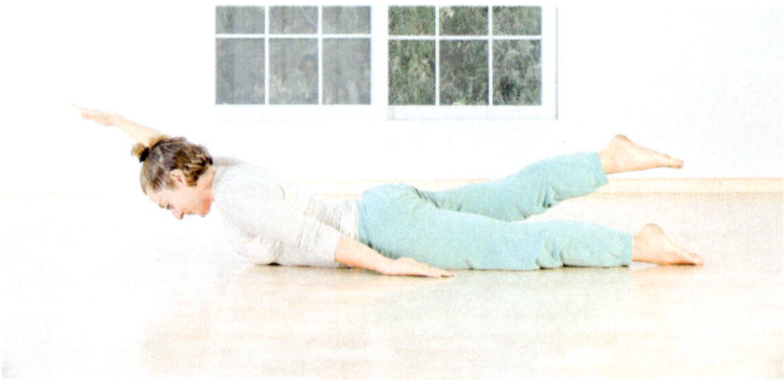

Bild Nr. 126.2

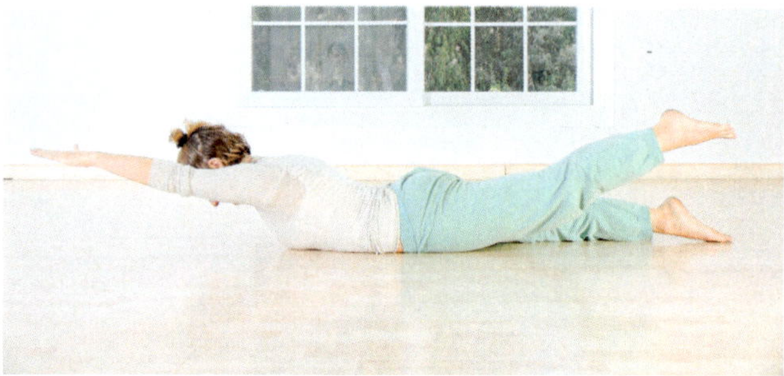

Variante: Halbe asymmetrische, unilaterale Heuschrecke (Ardha Shalabasana III)
Eine weitere, anstrengendere Variante ist es, jeweils nur einen Arm und ein Bein derselben Körperseite anzuheben. Die Ausführung erfolgt ansonsten analog.

Bild Nr. 127

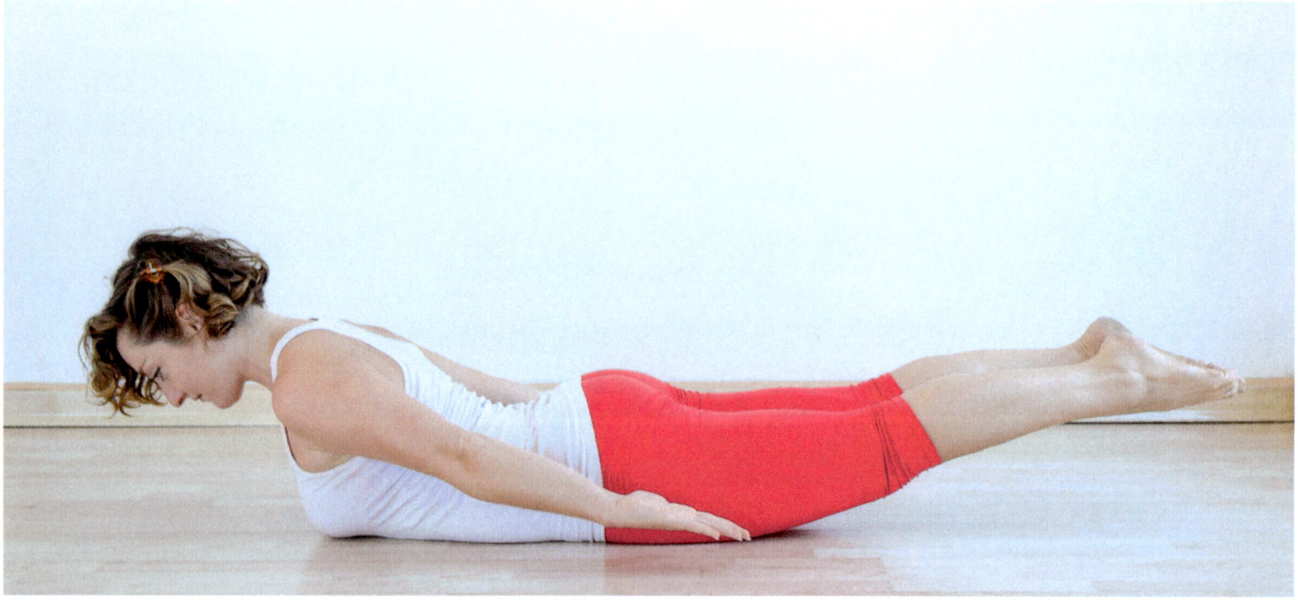

Variante: Variation Heuschrecke (Navasana)
Eine weitere, mehr Kraft erfordernde Variante ist die Ausführung der Grundübung, jedoch mit hinter dem Rücken ausgestreckten, angehobenen Armen und zusammengezogenen Schulterblättern.

Vorsicht:
Vermeiden Sie es, bei Ischias-Beschwerden oder Problemen im unteren Rücken zu weit in die Rückbeuge zu gehen, was übrigens für alle Rückbeugen gilt. Dies würde die Beschwerden verstärken. Auch hier gilt: Weniger ist mehr. Führen Sie die Übung achtsam und ohne falschen Ehrgeiz aus. Verteilen Sie die Anstrengung der Übung gleichmäßig von der Hüfte bis zu den Schultern auf die gesamte Wirbelsäule, ohne den Lendenwirbelsäulenbereich zu überstrecken. Der Atem zeigt an, wenn Sie sich zu sehr anstrengen, zu lange in der Haltung verweilen, und zwar durch eine flache und beschleunigte Atmung, die es zu vermeiden gilt.

Kontraindikationen:
Führen Sie diese Übung nicht aus, wenn sie unter folgenden Beschwerden leiden:

- Starken Rückenschmerzen
- Akuten Ischias-Beschwerden

Indikationen:
Abgesehen von den positiven Wirkungen der gesamten Übungsreihe, kann diese Übung besonders bei folgenden Problemen hilfreich sein bzw. folgende Wirkungen erzielen:

- Lindert Ischias-Beschwerden.
- Mildert Nervenschmerzen / -irritationen.
- Stärkt die gesamte Rückseite des Körpers.

14.5.21 Sitzender Held (Sanskrit: Virasana)

Vira = Held

Bild Nr. 128.1

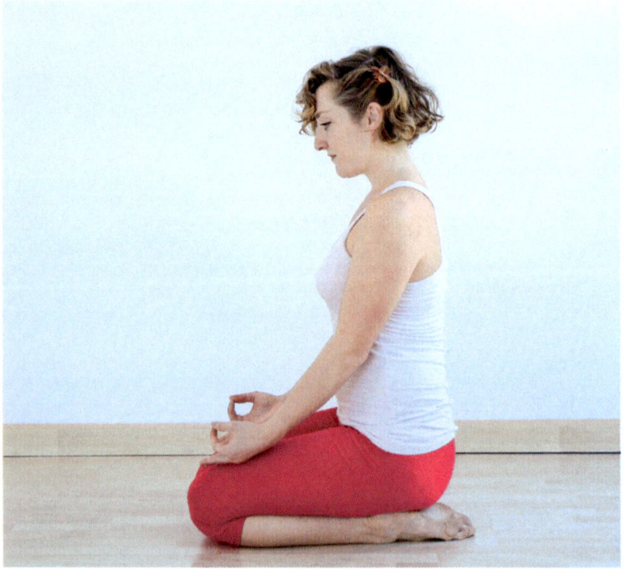

Bild Nr. 128.2

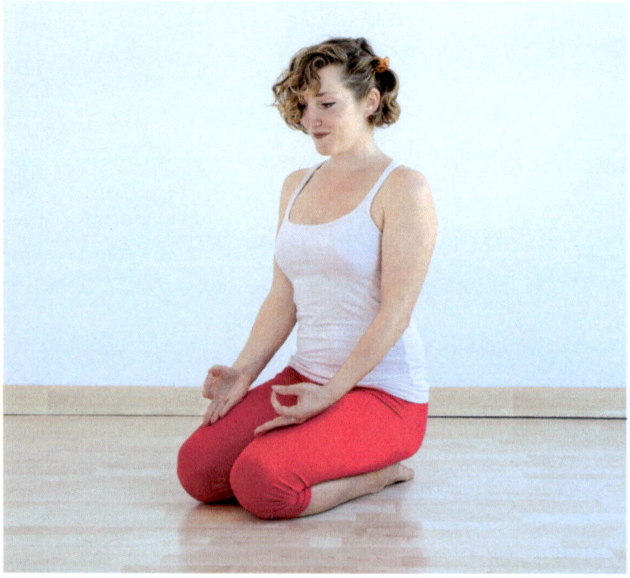

Sie beginnen diese Haltung in der »Katzen«-Position (Majarasana), also auf Füße und Hände gestützt. Dazu werden die Knie hüftbreit auseinander gestellt und die Hände schulterbreit. Die Arme befinden sich gestreckt unter den Schultern, die Hüften sind direkt über den Knien, die Oberschenkel sind senkrecht zum Boden positioniert und die Zehen nach vorn gezogen.
Atmen Sie ein (**In**), während Sie Ihre Wirbelsäule in Richtung Boden sinken lassen, den Bauch entspannen, den Kopf anheben, den Platz zwischen den Schulterblättern zusammenziehen und die Wirbelsäule noch mehr in Richtung Boden bringen.
Atmen Sie aus (**Ex**), während Sie Ihre Beine und die Innenseiten der Fußknöchel zusammenbringen und dann die Hüften nach hinten und nach unten in Richtung des Bodens drücken. Diese Bewegung ist ein wenig, als ob Sie in die Stellung des Kindes (Balasana oder Garbhasana) kommen würden.
Atmen Sie ein (**In**), während Sie langsam Ihren Oberkörper aufrichten, auf eine normale Krümmung der Lendenwirbelsäule achten und diese beibehalten, die Schultern nach hinten und unten ziehen sowie die Handrücken auf den Oberschenkeln bzw. den Knien ablegen. Die Handflächen zeigen nach oben und die Finger sind zum Chin–Mudra geformt.

Dauer: Bleiben Sie circa fünf Minuten, aber für mindestens 20 langsame Atemzüge in dieser Haltung und versuchen Sie, den Blick nach innen zu kehren, also die Aufmerksamkeit auf Ihre äußere Umgebung sowie alle Sinneswahrnehmungen zurückzunehmen.

Ziel: → Hüft-Flexion, Knie-Flexion, plantare Fußgelenk-Flexion.
Fühlen Sie die Stärke der gesamten Wirbelsäule bei der Aufrichtung (Erector spinae und Psoas).
Fühlen Sie ferner die Dehnung der vorderen Oberschenkelmuskulatur (Quadrizeps), der Schienbeine (Tibialis anterior) und der Fußgelenke.

Variation:

a) Wenn Sie Schmerzen oder einen unangenehmen Druck an den Fußgelenken verspüren, können Sie die unteren Schienbeine und die Fußgelenke mit einem Kissen abpolstern, aber ansonsten die Übung analog ausführen.
b) Wenn Sie Schmerzen oder einen unangenehmen Druck an den Knien verspüren, können Sie ein Kissen an den oberen Schienbeinen unterhalb der Knie positionieren und so Druck von den Knien nehmen und die Dehnung der vorderen Oberschenkelmuskulatur (Quadrizeps) abmildern.
c) Wenn dies nicht ausreicht (a+b), ist eine Meditationsbank hilfreich, auf der das Gesäß ruht und unter der die Unterschenkel durchgesteckt werden.

Vorsicht:
Vermeiden Sie es, diese Position länger zu halten oder in besonderen Fällen überhaupt zu halten, wenn Sie Schmerzen in den Knien verspüren.
Falls Sie während der Übung Krämpfe in den Beinen oder Füßen bekommen, strecken Sie diese zur Kompensation aus, indem Sie in die Haltung Dandasana (→ Kapitel 14.5.14) kommen.

Kontraindikationen:
Führen Sie diese Übung nicht aus, wenn sie unter folgenden Beschwerden leiden:

- Kopfschmerzen, Migräne
- Durchfall

Indikationen:
Abgesehen von den positiven Wirkungen der gesamten Übungsreihe, kann diese Übung besonders bei folgenden Problemen hilfreich sein bzw. folgende Wirkungen erzielen:

- Verbessert die Verdauung und kann als einzige Asana direkt nach dem Essen gemacht werden.
- Stärkt das Selbstvertrauen.
- Vitalisiert Körper und Geist.
- Lockert steife Hüften.
- Stärkt die Oberschenkelmuskulatur.
- Kräftigt die Kniegelenke und -muskulatur.
- Lindert Schmerzen und Entzündungen in den Knien.
- Stärkt die Fußgelenke.
- Kräftigt die Fußgewölbe.
- Lindert Schmerzen in den Waden, Fußgelenken und Fersen.
- Schafft Flexibilität im unteren Rücken.

14.5.22 Kamel (Sanskrit: Ushtrasana)

Ushtra = Kamel

Bild Nr. 129

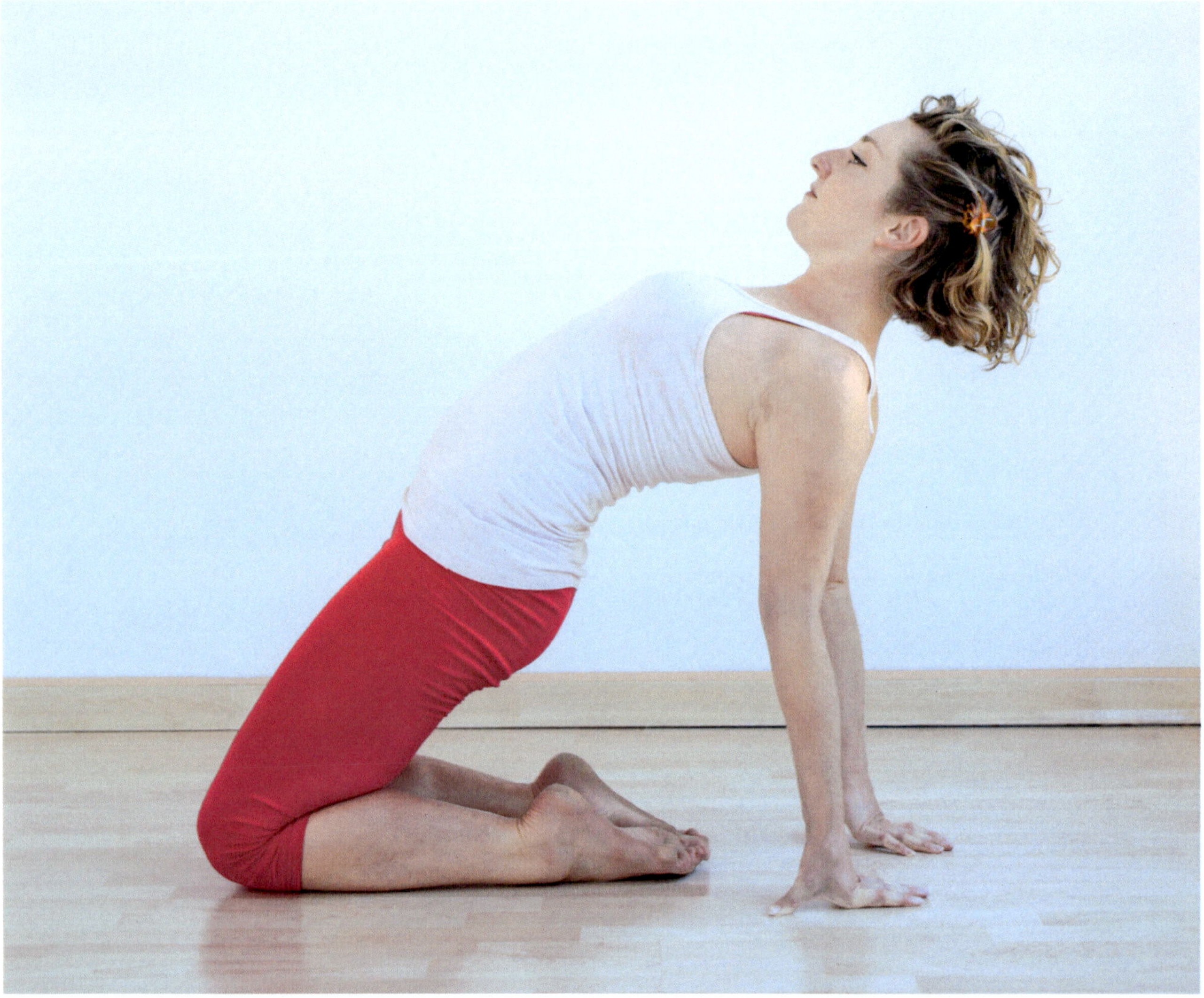

Sie beginnen diese Haltung in der Sitzender-Held-Position (Virasana). Lehnen Sie sich aus dieser Position aufgerichtet, langsam und vorsichtig zurück und platzieren Ihre Hände mit gestreckten Armen schulterbreit hinter dem Rücken und den Füßen. Passen Sie den Abstand so an, dass keine übermäßige Anspannung im unteren Rücken zu verspüren ist. Die Finger zeigen nach hinten.
Atmen Sie ein (**In**), während Sie Ihre Hüfte und Ihren Brustkorb anheben, den Brustkorb vollständig dehnen, den Kopf dabei zurücklehnen und nach oben zur Decke schauen.

Atmen Sie aus (**Ex**), während Sie die Brustkorb- und Hüftanhebung beibehalten, in dieser Position locker, aber stabil verweilen, langsam, tief und ruhig für sechs bis zwölf Atemzüge in die Haltung hineinatmen und die Wirkung der Asana »genießen«. Erhöhen Sie nur allmählich die Verweildauer.
Atmen Sie ein (**In**), während Sie Ihr Becken angehoben lassen und es so weit nach vorn bringen, bis Ihr Oberkörper in eine senkrechte, aufrechte Position kommt, d. h. von den Knien bis zu den

Schultern eine gerade Linie bildet. Strecken Sie den Kopf nach oben und atmen langsam, tief und ruhig für weitere sechs Atemzüge in dieser Haltung.
Atmen Sie aus (**Ex**), während Sie Ihre Beine und die Innenseiten der Fußknöchel zusammenbringen und dann die Hüften nach hinten und unten in Richtung Boden drücken, darauf achtend, dass der Oberkörper aufgerichtet bleibt, die Schultern nach hinten und unten gezogen sind und Sie zur Ausgangsposition zurückkehren. Legen Sie die Handrücken auf den Oberschenkeln bzw. auf den Knien ab, die Handflächen zeigen nach oben und die Finger sind zum Chin-Mudra geformt. Entspannen Sie in dieser Position einen Augenblick und spüren Sie nach.

Ziel: → Hüft-Extension, horakale (Brustwirbelsäulen-) Extension, Schulter-Extension und Nacken-Flexion.
Fühlen Sie die Stärke der gesamten Rückenmuskulatur (Erector spinae, Latissimus, Gluteus maximus) sowie der Nackenmuskulatur (Sternocleidomastoideus) beim Kopfheben / -halten, um nach vorn zu schauen.
Ferner spüren Sie die Stärkung der rückseitigen Oberarmmuskulatur (Trizeps) beim Halten der gestreckten Arme.
Fühlen Sie die Dehnung der Hüft-Flexoren (Iliopsoas) und der vorderen Oberschenkelmuskulatur (Quadrizeps) beim Kippen des Beckens nach vorn sowie der Muskulatur der Brustkorbseiten (Serratus anterior) und der mittleren Bauchmuskulatur (Rectus abdominis) beim Anheben und Dehnen des Brustkorbs.

Variation:

a) Wenn Sie Schmerzen oder einen unangenehmen Druck an den Schienbeinen verspüren, können Sie diese mit einem Kissen oder einer Decke abpolstern. Falls Sie auch dann noch Schmerzen oder einen unangenehmen Druck an den Schienbeinen verspüren, können Sie die Rückbeuge dieser Übung auch aus der Stabposition (Dandasana → Kapitel 14.5.14) oder aus der Schusterhaltung (Baddha Konasana → Kapitel 14.5.24) ausführen.
b) Wenn Sie Schmerzen oder einen unangenehmen Druck an den Knien verspüren, können Sie ein Kissen unterhalb der Knie positionieren und so den Druck von den Knien nehmen. Wenn Sie einen unangenehmen Dehnungsschmerz an der vorderen Oberschenkelmuskulatur verspüren, können Sie ein Kissen unterhalb der Knie positionieren und dadurch die Dehnung der vorderen Oberschenkelmuskulatur (Quadrizeps) abmildern.
c) Falls die Anhebung des Brustkorbs mit gleichzeitiger Anhebung der Hüften zu anstrengend oder schmerzhaft sein sollte, können Sie alternativ nur jeweils die Hüften oder den Brustkorb anheben.

Vorsicht / Kontraindikationen:
Vermeiden Sie es, bei einer schwach ausgebildeten Nackenmuskulatur oder bei Nackenschmerzen und -problemen den Nacken nach hinten und unten sinken zu lassen.
Vermeiden Sie es, diese Position länger zu halten oder im besonderen Fall überhaupt zu halten, wenn Sie Schmerzen in den Knien verspüren.

Kontraindikationen:
Führen Sie diese Übung nicht aus, wenn sie unter folgenden Beschwerden leiden:

- Stressbedingten Kopfschmerzen oder Migräne
- Schmerzenden, überanstrengten Augen (nach z. B. übermäßiger Bildschirmarbeit)
- Kniegelenksarthrose
- Durchfall, Verstopfung
- Schlafproblemen, insbesondere Schlaflosigkeit
- Menstruation

Indikationen:
Abgesehen von den positiven Wirkungen der gesamten Übungsreihe, kann diese Übung besonders bei folgenden Störungen hilfreich sein bzw. folgende Wirkungen erzielen:

- Lindert Atembeschwerden.
- Hält das Lungengewebe elastisch und vergrößert das Lungenvolumen.
- Kräftigt die Wirbelsäule.
- Mildert Rückenschmerzen.
- Verbessert Ischias-Beschwerden.
- Wirkt vorbeugend gegen Krampfadern.
- Stimuliert die Nebennieren.
- Stimuliert die Hirnanhangs-, Zirbel- und Schilddrüse.
- Stärkt das Immunsystem.
- Kräftigt Leber, Niere und Milz.
- Mildert Menstruationsschmerz sowie Beschwerden in der Menopause.
- Korrigiert Gebärmuttersenkung.
- Fördert die Durchblutung der Eierstöcke und kräftigt diese.

14.5.23 Kuhgesicht (Sanskrit: Gomukhasana)

Go = Kuh / Licht, Mukh = Gesicht

Bild Nr. 130.1

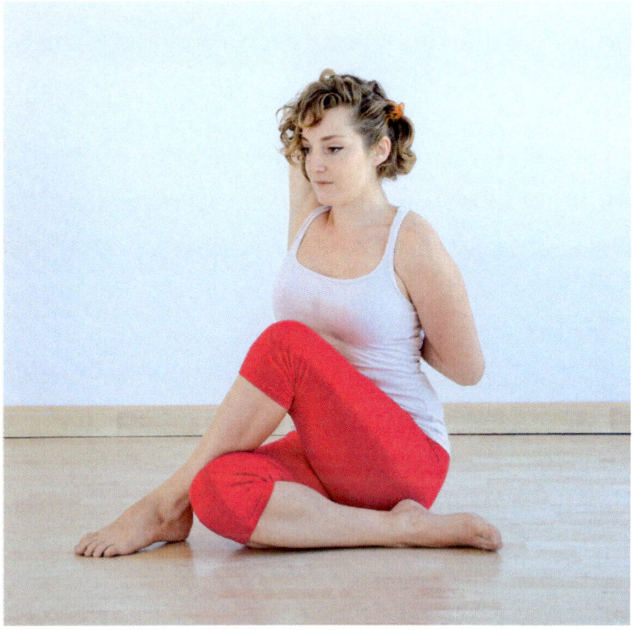

Bild Nr. 130.2

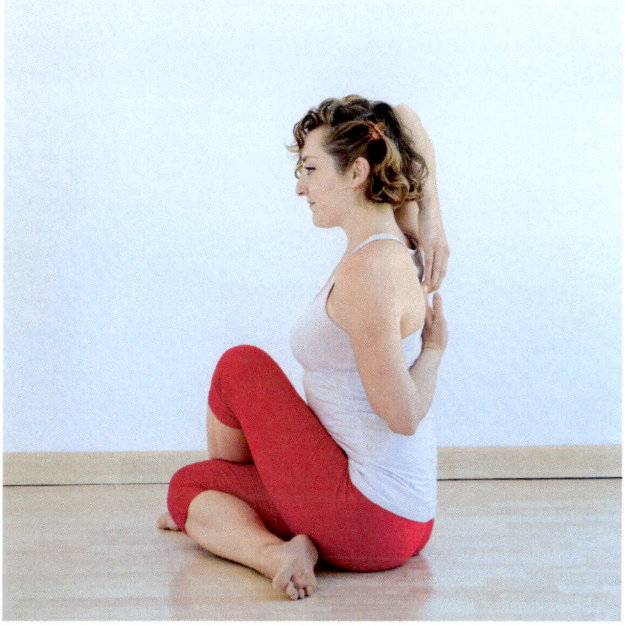

Sie beginnen diese Haltung in der Sitzender-Held-Position (Virasana).

Atmen Sie aus (**Ex**), während Sie sich aus der Mittelposition hinaus links von Ihren Füßen setzen, so dass sich beide Füße neben Ihrer rechten Gesäßhälfte befinden.

Atmen Sie ein (**In**), während Sie Ihren Oberkörper aufrichten und den Kopf nach oben strecken.

Atmen Sie aus (**Ex**), während Sie Ihr rechtes Bein angewinkelt über das linke Knie heben, den rechten Fuß neben dem linken Oberschenkel unterhalb des Knies auf den Boden stellen und das rechte Schienbein in eine aufrechte, senkrechte Position bringen. Achten Sie darauf, dass beide Sitzhöcker auf dem Boden bleiben und sich die rechte Gesäßhälfte nicht vom Boden abhebt.

Atmen Sie ein (**In**), während Sie beide Arme senkrecht über den Kopf nach oben strecken und die Handflächen zusammenbringen.

Atmen Sie aus (**Ex**), während Sie den Unterarm des rechten gestreckten Arms ca. 180 Grad nach unten beugen, die Handfläche zeigt zum Rücken und liegt auf der Wirbelsäule, die Finger zeigen in Richtung Gesäß und der Ellbogen zeigt senkrecht nach oben.

Atmen Sie ein (**In**), während Sie Ihren Oberkörper weiter aufrichten und den Kopf und den rechten Ellbogen senkrecht nach oben strecken.

Atmen Sie aus (**Ex**), während Sie den linken Arm angewinkelt absenken, den Oberarm dicht an die linke Oberkörperseite bringen, den Unterarm hinter den Rücken bringen und circa 180 Grad nach oben beugen. Der Handrücken berührt den Rücken an der Wirbelsäule, die Finger zeigen in Richtung Kopf und der Ellbogen zeigt senkrecht nach unten. Beide Hände zeigen nun zueinander und Sie greifen, falls möglich, die linke mit der rechten Hand und verschränken die Finger beider Hände ineinander.

Atmen Sie ein (**In**), während Sie den Brustkorb heben und strecken, die Schulterblätter zusammen und nach unten ziehen, den Griff Ihrer Hände festigen, den linken Ellbogen senkrecht nach oben, den rechten senkrecht nach unten und beide voneinander weg strecken, diese Position lo-

cker, aber stabil halten, Ihre Wirbelsäule lang machen, langsam, tief und ruhig für – sechs bis zwölf Atemzüge in diese Haltung hineinatmen und die Wirkung der Asana »genießen«. Erhöhen Sie nur allmählich die Verweildauer.
Atmen Sie aus (**Ex**), während Sie den Griff Ihrer Hände lösen und die Arme wieder absenken.
Atmen Sie ein (**In**), während Sie die Beine ausstrecken und in die Stabposition (Dandasana) kommen und dort einen Augenblick entspannen, bevor Sie die Übung zur rechten Seite fortsetzen.

Ziel: → Hüft-Adduktion, externe Hüft-Rotation, Knie-Flexion, Schulter-Flexion, externe (äußere) Schulter-Rotation, Unterarm- / Ellbogen-Flexion, Schulter-Extension, interne Schulter-Rotation.
Fühlen Sie die Stärke der tiefliegenden Lendenmuskulatur (Iliopsoas) bei der externen Hüft-Rotation, der Hüft-Adduktoren (Pectineus, Adductor longus, Adductor brevis, Adductor magnus, Adductor minimus, Gracilis) beim Einwärtsziehen des Beins sowie des unteren Trapezius beim Zusammenziehen und Hinunterziehen der Schulterblätter, um u. a. die Ellbogen hinter dem Rücken an die Wirbelsäule zu bekommen und die Hände zusammenbringen zu können.
Fühlen Sie ferner die Dehnung der Gesäßmuskulatur (Gluteus maximus, Gluteus medius), der Rückseite der Oberarme (Trizeps), der vorderen Schultermuskulatur (Deltoideus anterior) und der Brustmuskulatur (Pectoralis).

Variation:
Falls es Ihnen nicht sofort gelingen sollte, beide Hände hinter dem Rücken zusammenzuführen, können Sie ein Handtuch oder einen Yoga-Gurt in die obere Hand nehmen und das lose Ende von dort zur unteren Hand fallenlassen und mit dieser greifen. Durch Nachgreifen der Hände am Gurt können Sie den Abstand zwischen den Händen verringern. Zwingen Sie sich nicht, die Hände zusammen zu bekommen; denn es ist viel wichtiger, in einer aufrechten Haltung zu verweilen.

Kontraindikationen:
Führen Sie diese Übung nicht aus, wenn sie unter folgenden Beschwerden leiden:

- Stressbedingten Kopfschmerzen oder Migräne
- Schmerzenden, überanstrengten Augen (z. B. nach übermäßiger Bildschirmarbeit)

Indikationen:
Abgesehen von den positiven Wirkungen der gesamten Übungsreihe, kann diese Übung besonders bei folgenden Störungen hilfreich sein bzw. folgende Wirkungen erzielen:

- Verbessert die Atmung.
- Beruhigt und entspannt die Nerven.
- Schafft Gelassenheit.
- Stimuliert die Verdauung.
- Entspannt die Muskeln.
- Lockert die Gelenke.
- Lindert Ischias-Beschwerden.
- Lindert Erkrankungen der Halswirbelsäule.

14.5.24 Schusterhaltung (Sanskrit: Baddha Konasana oder Bhadrasana)

Baddha = gebunden / festgehalten, Kona = Winkel
Bhadra = glückhaft / vielversprechend

Bild Nr. 131

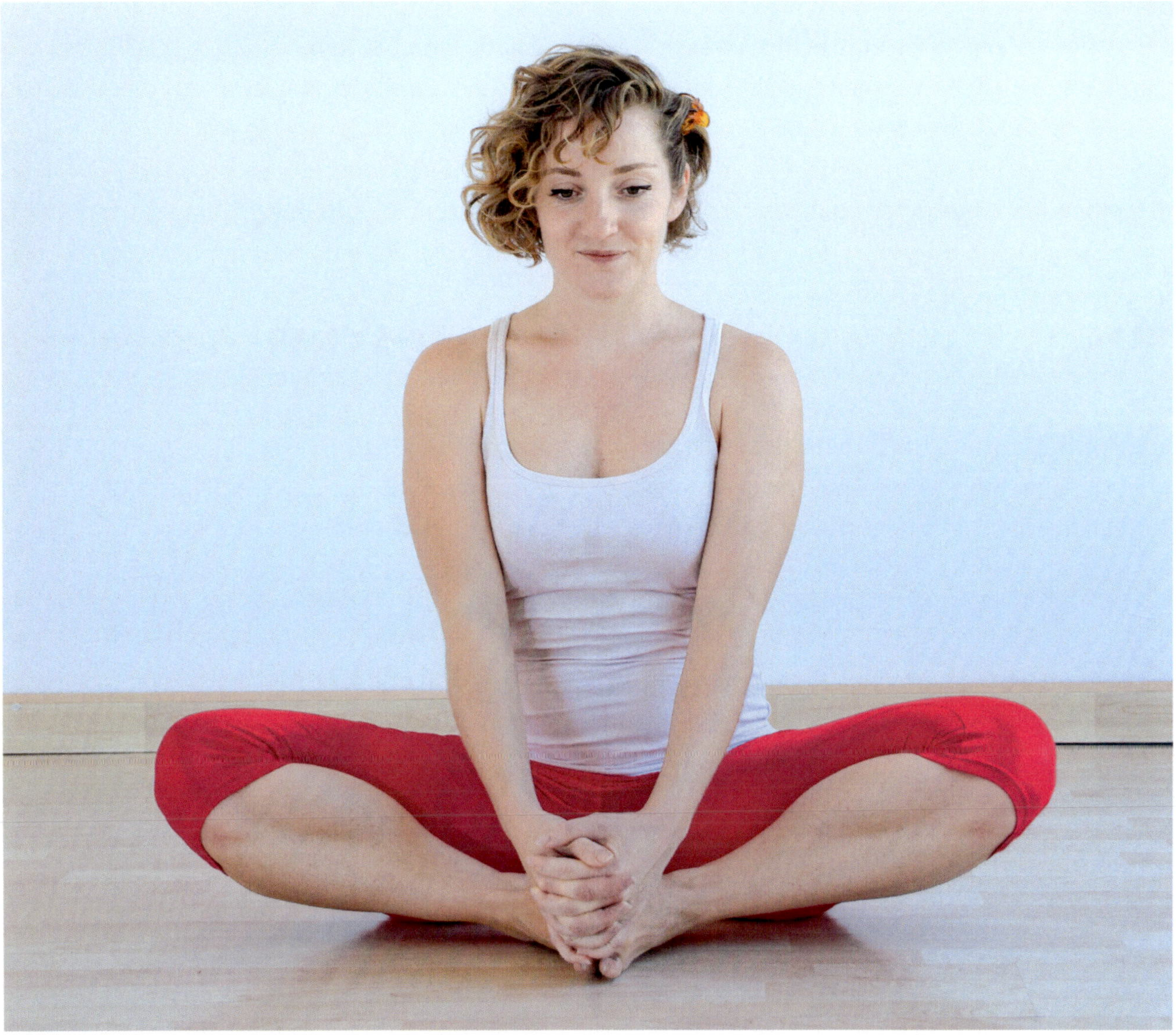

Sie beginnen diese Haltung in der Stabposition (Dandasana).
Atmen Sie ein (**In**), während Sie Ihre Wirbelsäule so lang wie möglich machen, den Brustkorb heben und dehnen, den Scheitel senkrecht nach oben strecken und in eine aufrechte Sitzposition kommen.
Atmen Sie aus (**Ex**), während Sie die Beine anwinkeln und die Füße so weit wie möglich in Richtung Schambein bzw. Perineum (Damm) ziehen, die Knie nach außen fallen lassen, dabei die Füße so zusammenbringen, dass sich beide Fußsohlen berühren, und Sie dann mit den Händen Ihre Fußgelenke oder alternativ mit beiden Händen die Fußspitzen umfassen. Vermeiden Sie es, die Beine mit den Armen zum Schambein zu ziehen, da sich hierbei sowohl Ihre Hüften, als auch Ihre Wirbelsäule verdrehen können, was zu einem Schulterschiefstand in der Haltung führt.

Atmen Sie ein (**In**), während Sie auf Ihre aufrechte Sitzposition achten, den Brustkorb noch ein wenig mehr heben und weiten, Ihre Arme strecken und sich für einige Atemzüge auf eine gleichmäßige und ruhige Atmung konzentrieren. Wählen Sie den Abstand Ihrer Füße zum Körper so, dass die Lendenwirbelsäule / der untere Rücken gerade und aufrecht und nicht gewölbt sind. Die Kraft zur Aufrichtung der Wirbelsäule soll aus dem Rücken und nicht aus den gestreckten Armen kommen!
Atmen Sie ein (**In**), während Sie Ihre äußere Hüftmuskulatur anspannen.
Atmen Sie aus (**Ex**), während Sie Ihre äußere Hüftmuskulatur entspannen und auf diese Weise die Knie mit jeder Ausatmung ein Stück weiter in Richtung Boden sinken lassen.
Atmen Sie ein (**In**), während Sie Ihre äußere Hüftmuskulatur anspannen.
Verbleiben Sie lange, aber mindestens für zwölf langsame Atemzüge in der Schusterhaltung und atmen Sie gleichmäßig, ruhig und stetig. »Genießen« Sie die Wirkung der Asana und erhöhen Sie nur allmählich die Verweildauer.
Atmen Sie aus (**Ex**), während Sie den Griff Ihrer Hände lösen, die Beine ausstrecken, wieder zurück zur Ausgangsposition kommen und dort einen Augenblick entspannen.

Ziel: → Hüft-Flexion, Hüft-Abduktion, externe Hüft-Rotation.
Fühlen Sie die Stärke der Hüft-Flexoren (Iliopsoas, Sartorius) und der äußeren Hüft-Muskulatur (Gluteus medius, externe Hüft-Rotatoren) bei beiden angewinkelten Beinen.
Fühlen Sie ferner die Dehnung der inneren Oberschenkel-Muskulatur (Adduktoren).

Variation:

a) Wenn es Ihnen nicht gelingen sollte, die Wirbelsäule aufzurichten, bzw. wenn sich die Lendenwirbelsäule wölbt, ist es ratsam, sich auf ein Kissen oder eine (gefaltete) Decke zu setzen, welche so hoch sein sollten, dass eine aufrechte Sitzposition und eine gerade Wirbelsäule möglich sind.
b) Wenn Sie Schmerzen oder einen unangenehmen Druck in den Knien verspüren, während Sie die Beine beugen und nach außen bewegen, versuchen Sie, die Knie so wenig wie möglich zu bewegen und das ganze Spektrum der erforderlichen Bewegung aus den Hüften kommen zu lassen.

Kontraindikationen:
Führen Sie diese Übung nicht aus, wenn sie unter folgenden Beschwerden leiden:

- Asthma, Bronchitis, Kurzatmigkeit
- Herzproblemen
- Prämenstruellem Stress
- Künstlichem Hüftgelenk (oder nur nach Absprache mit dem behandelnden Arzt)
- Schmerzen in den Knien

Indikationen:
Abgesehen von den positiven Wirkungen der gesamten Übungsreihe, kann diese Übung besonders bei folgenden Problemen hilfreich sein bzw. folgende Wirkungen erzielen:

- Wirkt entspannend.
- Wirkt vitalisierend.
- Stimuliert das Herz.
- Stärkt die Rückenmuskulatur.
- Lockert Verspannungen in der Hüft-, Leisten- und Kniemuskulatur.
- Mildert Krampfaderschmerzen.
- Lindert Ischias-Beschwerden.
- Stärkt die gesamte Hüft-Muskulatur sowie die Bauchmuskeln und jene Rückenmuskeln, die für eine stabile Sitzhaltung erforderlich sind, was einen hohen Alltagsnutzen bedeutet!
- Kräftigt die Bauch- und Unterleibsorgane.
- Fördert die Durchblutung der Beckenregion.
- Lindert Menstruationsbeschwerden und einen unregelmäßigen Zyklus.
- Dient bei müheloser Beherrschung als Meditationshaltung.

14.5.25 Totenstellung (Sanskrtit: Shavasana)

Shava = Leichnam

Bild Nr. 132

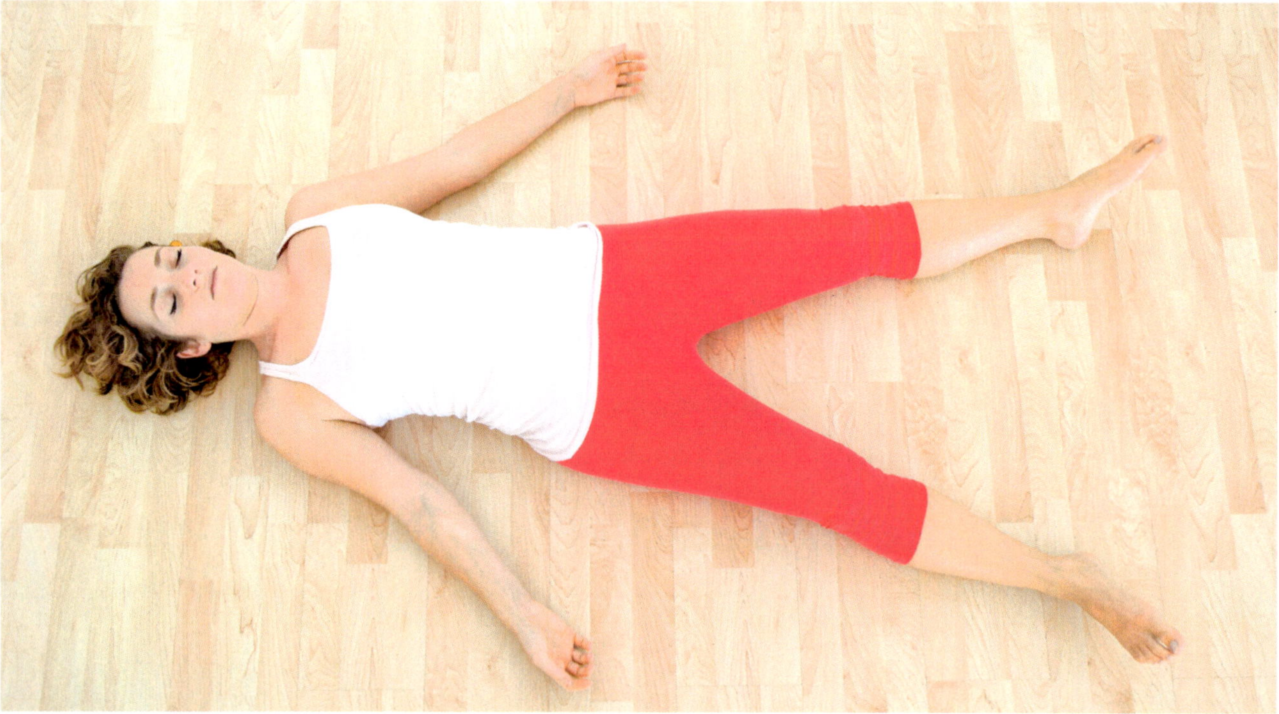

Sie beginnen diese Haltung in der Stabposition (Dandasana).

Atmen Sie ein (**In**), während Sie auf die korrekte Haltung und Ausrichtung achten. Schieben Sie Ihre Gesäßhälften mit den Händen auseinander, um optimalen Bodenkontakt sowie eine gleichmäßige Gewichtsverteilung auf beiden Sitzhöckern / -beinen zu gewährleisten.

Atmen Sie aus (**Ex**), während Sie Ihre angewinkelten Beine an den Oberkörper ziehen, Ihre Knie bzw. die oberen Schienbeine mit den Händen umfassen und die Fersen noch näher zum Gesäß bringen.

Atmen Sie ein (**In**), während Sie die Sitzhöcker fest an den Boden drücken und den Rücken gerade halten.

Atmen Sie aus (**Ex**), während Sie Ihr Becken nach vorn schieben und sich dann nach hinten auf die Matte Wirbel für Wirbel abrollen, bis der untere Oberkörper flach auf dem Boden aufliegt, der obere Oberkörper noch abgehoben und auf den angewinkelten Unterarmen mit den Handflächen zum Boden gestützt ist. Bewegen Sie Ihre Füße, Knie und Gesäß dabei nicht.

Atmen Sie ein (**In**), während Sie die angewinkelten Arme vom Boden und dazu den Oberkörper wieder ein kleines Stück abheben.

Atmen Sie aus (**Ex**), während Sie den restlichen Oberkörper Wirbel für Wirbel auf dem Boden ablegen, bis der Hinterkopf diesen berührt, und Sie Ihre Arme, mit den Handflächen nach oben, leicht vom Oberkörper abgespreizt ausstrecken und ablegen. Schließen Sie nun die Augen und strecken ein Bein nach dem anderen in hüftbreitem Abstand auf dem Boden aus.

Atmen Sie ein (**In**), während Sie Ihre Schulterblätter zusammen und nach unten bringen, gleichzeitig Ihre Arme nach außen drehen und den Brustkorb heben und dehnen sowie die Schlüsselbeine nach außen weiten.

Atmen Sie aus (**Ex**), während Sie Ihre Wirbelsäule in der Horizontalen so lang wie möglich machen, den Kopf von den Schultern sowie den Rumpf von den Hüften wegziehen und beide Fersen gleichmäßig nach vorn schieben.

Der ganze Körper liegt nun lang gestreckt, aber locker und entspannt auf der Matte, die Achselhöhlen sind leicht geöffnet, die Beine entspannt, so dass die Knie und Füße gleichmäßig und locker zu den Seiten sinken. Die Hände sind sanft geöffnet, die Finger gestreckt, entspannt und unverkrampft, genau wie das Gesicht, auf das Sie ein kleines Lächeln zaubern. Die Augen bleiben während der ganzen Übung geschlossen und sinken tiefe in ihre Höhlen.

Beobachten Sie Ihre Atmung für eine Weile, ohne diese zu verändern oder zu bewerten. Versuchen Sie, an nichts zu denken und die Wahrnehmung der Sinne von der Außenwelt so weit zurückzunehmen, wie es Ihnen möglich ist. Während Ihr Atem immer langsamer, ruhiger und stetiger wird, spüren Sie eine beginnende Beruhigung von Körper, Geist und Seele.

Konzentrieren Sie sich nun auf die Bauchatmung, die sich in wellenartigen Bewegungen vollzieht, und verweilen Sie anfangs fünf bis zehn Minuten in dieser Haltung, geübt auch länger und so lange es Ihnen angenehm ist. »Genießen« Sie die entspannende und belebende Wirkung der Totenstellung und erhöhen Sie nur allmählich die Verweildauer. Während der ganzen Übung sind Sie in einem Zustand der aufmerksamen Entspannung.

Sie beenden die Übung, indem Sie Ihr Bewusstsein langsam auf den Kontakt mit der Außenwelt vorbereiten und dazu die Augen öffnen.

Atmen Sie aus (**Ex**) und winkeln das rechte Knie an und rollen sich auf die rechte Körperseite, um das Herz zu schonen bzw. es nicht zu komprimieren.

Stützen Sie sich dann einatmend (**In**) auf den rechten Arm und kommen in eine angenehme Sitzposition mit gekreuzten Beinen, in welcher Sie noch einen Augenblick entspannen.

Dauer: Fünf bis zehn Minuten

Ziel: → Passive Hüft-Rotation, passive Schulter-Rotation. Trainieren des Zustands der aufmerksamen Entspannung.

Variation:

a) Wenn Sie Schmerzen oder ein unangenehmes Gefühl im Nacken oder den Schultern verspüren, können Sie alternativ Ihre Hände zur weiteren Entspannung auf dem Bauch ablegen. In einigen Fällen kann es auch erforderlich sein, diese neben dem Kopf (mit rechtwinkliger Ellbogenstellung, wie bei der externen Schulter-Rotation, zu positionieren, um Erleichterung oder völlige Entspannen zu erfahren.
b) Bei akuten Ischias-Beschwerden oder Schmerzen im unteren Rücken ist es ratsam, sich nicht zu zwingen, eine vollständige Kniestreckung bzw. eine durchgestreckte Beinhaltung herbeizuführen, sondern die Knie leicht gebeugt und geschlossen zu halten und die Füßen hüftbreit aufzustellen, oder eine Rolle unter die Kniekehlen der hüftbreit abgelegten Beine zu platzieren, um den Druck aus der Lendenwirbelsäule zu nehmen.

Kontraindikationen:
Keine.

Indikationen:
Abgesehen von den positiven Wirkungen der gesamten Übungsreihe, kann diese Übung besonders bei folgenden Störungen hilfreich sein bzw. folgende Wirkungen erzielen:

- Beschleunigt die Genesung und Rekonvaleszenz nach einer Krankheit.
- Beseitigt physische und psychische Erschöpfung.
- Beruhigt den Geist.
- Lindert chronische Müdigkeit.
- Hilft bei Schlafstörungen.
- Fördert erholsamen und traumlosen Schlaf.
- Lindert nervöse Anspannung.
- Entspannt und beruhigt das sympathische Nervensystem.
- Senkt hohen Blutdruck.
- Lindert stressbedingte Kopfschmerzen und Migräne.
- Erleichtert die Atmung.
- Mildert Atemwegserkrankungen.
- Bewirkt Verjüngung.
- Entspannt den ganzen Körper.
- Gibt Seelenfrieden.

Exkurs: Mehr über Shavasana

Körperlich stellt die Totenstellung von allen Yoga-Asanas die geringsten Anforderungen, aber sie gilt als eine der am schwersten umzusetzenden, weil es bei ihr darum geht, die ganze Spannung aus Körper und Geist weichen zu lassen.

Shavasana wirkt simpel und man bekommt eventuell den Eindruck, so etwas schon sein Leben lang gemacht zu haben. Aber weit gefehlt; denn völlig still auf dem Rücken zu liegen, ist nicht dasselbe, wie auf dem Sofa zu relaxen. Die Achtsamkeit und Wachheit sind der große Unterschied, der das Erleben der Shavasana-Ruhehaltung ausmacht. Anstatt sich aus Gewohnheit hinzulegen und ein wenig zu träumen oder den Gedanken ihren freien Lauf zu lassen und sich gedanklich dadurch in der Vergangenheit oder in der Zukunft zu befinden, hält man in Shavasana seine ungeteilte Aufmerksamkeit beim Erleben des ganzen Körpers, der völlig still liegt. Wie im Leben, so ist es auch im Yoga ein Paradox, dass einige der wirkungsvollsten, am tiefsten gehenden und bedeutendsten Praktiken einfach sind, aber die Wahrscheinlichkeit gering ist, durch die Anweisungen zu einem erfolgreichen Ergebnis zu kommen, wenn man diese nur in einem Buch liest. Oft ist es daher angebracht, sich an eine reale Person, einen Yoga-Lehrer oder Yoga-Therapeuten zu wenden, um sich in diese Technik einweisen zu lassen und ihrer wahren Bedeutung gewahr zu werden. Versuchen sollten Sie Shavasana dennoch durch achtsames, beharrliches Üben.

Üblicherweise wird Shavasana während der Yoga-Praxis für eine Entspannung am Ende einer Übungsstunde oder zwischen den einzelnen Haltungen eingenommen. Während der Übungsdauer, die in der Regel zwischen fünf und 30 Minuten beträgt, sollen alle Gliedmaßen nach und nach entspannt und jegliche Kontrolle über Atem, Körper und Geist abgegeben werden. Zum Abschluss wird die entspannte Haltung durch kontrollierte Atmung sowie durch Strecken der Arme und Beine langsam wieder aufgehoben. Shavasana befreit von Müdigkeit und regeneriert Körper und Geist, so dass diese neue Energie tanken können. Die Muskulatur kann sich tief entspannen, die Bandscheiben werden entlastet, und alle Körperfunktionen werden herabgesetzt, was zu einer Beruhigung des Nervensystems, der Atmung, des Herzschlag und des Stoffwechsels führt.

Die auch als Totenstellung bezeichnete Haltung, kann bei vielen Problemen, wie z. B. Schlafstörungen, Nervosität, Stress, mangelnder Konzentrationsfähigkeit, helfen, aber man kann auch von dieser Übung profitieren, ohne irgendwelche Probleme zu haben. Nach einem langen, aktiven Tag kann Shavasana das Mittel der Wahl sein, um seinem Körper, Geist und Nervensystem die wohlverdiente Pause und Regeneration zu geben. In Shavasana kann eine so tiefe Entspannung erreicht werden, dass die Lebensenergie, das Prana, besser in den Energiebahnen, den Nadis, zirkuliert. Auf der energetischen Ebene erfrischt diese Stellung und wirkt gleichzeitig harmonisierend auf das Prana, weshalb diese Ruhehaltung am Ende einer Übungssequenz nie ausgelassen werden sollte.

Der Körper ist in dieser Haltung in völliger Ruhe, während der Geist aufmerksam und bewusst bleibt; es geht darum, sich im Loslassen zu üben. Deswegen wird diese Ruhehaltung auch Leichenstellung genannt, weil mittels dieser Übung versucht wird, sich vom Körper für Momente zu lösen und für die Dauer der Entspannung nicht mehr dem Körper und Geist anzuhaften. Dies ist nicht leicht und deshalb gehört die Haltung zu den schwerer zu erlernenden.

Savasana kann ferner für die Meditation nützlich sein bzw. die Meditationspraxis bereichern; denn die Fähigkeit, uneingeschränkt gegenwärtig zu sein, ist eine zwingende Voraussetzung für jegliche Form von geistiger Vertiefung. Es geht bei dieser Haltung darum, sich während der Entspannung auf die Atmung einzulassen und die Position eines Außenstehenden, eines neutralen Beobachters einzunehmen, um eine gewisse Distanz zu bekommen gegenüber den in der Stille auftauchenden Gefühlen, Bildern und Gedanken, so als ob man sich einen Film anschaut, sich aber nicht mit dem Gesehenen identifiziert. Die größte Herausforderung besteht darin, sich nicht von den inneren Geschehnissen überwältigen zu lassen. Oft bekommt der Übende das Gefühl, seine Haltung korrigieren, herumrutschen oder sich ständig kratzen zu müssen, und es entsteht ferner eine innere Unruhe, welche ein Zeichen dafür sein kann, noch nicht für die aufsteigenden Inhalte und Themen bereit zu sein. Hier hilft es, sich auf die Atmung zu konzentrieren und immer wieder wahrzunehmen, wo die Einatmung / Ausatmung beginnt und wo diese aufhört. Das erklärte Ziel dieser Tiefenentspannung ist es, eine innere Leere zu erfahren, in der alle Gegensätze und Polaritäten aufgelöst sind und man sich mit dem Höheren verbunden und als eine Einheit fühlt.

Shavasana sollte nicht mit Yoga Nidra verwechselt werden, einer meditativen Tiefenentspannung, bei der man ebenfalls still auf dem Rücken liegt. Beim Yoga Nidra wird die Aufmerksamkeit auf eine andere, mehr dynamische Weise gehalten, indem man den Anweisungen eines Lehrers zuhört bzw. die eigene Aufmerksamkeit im Körper, zur Atmung, zu verschiedenen Bildern und Symbolen in einem verhältnismäßig schnellen, aber gelassenen Tempo herumführt. Diese Technik löst ebenfalls eine tiefe Entspannung aus, weil jedes Mal, wenn man von einem eigenen Gedanken in Anspruch genommen wird und vergisst, womit man eigentlich gerade beschäftigt sein soll, man von den Anweisungen des Lehrer wieder eingesammelt und zur Übung zurückgeführt wird. Selbst dem Anfänger wird es durch die Technik des Yoga Nidra leicht gemacht, in eine sehr tiefe Entspannung zu kommen. Eine gewisse Erfahrung mit Yoga Nidra kann helfen, um Shavasana angemessen wertschätzen zu können. Es gibt zahlreiche gute Übungs-CDs zu Yoga-Nidra.

15. Übungsplan: Die Magischen Fünf

Grundsätzlich, aber vor allem für Yoga-Anfänger gilt, sich nicht mit zu viel Enthusiasmus bei den Yoga-Übungen zu überanstrengen oder zu überfordern. Fangen Sie langsam an und geben Sie Ihrem Körper Zeit, sich an die neue, ungewohnte Belastung zu gewöhnen; denn gemäß sportmedizinischen Studien reagieren die Muskeln erst nach vier Wochen auf eine neue Beanspruchung und die Bänder und Sehnen bedürfen sogar dreier Monate. Dr. Loren Fishman, Medizinischer Direktor des Manhattan Physical Medicine and Rehabilitation Center in New York City, hat mit den Ergebnissen seiner wissenschaftlichen Studie aus dem Jahr 2007, an welcher 33.000 Yoga-Lehrer und Yoga-Therapeuten teilnahmen, belegt, dass zu viel Engagement bei der Yoga-Praxis eine gegenteilige Wirkung entfaltet und häufig zu Problemen und Verletzungen führt bzw. deren Hauptursache ist.[79]

Bitte erinnern Sie sich an dieser Stelle an das Kapitel 4 (→ Was ist Yoga und was nicht?) und verinnerlichen, dass es der Zweck und das Ziel des Yoga ist, Kontrolle zu erlangen, und nicht, diese nicht zu verlieren! Ist man zu schnell und zu verbissen bei der Sache, sind ein Verlust der Kontrolle über den eigenen Körper und die eigene Übungspraxis vorprogrammiert und Verletzungen können die Folge sein. Langsam, achtsam und bedächtig zu üben, bedeutet keinen Nachteil und auch kein Zeichen von Schwäche. Stattdessen ist weniger hier mehr. Ein bekanntes chinesisches Sprichwort bestätigt dies: »*Habe keine Angst, langsam zu gehen, aber vor dem Stillstand.* «

Man sollte am besten täglich Yoga machen; denn je öfter man ihn übt, desto mehr und vor allem nachhaltiger profitiert man davon. Das tägliche Üben der gleichen Bewegungen und Haltungen zeigt einen deutlichen Trainingseffekt, der bereits nach einigen Wochen oder Monaten einsetzt. Die Zeitspanne mag lang klingen, aber bedenken Sie, dass Ihr Körper über viele Jahre eine eventuell unangemessene Behandlung erfahren und ertragen hat, bis er die Beschwerden (Rückenschmerzen, steife Gelenke, Verspannungen, etc.) entwickelte, welche Sie heute veranlassen, mit der Yoga-Praxis zu beginnen. Es wäre unseriös, Ihnen vor diesem Hintergrund einen sofortigen Erfolg zu versprechen.

Die im Übungsteil enthaltenen Haltungen und Bewegungen sind lange erprobt und deren positive Wirkung wird auch bei Ihnen eintreten. Dazu ist nur erforderlich, dass Sie zu einer täglichen Yoga-Praxis bereit sind und diese für mindestens ein halbes Jahr üben. Danach werden Sie eine deutliche Verbesserung Ihrer Gesamtkonstitution feststellen – Sie werden überrascht sein. Und die ersten kleinen Erfolge, wie z. B. gesteigerte Beweglichkeit und Geschmeidigkeit, Zunahme an Kraft, gelöste Verspannungen, mehr Gleichmut, Ausgeglichenheit, Konzentrationsfähigkeit, verbesserte Atmung, erhöhte Stressresistenz etc., lassen nicht lange auf sich warten.

Bei dem Vorhaben, jeden Tag üben zu wollen, kann schon einmal etwas dazwischen kommen, entscheidend ist aber, dass Sie immer wieder beginnen. Verfallen Sie nicht in eine Lethargie, entwickeln Sie keine Ausreden oder gar Übungsresistenz und lassen Sie sich von nichts entmutigen. Beginnen Sie an jedem Tag mit neuer Begeisterung und Freude, am besten noch heute. Es ist besser, jeden Tag ein wenig zu üben, als nur einmal pro Woche und dann lange. Angebracht ist es,

---

[79] s. http://www.sciatica.org/downloads/fishmanarticle_analysis.pdf

stets diszipliniert, aber auch immer mit Geduld und vor allem Freude Yoga zu praktizieren. Wer hingegen verbissen für einen Fortschritt in kürzester Zeit und um jeden Preis kämpft, wird nicht im Hier und Jetzt sein.
Im Folgenden finden Sie ein paar Punkte in Form einer Checkliste, welche es Ihnen leichter machen werden, Yoga in Ihren Alltag zu integrieren und zu Ihrer täglichen Routine werden zu lassen, so dass er sich nicht wie eine Pflicht, sondern wie eine Bereicherung anfühlt.

1) Zeitpunkt
Suchen Sie für Ihre Übungspraxis eine Zeit aus, während der es zu keinerlei Störungen und Unterbrechungen kommt. Seit jeher gelten als beste Zeiten für Yoga der Sonnenauf- und Sonnenuntergang, also ein Zeitpunkt früh am Morgen oder spät am Abend.

2) Regelmäßigkeit hinsichtlich des Trainingszeitpunkts
Üben Sie Yoga immer zur gleichen Tageszeit; denn sowohl der Körper, als auch der Geist werden die gewählte Zeit und den gewählten Ort mit den auszuführenden Yoga-Übungen in Verbindung bringen, was für Ihre Motivation sehr nützlich sein kann.

3) Integration von Yoga in den Alltag
Lassen Sie Ihre tägliche Yoga-Praxis Bestandteil Ihres gelebten Alltags werden. Dazu können Sie kleinere, erlernte Yoga-Elemente während des Tages durchzuführen. Es gibt zahlreiche Yoga-Übungen im Stehen oder Sitzen, die man in den Pausen ausführen und so die Zeit sinnvoll und effektiv nutzen kann. Auch kann man Wartezeiten oder Bahn- oder Busfahrten dazu nutzen, die Augen zu schließen und einige Minuten still zu werden und Atemübungen zu machen.

4) Regelmäßigkeit hinsichtlich der Trainingshäufigkeit
Trainieren Sie regelmäßig und mäßig, aber nicht rigoros; denn es ist viel besser, in einer gesunden Routine ein wenig zu trainieren, als sich zu einer langen, erschöpfenden Yoga-Praxis, womöglich in unregelmäßigen Abständen, zu zwingen.

5) Vermeiden Sie Perfektion
Auch wenn es noch Haltungen der Yoga-Übungsreihe gibt, welche Sie bis jetzt nicht (gut) ausführen können, vermeiden Sie jeglichen Anspruch auf Perfektion sowie eine negative Einstellung einzunehmen. Die regelmäßige Yoga-Praxis wird Ihre Fähigkeiten schnell verbessern.

6) Vorbereitung auf die Yoga-Praxis
Es ist wichtig, sich in vielfältiger Hinsicht auf die Zeit vorzubereiten, in welcher Sie Yoga üben wollen; denn davon hängt ab, wie angenehm, erfolgreich und unbeschwert diese sein wird.

- Praktizieren Sie Yoga stets mit einem leeren Bauch, also nur dann, wenn Ihre letzte Mahlzeit verdaut ist. Dazu sollte man zwei bis drei Stunden nach einer Mahlzeit mit den Yoga-Übungen beginnen. Am besten ist es natürlich, wenn Sie sich vor dem Frühstück Ihrer Yoga-Praxis widmen.
- Tragen Sie bequeme Kleidung, die genügend Bewegungsfreiraum bietet und dehnbar ist.

- Gestalten Sie den Platz, an dem Sie Ihre täglichen Yoga-Übungen machen, zu einer kleinen Wohlfühloase und so gemütlich und ansprechend wie möglich.
- Sorgen Sie dafür, dass zu Beginn Ihrer Yoga-Praxis immer alles dafür Erforderliche, wie Yoga-Matte, Decke, Sitzkissen und ggf. Yoga-Block und Yoga-Gurt, bereit liegen. Wenn Sie zwischen den Übungen alles zusammensuchen müssen, ist das einer gesunden Übungsroutine abträglich.
- Sorgen Sie dafür, dass Sie während der Übungspraxis von niemandem gestört werden und der Übungsort ruhig, warm genug und ausreichend belüftet ist.

Lesen Sie dazu auch Kapitel 2, Die ersten Schritte.

7) Vorbereitung der Yoga-Praxis

Es ist empfehlenswert, dass Sie vor dem Üben das gesamte Programm studiert haben und alle Übungen im Geist durchspielen können; denn nur so ist gewährleistet, dass Sie die Haltungen auf Ihrer Yoga-Matte körperlich nachvollziehen können und in einen gewissen Fluss bringen, welcher Ihre Yoga-Praxis erleichtert und bereichert. Es macht wenig Sinn, mit einem Yoga-Buch in der Hand eine Asana nachstellen zu wollen. Sicherlich aber werden Sie, gerade in der Anfangsphase, beim Üben nachschlagen müssen, und das ist auch in Ordnung. Eine erfolgreiche Vorbereitung der Übungsreihe aus Kapitel 14 wird Sie dazu befähigen, die Haltungen langsam auszuführen, während Sie dabei auf Körper, Atem und Geist achten und diese kontrollieren. Es ist erstrebenswert und viel besser, eine Asana bewusst und langsam auszuführen, als schnell durch eine Reihe von Haltungen zu hetzen, ohne dabei zu pausieren und zu reflektieren.

8) Achtsamkeit und Freude

Während Sie Yoga praktizieren, sollten Sie achtsam und nett zu sich selbst sein; denn Sie haben sich zum Ziel gesetzt, sich etwas zu Gutes tun. Vor allem am Anfang ist es ratsam, langsam und bedächtig vorzugehen sowie in den Körper hineinzuspüren und die eigenen Empfindungen zu beobachten. Der menschliche Körper weiß, was gut für ihn ist und was nicht, was er leisten kann oder auch nicht, und darüber hinaus kennt er seine Grenzen. Wenn man stets achtsam ist, kann man auf das, was der Körper einem zu sagen hat, angemessen reagieren. Es ist angebracht, rechtzeitig aufzuhören und nichts zu erzwingen; denn Yoga ist kein Wettkampfsport, sondern soll Ihr ganzheitliches Wohlbefinden steigern.

9) Realistische Ziele und kein Erwartungszwang

Die innere Haltung ist maßgeblich für den Erfolg einer Yoga-Praxis. Es ist nicht sinnvoll, sich unter Druck zu setzen, etwas erreichen zu müssen, und auch nicht, übersteigerte Erwartungen zu haben, deren Eintreten man jeden Tag aufs Neue kritisch hinterfragen muss. Es ist angemessen, eine allmähliche, über einen längeren Zeitraum eintretende Verbesserung zu erwarten, aber keine Wunder, obwohl diese natürlich geschehen können, nur muss man an sie glauben und darf sie nicht erwarten.

Das tägliche Üben von Yoga wird zwangsläufig und unausweichlich zu Veränderungen in Ihrem Leben führen, auch wenn diese nicht sofort wahrnehmbar sind und Sie gelegentlich das Gefühl der Stagnation haben werden. Bleiben Sie entspannt und zuversichtlich, dann werden Sie auf einmal feststellen, welchen positiven Einfluss Ihre tägliche Übungs-Praxis auf Ihre gelebten Routinen und Ihre Entwicklung, nicht nur in gesundheitlicher Hinsicht, hat. Es ist ein wichtiger Aspekt der yogischen Handlungsweise, ein Handeln anzustreben, ohne auf dessen Ergebnis fixiert zu sein. Nur so kann eine Handlung in jeder Hinsicht gelingen, weil man während des Handels nicht abgelenkt ist, z. B. durch Überlegungen hinsichtlich des Ausgangs, sondern sich voll und ganz dem Tun widmet. Wenn Sie achtsam Yoga üben im Hier und Jetzt, wird ein Erfolg, auch ein gesundheitlicher, nicht auf sich warten lassen.

Hari Om Tat Sat

(Sanksrit: Möge das Gesagte (im manifesten Universum) im praktischen Alltag von Nutzen sein.)

10) Yoga – Tun Sie es!
Sie haben mit dem Lesen dieses Buches bisher eine Menge theoretisches Wissen über Yoga erworben und damit bewiesen, dass Sie etwas in Ihrem Leben verändern wollen. Nun ist der Zeitpunkt gekommen, Ihrem Anliegen Taten folgen zu lassen.

Es ist nicht genug zu wissen - man muss es auch anwenden. Es ist nicht genug zu wollen - man muss es auch tun.

(Johann Wolfgang von Goethe, 1749 - 1832, deutscher Dichter)

Fangen Sie JETZT mit Yoga an.

Halbjahres-Übungsplan

Diese von mir erprobte Yoga-Übungssequenz hat nicht nur mir in mehr als gesundheitlicher Hinsicht geholfen, sondern auch vielen anderen Personen. Somit ist es sehr wahrscheinlich, dass deren positive Wirkung auch bei Ihnen eintreten wird. Den folgenden Übungsplan habe ich auf den Zeitraum von einem Vierteljahr zugeschnitten, gebe aber keine starre Zeit vor, wann Sie von einer Übungseinheit zur nächst höheren und anspruchsvollen wechseln sollen. Jeder Mensch empfindet anders, lernt anders, setzt das Erlernte anders um etc. Wenn Sie das Gefühl haben, eine Übungseinheit zu beherrschen, und bereit für neue Anregungen sind, dann ist es Zeit, in die nächste Kategorie zu wechseln. Dennoch: Der Übungsplan ist auf ein nahezu tägliches Üben ausgerichtet (ein freier Tag pro Woche ist erlaubt), und der Wechsel von einer Sequenz zur nächsten sollte im Wochenrhythmus erfolgen. Nach ungefähr drei Monaten sollten Sie in der Lage sein, die gesamte Übungssequenz auszuführen, welche Sie dann für mindestens drei weitere Monate fortführen.
Beginnen Sie damit, alle Asanas mit geöffneten Augen zu üben. Erst wenn Sie die gesamte Übungsreihe komplett und »blind« beherrschen (nach drei Monaten oder auch früher oder später), ist es ratsam und empfehlenswert, dass Sie die Asanas mit geschlossenen Augen durchführen. Beachten Sie, dass es wichtig ist, wie man in eine Asana hineingeht, wie man diese hält und wieder aus ihr hinausgeht, sowie die Grundsätze von Stirham Sukham Asanam (→ Kapitel 4.2), Dirgha und Sukshma (→ Kapitel 14.1.1) und Vinyasa krama (→ Kapitel 14.5). Nur dann sind so-

wohl die Einheit von Körper, Atem und Geist gewährleistet, als auch die erforderliche Achtsamkeit und Bewusstheit. Nur dann praktizieren Sie wirklich Yoga und keine Gymnastik, und die positiven Wirkungen können sich entfalten.

Wenn Sie es geschafft haben, diese Übungsreihe auswendig, mit geschlossenen Augen und in ruhiger Harmonie ausführen zu können, dann haben Sie auch Ihre körperliche Konstitution spürbar verbessert und haben bestimmt auf dem Weg, den Sie bis dorthin gegangen sind, viel Positives erfahren. Das wird wahrscheinlich der Zeitpunkt sein, wenn Ihre tägliche Yoga-Praxis erfolgreich und dauerhaft zu einer Ihrer gesunden Routinen geworden und in Ihren Tagesablauf und Ihr Leben integriert ist.

Übungssequenz 1:

I. Pranayama
Shavasana-Bauchatmung (Ardha Svasana) S. 180

II. Meditation (Dhyana)
Atem-Meditation S. 200

III. Gelenkbefreiende Übungen

1. Fußgelenk: (Plantare / Dorsale Flexion)	S. 204
2. Fußgelenk: (Eversion / Inversion)	S. 205
3. Fußgelenk: (Rotation)	S. 207
4. Knie: (Flexion / Extension)	S. 208
5. Hüfte: (Externe / Interne Rotation)	S. 209
6. Wirbelsäule: (Extension / Flexion)	S. 210
7. Hüfte: (Extension / Flexion)	S. 211
8. Hüfte: (Adduktion / Abduktion)	S. 212
9. Handgelenk: (Flexion / Extension)	S. 213
10. Handgelenk: (Radiale / Ulnare Deviation)	S. 215
11. Handgelenk: (Rotation)	S. 216
22. Shavasana: (Entspannungshaltung)	S. 230

IV. Sonnengebet (Surya Namaskar): ein Mal vollständig S. 231

Übungssequenz 2:

Übungssequenz 3:

I. Pranayama
Shavasana-Bauchatmung (Ardha Svasana) S. 180

II. Meditation / Dhyana
Atem-Meditation S. 200

III. Gelenkbefreiende Übungen
Alle: 1. Fußgelenk bis 22. Shavasana S. 203

IV. Sonnengebet (Surya Namaskar): drei Mal vollständig S. 231

Übungssequenz 4:

I. Pranayama
Shavasana-Bauchatmung (Ardha Svasana) S. 180

II. Meditation (Dhyana)
Atem-Meditation S. 200

III. Gelenkbefreiende Übungen
Alle: 1. Fußgelenk bis 22. Shavasana S. 203

IV. Sonnengebet (Surya Namaskar): vier Mal vollständig S. 231

V. Haltungsverbessernde Asanas

1. Bergstellung: (Tadasana samasthiti)	S. 249
2. Aufrechte Bergstellung: (Tadasana Urdhva Baddanguliasana)	S. 251
3. Krieger I: (Virabhadrasana I)	S. 254
4. Pyramide: (Parsvottanasana oder Parshva Uttanasana)	S. 256
5. Baum: (Vrksasana)	S. 261
6. Gestrecktes Dreieck: (Utthita Trikonasana)	S. 263
25. Totenstellung (Shavasana)	S. 320

Übungssequenz 5:

I. Pranayama

Yogische Vollatmung (Poorna Svasana): Übung I — S. 185

II. Meditation (Dhyana)

Atem-Meditation — S. 200

III. Gelenkbefreiende Übungen:

Alle: 1. Fußgelenk bis 22. Shavasana — S. 203

IV. Sonnengebet (Surya Namaskar): fünf Mal vollständig — S. 231

V. Haltungsverbessernde Asanas

1. Bergstellung: (Tadasana samasthiti)	S. 249
2. Aufrechte Bergstellung: (Tadasana Urdhva Baddanguliasana)	S. 251
3. Krieger I: (Virabhadrasana I)	S. 254
4. Pyramide: (Parsvottanasana oder Parshva Uttanasana)	S. 256
5. Baum: (Vrksasana)	S. 261
6. Gestrecktes Dreieck: (Utthita Trikonasana)	S. 263
7. Krieger II: (Virabhadrasanaa II)	S. 267
8. Hinabschauender Hund: (Adho Mukha Shvanasana)	S. 269
9. Schulterbrücke: (Sethubandhasana oder Dvipada Pitham)	S. 274
10. Aufwärts-gestreckte-Beine-Haltung: (Urdhva Prasarita Padasana)	S. 277
11. Halber Schulterstand (Viparita Karani)	S. 279
12. Abdominale Drehung mit einem Bein (Jathara Parivaratanasana)	S. 283
25. Totenstellung (Shavasana)	S. 320

Übungssequenz 6:

I. Pranayama
Yogische Vollatmung (Poorna Svasana): Übung I S. 185

II. Meditation (Dhyana)
Atem-Meditation S. 200

III. Gelenkbefreiende Übungen
Alle: 1. Fußgelenk bis 22. Shavasana S. 203

IV. Sonnengebet (Surya Namaskar): sechs Mal vollständig S. 231

V. Haltungsverbessernde Asanas

1. Bergstellung: (Tadasana samasthiti)	S. 249
2. Aufrechte Bergstellung: (Tadasana Urdhva Baddanguliasana)	S. 251
3. Krieger I: (Virabhadrasana I)	S. 254
4. Pyramide: (Parsvottanasana oder Parshva Uttanasana)	S. 256
5. Baum: (Vrksasana)	S. 261
6. Gestrecktes Dreieck: (Utthita Trikonasana)	S. 263
7. Krieger II: (Virabhadrasanaa II)	S. 267
8. Hinabschauender Hund: (Adho Mukha Shvanasana)	S. 269
9. Schulterbrücke: (Sethubandhasana oder Dvipada Pitham)	S. 274
10. Aufwärts-gestreckte-Beine-Haltung: (Urdhva Prasarita Padasana)	S. 277
11. Halber Schulterstand (Viparita Karani)	S. 279
12. Abdominale Drehung mit einem Bein (Jathara Parivaratanasana)	S. 283
13. Knie-zum-Kinn-Position (Apanasana)	S. 285
14. Stabposition (Dandasana)	S. 287
15. Kopf-zum-Knie-Position (Janu Sirsasana)	S. 289
16. Intensive Streckung der Körperrückseite (Paschimatanasana)	S. 292
17. Wirbelsäulendrehung (Marichyasana)	S. 297
18. Vollständiges Boot (Paripurna Navasana)	S. 300
25. Totenstellung (Shavasana)	S. 320

Übungssequenz 7:

I. Pranayama

Yogische Vollatmung (Poorna Svasana): Übung II	S. 189

II. Meditation (Dhyana)

Atem-Meditation	S. 200

III. Gelenkbefreiende Übungen

Alle: 1. Fußgelenk bis 22. Shavasana	S. 203
IV. Sonnengebet (Surya Namaskar): sieben Mal vollständig	S. 231

V. Haltungsverbessernde Asanas

1. Bergstellung: (Tadasana samasthiti)	S. 249
2. Aufrechte Bergstellung: (Tadasana Urdhva Baddanguliasana)	S. 251
3. Krieger I: (Virabhadrasana I)	S. 254
4. Pyramide: (Parsvottanasana oder Parshva Uttanasana)	S. 256
5. Baum: (Vrksasana)	S. 261
6. Gestrecktes Dreieck: (Utthita Trikonasana)	S. 263
7. Krieger II: (Virabhadrasanaa II)	S. 267
8. Hinabschauender Hund: (Adho Mukha Shvanasana)	S. 269
9. Schulterbrücke: (Sethubandhasana oder Dvipada Pitham)	S. 274
10. Aufwärts-gestreckte-Beine-Haltung: (Urdhva Prasarita Padasana)	S. 277
11. Halber Schulterstand (Viparita Karani)	S. 279
12. Abdominale Drehung mit einem Bein (Jathara Parivaratanasana)	S. 283
13. Knie-zum-Kinn-Position (Apanasana)	S. 285
14. Stabposition (Dandasana)	S. 287
15. Kopf-zum-Knie-Position (Janu Sirsasana)	S. 289
16. Intensive Streckung der Körperrückseite (Paschimatanasana)	S. 292
17. Wirbelsäulendrehung (Marichyasana)	S. 297
18. Vollständiges Boot (Paripurna Navasana)	S. 300
19. Kobra (Bhujangasana)	S. 303
20. Heuschrecke (Shalabasana)	S. 305
21. Sitzender Held (Virasana)	S. 310
22. Kamel (Ushtrasana)	S. 312
23. Kuhgesicht (Gomukhasana)	S. 315
24. Schusterhaltung (Baddha Konasana)	S. 317
25. Totenstellung (Shavasana)	S. 320

Übungssequenz 8:

I. Pranayama
Yogische Vollatmung (Poorna Svasana): Übung II — S. 189

II. Meditation (Dhyana)
Atem-Meditation — S. 200

III. Gelenkbefreiende Übungen
Alle: 1. Fußgelenk bis 22. Shavasana — S. 203

IV. Sonnengebet (Surya Namaskar): acht Mal vollständig — S. 231

V. Haltungsverbessernde Asanas
Alle: 1. Bergstellung bis 25. Totenstellung — S. 249

Übungssequenz 9:

I. Pranayama
Wechselatmung (Nadi Shodana) S. 192

II. Meditation (Dhyana)
Atem-Meditation S. 200

III. Gelenkbefreiende Übungen
Alle: 1. Fußgelenk bis 22. Shavasana S. 203

IV. Sonnengebet (Surya Namaskar): neun Mal vollständig S. 231

V. Haltungsverbessernde Asanas
Alle: 1. Bergstellung bis 25. Totenstellung S. 249

Übungssequenz 10:

I. Pranayama
Wechselatmung (Nadi Shodana) S. 192

II. Meditation (Dhyana)
Atem-Meditation S. 200

III. Gelenkbefreiende Übungen
Alle: 1. Fußgelenk bis 22. Shavasana S. 203

IV. Sonnengebet (Surya Namaskar): zehn Mal vollständig S. 231

V. Haltungsverbessernde Asanas
Alle: 1. Bergstellung bis 25. Totenstellung S. 249

Übungssequenz 11:

I. Pranayama
Wechselatmung (Nadi Shodana) S. 192

II. Meditation (Dhyana)
Atem-Meditation S. 200

III. Gelenkbefreiende Übungen
Alle: 1. Fußgelenk bis 22. Shavasana S. 203

IV. Sonnengebet (Surya Namaskar): elf Mal vollständig S. 231

V. Haltungsverbessernde Asanas
Alle: 1. Bergstellung bis 25. Totenstellung S. 249

Übungssequenz 12:

I. Pranayama
Wechselatmung (Nadi Shodana) S. 192

II. Meditation (Dhyana)
Atem-Meditation S. 200

III. Gelenkbefreiende Übungen
Alle: 1. Fußgelenk bis 22. Shavasana S. 203

IV. Sonnengebet (Surya Namaskar): zwölf Mal vollständig S. 231

V. Haltungsverbessernde Asanas
Alle: 1. Bergstellung bis 25. Totenstellung S. 249

Die wichtigsten Muskeln Vorderansicht

Obenliegend **Tiefliegend**

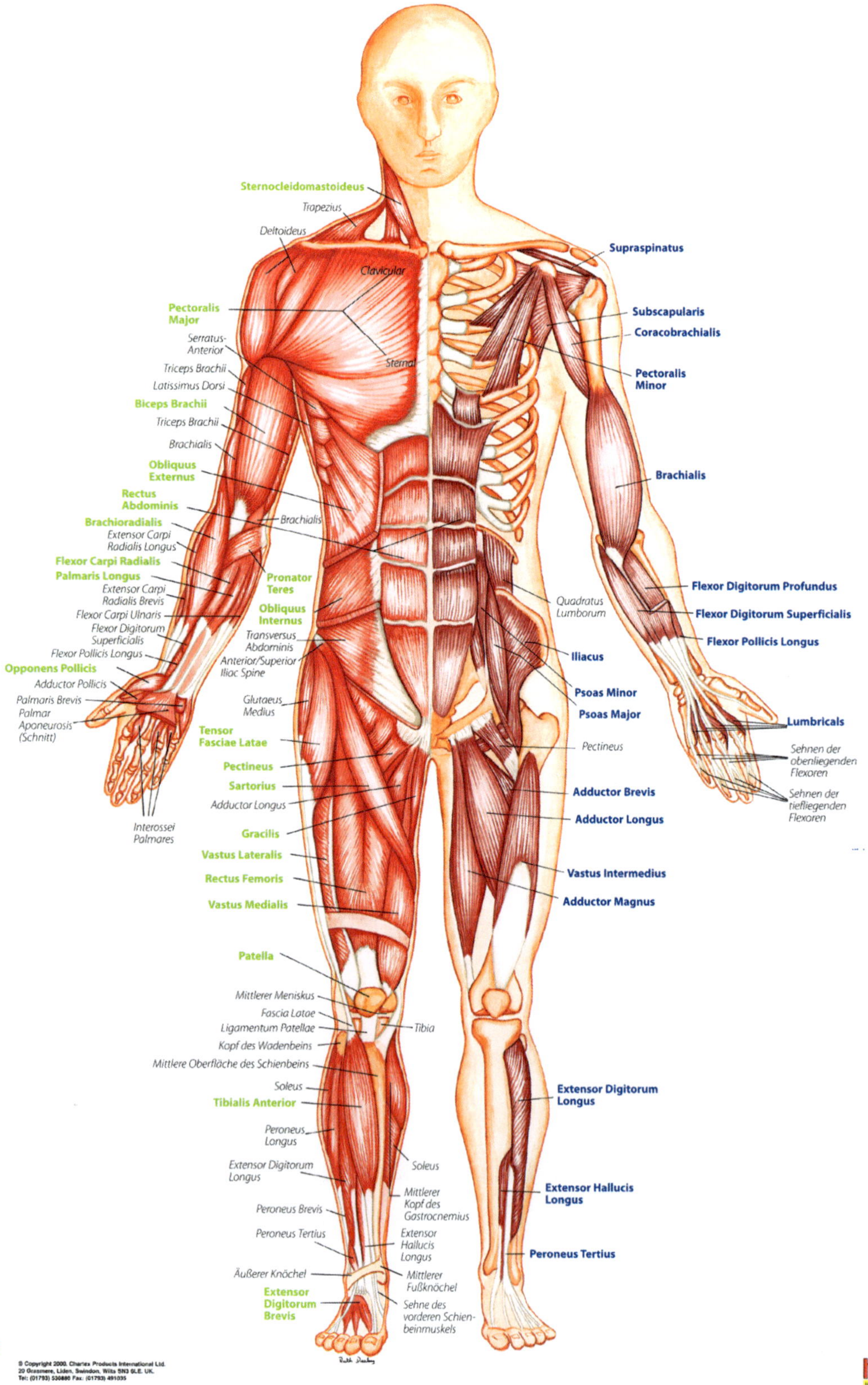

Die wichtigsten Muskeln
Rückansicht

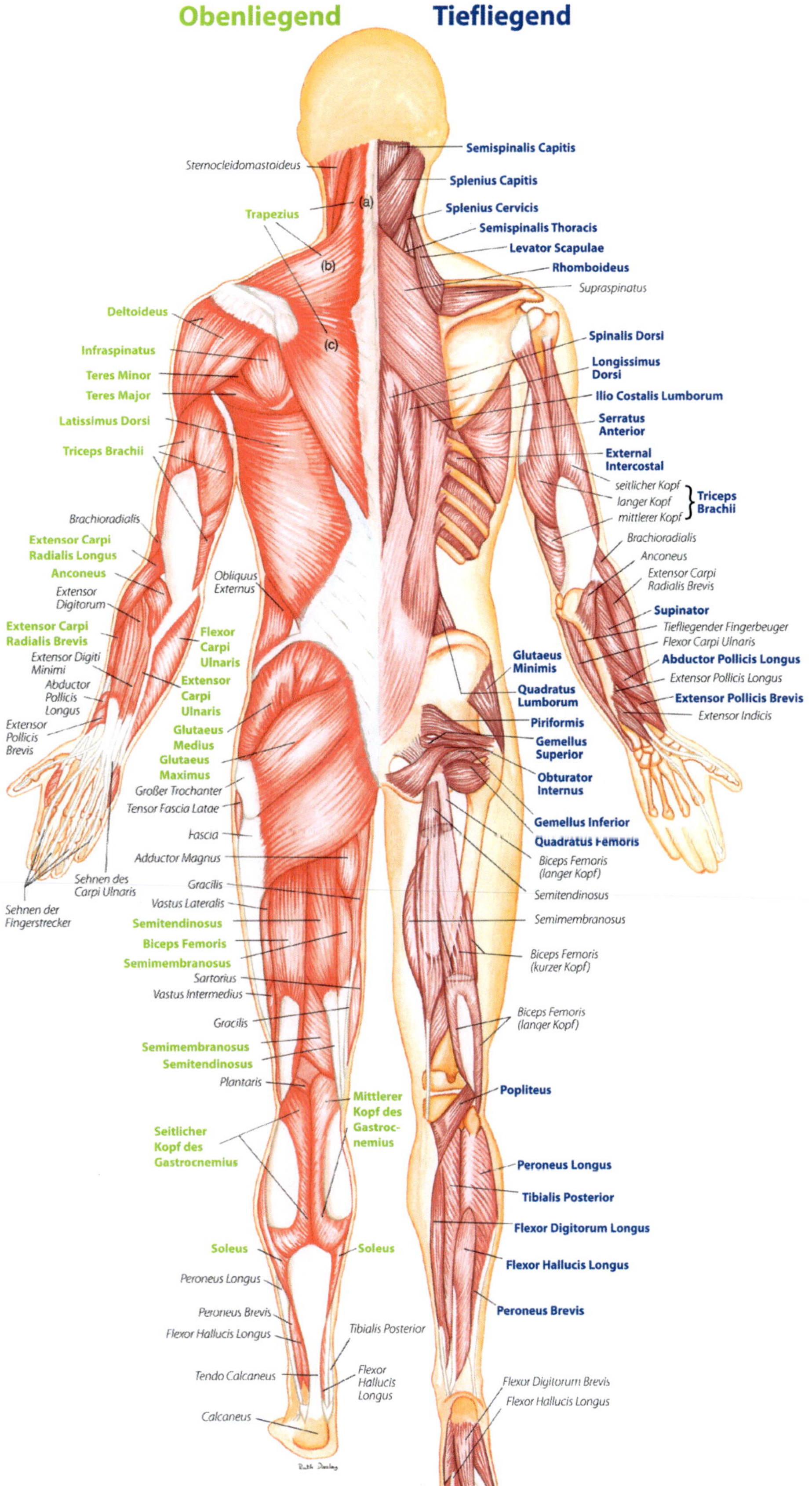

www.horn-verlag.de

16.1 Muskel-Auflistung

Muskelbezeichnung lateinisch	Muskelbezeichnung deutsch	Seite
Adductor brevis	Oberschenkeladduktor auf der Medialseite des Oberschenkels	Siehe Bein-Adduktoren
Obturator externus	Äußerer Hüftlochmuskel, dreieckiger Skelettmuskel aus der Gruppe der tiefen Hüftmuskulatur, Adduktoren	Siehe externe Hüft-Rotatoren
Adductor longus	Oberschenkeladduktor an der Innenseite des Oberschenkels	Siehe Bein-Adduktoren
Adductor magnus	Oberschenkeladduktor auf der Medialseite des Oberschenkels	Siehe Bein-Adduktoren
Adductor minimus	Adduktor und Außenrotator des Oberschenkels	Siehe Bein-Adduktoren
Biceps brachii	Zweiköpfiger Oberarmmuskel, Armbeuger, 2 Köpfe des Muskels "Caput longum" und "Caput breve".	217, 218, 220,
Biceps femoris	Ein zweiköpfiger Muskel, der zur Gruppe der ischiocruralen Muskeln gehört. Er befindet sich auf der Dorsalseite des Oberschenkelknochens (Femur).	207
Biceps femoris, Semitendinosus, Semimembranosus	Ischiocrurale, rückseitige Oberschenkelmuskulatur bzw. die **Hüftgelenksextensoren** oder Hamstrings	211, 208, 257, 263, 270, 275, 278, 287, 290, 293, 301, 306,
Brachioradialis	Oberarm-Speichenmuskel, gehört zur radialen Gruppe der Extensoren des Unterarms	217
Coracobrachialis	Hakenarmmuskel der ventralen Gruppe der Schultermuskeln	218, 220,
Deltoideus anterior	Gehört zur dorsalen Gruppe der Schultermuskeln, dreieckiger Muskel	218, 219, 220, 255, 270, 278, 316,
Deltoideus posterior	Gehört zur dorsalen Gruppe der Schultermuskeln, dreieckiger Muskel	218, 219, 220, 255, 270, 278,

Erector spinae (Semispinalis capitis, Splenius capitis, Splenius cervicis, Iliocostalis, Longissimus, Spinalis)	Die der Wirbelsäule aufliegende Rückenmuskulatur	210,221,223, 270, 286, 287, 293,301,303,306,310, 313,
Extensor carpi radialis		
Extensor carpi radialis brevis	Gehört zur radialen Gruppe der Extensoren des Unterarms.	213, 215, 216,
Extensor carpi radialis longus	Gehört zur radialen Gruppe der Extensoren des Unterarms.	213, 216,
Extensor carpi ulnaris	Gehört zur oberflächlichen Schicht der Streckmuskeln (Extensoren) des Unterarms	213, 215, 216,
Flexor carpi radialis	Gehört zur oberflächlichen Schicht der Flexoren des Unterarms	213, 215, 216,
Flexor carpi ulnaris	Gehört zur oberflächlichen Schicht der Flexoren des Unterarms, zweiköpfigen Muskel, an dem man ein Caput humerale und ein Caput ulnare unterscheiden kann	213, 215, 216,
Gastrocnemius	Gehört zu den oberflächlichen Wadenmuskeln	207, 204, 208, 255, 268, 270, 278, 301,
Gemellus inferior	Kleiner Skelettmuskel, der zur tiefen Gruppe der Hüftmuskulatur gehört, und ist Teil des Musculus triceps coxae	Siehe externe Hüft-Rotatoren
Gemellus superior	Kleiner Skelettmuskel, der zur tiefen Gruppe der Hüftmuskulatur gehört, und ist ein Teil des sogenannten Musculus triceps coxae	Siehe externe Hüft-Rotatoren
Gluteus maximus	Ein zur Gruppe der Hüftmuskeln gehöriger Skelettmuskel	209, 211, 262, 275, 283, 286,290, 298, 306, 313, 316,
Gluteus medius	Gehört zur Gruppe der dorsolateralen Muskeln und liegt fast vollständig unter dem Musculus gluteus maximus.	209, 212, 257, 262, 268, 283, 298, 316, 318,
Gluteus medius anterior	Ist der vordere Teil dieses dorsolateralen Muskels, der fast vollständig unter dem Musculus gluteus maximus liegt.	209
Gluteus minimus	Ein zur Hüftmuskulatur gehörender Skelettmuskel	209, 212,

Gracilis	Gehört zur Muskelgruppe der Oberschenkeladduktoren und liegt auf der Medialseite des Oberschenkels	208, 211,
Iliopsoas (Psoas, Iliacus)	Gehört zur inneren Hüftmuskulatur, befindet sich im Retroperitonealraum und besteht aus dem Musculus psoas major, dem Musculus iliacus (und dem Muscus psoas minor)	211, 212, 313, 316, 318,
Infraspinatus	Gehört zur dorsalen Gruppe der Schultermuskeln und ist ein starker Außenrotator des Humerus.	219
Lattissimus dorsi	Ein oberflächlich am Rücken gelegener Skelettmuskel, gehört zur sekundären Rückenmuskulatur, die von dorsal auf den Schultergürtel einwirkt und ist auf die Fläche bezogen der größte Skelettmuskel des menschlichen Körpers	210, 219, 220, 221,223,225, 281, 283, 287, 290, 293, 298, 313,
Obturator internus	Innerer Hüftlochmuskel, ein Skelettmuskel aus der Gruppe der tiefen Hüftmuskulatur und gehört zum sogenannten Musculus triceps coxae	Siehe externe Hüft-Rotatoren
Palmaris longus	Langer Hohlhandmuskel, ein schlanker, spindelförmiger Muskel, der zur oberflächlichen Schicht der Flexoren des Unterarms gehört	212, 216,
Pectineus	Gehört zur Muskelgruppe der Oberschenkeladduktoren und liegt auf der Medialseite des Oberschenkels	Siehe **Bein-Adduktoren**
Pectineus, Adductor longus, Adductor brevis, Adductor magnus, Adductor minimus, Gracilis	Bein-Adduktoren	211, 212, 255, 257, 262, 268, 298, 316, 318,
Pectoralis major	Großer Brustmuskel, großer, kräftiger und fächerförmiger Muskel, der am oberen Teil des knöchernen Thorax direkt über dem Musculus pectoralis minor liegt und zu den äußeren Brustmuskeln, die den ventralen Schultergürtel mit dem Rumpf verbinden, gehört	218, 219, 220, 275, 286, 303, 316,

Peroneus fibularis brevis	Kurzer Wadenbeinmuskel, ein Skelettmuskel der unteren Extremität, der zur lateralen Gruppe der Unterschenkelmuskulatur gehört	207, 204, 205,
Peroneus fibularis longus	Langer Wadenbeinmuskel, ein Skelettmuskel der unteren Extremität, de zur lateralen Gruppe der Unterschenkelmuskulatur gehört	207, 204, 205,
Piriformis	Ein flacher, pyramidal bis birnenförmig geformter Skelettmuskel der unteren Extremität, genauer der tiefen Schicht der Hüftmuskulatur. Er verläuft an der Innenseite des Beckens (Pelvis) zum Oberschenkelknochen (Femur)	Siehe **externe Hüft-Rotatoren**
Piriformis, Gemellus superior, Obturator internus, Gemellus inferior, Quadratus femoris, Obturator externus	Externe Hüft-Rotatoren	209, 262, 290,
Psoas	Großer Lendenmuskel, ein Skelettmuskel der unteren Extremität, genauer der vorderen (ventralen) Schicht der hinteren (dorsalen) Hüftmuskulatur und wird funktionell mit dem Darmbeinmuskel (Musculus iliacus) zum Lenden-Darmbeinmuskel (Musculus iliopsoas) zusammengefasst	209, 257, 270, 278, 286, 290, 293,301, 306,310,
Quadratus femoris	Ein annähernd quadratisch geformter, fleischiger Skelettmuskel, der zur tiefen Hüftmuskulatur gehört	Siehe externe Hüft-Rotatoren
Quadratus lumborum	Ein Skelettmuskel, der zur tiefen Bauchmuskulatur gehört	223
Quadrizeps (Rectus femoris, Vastus intermedius, Vastus medialis, Vastus lateralis)	Der Quadrizeps ist ein "vierköpfiger" Oberschenkelmuskel/ Oberschenkelstrecker, ein Skelettmuskel, der aus vier Muskelköpfen auf der Vorderseite des Oberschenkels besteht.	208, 263, 268, 270, 278, 287, 306, 310, 313,
Rectus abdominis	Gerader Bauchmuskel, ein langer, vertikal verlaufender, paariger Skelettmuskel, der zur vorderen bzw. mittleren Bauchmuskulatur gehört	210, 221, 278, 286, 303, 306,

Rectus abodminis oblique externus	Ein Skelettmuskel, der zur seitlichen Bauchmuskulatur zählt und sein Ursprungsareal an den Außenflächen der 5. bis 12. Rippe hat.	223, 225,263, 283,298,
Rectus abodminis oblique internus	Ein Skelettmuskel, der zur seitlichen Bauchmuskulatur gehört und nach medial-kranial verlaufend an den Unterrändern der Rippenknorpel 9-12 und an der Linea alba ansetzt.	223, 225, 263, 283, 313,
Rectus femoris	Musculus rectus femoris (lat.: gerader Muskel des Oberschenkels)	210, 263, 278, 286, 290, 301,306,
Rhomboideus	Der Rhomboideus wird unterteilt in den kleinen und großen Rautenmuskel (Musculus rhomboideus minor et major) und bildet eine vierseitige, stark ausgebildete Muskelplatte, die äußerlich nicht erkennbar ist, da sie vom Trapezmuskel vollständig überdeckt wird.	221
Sartorius	Der Musculus sartorius oder „Schneidermuskel" ist einer der vorderen Skelettmuskeln des Oberschenkels und der längste Muskel des menschlichen Körpers.	208, 211, 212, 318,
Semimembranosus	Ein zu der Flexorengruppe der Oberschenkelmuskulatur gehörender Skelettmuskel	207
Semitendinosus	Ein zur Oberschenkelmuskulatur bzw. ischiocruralen Muskulatur gehörender Muskel.	207
Serratus anterior	Vorderer Sägemuskel, gehört zu den äußeren Brustmuskeln, die den ventralen Schultergürtel mit dem Rumpf verbinden	221, 298, 313,
Soleus	Der Musculus soleus wird auch „Schollenmuskel" genannt und ist ein Skelettmuskel der unteren Extremität, der Unterschenkel, arbeitet eng mit dem Wadenmuskel (Musculus gastrocnemius) zusammen, von dem er größtenteils bedeckt ist.	207, 204, 268,

Sternocleidomastoideus	Kopfnicker, gehört zur oberflächlichen Schicht der ventralen Halsmuskulatur, ein zweiköpfiger Muskel, den man in ein Caput laterale und ein Caput mediale unterscheiden kann	227, 228, 229, 263, 298, 313,
Tensor fascia latae	Ein Skelettmuskel der unteren Extremität, der zu den äußeren Hüftmuskeln gezählt wird.	208, 209, 211, 212,
Teres major	Großer Rundmuskel, gehört zur dorsalen Gruppe der Schultermuskeln	219, 220,
Teres minor	Kleiner Rundmuskel, gehört zur dorsalen Gruppe der Schultermuskeln und ist Teil der so genannten Rotatorenmanschette	219
Tibialis anterior	Vorderer Schienbeinmuskel, ein langer, spindelförmiger Skelettmuskel der unteren Extremität, der zur vorderen Gruppe der Unterschenkelmuskulatur und damit zu den Extensoren gehört	207, 204, 262, 270, 310,
Tibialis posterior	Hinterer Schienbeinmuskel, ein Skelettmuskel aus der Gruppe der Unterschenkelmuskulatur, der zu den tiefen Wadenmuskeln zählt	207,205,
Trapezius	Trapezmuskel oder auch Kapuzenmuskel genannt, ein trapezförmig zwischen Schulter und Wirbelsäule ausgespannter Skelettmuskel, der zur sekundären Rückenmuskulatur des Schultergürtels zählt	270, 281, 287, 306,
Trapezius, oberer	Ausgehend von den unterschiedlichen Ursprungs- und Ansatzstellen des Muskels lassen sich dem Faserverlauf entsprechend unterschiedliche Muskelpartien ansprechen. Diese Unterteilung des Muskels hat auch funktionell Bedeutung und anzusprechen sind 1.) <u>*Pars descendens*</u>: Die kranial entspringenden Fasern verlaufen absteigend zu ihren Ansatzstell	221, 227, 228, 229,
Trapezius, mittlerer	2.) <u>*Pars transversa*:</u> Die in der Mitte des Muskels entspringenden Fasern verlaufen annähernd horizontal	221, 275, 303,

Trapezius, unterer	3.) <u>*Pars ascendens:*</u> Die am weitesten kaudal entspringenden Fasern verlaufen aufsteigend	221, 263, 275, 303,
Trizeps brachii	Dreiköpfiger Oberarmmuskel, Armstrecker, die drei Köpfe des Muskels bezeichnet man als "Caput longum", "Caput laterale" und "Caput mediale"	217, 220, 281, 286,298, 303, 313,
Vastus intermedius	Der Musculus vastus intermedius wird auch mittlerer breiter Oberschenkelmuskel oder mittlerer Schenkelmuskel genannt, ist einer der vorderen Muskeln des Oberschenkels und gehört zum Musculus quadriceps femoris (vierköpfiger Oberschenkelmuskel).	Siehe Quadrizeps
Vastus medialis	Der Musculus vastus medialis wird auch innerer Schenkelmuskel genannt, ist einer der vorderen Muskeln des Oberschenkels und der Kopf des Musculus quadriceps femoris.	Siehe Quadrizeps
Vastus lateralis	Der Musculus vastus lateralis wird auch äußerer Schenkelmuskel genannt, ist einer der vorderen Muskeln des Oberschenkels und einer der vier Köpfe des Musculus quadriceps femoris.	Siehe Quadrizeps

Anhang I: Wie finde ich (m)einen Yoga-Lehrer?

Wozu benötigt man überhaupt einen Yoga-Lehrer? Ist er eine Notwendigkeit oder ein Luxus?
Kein Yoga–Buch, egal wie gut es sein mag, kann einen guten Yoga-Lehrer bzw. eine persönliche Unterweisung durch einen Lehrer ersetzen, sondern ergänzt nur den regelmäßigen Yoga-Unterricht. Es ist sicherlich möglich, sich Grundlagen (des Yogas) durch Lesen anzueignen, aber es ist zu empfehlen, zusätzlich mit einem ausgebildeten und erfahrenen Yoga-Lehrer zu üben, der einen auf dem Yoga-Weg begleitet, unterstützt, berät, korrigiert und Anregungen für den weiteren Verlauf und die Entwicklung gibt. Das gilt nicht nur für Anfänger, sondern auch für Fortgeschrittene; denn es gibt immer etwas Neues zu lernen und bei allen Menschen schleichen sich, aufgrund von Gewohnheiten und Unachtsamkeit Fehler in die Übungspraxis ein.
Doch wie findet man (s)einen Yoga-Lehrer? Dies ist gar nicht so einfach, wie Sie schon angesichts der zahlreichen Yoga-Stile gesehen haben. Diese Lehrerwahl zu treffen, ist aber nicht nur hinsichtlich der vielen Yoga-Stile, sondern auch aufgrund der hohen Anzahl verfügbarer Yoga-Lehrer schwierig, da mittlerweile etliche, verschiedenartige Yoga-Ausbildungskurse für Lehrer angeboten werden. Den Yoga-Lehrertitel kann man nach einer dreijährigen Ausbildung mit Grundlagen in Anatomie bekommen oder nach nur einem Wochenendkurs, was die Qualität der zu erwartenden Lehre erheblich beeinflusst. Auch möchte ich an dieser Stelle betonen, dass eine eigene, regelmäßige Yoga-Praxis für einen guten Yoga-Lehrer sehr wichtig, aber leider nicht immer an der Tagesordnung ist. Insbesondere, wenn Sie körperliche Beschwerden haben, ist es wichtig, dass Sie sich einem guten Yoga-Lehrer aussuchen und diesem zu einhundert Prozent vertrauen. Das bedeutet, dass Sie alles genau so, wie angeleitet, ausführen – ohne Einschränkung. Wenn Sie schon während der Ausführung Bedenken haben oder sogar Probleme oder Schmerzen, sollten Sie sofort die Yoga-Stunde bzw. den Unterricht abbrechen. Sie müssen niemandem etwas beweisen und sind niemandem etwas schuldig – außer sich selbst.
Damit Sie den passenden Yoga-Lehrer für sich selbst finden, dem Sie uneingeschränkt vertrauen können und der Ihre Entwicklung, vielleicht über Jahre hinweg, vertrauensvoll begleitet und Sie angemessen fordert, aber niemals überfordert, der jenes Potential Ihrer Entwicklungsmöglichkeiten im Stande ist zu erkennen, das Sie an sich selbst eventuell noch gar nicht wahrgenommen haben, habe ich nachstehend ein paar gedankliche Anregungen aufgelistet.

Checkliste, um seinen Yoga-Lehrer zu finden:

Ein Lehrer, für den man sich entscheidet, muss weder total erleuchtet sein noch unmenschliche Perfektion an den Tag legen, er muss lediglich in Bezug auf die Kernmerkmale des auf dem von ihm zu erlernenden Weges ein paar Schritte weiter gekommen sein, als man selbst bisher.

1) Information beschaffen
Informieren Sie sich und verschaffen Sie sich einen Überblick über die Yoga-Angebote, die Yoga-Schulen und die Yoga-Lehrer in Ihrer Region. Dies ist möglich u. a. mit Hilfe der Internets, der Gelben Seiten, befreundeter Yoga-Interessierter, Ihres Arztes oder Heilpraktikers etc. Wichtig

hierbei sind u. a., ob die Unterrichtszeiten zu Ihrem beruflichen und privaten Tagesablauf passen, die Erreichbarkeit der Yoga-Angebote, die Kosten des Unterrichts, der Yoga-Stil etc. Dass ein Lehrer Sie auf ihrem Yoga-Weg über eine längere Zeit begleiten kann und wird, hängt von der problemlosen Integration des Yoga-Unterrichts in Ihren Alltag ab.

2) Kontakt
Nachdem Sie alle notwendigen Informationen beschafft haben, ist es Ihre Aufgabe, mit den in Frage kommenden Yoga-Lehrern oder -Studios in Kontakt zu treten, diese anzurufen oder besser persönlich zu besuchen. Jeder gute Yoga-Lehrer wird ein Interesse daran haben, neue Schüler und Interessierte zu beraten und zu informieren. Viele Yoga-Schulen sind aufgrund von Personalmangel, besonders während der Unterrichtszeit, telefonisch schwer zu erreichen, wovon Sie sich nicht entmutigen lassen sollten. Sie können alternativ eine E-Mail schreiben oder auf den Anrufbeantworter sprechen und um Rückruf bitten. Ein professionell arbeitender Yoga-Lehrer wird Ihre Anfrage auf jeden Fall ernstnehmen und sich bei Ihnen zurückmelden.

3) Informationen geben
Wenn ein persönlicher Termin vereinbart worden ist, wird ein guter Lehrer Ihnen zu Beginn zahlreiche Fragen stellen. Standard- bzw. Pflichtfragen sind jene nach einer bestehenden Schwangerschaft, gesundheitlichen Problemen, (Vor-)Erkrankungen, Operationen, Verletzungen, Einschränkungen und Behinderungen, die um Zusatzfragen, u. a. bezüglich Ihrer sportlichen bzw. Yoga-Vorerfahrung, ergänzt werden. Falls ein Yoga-Lehrer Sie nicht nach Ihren aktuellen Beschwerden fragt, informieren Sie ihn von sich aus darüber und warten ab, ob und was er diesbezüglich sagt.

4) Probe-Yoga- Stunde
Bei einem guten Yoga-Lehrer ist es immer möglich, eine, zumeist kostenlose Probestunde zu besuchen, bevor Sie sich für einen Kurs anmelden. Falls Sie sich trotz der erzielten Information noch kein Bild von dem Yoga-Lehrer oder der Yoga-Schule machen konnten, probieren Sie andere potentiell geeignete Yoga-Studios und Yoga-Lehrer aus.
Indem Sie diese Probe-Stunde(n) vorurteilsfrei aufsuchen und darauf hören, was Ihr Körper Ihnen während dieser Zeit sagt, werden Sie wertvolle Informationen bekommen und eine Menge darüber lernen, was Ihnen guttut, was Sie benötigen und was nicht bzw. was Ihnen schadet. Es ist nicht nur wichtig, während der Probe-Stunde achtsam zu sein, sondern darüber hinaus darauf zu achten, wie es Ihnen nach der Stunde geht, ob Sie sich z. B. erfrischt, gestärkt und klar fühlen oder gar erschöpft, ausgepowert und schlecht gelaunt – von eventuellen Verletzungen ganz zu schweigen.
Niemals wird ein guter Yoga-Lehrer Sie zu einer Yoga-Position nötigen, welche Sie noch nicht auszuführen im Stande sind, oder Sie tiefer in eine Position (z. B. Hund, Zange) hineindrücken, wenn Sie dies noch nicht können oder wollen. Abgesehen von dem erbauenden Gefühl bei der erfolgreichen Ausführung einer neuen Yoga-Haltung, geht es im Yoga um den harmonischen, liebevollen und heilenden Kontakt mit dem eigenen Körper sowie die allmähliche und achtsame Erweiterung der eigenen Grenzen ohne externen Zwang.

5) Der Lehrer sollte eine Lotsen-Funktion haben
Lehrer können auf Ihrem Weg zu sich selbst als wichtige Führer und Lotsen dienen, indem sie neue Möglichkeiten hinsichtlich der Denk- und Verhaltensweise aufzeigen und zur Selbsterforschung, Aufrichtigkeit und Integrität ermutigen, was dazu führen kann, dass zukünftige Hindernisse erfolgreich umgangen werden können. Ein guter Lehrer kann bei Schwierigkeiten helfen, nicht vom Weg abzukommen und unbeschadet das Ziel zu erreichen. Vermittelt der Lehrer, der gerade vor Ihnen steht, dieses Gefühl?

6) Korrekte Einschätzung durch den Lehrer
Einen guten Yoga-Lehrer zeichnet aus, dass er in den sog. offenen Yoga-Kursen den Leistungsgrad all seiner Schüler richtig einschätzen kann und seine Schüler in keinem Fall zu schwierige oder gar völlig ungeeignete Übungen machen lässt, sondern sie langsam auf eine zunehmend fordernde Übungs-Praxis vorbereitet.

7) Kompatibilität
Die Sprache und Lehrmethoden des zukünftigen Yoga-Lehrers sollten zur eigenen Konstitution und zum aktuellen eigenen Entwicklungsstand passen. Darüber hinaus sollte Ihre Wahl eines Yoga-Lehrers von dessen Persönlichkeit und Stimme geprägt sein, damit Sie gut zuhören können, nämlich zuerst der Stimme des äußeren Lehrers und später der Stimme Ihres inneren Lehrers.

8) Freude beim Yoga-Unterricht
Wenn ihr potentieller Yoga-Lehrer bzw. Ihre Yoga-Schule bis jetzt alle Fragen positiv beantworten konnten, Sie aber keinen Spaß an dem Unterricht dieses Yoga-Lehrers haben, ist es ratsam, weiter zu suchen. Alles, was keinen Spaß macht, sollte möglichst vermieden werden. Sie sollten einen Yoga-Unterricht nicht nur aus Vernunftgründen über sich ergehen lassen.

9) Informationen geben lassen
Nun ist es an der Zeit, den Lehrer zu prüfen und sich Informationen geben zu lassen zu seiner Ausbildung bzw. seinen Ausbildungen, seinen regelmäßigen Fortbildungen, der Ausbildungs- und Fortbildungslänge, der Dauer seiner eigenen Übungspraxis, seiner Unterrichtserfahrung, seinen Kenntnissen in Yoga-Philosphie, seinen Kenntnissen in Anatomie, seiner emotionalen Kompetenz, seiner Stressresistenz etc.
Meiner Meinung nach ist es zweitrangig, ob der Lehrer eine von einem nationalen Berufsverband (z. B. BDY oder BYV) oder vom Yoga-Weltverband (Yoga Alliance International YAI) anerkannte Ausbildung hat; denn es gibt viele sehr gute Ausbildungen auch außerhalb der großen Verbände und einzigartige Yoga-Lehrer und -Meister, welche nie eine herkömmliche, offizielle Yoga-Lehrer-Ausbildung durchlaufen haben.

10) Introspektion
Unabhängig davon, wie man den potentiellen Yoga-Lehrer gefunden hat, sollte man sich selbst kritisch befragen und achtsam in sich hineinhören, ob man das, was diese Person anzubieten hat, bereit ist, regelmäßig, aus tiefster Überzeugung und mit einem guten Gefühl in die Tat umzuset-

zen und in der eigenen Übungspraxis anzuwenden. An diesem Punkt wird man sich auch darüber klar, warum und wie oft man Yoga praktizieren möchte und als welchen Yoga-Stil.
Die gegebenen Ratschläge und vermeintlichen Idealvorstellungen des Yoga und Ayurveda (→ z. B. Kapitel 8, Gesunde Lebensroutinen), dass man jeden Morgen bei Sonnenaufgang aufstehen, meditieren und dann seiner intensiven Yoga-Praxis nachgehen soll, ist für die meisten berufstätigen Menschen und vor allem für die Yoga-Anfänger eher eine Wunschvorstellung als eine tatsächlich zu lebende Tagesroutine. Es empfiehlt sich, realistisch bezüglich seiner Zeit- und Energieressourcen zu sein; denn den passenden und richtigen Yoga-Lehrer kann man erst finden, wenn man sich angemessen und vollkommen ehrlich mit seinen Bedürfnissen auseinandergesetzt hat.

11) Der Stimme des Herzens, der Intuition folgen
Was einem wirklich guttut und nachhaltig auch gut für einen ist, weiß jeder selbst am Besten. Das Gefühl entscheidet letztendlich bei der Wahl des Yoga-Lehrers und dieses wird maßgeblich beeinflusst von seinen »weichen« Eigenschaften, wie z. B. seiner harmonischen Persönlichkeit, seiner Unerschütterlichkeit, seinem Gleichmut, seiner Freundlichkeit und vor allem seiner beständigen Gelassenheit, welche eines der Hauptziele des Yogas ist und explizit in der Bhagavad Gita (→ Kapitel 4, Was ist Yoga?) erwähnt wird. Die wahre Inspiration, die ein Yoga-Lehrer geben kann, hat nichts mit Anweisungen zu tun, sondern hauptsächlich mit persönlicher Ausstrahlung, die etwas völlig anderes ist als das bloße Vermitteln von intellektuellem und praktischem Wissen.

12) Ermutigung und Motivation
Wenn Sie sich für einen Lehrer entschieden haben und schon längere Zeit mit ihm gemeinsam Yoga üben, sollten Sie von ihm das Gefühl vermittelt bekommen, dass er an Ihrem Fortschritt interessiert ist. Ein guter Lehrer ermutigt seinen Schüler, bei der täglichen Yoga-Praxis zu bleiben, wenn dieser alleine eventuell aufgeben würde.

13) Rat
Ein guter Lehrer ist ferner in der Lage, seinem Schüler auf dessen Weg beizustehen, wenn dieser verunsichert oder ratlos ist; denn aufgrund der in seiner eigenen Yoga-Praxis gemachten Erfahrungen weiß der Lehrer, was in seinem Schüler vorgeht und was dieser benötigt oder was nicht. Ein guter Yoga-Lehrer kann einem sowohl diese Erfahrung als auch das erforderliche Wissen vermitteln. Wissen ist auf den menschlichen Intellekt begrenzt; Erfahrung ist etwas, das einen lehrt, das praktisch Erlebte nachhaltig zu verinnerlichen.

14) Yoga-Philosophie / Spirituelle Ausstrahlung
Neben seinem Wissen sollte ein guter Yoga-Lehrer auch über spirituelle Qualitäten verfügen und im Stande sein, diese weiterzugeben. Ansonsten kann es geschehen, dass Ihnen viel über Yoga vermittelt wird und Sie in der Lage sind, adäquat darüber zu kommunizieren, aber dass Ihnen keine echte Hilfe zur Entwicklung Ihrer Persönlichkeit sowie Ihres spirituellen Lebens widerfährt. Es gibt Kriterien, die auf die spirituelle Kompetenz des Lehrers schließen lassen, z. B. ob er den »heiligen Gleichmut« besitzt und voll des Verstehens sowie innerer Harmonie ist und ob er

authentisch aus seiner ganzen Persönlichkeit lebt und genau diese Eigenschaften an sie weiterzugeben bestrebt ist.

Anhang II: Kontaktadressen

In der Hoffnung, dass Ihnen das von mir vorgestellte Yoga-Programm gefallen und ganzheitlich gut getan hat, füge ich nachstehend Adressen von renommierten Yoga-Schulen, Yoga-Meistern und Ashrams bzw. Ausbildungshäusern auf. Es ist entscheidend und nutzbringend für den erfolgreichen Yoga-Weg, sich regelmäßig Rat und neue Anreize bei Erfahrenen zu holen sowie sich hinsichtlich seiner Yoga-Praxis beraten und ggf. auch korrigieren zu lassen, damit kein Stillstand eintritt, sondern eine progressive Entwicklung.
Durch das Studium dieses Buches sollten Sie in der Lage sein zu entscheiden, welches der richtige Yoga-Stil für Sie ist, und aus den Ihnen regional vorliegenden Yoga-Angeboten dasjenige auszuwählen, welches Ihnen und Ihren Erfordernissen gerecht wird. Vielleicht sind Sie auch so begeistert und überzeugt vom Yoga und den damit gewonnenen positiven Erfahrungen, dass Sie sich zu einer Yoga-Lehrer-Ausbildung oder einem intensiven Yoga-Studium entschließen. In jedem Fall wünsche Ihnen auf Ihrem Yoga-Weg alles Gute und stets einen ruhigen Geist, um ausnahmslos die richtigen Entscheidungen treffen zu können.

Deutschland:
Svastha-Yoga
Kolumbusstr. 12
81543 München
Telefon: 0049 (0)89- 650 622
info@svastha-yoga.de
www.svastha-yoga.de

Sivananda Yoga Zentrum e.V. München
Steinheilstr. 1
80333 München
Theresienstraße
Telefon: 0049 (0)89/700 9669-0
munich@sivananda.net

Sivananda Yoga Vedanta Zentrum Berlin
Schmiljanstr. 24
12161 Berlin
Friedrich Wilhelm Platz
Telefon: 0049 (0)30/85 99 97 98
berlin@sivananda.net

R. Sriram
Eichenstr. 39
D-64743 Beerfelden
www.sriram.de
yoga@sriram.de

Yoga Vidya Bad Meinberg
Yoga-Weg 7
32805 Horn-Bad Meinberg
Telefon: 0049 (0)5234/87-0
rezeption@)yoga-vidya.de

Yoga Vidya Westerwald
Gut Hoffnungstal
57641 Oberlahr
Telefon: 0049 (0)2685/8002-0
westerwald@yoga-vidya.de

Yoga Vidya Nordsee
Wiarder Altendeich 10
26434 Horumersiel/Wangerland
Telefon: 0049 (0)4426/904161-0
nordsee@yoga-vidya.de

Yoga Vidya Allgäu
Lärchenweg 3
87466 Oy-Mittelberg/Maria Rain
Telefon: 0049 (0)8361/92530-0
rezeption@allgaeu.yoga-vidya.de

Yoga-Vidya-Stadtzentren:
Aachen, Ahrensburg, Altenburg, Aschaffenburg, Augsburg, Backnang, Bad Neustadt, Bamberg, Bayreuth, Bergen auf Rügen, Berlin, Bielefeld, Bochum, Bonn, Bremen, Cottbus, Darmstadt, Diepholz, Donaueschingen, Dortmund, Dresden, Düsseldorf, Erfurt, Erlenbach, Eschwege, Essen, Euskirchen, Fichtelgebirge, Fladungen, Frankfurt, Freiburg, Freudenstadt, Gelsenkirchen, Gensingen, Gera, Göppingen, Hamburg, Hamburg-Harburg, Hamburg-Sasel, Hannover, Heidelberg, Kaiserslautern, Karlsruhe, Kassel, Kiel, Koblenz, Köln, Konstanz, Lachen, Lahr, Leer, Leipzig, Lüdenscheid, Ludwigshafen, Lüneburg, Mainz, Mannheim, Melle, Mendig, Moers, München, Münster, Neumarkt, Neustadt, Nordhorn, Norderstedt, Nürnberg, Östringen, Oberreute, Oldenburg, Oldenburg-West, Ostrhauderfehn, Pohlheim, Potsdam, Rastatt, Ravensburg, Rotterdam (NL), Rottweil, Schöneck-Nidderau, Schwerin, Schwerte, Seekirchen (AT), Siegen, Speyer, Stuttgart, Trier, Tübingen, Überlingen, Villingen-Schwenningen, Waghäusel, Weilerswist, Weilmünster, Wiehl, Wilhelmshaven (uvm)

Berufsverband der Yoga-Lehrenden in Deutschland e.V.
Bürgerstr. 44
37073 Göttingen
Deutschland
Telefon: 0551/797744-0
info@yoga.de
www.yoga.de

Zurzeit bieten 32 BDY-Lehrausbildungsschulen in Deutschland eine Ausbildung zum Yoga-Lehrer an.

Österreich:

Sivananda Yoga Vedanta Zentrum Wien
Prinz- Eugen Strasse 18
1040 Wien
Österreich
Telefon: 0043 (0)1/586 34 53
vienna@sivananda.net
www.sivananda.org/vienna

Sivananda Yoga Vedanta Seminarhaus
Bichlach 40
6370 Reith bei Kitzbühel, Tirol
Österreich
Telefon: 0043 (0) 53 56 / 67 404
tyrol@sivananda.net

Schweiz:

AYUR YOGA Center
Bleicherweg 45,
8002 Zürich
Schweiz
www.ayuryoga.ch
info@ayuryoga.ch

Centre Sivananda de Yoga Vedanta Genève
1, rue des Minoteries
1205 Genève
Suisse
Tél. 0041 (0)22 328 03 28
geneva@sivananda.net

Indien:

Krishnamacharya Yoga Mandiram
New No.31 (Old #13) Fourth Cross Street,
Rama Krishna Nagar, Mandaveli
Chennai - 600 028
India
Phone: 91-44-24937998 / 24933092
www.kym.org

Ramamani Iyengar Memorial Yoga Institute (RIMYI)
1107 B/1 Hare Krishna Mandir Road, Model Colony, Shivaji Nagar
Pune - 411 016, Maharashtra
India
Phone: 91-20-2565 6134
www.bksiyengar.com

Svastha Yoga and Ayurveda
Plot No. 27 & 28, 4th Main Road
VGP Layout, Part I
Palavakkam
Chenai 600041
India
www.svastha-yoga.com

Viniyoga Healing Foundation
No.7, 25th Cross Street,
Besant Nagar
Chennai - 600 090 / TamilNadu
India
http://www.vhfyogacare.in

Sivananda Kutir, Uttarkashi, Himalayas
P.O. Netala, Uttarkashi Dist,
Uttarakhand, Himalayas, 249 193
INDIA
tel: +91.1374.224.159
e-mail: himalayas@sivananda.org
website: www.sivananda.org/netala

Sivananda Meenakshi Ashram, Madurai
Kalloothu, Saramthamgi Village
Vellayampatti P.O.
Palamedu (Via), Vadippatti Taluk
Madurai Dist 625 503, Tamil Nadu
India
Tel: +91 (0) 452 - 209 0662
website: www.sivananda.org/madurai
e-mail: madurai@sivananda.org

Sivananda Yoga Vedanta Dhanwantari Ashram
Neyyar Dam, Kerala
P.O. Neyyar Dam
Thiruvananthapuram District
Kerala, 695 572
India
website: www.sivananda.org/neyyardam
e-mail: YogaIndia@sivananda.org

Anhang III: Abbildungsverzeichnis

	Asana	Bild-Nr.	Seite	Kapitel
1	*Adhya Svasana* / Shavasana-Bauchatmung	1	183	5.I.1 **Pranayama**
2	*Adhya Svasana* / Shavasana-Bauchatmung	2	184	5.I.1 Pranayama
3	*Poorna Svasana* / Yogische Vollatmung	3	186	5.I.2 d) Pranayama
4	*Poorna Svasana* / Yogische Vollatmung Übung I Vorbereitung	4	187	5.I.2 d) Pranayama
5	*Poorna Svasana* / Yogische Vollatmung Übung I Vorbereitung	5	187	5.I.2 d) Pranayama
6	*Poorna Svasana* / Yogische Vollatmung Übung I Vorbereitung	6	187	5.I.2 d) Pranayama
7	*Poorna Svasana* / Yogische Vollatmung Übung I Vorbereitung	7	187	5.I.2 d) Pranayama
8	*Poorna Svasana* / Yogische Vollatmung Übung I	8	188	5.I.2 d) Pranayama
9	*Poorna Svasana* / Yogische Vollatmung Übung I	9	188	5.I.2 d) Pranayama
10	*Poorna Svasana* / Yogische Vollatmung Übung II Vorbereitung	10	189	5.I.2 d) Pranayama
11	*Poorna Svasana* / Yogische Vollatmung Übung II Vorbereitung	11	189	5.I.2 d) Pranayama
12	*Poorna Svasana* / Yogische Vollatmung Übung II Vorbereitung	12	190	5.I.2 d) Pranayama
13	*Poorna Svasana* / Yogische Vollatmung Übung II Vorbereitung	13	190	5.I.2 d) Pranayama
14	*Poorna Svasana* / Yogische Vollatmung Übung II Vorbereitung	14	190	5.I.2 d) Pranayama
15	*Poorna Svasana* / Yogische Vollatmung Übung II	15	191	5.I.2 d) Pranayama
16	*Poorna Svasana* / Yogische Vollatmung Übung II	16	191	5.I.2 d) Pranayama
17	*Poorna Svasana* / Yogische Vollatmung Übung II	17	191	5.I.2 d) Pranayama
18	*Poorna Svasana* / Yogische Vollatmung Übung II	18	191	5.I.2 d) Pranayama
19	*Nadi Shodana* / Wechselatmung	19	193	5.I.3 Pranayma
20	*Nadi Shodana* / Wechselatmung	20	193	5.I.3 Pranayma
21	*Nadi Shodana* / Wechselatmung	21	194	5.I.3 Pranayma
22	*Nadi Shodana* / Wechselatmung	22	194	5.I.3 Pranayma
23	*Nadi Shodana* / Wechselatmung	23	194	5.I.3 Pranayma
24	*Svasana Dhyana* / Atem-Meditation	24	200	5.2 **Meditation**
25	1.) Fußgelenk A) Plantare Flexion – B) Dorsale Flexion	25 + 26	204	5.3. **Gelenkbefreiende Übungen**
26	2.) Fußgelenk A) Eversion – B) Inversion	27.1, 27.2+28.1, 28.2	205, 206	5.3. Gelenkbefreiende Übungen
27	3.) Fußgelenk A) Außenrotation – B) Innenrotation	29 + 30	207	5.3. Gelenkbefreiende Übungen
28	4.) Knie A) Flexion – B) Extension	31 + 32	208	5.3. Gelenkbefreiende Übungen
29	5.) Hüfte A) Externe – B) Interne Rotation	33 + 34	209	5.3. Gelenkbefreiende Übungen
30	6.) Wirbelsäule A) Extension – B) Flexion	35 + 36	210	5.3. Gelenkbefreiende Übungen
31	7.) Hüfte A) Extension – B) Flexion	37 +38	211	5.3. Gelenkbefreiende Übungen
32	8.) Hüfte A) Adduktion – B) Abduktion	39 + 40	212	5.3. Gelenkbefreiende Übungen
33	9.) Handgelenk A) Flexion – B) Extension	41 + 42	213	5.3. Gelenkbefreiende Übungen

34	10.) Handgelenk	43 + 44	215	5.3. Gelenkbefreiende Übungen
35	11.) Handgelenk Rotation	45.1, 45.2+46	216	5.3. Gelenkbefreiende Übungen
36	12.) Ellbogen A) Extension – B) Flexion	47 + 48	217	5.3. Gelenkbefreiende Übungen
37	13.) Schulter A) Abduktion – B) Adduktion	49 + 50	218	5.3. Gelenkbefreiende Übungen
38	14.) Schulter A) *Externe* – B) *Interne* Rotation	51 + 52	219	5.3. Gelenkbefreiende Übungen
39	15.) Schulter A) Flexion – B) Extension	53 + 54	220	5.3. Gelenkbefreiende Übungen
40	16.) Wirbelsäule A1) Extension – A2) Flexion / Scapula B1) Adduktion – B2) Abduktion	55 + 56	221	5.3. Gelenkbefreiende Übungen
41	17.) Wirbelsäule Laterale Flexion	57 + 58	223	5.3. Gelenkbefreiende Übungen
42	17.) Wirbelsäule Laterale Flexion Variation	59 + 60	224	5.3. Gelenkbefreiende Übungen
43	18.) Wirbelsäule Rotation	61 + 62	225	5.3. Gelenkbefreiende Übungen
44	19.) Nacken A) Flexion – B) Extension	63 + 64 + 65	227	5.3. Gelenkbefreiende Übungen
45	20.) Nacken Laterale Flexion	66 + 67	228	5.3. Gelenkbefreiende Übungen
46	21.) Nacken Laterale Rotation	68 + 69	229	5.3. Gelenkbefreiende Übungen
47	22.) *Shavasana* (Mrtasana) / Entspannungshaltung	70	230	5.3. Gelenkbefreiende Übungen
48	1.) *Tadasana Namaskar* / Bergposition	71	232	5.4 **Surya Namaskar** / Der Gruß an die Sonne
49	2.) *Urdhva Hastasana* (oder Urdhva Namaskar) / Bergposition mit Händen nach oben	72.1, 72.2	233	5.4 Surya Namaskar / Der Gruß an die Sonne
50	3.) *Uttanasana* / Stehende Vorbeuge mit geradem Rücken	73.1, 73.2	234	5.4 Surya Namaskar / Der Gruß an die Sonne
51	4.) *Ashwa Sanchalanasana* / Ausfallschritt (oder Reiter)	74	235	5.4 Surya Namaskar / Der Gruß an die Sonne
52	5.) *Chatturanga Dandasana* /	75	236	5.4 Surya Namaskar / Der Gruß an die Sonne
53	6.) *Ashtangasana* (oder Ashtanganamaskar) / Knie-Brust-Stirn-Position	76	237	5.4 Surya Namaskar / Der Gruß an die Sonne
54	7.) *Bhujangasana* / Kobra	77	238	5.4 Surya Namaskar / Der Gruß an die Sonne
55	8.) *Adho Mukha Svanasana* / Hinabschauender Hund (Vorübung Katze)	78	239	5.4 Surya Namaskar / Der Gruß an die Sonne
56	8.) *Adho Mukha Svanasana* / Hinabschauender Hund	79	239	5.4 Surya Namaskar / Der Gruß an die Sonne
57	9.) *Ashwa Sanchalanasana* / Ausfallschritt (oder Reiter)	80	240	5.4 Surya Namaskar / Der Gruß an die Sonne
58	10.) *Uttanasana* / Stehende Vorbeuge mit geradem Rücken	81.1, 81.2	241	5.4 Surya Namaskar / Der Gruß an die Sonne
59	11) *Urdhva Hastasana* (oder Urdhva Namaskar) / Bergposition mit Händen nach oben	82	242	5.4 Surya Namaskar / Der Gruß an die Sonne
60	12.) *Tadasana* / Bergposition	83.1, 83.2	243	5.4 Surya Namaskar / Der Gruß an die Sonne
61	1.) *Tadasana samasthiti* / Bergstellung	84	249	5.5. **Haltungsverbessernde Yoga-Asanas**
62	2.) *Tadasana Urdhva Baddanguliasana* / Aufrechte Bergstellung	85.1, 85.2	251	5.5 Haltungsverbessernde Yoga-Asanas
63	3.) *Virabhadrasana I* / Krieger I	86	254	5.5 Haltungsverbessernde Yoga-Asanas
64	4.) *Parshva Uttanasna* (oder Parsvottanasana) / Pyramide	87.1, 87.2+88	256	5.5 Haltungsverbessernde Yoga-Asanas
65	4.) *Parshva Uttanasna* (oder Parsvottanasana) / Pyramide Variation I	89	258	5.5 Haltungsverbessernde Yoga-Asanas
66	4.) *Parshva Uttanasna* (oder Parsvottanasana) / Pyramide Variation II	90	258	5.5 Haltungsverbessernde Yoga-Asanas
67	4.) *Parshva Uttanasna* (oder Parsvottanasana) / Pyramide Variation III	91	259	5.5 Haltungsverbessernde Yoga-Asanas
68	5.) *Vrksasana* / Baum	92 + 93	261	5.5 Haltungsverbessernde Yoga-Asanas
69	6.) *Utthita Trikonasana* / Gestrecktes Dreieck	94	263	5.5 Haltungsverbessernde Yoga-Asanas
70	6.) *Utthita Trikonasana* / Gestrecktes Dreieck Variation + Hilfsmittel I	95+96.1,96.2	264	5.5 Haltungsverbessernde Yoga-Asanas
71	6.) *Utthita Trikonasana* / Gestrecktes Dreieck Hilfsmittel II + III	97.1,97.2+98	265, 266	5.5 Haltungsverbessernde Yoga-Asanas

72	7.) *Virabhadrasana II* / Krieger II	99	267	5.5 Haltungsverbessernde Yoga-Asanas
73	8.) *Adho Mukha Shvanasana* / Hinabschauender Hund	100 + 101	269	5.5 Haltungsverbessernde Yoga-Asanas
75	8.) *Adho Mukha Shvanasana* / Hinabschauender Hund Variation I	102	270	5.5 Haltungsverbessernde Yoga-Asanas
76	8.) *Adho Mukha Shvanasana* / Hinabschauender Hund Variation II	103	271	5.5 Haltungsverbessernde Yoga-Asanas
77	9.) *Dvipada Pitham* (Setubandhasana) / Schulter-Brücke	104 +105	274	5.5 Haltungsverbessernde Yoga-Asanas
78	9.) *Dvipada Pitham* (Setubandhasana) / Schulter-Brücke Variation	106	275	5.5 Haltungsverbessernde Yoga-Asanas
79	10.) *Urdhva Prasarita Padasana* / Aufwärts-gestreckte-Beine-Haltung	107	277	5.5 Haltungsverbessernde Yoga-Asanas
80	11.) *Viparita Karani* / Halber Schulterstand	108	280	5.5 Haltungsverbessernde Yoga-Asanas
81	11.) *Viparita Karani* / Halber Schulterstand Variaton	109	281	5.5 Haltungsverbessernde Yoga-Asanas
82	12.) *Jathara Parivritti* (oder Jathara Parivaratanasana) / Abdominale Drehung mit einem Bein	110.1, 110.2	283	5.5 Haltungsverbessernde Yoga-Asanas
83	13.) *Apanasana* / Knie-zum-Kinn-Position	111	285	5.5 Haltungsverbessernde Yoga-Asanas
84	14.) *Dandasana* / Stabposition	112	287	5.5 Haltungsverbessernde Yoga-Asanas
86	15.) *Janu Sirsasana* / Kopf-zum-Knie-Position	113	289	5.5 Haltungsverbessernde Yoga-Asanas
87	16.) *Paschimatanasana (Paschimottanasana)* / Intensive Streckung der Körperrückseite	114.1, 114.2	292	5.5 Haltungsverbessernde Yoga-Asanas
88	16.) *Paschimatanasana* / Intensive Streckung der Körperrückseite Variation I	115	294	5.5 Haltungsverbessernde Yoga-Asanas
89	16.) *Paschimatanasana* / Intensive Streckung der Körperrückseite Variation II	116 + 117	295	5.5 Haltungsverbessernde Yoga-Asanas
90	17.) *Marichyasana* / Rumpf- und Beinstreckung oder Wirbelsäulendrehung	118.1, 118.2	297	5.5 Haltungsverbessernde Yoga-Asanas
91	18.) *Paripurna Navasana* / Vollständiges Boot	119 + 120	300	5.5 Haltungsverbessernde Yoga-Asanas
92	19.) *Niralamba Bhujangasana* (Sarpasana) / Kobra (ohne Stütze)	121.1, 121.2	303	5.5 Haltungsverbessernde Yoga-Asanas
93	20.) *Shalabasana* / Heuschrecke	122	305	5.5 Haltungsverbessernde Yoga-Asanas
94	20.) *Shalabasana* / Heuschrecke Variation I	123	306	5.5 Haltungsverbessernde Yoga-Asanas
95	20.) *Shalabasana* / Heuschrecke Variation II	124.1, 124.2	307	5.5 Haltungsverbessernde Yoga-Asanas
96	20.) *Shalabasana* / Heuschrecke Variation III + IV + V	125+126+127	307, 308	5.5 Haltungsverbessernde Yoga-Asanas
97	21.) *Virasana* / Sitzender Held	128.1,128.2	310	5.5 Haltungsverbessernde Yoga-Asanas
98	22.) *Ushtrasana* / Kamel	129	312	5.5 Haltungsverbessernde Yoga-Asanas
99	23.) *Gomukhasana* / Kuhgesicht	130.1,130.2	315	5.5 Haltungsverbessernde Yoga-Asanas
100	24.) *Baddha Konasana* (Bhadrasana) / Schusterhaltung	131	317	5.5 Haltungsverbessernde Yoga-Asanas
101	25.) *Shavasana* / Totenstellung	132	320	5.5 Haltungsverbessernde Yoga-Asanas
102	1. Darstellung Chakra		154	11.2.
103	2. Darstellung Krankheitswege		157	11.3.
104	3. Darstellung Muskelübersicht		342	Anhang K16

Anhang IV: Literaturverzeichnis

	Autor	Titel	Verlag	Ausgabe
YOGA:	Bauer, Hermann	Die Schönsten Upanishaden: Der Hauch des Ewigen	Hermann Bauer Verlag	1994
	Berufsverband Deutscher Yoga-Lehrer	Der Weg des Yoga. Handbuch für Übende und Lehrende	Verlag Via Nova, Petersburg	7. Aufl. 2007
	Boccio, Frank Jude	Achtsamkeits-Yoga	Arbor-Verlag	2006
	Bögle, Reinhard	Praxishandbuch Ayurveda Yoga	Südwest Verlag München	2007
	Clerc, Roger	Grundlagen des Yoga der Energie. Eine Lebenskunst	Verlag Via Nova, Petersburg	1. Aufl. 1989
	Coulter, H.D.	Anatomie des Hatha-Yoga	Yoga Verlag, Wiggensbach	1. Aufl. 2009
	Desikachar, Dr., Kaustrub	The heart of asana	Media Garuda, Chennai, India	2012
	Desikachar, T.K.V.	Yoga -Tradition und Erfahrung. Die Praxis des Hatha-Yoga u. das Yoga Sutra des Patanjali	Verlag Via Nova, Petersburg	5. Aufl. 2005
	Desikachar, T.K.V.	Reflections on Yoga Sutras of Patanjali	Krishnamacharya Yoga Mandiram, Chennai, India	2008
	Desikachar, T.K.V.	The Heart of Yoga: Developing a Personal Practice	Inner Traditions	1999
	Dürckheim, Graf v., Karlfried	Meditieren - wozu und wie?	Nordländer Verlag	2009
	Eckard Wolz-Gottwald	Yoga-Philosophie-Atlas	Verlag Via Nova, Petersburg	3. Aufl. 2006
	Feliz Carrasco, Birgit	Chakra Yoga	Südwest Verlag München	2006
	Feuerstein, Georg	Die Yoga Tradition	Yoga Verlag, Wiggensbach	3. Aufl. 2010
	Frawley, David	Das große Handbuch des Yoga und Ayurveda: Das Buch des vedischen Wissens.	Windpferd Verlag Oberstdorf	1. Aufl. 2001
	Frawley,David / Summerfield Kozak,Sandra	Yoga für Ihren Körpertyp	Windpferd Verlag Oberstdorf	2. Aufl. 2009
	Govinda, Kalashatra	Atlas der Chakras	Südwest Verlag München	2010
	Govinda, Kalashatra	Chakra Heilmeditation	Südwest Verlag München	2009
	Govinda, Kalashatra	Chakra Praxisbuch	Südwest Verlag München	2011
	Grilley, Paul	Yin Yoga	Readhowyouwant	2010
	Gupta, Ranjit Sen	Pranyama - Vitalität und geistige Klarheit durch bewuss-tes Atmen	Verlag Via Nova, Petersburg	1. Aufl. 2005
	Hirschi, Gertrud	Yoga für Seele, Geist und Körper	Verlag Via Nova, Petersburg	7. Aufl. 2009
	Iyengar, B.K.S.	Iyengar-Yoga für Anfänger	Dorling Kindersley Verlag München	2006
	Iyengar, B.K.S.	Licht auf Yoga: Das gundlegende Lehrbuch des Hatha-Yoga	O.W.Barth Verlag, München	2010
	Iyengar, B.K.S.	Licht auf Pranayama: Das grundlegende Lehrbuch der Atemschule des Yoga	O.W.Barth Verlag, München	2012
	Iyengar, B.K.S.	Der Urquell des Yoga: Die Yoga-Sutras des Patanjali	O.W.Barth Verlag, München	2010

	Iyengar,Geeta S.	Yoga für die Frau: Der Weg zu Gesundheit, Entspannung und innerer Kraft	O.W.Barth Verlag, München	2012
	Jack Hawley	Bhagavadgita: Der Gesang Gottes. Eine zeitgemäße Version für westliche Leser	Goldmann Verlag	2002
	Kaminoff, Leslie	Yoga Anatomie	Riva Verlag München	7. Aufl. 2011
	Keshav Dev,,Acharya	Die Heilkraft der Mudras	Verlag Via Nova, Petersburg	2. Aufl. 2006
	Krafsow, Gary	Kraftquelle Yoga - Das Praxishandbuch des Vini-Yoga	Verlag Via Nova, Petersburg	2. Aufl. 2007
	Long, Ray	Yoga-Anatomie 3D: Band 1: Die wichtigsten Muskeln	Riva Verlag München	2011
	Long, Ray	Yoga-Anatomie 3D: Band 2: Die Haltungen	Riva Verlag München	2011
	Mayer Heike / Iding,Doris	Partner-Yoga	Verlag Via Nova, Petersburg	2. Aufl.2009
	Michael von Brück	Bhagavadgita: Gesang des Erhabenen	Verlag der Weltreligionen im Insel Verlag	2. Aufl. 2007
	Pfretzschner, Helga	Yoga-Üben in Schritten	Verlag Via Nova, Petersburg	3. Aufl. 2008
	Pinter-Neise, Jutta	Yoga Energie ein Leben lang - Übungszyklen und Meditationen des Hatha-Yoga	Verlag Via Nova, Petersburg	1. Aufl. 2008
	Powers, Sarah	Insight Yoga	arbor Verlag Freiburg	1. Aufl. 2013
	Rettiner, Remo	Vertaue dem Meister in Dir	Winpferd Verlag Oberstdorf	1. Aufl. 2013
	Rettiner, Remo	Das große Yoga-Therapiebuch	Verlag Via Nova, Petersburg	3. Aufl. 2011
	Rhyner, Hans H.	Das Ayurveda Yoga-Programm	blv Verlag München	2010
	Schöps, Inge	Yoga - Das große Praxisbuch für Einsteiger und Fortgeschrittene	Parragon Books, Bath UK	
	Sivananda Yoga-Zentrum	Yoga für alle Lebensstufen - in Bildern	Gräfe und Unzer	2003
	Sriram, R.	Das Yoga-Sutra: Von der Erkenntnis zur Befreiung	Theseus in J.Kamphausen Mediengruppe	2013
	Sukadev Volker Bretz	Die Yogaweisheiten des Patanjali für Menschen von heute	Verlag Via Nova, Petersburg	4. Aufl. 2010
	Sukadev Volker Bretz	Der Königsweg zur Gelassenheit	Kailash Verlag München	1. Aufl. 2013
	Sukadev Volker Bretz	Das Yoga Vidaya Asana-Buch - Band 1	Yoga Vidya Verlag, Horn Bad Meinberg	5. Aufl. 2011
	Swatmarama	Hatha-Yoga Pradipika	Sivananda Vedanta Zentrum, Quebec	2. Aufl. 1987
	Tara Stiles	Wie Yoga heilt: Einfache Übungen gegen 50 verbreitete Beschwerden	Knaur MensSana HC	2013
	Thich Nhat Hanh	Der furchtlose Buddha	Arkana Verlag München	1. Aufl. 2013
	Thich Nhat Hanh	Körper und Geist in Harmonie	Kösel Verlag München	2. Aufl. 2011
	Vishnudevananda, Swami	Das große illustrierte Yoga- Buch	J. Kamphausen Verlag	2001
	Yogi Hari	Hatha-Yoga Pradipika: Ursprung und Quelle des Hatha-Yoga	Verlag Via Nova, Petersburg	1: Aufl: 2007
Ayurveda:	Frawley, David	Das große Handbuch des Yoga u. Ayurveda - Das Buch des vedischen Wissens	Windpferd Verlag Oberstorf	1. Aufl. 2001

	Lad, Vasant	Selbstheilung mit Ayurveda	O.W.Barth Verlag, München	2010
	Rhyner, Hans H.	Das neu Ayurveda Praxis Handbuch: Gesund leben, sanft heilen	Königsfurt Urania Verlag, Krummwisch	6. Aufl. 2004
	Verma, Vinod	Ayurveda - Gesund und erfolgreich im Altag und Beruf	Urania Verlag Neuhausen CH	1. Aufl. 1997
	Verma, Vinod	Ayurveda- der Weg des gesunden Lebens	O.W.Barth Verlag, München	1. Aufl. 1992
	Verma, Vinod	Ayurveda - Der sanfte Weg zur inneren Harmonie	Aurum Verlag Braunschweig	2. Aufl. 1994
	Verma, Vinod	Die zeitlose Weisheit des Ayurveda	Sheema Verlag, Wasserburg	1. Aufl. 2011
	Verma, Vinod	Shivas Geheimnis - Das ayurvedische Heilwissen für Gesundheit und Verjüngung	F.A. Herbig Verlag, München	2009
<u>Anatomie:</u>	Fanghänel/Pera/Anderhuber/Nitsch	Waldeyer - Anatomie des Menschen	Walter de Gruyter Verlag, Berlin	17. Aufl. 2003
	Jarmey, Chris	The concise book of muscles	North Atlantic Books	2008
	Speckmann / WittkoWirbelsäuleki	Handbuch Anatomie	Tandem Verlag München	2011
<u>Wissenschaft:</u>	Berendt, Joachim Ernst	Nada Brahma - Die Welt ist Klang	Insel Verlag, Frankfurt	1983
	Driver, Oliver	Alpha - Die kreative Welle	Schirner Verlag	1. Aufl. 2011

Anhang V: Glossar

Adhija Vyadhi	Stressbedingte Krankheiten
Adho Mukha Shvanasana	Achte Körperhaltung (Asana) der Übungsreihe, der hinabschauende Hund
Ahimsa	Erstes Yama; bedeutet Abwesenheit von Gewalt, Ungerechtigkeit sowie Grausamkeit
Ama	Giftstoffe, Unverdautes, giftige Stoffwechselschlacken; Ama ist die Wurzel aller Krankheiten
Ananadamaya-Kosha	Wonnehülle
Anadhija Vyadhi	Nicht stressbedingte Krankheiten
Anjali Mudra	Symbol für das Beten oder die Kontemplation mittels zur Gebetshaltung gelegten, zueinander gefalteten Handflächen
Annamaya-Kosha	Nahrungshülle
Antaraya	Neun Hindernisse, welche den Geist (Chitta) zerstreuen und vom Yoga-Weg abbringen können: Krankheit (Vyadhi), Apathie (Styana), Zweifel (Samshaya), Nachlässigkeit (Pramada), Faulheit (Alasya), Gier (Avirati), falsche Anschauung (Bhrantidarshana), Unfähigkeit, eine Grundlage zu finden (Alabdhabhumikatva), und Unbeständigkeit (Anavasthitatva).
Apanasana	Dreizehnte Körperhaltung (Asana) der Übungsreihe, die Knie-zum-Kinn-Position
Aparigraha	Fünftes Yama; dieses ist die innere Haltung einer Anspruchslosigkeit, Nichtannehmen von Geschenken.
Artha	Absicht, Motiv oder auch Bedeutung und bezogen auf den materiellen Wohlstand
Asana	Körperstellung / -haltung; drittes der acht Glieder des Ashtanga-Yoga (Patanjali), Regeln des Umgangs mit dem Körper
Ashwa Sanchalanasana	4. + 9. Körperhaltung (Asana) des Sonnengebetes, der Ausfallschritt / Reiter

Ashtangasana	6. Körperhaltung (Asana) des Sonnengebetes, die Knie-Brust-Stirn-Haltung
Asteya	Drittes Yam; bedeutet, nichts zu nehmen oder zu stehlen, was einem nicht gehört.
Ayurveda	Wissenschaft vom Leben, welche zum Ziel hat, die Gesundheit des Gesunden zu erhalten und den Kranken zu behandeln.
Baddha Konasana	24. Körperhaltung (Asana) der Übungsreihe, die Schusterhaltung
Bandhas	Verschlüsse
Bhakti-Yoga	Der Yoga-Weg der Hingabe und des Herzens
Brahmacharya	Viertes Yama, bezieht sich auf die Bewegung zum Wesentlichen hin.
Bhujangasana	19. Körperhaltung (Asana) der Übungsreihe, die Kobra
Chakra	Sanskrit: Kreis, Rad; Energiewirbel entlang der Wirbelsäule
Chatturanga Dandasana	5. Körperhaltung (Asana) des Sonnengebetes, der Liegestütz / Schiefe Ebene
Dandasana	14. Körperhaltung (Asana) der Übungsreihe, die Stabposition
Darshana	Indische Philosophie
Dharana	Sechstes der acht Glieder des Ashtanga-Yoga (Patanjali), Konzentration / Fokussieren des Geistes
Dharma	Die für einen bestimmte und vorgesehene Aufgabe im Leben, sowie Rechtschaffenheit, Tugend, Moral, Gerechtigkeit, Ehrlichkeit, Anstand
Dhatu	Sieben Arten von Körpergewebe
Dhyana	Meditation; siebtes der acht Glieder des Ashtanga-Yoga (Patanjali)
Dinacharya	Ayurvedische Verhaltensregeln für den Tag
Doshas	Sanskrit: Mangel, Fehler; Körperenergien
Drishti	Festgelegter Blickpunkt in jedem Asana
Dukha	Leiden, Leid

Ductus Thoriacicus	Die Lymphflüssigkeit der unteren Körperabschnitte und der linken oberen Körperhälfte sammelt sich in diesem sogenannten Milchbrustgang. Er ist die größte Lymphbahn, verläuft entlang der Wirbelsäule und mündet links oberhalb des Herzens in die linke Unterschlüsselbeinvene
Ekagrata	»Einspitzigkeit«, d. h. ausschließliches Auf-Eins-Gerichtetsein (des Geistes); einpunktige Konzentration, die Sammlung des Geistes (Chitta) auf einen Punkt
Gomukhasana	23. Körperhaltung (Asana) der Übungsreihe, das Kuhgesicht
Hatha-Yoga	Der Yoga-Weg der Bewegung
Ida	Einer der drei wichtigsten Hauptenergiekanäle (Nadis) entlang der Wirbelsäule; lunarer Energiekanal, der im linken Nasenloch endet.
Ishvara	Ishvara-Pranidhana Fünftes Niyama, wird mit Hingabe übersetzt, Grundvertrauen ins Leben.
Janu Sirsasana	15. Körperhaltung (Asana) der Übungsreihe, die Kopf-zum-Knie-Position
Japa-Yoga	Eine Meditationsform, bei der die automatische, anstrengungslose Wiederholung von Silben oder Mantras eine Rolle spielt.
Jathara Parivritti	Zwölfte Körperhaltung (Asana) der Übungsreihe, die abdominale Drehung mit einem Bein
Jnana-Yoga	Der Yoga-Weg der Weisheit / des Wissens
Kama	Sinnesgenuss; etwas, nach dem man in adäquater Art und Weise streben sollte.
Kapha	Sanskrit: Schleim; eine der drei Körperenergien (Doshas)
Karana Sharira	Kausalkörper
Karma	(Be-)Handlung, spirituelles Konzept, nach dem jede Handlung, physisch wie geistig, unweigerlich eine Folge hat.
Karma-Yoga	Der Yoga-Weg des bewussten Handelns
Klesha	Strukturen, Muster und Kräfte im menschlichen Geist, welche die Wahrnehmung und die Handlungsweise des Menschen steuern und ihn immer in Situationen bringen, die zu Leid (Dukha) führen.

Kriya	Reinigungstechnik, aber auch Name für Übungsreihe im Kundalini-Yoga
Kula	Tiefes Gemeinschaftsgefühl
Kumbhaka	Anhalten der Luft. Dies kann mit voller (antar kumbhaka) oder leerer (bahir kumbhaka) Lunge durchgeführt werden.
Kundalini-Yoga	Der Yoga-Weg der Energie
Manomaya-Kosha	Emotionale Hülle
Mala	Ausscheidung, Abfallprodukte
Marichyasana	17. Körperhaltung (Asana) der Übungsreihe, die Rumpf- und Beinstreckung
Marma-Punkte	Äußerst sensible Stellen im Körper, Konzentration von Lebensenergie
Moksha	Erlösung und Befreiung, aber auch die von den Yogis angestrebte Erleuchtung; ist das letzte der vier Lebensziele.
Mudra	Symbolische Handgeste (Handbewegung, Handstellung)
Nadis	Feinstoffliche Energiekanäle, die den Körper durchziehen und ihn mit Prana (Lebensenergie) versorgen (ähnlich dem Prinzip der Meridiane in der Traditionellen Chinesischen Medizin).
Naad-Yoga	Kunst und Wissenschaft der Kommunikation
Niyama	Zweites der acht Glieder des Ashtanga-Yoga (Patanjali), Regeln der Observanz und des Umgangs mit sich selbst
Paripurna Navasana	18. Körperhaltung (Asana) der Übungsreihe, das vollständige Boot
Parshva Uttanasna	Vierte Körperhaltung (Asana) der Übungsreihe, die Pyramide
Parvanmuktasana	Gelenkbefreiende Übungsserie mit 22 Asanas, die jedes Gelenk sanft, systematisch und vollständig durch seinen natürlichen Bewegungswinkel hindurch bewegen, mit dem Zweck diese geschmeidig zu machen und von Blockaden zu lösen sowie deren Bewegungsbandbreite allmählich zu erhöhen.
Paschimatanasana	16. Körperhaltung (Asana) der Übungsreihe, die intensive Streckung der Körperrückseite

Pingala	Einer der drei wichtigsten Hauptenergiekanäle (Nadis) entlang der Wirbelsäule, solarer Energiekanal, der im rechten Nasenloch endet.
Pitta	Sanskrit: Feuer; eine der drei Körperenergien (Doshas)
Pragyaparadh	Irrtum des Intellekts
Prana	Lebensenergie
Pranayama	Atemübungen; viertes der acht Glieder des Ashtanga-Yoga (Patanjali), Beherrschung des Atems, Regeln der mentalen Disziplin
Pranamaya-Kosha	Energiehülle
Pratyahara	Fünftes der acht Glieder des Ashtanga-Yoga (Patanjali), Zurücknehmen und Disziplin der Sinne, Sich-nach-Innen-Ausrichten
Puraka	(Aus)füllend, befriedigend sowie Einatmen beim Üben von Pranayama
Purusharta	Vier Hauptziele des Lebens (Artha, Dharma, Kama, Moksha)
Rajas	Sanskrit: Aktivität; eines der drei Gunas
Raja-Yoga	Der Yoga-Weg der Vernunft (der Psyche und der Meditation)
Rechaka	Die Brust bzw. den Unterleib entlehrend, abführend; das Ausatmen beim Üben von Pranayama
Ritucharya	Regulärer Tagesablauf bedingt durch die Jahreszeiten
Samadhi	Achtes der acht Glieder des Ashtanga-Yoga (Patanjali), Erleuchtung, Erkenntnis des wahren Selbst, innere Glückseligkeit, Versenkung, All-Einheit, das Höchste, die innere / absolute Freiheit
Samskara	Tiefsitzende Gedankenmuster, Gewohnheiten und Konditionierungen
Samyama	Regeln des Umgangs mit dem Geist; diese umfassen die letzten drei der acht Glieder des Patanjali (des Ashtanga-Marga), nämlich Dharana, Dhyana und Samadhi.
Santosha	Zweites Niyama; bedeutet Zufriedenheit, Genügsamkeit, Bescheidenheit.
Satya	Zweites Yama, befasst sich mit den Themen Wahrhaftigkeit, Ehrlichkeit, Aufrichtigkeit, Treue und Loyalität.

Sattva	Sanskrit: Reinheit, Ausgeglichenheit; eines der drei Gunas
Sethu-Bandhasana	Neunte Körperhaltung (Asana) der Übungsreihe, die Brücke
Shalabasana	20. Körperhaltung (Asana) der Übungsreihe, die Heuschrecke
Shauca	Erstes Niyama; Sauberkeit, Reinheit
Shavasana	Tiefenentspannung / 25. Körperhaltung (Asana) der Übungsreihe, die Totenstellung
Sthula Sharira	Physischer Körper
Sukshma Sharira	Astralkörper
Surya Namskar	Eine Abfolge von zwölf Asanas, die zusammen mit der Atmung eine fließende Bewegung (Vinyasa) bilden
Svadhyaya	Viertes Niyama; traditionell das Selbststudium, die Selbsterforschung
Svastha	Zustand nachhaltiger und umfassender Gesundheit
Svasthavrittam	Gesunde Routine und Ausrichtung des Lebens
Tadasana Namaskar	1. Körperhaltung (Asana) des Sonnengebetes, die Bergposition
Tadasana Samasthiti	Erste Körperhaltung (Asana) der Übungsreihe, die aufrechte Stellung, auch als »Bergposition« (Sanskrit: Tada = Berg) bezeichnet
Tadasana Urdhva Baddanguliasana	Zweite Körperhaltung (Asana) der Übungsreihe, die aufrechte Bergstellung mit hochgestreckten, verschränkten Händen
Tadasana Urdhva Hastasana	2. + 11. Körperhaltung (Asana) des Sonnengebetes, die Bergposition mit nach oben gestreckten Armen / Händen
Tamas	Sanskrit: Trägheit, Dunkelheit; eines der drei Gunas
Tanmatras	Die fünf feinstofflichen Sinneswahrnehmungen Hören, Sehen, Riechen, Schmecken und Fühlen
Tapas	Drittes Niyama, befaßt sich mit Selbstdisziplin, Askese.
Upanishaden	Geheimlehre; Schlussbetrachtung zu den Veden
Ushtrasana	22. Körperhaltung (Asana) der Übungsreihe, das Kamel
Utthita Trikonasana	Sechste Körperhaltung (Asana) der Übungsreihe, das gestreckte Dreieck

Urdhva Prasarita Padasana	Zehnte Körperhaltung (Asana) der Übungsreihe, die nach oben gestreckte Bein-Haltung
Uttanasana	3. + 10. Körperhaltung (Asana) des Sonnengebetes, die Stehende Vorbeuge mit geradem Rücken
Uujjayi pranayama	Siegreicher Atem mit Kehlverschluss
Varsanas	Die Samen von Wünschen und Anlagen, welche das Leben gemäß seiner individuellen Bestimmung steuern.
Vasana	Negative Beeinträchtigungen des Geistes; das Denken an, das Verlangen nach; Wunsch, unbewusster geistiger Eindruck, Vorstellung, Idee, falsche Vorstellung
Vatha	Wind; eine der drei Körperenergien (Doshas)
Vijnanamaja-Kosha	Intelligenzhülle
Vinyasa krama	Die überlegte Abfolge einzelner (Vorbereitungs-)Haltungen und notwendiger Zwischenschritte auf ein Ziel hin, die zur Einnahme der korrekten Endhaltung befähigen.
Viparita Karani	Elfte Körperhaltung (Asana) der Übungsreihe, der halbe Schulterstand
Virabhadrasana I	Dritte Körperhaltung (Asana) der Übungsreihe, der Krieger I
Virabhadrasana II	Siebte Körperhaltung (Asana) der Übungsreihe, der Krieger II
Virasana	21. Körperhaltung (Asana) der Übungsreihe, der sitzende Held
Vrksasana	Fünfte Körperhaltung (Asana) der Übungsreihe, der Baum
Vyadhi	Krankheit
Yama	Selbstbeherrschung; erstes der acht Glieder des Ashtanga-Yoga (Patanjali); Regeln der Abstinenz und des Umgangs mit der Umwelt
Yoga	Sanskrit: Vereinigung, Integration, Joch, Anschirren, Anspannen; alte, indische Philosophie mit dem Hauptziel, über eine Fülle an geistigen und körperlichen Übungen den Körper mit Seele und Geist in Einklang zu bringen.

Anhang VI: Register / Sachverzeichnis / Index

A

B

C

D

E

F

N

P

R

S

T

U

V

W

Y

Z

Anhang VII: Dank

Ich möchte mich im Rahmen der Fotoaufnahmen bedanken bei:

dem Fotografen, Juan Carlos Gallego Barrera,

den Modells und Yoga-Lehrern Mara Heer, Doris Müller-Weith, Hilmar Schulz

der Casa El Morisco in Andalusien, Spanien, [www.casa@morisco.de]

und dem gesamtem Team dieses Yoga-Hauses, einer wunderschönen Location mit lichtdurchfluteten Yoga-Hallen und indischem Garten, welche den Fotoaufnahmen die adäquaten Voraussetzungen bot.

WiSa